全国中医药行业高等教育"十四五"规划教材

全国高等中医药院校规划教材（第十一版）

中西医结合口腔科学

（新世纪第三版）

（供中西医临床医学专业用）

主 编 谭 劲

中国中医药出版社

·北 京·

图书在版编目（CIP）数据

中西医结合口腔科学 / 谭劲主编 . —3 版 . —北京：
中国中医药出版社，2021.6（2022.8重印）
全国中医药行业高等教育"十四五"规划教材
ISBN 978-7-5132-6848-6

Ⅰ . ①中…　Ⅱ . ①谭…　Ⅲ . ①口腔科学—中西医结合
疗法—中医学院—教材　Ⅳ . ① R780.5

中国版本图书馆 CIP 数据核字（2021）第 053576 号

融合出版数字化资源服务说明

全国中医药行业高等教育"十四五"规划教材为融合教材，各教材相关数字化资源（电子教材、PPT 课件、视频、复习思考题等）在全国中医药行业教育云平台"医开讲"发布。

资源访问说明

扫描右方二维码下载"医开讲 APP"或到"医开讲网站"（网址：www.e-lesson.cn）注册登录，输入封底"序列号"进行账号绑定后即可访问相关数字化资源（注意：序列号只可绑定一个账号，为避免不必要的损失，请您刮开序列号立即进行账号绑定激活）。

资源下载说明

本书有配套 PPT 课件，供教师下载使用，请到"医开讲网站"（网址：www.e-lesson.cn）认证教师身份后，搜索书名进入具体图书页面实现下载。

中国中医药出版社出版

北京经济技术开发区科创十三街 31 号院二区 8 号楼
邮政编码　100176
传真　010-64405721
保定市西城胶印有限公司印刷
各地新华书店经销

开本 889×1194　1/16　印张 21.5　彩插 0.5　字数 587 千字
2021 年 6 月第 3 版　2022 年 8 月第 2 次印刷
书号　ISBN 978　7　5132-6848-6

定价　78.00 元
网址　www.cptcm.com

服 务 热 线　010-64405510　　微信服务号　zgzyycbs
购 书 热 线　010-89535836　　微商城网址　https://kdt.im/LIdUGr
维 权 打 假　010-64405753　　天猫旗舰店网址　https://zgzyycbs.tmall.com

如有印装质量问题请与本社出版部联系（010-64405510）

全国中医药行业高等教育"十四五"规划教材
全国高等中医药院校规划教材（第十一版）

《中西医结合口腔科学》
编 委 会

主 审

李元聪（湖南中医药大学）

主 编

谭 劲（湖南中医药大学）

副主编

华 红（北京大学） 许彦枝（河北医科大学）

王汉明（湖北中医药大学） 沈雪敏（上海交通大学）

左渝陵（成都中医药大学）

编 委（以姓氏笔画为序）

丁 虹（河南中医药大学） 王 兵（上海中医药大学）

吕 霞（山东中医药大学） 孙俊毅（西安交通大学）

杨续艳（黑龙江中医药大学） 岑 错（北京中医药大学）

邵益森（江西中医药大学） 罗冬青（首都医科大学）

金 祥（天津中医药大学） 贾 莉（中国中医科学院）

黄 怡（暨南大学） 谢 辉（湖南中医药大学）

学术秘书

陈世娟（湖南中医药大学）

全国中医药行业高等教育"十四五"规划教材
全国高等中医药院校规划教材（第十一版）

专家指导委员会

名誉主任委员

余艳红（国家卫生健康委员会党组成员，国家中医药管理局党组书记、副局长）

主任委员

王志勇（国家中医药管理局党组成员、副局长）

秦怀金（国家中医药管理局党组成员、副局长）

副主任委员

王永炎（中国中医科学院名誉院长、中国工程院院士）

张伯礼（天津中医药大学名誉校长、中国工程院院士）

黄璐琦（中国中医科学院院长、中国工程院院士）

卢国慧（国家中医药管理局人事教育司司长）

委　员（以姓氏笔画为序）

王　伟（广州中医药大学校长）

石　岩（辽宁中医药大学党委书记）

石学敏（天津中医药大学教授、中国工程院院士）

匡海学（教育部高等学校中药学类专业教学指导委员会主任委员、黑龙江中医药大学教授）

吕文亮（湖北中医药大学校长）

朱卫丰（江西中医药大学校长）

刘　力（陕西中医药大学党委书记）

刘　星（山西中医药大学校长）

安冬青（新疆医科大学副校长）

许二平（河南中医药大学校长）

李灿东（福建中医药大学校长）

李金田（甘肃中医药大学校长）

杨　柱（贵州中医药大学党委书记）

余曙光（成都中医药大学校长）

谷晓红（教育部高等学校中医学类专业教学指导委员会主任委员、北京中医药大学党委书记）

冷向阳（长春中医药大学校长）

宋春生（中国中医药出版社有限公司董事长）

陈　忠（浙江中医药大学校长）

陈可冀（中国中医科学院研究员、中国科学院院士、国医大师）

金阿宁（国家中医药管理局中医师资格认证中心主任）

周仲瑛（南京中医药大学教授、国医大师）

胡　刚（南京中医药大学校长）

姚　春（广西中医药大学校长）

徐安龙（教育部高等学校中西医结合类专业教学指导委员会主任委员、北京中医药大学校长）

徐建光（上海中医药大学校长）

高秀梅（天津中医药大学校长）

高树中（山东中医药大学校长）

高维娟（河北中医学院院长）

郭宏伟（黑龙江中医药大学校长）

曹文富（重庆医科大学中医药学院院长）

彭代银（安徽中医药大学校长）

路志正（中国中医科学院研究员、国医大师）

熊　磊（云南中医药大学校长）

戴爱国（湖南中医药大学校长）

秘书长（兼）

卢国慧（国家中医药管理局人事教育司司长）

宋春生（中国中医药出版社有限公司董事长）

办公室主任

张欣霞（国家中医药管理局人事教育司副司长）

李秀明（中国中医药出版社有限公司副经理）

办公室成员

陈令轩（国家中医药管理局人事教育司综合协调处副处长）

李占永（中国中医药出版社有限公司副总编辑）

张岠宇（中国中医药出版社有限公司副经理）

沈承玲（中国中医药出版社有限公司教材中心主任）

全国中医药行业高等教育"十四五"规划教材
全国高等中医药院校规划教材（第十一版）

编审专家组

组　长

余艳红（国家卫生健康委员会党组成员，国家中医药管理局党组书记、副局长）

副组长

张伯礼（中国工程院院士、天津中医药大学教授）

王志勇（国家中医药管理局党组成员、副局长）

秦怀金（国家中医药管理局党组成员、副局长）

组　员

卢国慧（国家中医药管理局人事教育司司长）

严世芸（上海中医药大学教授）

吴勉华（南京中医药大学教授）

王之虹（长春中医药大学教授）

匡海学（黑龙江中医药大学教授）

刘红宁（江西中医药大学教授）

翟双庆（北京中医药大学教授）

胡鸿毅（上海中医药大学教授）

余曙光（成都中医药大学教授）

周桂桐（天津中医药大学教授）

石　岩（辽宁中医药大学教授）

黄必胜（湖北中医药大学教授）

前　言

为全面贯彻《中共中央 国务院关于促进中医药传承创新发展的意见》和全国中医药大会精神，落实《国务院办公厅关于加快医学教育创新发展的指导意见》《教育部 国家卫生健康委 国家中医药管理局关于深化医教协同进一步推动中医药教育改革与高质量发展的实施意见》，紧密对接新医科建设对中医药教育改革的新要求和中医药传承创新发展对人才培养的新需求，国家中医药管理局教材办公室（以下简称"教材办"）、中国中医药出版社在国家中医药管理局领导下，在教育部高等学校中医学类、中药学类、中西医结合类专业教学指导委员会及全国中医药行业高等教育规划教材专家指导委员会指导下，对全国中医药行业高等教育"十三五"规划教材进行综合评价，研究制定《全国中医药行业高等教育"十四五"规划教材建设方案》，并全面组织实施。鉴于全国中医药行业主管部门主持编写的全国高等中医药院校规划教材目前已出版十版，为体现其系统性和传承性，本套教材称为第十一版。

本套教材建设，坚持问题导向、目标导向、需求导向，结合"十三五"规划教材综合评价中发现的问题和收集的意见建议，对教材建设知识体系、结构安排等进行系统整体优化，进一步加强顶层设计和组织管理，坚持立德树人根本任务，力求构建适应中医药教育教学改革需求的教材体系，更好地服务院校人才培养和学科专业建设，促进中医药教育创新发展。

本套教材建设过程中，教材办聘请中医学、中药学、针灸推拿学三个专业的权威专家组成编审专家组，参与主编确定，提出指导意见，审查编写质量。特别是对核心示范教材建设加强了组织管理，成立了专门评价专家组，全程指导教材建设，确保教材质量。

本套教材具有以下特点：

1.坚持立德树人，融入课程思政内容

把立德树人贯穿教材建设全过程、各方面，体现课程思政建设新要求，发挥中医药文化育人优势，促进中医药人文教育与专业教育有机融合，指导学生树立正确世界观、人生观、价值观，帮助学生立大志、明大德、成大才、担大任，坚定信念信心，努力成为堪当民族复兴重任的时代新人。

2.优化知识结构，强化中医思维培养

在"十三五"规划教材知识架构基础上，进一步整合优化学科知识结构体系，减少不同学科教材间相同知识内容交叉重复，增强教材知识结构的系统性、完整性。强化中医思维培养，突出中医思维在教材编写中的主导作用，注重中医经典内容编写，在《内经》《伤寒论》等经典课程中更加突出重点，同时更加强化经典与临床的融合，增强中医经典的临床运用，帮助学生筑牢中医经典基础，逐步形成中医思维。

3.突出"三基五性"，注重内容严谨准确

坚持"以本为本"，更加突出教材的"三基五性"，即基本知识、基本理论、基本技能，思想性、科学性、先进性、启发性、适用性。注重名词术语统一，概念准确，表述科学严谨，知识点结合完备，内容精炼完整。教材编写综合考虑学科的分化、交叉，既充分体现不同学科自身特点，又注意各学科之间的有机衔接；注重理论与临床实践结合，与医师规范化培训、医师资格考试接轨。

4.强化精品意识，建设行业示范教材

遴选行业权威专家，吸纳一线优秀教师，组建经验丰富、专业精湛、治学严谨、作风扎实的高水平编写团队，将精品意识和质量意识贯穿教材建设始终，严格编审把关，确保教材编写质量。特别是对32门核心示范教材建设，更加强调知识体系架构建设，紧密结合国家精品课程、一流学科、一流专业建设，提高编写标准和要求，着力推出一批高质量的核心示范教材。

5.加强数字化建设，丰富拓展教材内容

为适应新型出版业态，充分借助现代信息技术，在纸质教材基础上，强化数字化教材开发建设，对全国中医药行业教育云平台"医开讲"进行了升级改造，融入了更多更实用的数字化教学素材，如精品视频、复习思考题、AR/VR等，对纸质教材内容进行拓展和延伸，更好地服务教师线上教学和学生线下自主学习，满足中医药教育教学需要。

本套教材的建设，凝聚了全国中医药行业高等教育工作者的集体智慧，体现了中医药行业齐心协力、求真务实、精益求精的工作作风，谨此向有关单位和个人致以衷心的感谢！

尽管所有组织者与编写者竭尽心智，精益求精，本套教材仍有进一步提升空间，敬请广大师生提出宝贵意见和建议，以便不断修订完善。

国家中医药管理局教材办公室
中国中医药出版社有限公司
2021 年 5 月 25 日

编写说明

　　《中西医结合口腔科学》系全国中医药行业高等教育"十四五"规划教材之一，为中西医临床医学专业本科教材。本教材以培养学生中西医结合口腔知识和技能为编写宗旨，要求学生切实掌握口腔常见病、多发病的中西医病因、诊断、鉴别诊断、治疗与预防，熟悉口腔常用治疗技术，提高临床动手能力，了解口腔疾病的中西医结合研究进展，为从事中西医结合口腔科临床打下坚实基础。为落实新时代教育"立德树人"的根本任务，本次修订积极融入了课程思政。

　　本教材分为绪论、上篇、下篇及附篇。其中绪论简要介绍了中医、西医、中西医结合口腔医学发展史。上、下两篇共14章。上篇为总论，共4章，主要介绍口腔颌面部解剖与生理、口腔与脏腑经络的关系、口腔病的病因病机、口腔颌面部检查与口腔病常见症状辨证；下篇为各论，共10章，分别介绍牙体牙髓及牙周组织疾病、口腔黏膜及唇舌疾病、涎腺疾病、口腔颌面部感染、口腔颌面部损伤、神经系统疾病、颞下颌关节疾病、口腔颌面部常见肿瘤、常见全身系统性疾病口腔表现和口腔疾病常用治疗技术。附篇附有临床常用方剂及中西医病名对照。

　　口腔科学是临床专业中相对独立的一门分支学科，有完整的理论体系和操作技巧。几十年来中西医结合口腔医学有了较大发展，并取得了可喜成绩。在口腔疾病的病因病机研究方面，将中医的六淫、疫气、痰饮、瘀血及七情内伤、饮食、劳逸过度等基本病因病机与西医的细菌、病毒、微循环、免疫状态等病因病理联合研究，相互印证，发现共识；在口腔疾病的疗效研究方面，将中医的辨证论治与西医的生化指标相结合，然后量化积分对疗效进行评价；在药物治疗的研究方面，有经验方、中成药、中药有效成分等；在其他治疗方面，有穴位针灸疗法、民间单方等。本教材以临床常见病、多发病为主体，以中西医结合为宗旨，突出"三基五性"及专业要求，反映时代学术水平；注重理论与临床相结合，具有启发性；紧扣学科特点，系统、完整地阐述学科内容，具有科学性；精选典型图片，具有直观性，力争使本教材达到较高水平。

　　本教材编写分工如下：绪论由谭劲编写；口腔颌面部解剖与生理由许彦枝编写；口腔与脏腑经络的关系由贾莉编写；口腔病的病因病机由王汉明编写；口腔颌面部检查与口腔病常见症状辨证由岑锴编写；牙体牙髓疾病由孙俊毅编写；牙周组织疾病由谢辉编写；口腔黏膜疾病由沈雪敏编写；唇舌疾病由王兵编写；涎腺疾病由杨续艳编写；口腔颌面部感染由邵益森编写；口腔颌面部损伤由丁虹编写；神经系统疾病由左渝陵编写；颞下颌关节疾病由吕霞编写；口腔颌面部常见肿瘤由罗冬青编写；常见全身系统性疾病口腔表现由华红编写；口腔疾病常用治疗技术由黄怡、金祥编写；附篇由陈世娟编写。全书最后由陈世娟、谭劲统稿，谭劲、李元聪审修。全书的插图均由编写院校提供。此外，上海交通大学的吴岚、王海燕，河北医科大学的刘健，首都医科大学的陈洁点等老师也参与了本教材（含数字化教材）的协编工作，在此一并致谢。

本教材是全国中医药行业高等教育"十四五"规划教材，为了体现教材的代表性和普遍性，与上一版教材相比，本版教材在编写过程中邀请了国内更多院校的中青年专家参与，并进行了充实与更新。在构架上，本教材继承了上一版的精华，内容引用了上一版作者的融合出版成果，在此表示衷心的感谢！特别是有几位因年龄等因素退出了本届编委会的老专家，对他们的特别奉献表示由衷的敬意！

本教材的融合出版数字化资源编创工作由谭劲负责，编委会各成员负责各自编写章节的数字化内容。

由于水平有限，难免有疏漏与不足，恳请广大师生与同道慧眼识瑕，不吝赐教，以便不断完善提高。

《中西医结合口腔科学》编委会
2021 年 4 月

目　录

下篇　各论

附篇

绪　论

扫一扫，查阅本章数字资源，含PPT、音视频、图片等

一、中医口腔科学发展简史

（一）殷商、春秋战国时期

早在公元前 13 世纪的殷商时代，我国就有了对口腔疾病的文献记载。从夏商后半期的王都遗址"殷墟"出土的甲骨文，被认为是我国早期的文字，其中与疾病关系最密切的字是"疾"字，与口腔关系最密切的字是"齿"字，载有"疾口""疾齿""疾舌""疾言"等多种口腔疾患。"疾口"，多指口腔黏膜方面的疾病；"疾齿"，即牙体、牙龈组织的疾病，这方面的卜辞非常多，证明殷商时期牙病已是常见病了；"疾舌"，即舌部的疾病；口腔和咽喉某些疾病常引起说话困难和言语不清的症状，这就是殷人所说的"疾言"。可见当时人们对几种常见的口腔疾病已有了初步的认识。甲骨文中还有"齲"字的记载，表示牙齿上的窟窿是虫蛀所致，"齲"即龋字。这不仅是我国口腔医学的重大发现，也是对世界口腔医学的重大贡献，比埃及、希腊、印度等国的记载早 1000 多年。几十年来考古发掘并加以确证，在原始人的遗骸化石上发现最多的口腔疾病是龋齿、牙周病、齿槽脓肿等。

春秋战国时期，《礼记》中载有"鸡初鸣，咸盥漱"的口腔卫生习惯和"热不灼齿，寒不冰齿"的预防齿病的观点。可见当时人们已开始注意口腔卫生，并重视口腔疾病的预防。1972 年，在长沙马王堆三号汉墓中发掘出帛书《五十二病方》。据考证，这是我国现存最早的一部医籍。书中记述了治疗口腔疾病的"齿脉"及其循行路线，叙述了用榆皮、美桂及其他几种药物充填牙齿的方法，可以说是我国最早的牙齿充填术。书中亦有关于口腔疾病的其他记载，如"贼（蚀）食（蚀）齿""颐痈"等。前者指龋齿，后者为痈肿。它真实地反映了当时临床医学的该书水平。

《黄帝内经》对口腔疾病的论述极为丰富。在生理方面，该书概括了口、齿、唇、舌的解剖及生理功能。如《灵枢·忧恚无言》谓："口唇者，音声之扇也；舌者，音声之机也。"阐述了唇、口、舌各部位与发音的关系，以及在发音时所起的作用。《灵枢·口问》谓："口鼻者，气之门户也。"论述了口、齿、唇、舌诸器官与脏腑的生理关系。如《灵枢·五阅五使》谓："口唇者，脾之官也；舌者，心之官也。"《素问·阴阳应象大论》也谓："心主舌，其在天为热……在窍为舌……脾主口，其在天为湿……在窍为口……"《灵枢·脉度》又谓："脾气通于口，脾和则口能知五谷矣。"《黄帝内经》还特别强调了牙齿的生长脱落与肾脏的关系。如《素问·上古天真论》根据人类恒牙萌出的一定规律，总结了人类牙齿萌出和衰老的年龄。其谓："女子七岁，肾气盛，齿更发长……三七肾气平均，故真牙生而长极……丈夫八岁，肾气实，发长齿更……三八肾气平均，筋骨劲强，故真牙生而长极……五八肾气衰，发堕齿槁……八八则齿发去。"指出肾

脏的盛衰直接关系着牙齿的生长、坚固与脱落。在疾病方面,《黄帝内经》阐述了口疮、口糜、齿痛、龋齿等病的病因病机。如《素问·至真要大论》谓:"少阳之复,大热将至……火气内发,上为口糜。"《素问·气厥论》谓:"膀胱移热于小肠,隔肠不便,上为口糜。"《素问·缪刺论》云:"齿龋,刺手阳明,不已,刺其脉入齿中,立已。"这是针刺治疗龋齿的方法,也是治疗龋齿的最早记录。在疾病预防方面,《黄帝内经》指出"不治已病治未病"的预防思想,几千年来始终指导着口腔医学的临床实践。尤为重要的是,《黄帝内经》提出了整体观念,认为人是一个有机的整体,口、齿、唇、舌既是局部器官,又是整体的一部分,其生理病理受体内外诸多因素的影响。在经络循行与口腔疾病的关系方面,《灵枢·经脉》载有"肝足厥阴之脉……过阴器……连目系……其支者,从目系下颊里,环唇内"。西医学之白塞综合征可以同时在口、眼、生殖器三部位发病的特点,与肝经的走行相似,提示本病在治疗上须从肝论治。所有这些论述,为口腔医学的发展奠定了理论基础。

继《黄帝内经》之后,《难经·四十二难》对口腔的解剖做了进一步阐述。其谓:"口广二寸半,唇至齿长九分,齿以后至会厌,深三寸半,大容五合。舌重十两,长七寸,广二寸半。"这是最早的对口腔形状的描述,反映了当时对人体解剖认识的程度。

(二)秦汉、两晋时期

秦汉时期,我国医学已初具规模,医学分为九科,其中就有口齿科。《史记·扁鹊仓公列传》中详细介绍了淳于意诊籍(现称病历)中我国第一例龋齿病例:"齐中大夫病龋齿,臣意灸其左太阳脉,即为苦参汤,日漱三升,出入五六日,病已。得之风,及卧开口,食而不漱。"该诊籍将患者名、病名、灸法、药名、用法、病程、病因等记录得非常清楚。淳于意首先对疾病做出了正确诊断,分析其致病的原因,指出"卧开口,食而不漱"是致龋因素。其对龋齿的治疗采用了多种手段,最后对病程及预后做了交代。该医案全面完整,是我国口腔医学史上极其珍贵的资料。

东汉张仲景所著的《金匮要略》中有"梅多食,坏人齿"的记载,并载有"雄黄、葶苈二味末之,取腊月猪脂溶,以槐枝绵裹头,四五枚,点药烙之"治龋齿的方法,与欧洲用砷剂治疗龋齿相比,早了1700年。这是我国对世界口腔医学的又一重大贡献。《金匮要略·百合狐惑阴阳毒病脉证治》中描述了与西医学白塞综合征症状相类似的"狐惑"病症。据文献所载,张仲景还著有《口齿论》一卷,可惜已散佚。

汉代刘安撰《淮南子》谓"孕见兔而子缺唇",首次记载了"兔缺",即今之唇裂。可见当时人们已开始观察到唇裂一病。

两晋时代,我国口齿医学已达到较高的水平。东晋葛洪所著的《肘后备急方》中载有"清晨叩齿三百下"的口齿保健法,并首次记载了下颌关节脱位复位法。

西晋皇甫谧所著的《针灸甲乙经·卷十二》中有口腔疾病的辨证及针灸取穴,充实和发展了口腔科学的内容。

晋代《槎庵小乘》中载有:"晋魏咏之,生而兔缺……年十八,闻荆州刺史殷仲堪帐下有名医能疗之。贫无行装,谓家人曰:残丑如此,用活何为?遂赍数斛米西上,以投仲堪。既至,造门自通。仲堪与语,嘉其盛意,召医视之。医曰:可割而补之,但须百日进粥,不得笑语。咏之曰:半生不语,而有半生,亦当疗之,况百日耶?仲堪于是处之别室,令医善疗之,遂闭口不语,惟食薄粥,百日而瘥。"这里明确指出唇裂可以手术修补,而且包括术后用流汁饮食,不得与人谈笑等很合理的术后注意事项,也是我国有关唇裂修补术的最早文字记载。

晋代陆云在写给陆机的信中说："一日行剔公器物有剔牙签，今以一枚寄兄。"由此可知，我国牙签之名始见于晋代。

（三）隋唐时期

隋唐时期是中国封建社会的鼎盛时期。由于经济文化的繁荣，医药学得到迅速发展。医学教育的发展，培养出大量的医学人员，医家辈出，医学著作大量出现。

在口腔医学方面，医学教育中有了耳目口齿科，学制为四年。在口腔临床方面，这一时期的口腔疾病病因、治疗和预防都取得了重大的进展。

隋代巢元方所著的《诸病源候论》对口、齿、唇、舌疾病有专卷论述。全书论及牙痛、风齿、齿间出血、齿漏、口舌疮、紧唇、兔唇、舌肿强等30余种口腔疾病，着重阐明其发病原因及证候，内容十分详尽。如其中所载"失欠颌车蹉候"，即今之颞颌关节脱位，是由"筋脉夹有风邪"所引起，并指明复位时应"推当疾首，恐误啮伤人指也"。从其中"拔牙损候"中可见隋朝已有拔牙术及处理拔牙术后出血过多的方法。该书还注意到小儿的生理特点，将小儿口腔病做了专卷论述。据文献所载，隋代不仅采用了拔牙术，对齿龈坏疽和龋齿也采用了外治法。

唐代孙思邈在《备急千金要方》和《千金翼方》中将口腔疾病列为七窍病，并收集了治疗口腔疾病的方药一百多首。除药物治疗外，外治、手术等方法也被广泛采用。孙思邈对颞下颌关节脱位用手法复位已有相当的经验。他在《备急千金要方》卷六中说："一人以手指牵其颐，以渐推之，则复入关，推当疾出其指，恐误啮伤人指也。"他在《千金翼方·卷十一》中又进一步提出用竹管保护术者手指，防止被咬伤的方法。

王焘所著《外台秘要》中载有清洁牙齿、预防牙病的方法。其中载有升麻揩齿方："升麻半两，白芷、藁本、细辛、沉香各三分，寒水石六分，上六味捣末为散，每朝杨柳枝咬头软，以取药揩齿，香而光洁。"唐代《养生方》中又有"朝夕啄齿齿不龋"之说，还有"叩齿九通咽唾三过，常数行之，使齿坚，头不痛"之健齿方法。此外，《备急千金要方》谓："每旦以一捻盐内口中，温水含揩齿。"由此证明，人们对口腔疾病的认识已有了很大的提高，口腔的卫生保健在此期备受重视。

据考证，在《唐本草》一书中已有银汞合金充填牙齿的记载，当时称之为"银膏"。其谓："其法用白锡和银箔及水银合成之，凝硬如银，填补牙齿脱落。"遗憾的是《唐本草》一书已散佚，但可从宋代唐慎微著的《大观经史证类备急本草》、明代李时珍著的《本草纲目》这两部著作中对"银膏"的叙述以及《唐本草》的推断，我国从唐代已开始应用银汞合金修补齿患。

（四）宋、金、元时期

宋代，医学分为九科，即"大方脉、风科、小方脉、眼科、疮肿兼折疡、产科、口齿咽喉科、针兼灸科、金镞兼禁科"。其中口齿咽喉科与耳目分开，这标志着口腔医学的进一步发展。由政府组织编写的《太平圣惠方》《太平惠民和剂局方》《圣济总录》等，对口腔科病症均有论述，内容也十分丰富。其中《太平圣惠方》和《太平惠民和剂局方》共载方300余首。《圣济总录》是当时内容最丰富、收集病证最多的一部医学专著。其中口齿病占5卷之多，唇、舌病散见于其他各卷中。所载"坚齿散方"，专治牙齿摇落复安（即牙齿再植的方法）。宋代镶牙业已经较普遍，并出现了以镶牙为业者。当时著名诗人陆游的诗中有"染须种齿笑人痴"之句，自注云："近闻有以种坠齿为业者。"可见当时镶牙术之兴盛。此外，宋代已有多篇讨论牙刷的文章，说明当时对清洁保护牙齿有了充分的认识。

1953 年，在赤峰县（现内蒙古自治区赤峰市）大营子村辽驸马墓的殉葬品中发现了两把骨制牙刷柄，据专家考证，这是两把构造合理的植毛牙刷。由此证明，植毛牙刷是在我国辽代最先发明的，它比国外植毛牙刷的出现早 700 多年。

金元时期，医学分为十三科，口齿科已独立，医学学术争鸣十分活跃。张子和著的《儒门事亲》谓："病口疮数年……一涌一泄一汗，十去八九。"其所提出的泻下法，在急性口腔病治疗中被普遍运用。李东垣以"脾胃论"为主导思想，对口腔病的治疗有很大影响。《东垣十书》中还记载有"刷牙牢齿散"，用以清洁和保护牙齿，主张睡前刷牙，这与现代口腔保健理论极为吻合。

（五）明、清、民国时期

明代，由于经济文化和对外贸易的发展，促进了医学学术交流，口腔医学也有一定发展。明代著名医家薛己撰写了《口齿类要》一书，专门记载了"茧唇""口疮""齿痛""舌症"等口腔疾病，并对口疮的发病机理做了简明的概括："口疮上焦实热，中焦虚寒，下焦阴火。"此书为我国现存最早的口腔专著。

明代窦汉卿在《疮疡全书》中有莲花舌、重舌及茧唇的记载。

明代李时珍所著的《本草纲目》中载有对 200 余种口腔病症的治疗方法，包括外治法 20 余种，其中不少治法至今仍为临床所常用。本书对口腔病的预防与保健也做了科学的论述。如"旱莲草同青盐炒焦，揩牙，乌须固齿"和"糯糠，主治齿黄，烧取白灰，旦旦擦之"，提出了使牙齿洁白的措施。此外，该书对多食糖易发生龋病也有所认识。

明代王肯堂在《证治准绳》中列有口病、齿病、唇病等项。该书将颌骨骨髓炎称作"骨槽风"或"穿腮毒"，认为"走马牙疳言患迅速，不可迟故也"。

明代陈实功《外科正宗》中记载曾治疗过茧唇、牙缝出血、齿病、痰包、鹅口疮、唇风等口腔病。

清代，口齿科在正规分科中近乎消失，口腔疾病的治疗包括在临床各学科中。此期出现的有影响的医学文献中均没有专卷或专篇论述口腔病。其中汪昂著的《医方集解》中载有颊车开不能合、舌胀满口等病的救急良方，说明中医学在此时期对口腔急症已有一定的认识。

清代吴谦等人编著的《医宗金鉴·外科心法要诀》中有口腔病专篇，载有 20 余种口腔病，至今仍是口腔科学的主要参考书。

清代顾世澄的《疡医大全》中有关口腔病的内容更为丰富，载有口腔疾病近 70 种。书中还提出修补唇裂要在涂麻药之后，再切开皮肤，并以绣花针穿线缝合，在肌生肉满之后拆线。可见，清代的唇裂修复术已达相当的水平。

清代美中不足的是没有论述口齿疾病的专著，大多数口腔病症归属于喉科，有的口腔黏膜病归属于内科或儿科，而化脓性病症和部分牙龈组织病变归属于外科，一些民间医生也承担了一些牙体病的诊治。所以，欲知清代口腔科的情形，只有到喉科、内、外、儿科等书籍中去找寻。

民国时期，国民党政府对中医药采取歧视、消灭政策，排挤压制中医，使中医药事业备受摧残，中医口腔科学也不例外。据调查，此时期全国没有专门从事中医口腔工作的医务人员。

（六）中华人民共和国成立后中医口腔科学的发展

中华人民共和国成立后，党和政府十分重视人民的身体健康，并给予中医药事业极大的关怀，中医口腔科学重获新生。继 1956 年成立中国中医研究院（现中国中医科学院）以来，全国各省市相继建立了中医学院。中医学院内设五官科，讲授部分口腔科专业知识。20 世纪 60 年代，有条件的中医医院设口腔科，运用中医学理论诊治口腔病；70 年代以来，有条件的中医药院校开设了中医口腔科学课程，系统讲授中医口腔专业知识；80 年代以后，中医口腔临床、基础理论研究和文献整理方面均取得较大进展。中医药在治疗口腔常见病、疑难病，如口疮、鹅口疮、唇炎、口腔颌面部感染、牙周病、扁平苔藓、根尖周炎、口腔黏膜下纤维化、舍格伦综合征、白塞综合征等方面积累了丰富的经验，已经成功研制了增生平、固齿丸、口疮宁、康复新、口腔愈疡冲剂、丹玄口康等口腔疾病专用中成药，并通过有关学术会议和各类中医药杂志进行交流。在基础理论研究方面，重点论述了口腔与心、肝、脾、肾的生理病理关系，分析并阐述了口腔疾病常见的病因，强调了局部与整体相结合、中医辨证与西医辨病相结合治疗口腔疾病的重要性。在文献整理方面，对中医古籍中有关口腔方面的论述和现代治疗口腔疾病的相关资料进行了搜集和整理。在近 30 年的时间里，中医口腔专著相继问世，先后出版了《实用中医口腔病学》《中西医结合口腔黏膜病学》《口腔病》《中西医结合口腔科学》等，弥补了医学领域内中医口腔科学专著之不足，为中医口腔科学临床、教学和科研提供了宝贵的资料。

二、西医口腔医学发展简史

西医口腔医学的发展，大致经历了四个时期。

（一）牙医原始时期

在漫长的历史中，牙医曾经仅仅是治疗牙病的技艺之人，也就是牙匠（即手艺人）。这个时期，牙科疾病及其治疗被隔绝于医学大门之外。尽管有些优秀的内、外科医生时而也替达官贵人看牙病，但在一般情况下，牙科治疗是由理发师和一些非医学人士（牙匠）完成的。

（二）牙医学时期

15 世纪后半叶，欧洲文艺复兴，科学技术蓬勃发展，尤其是到了 16 世纪，解剖学、微生物学及其他领域的科学取得了很大进步，为牙科治疗的科学化和专业化提供了坚实的基础。在牙科医学方面最能反映当时成就的要首推法国人福夏尔（Pierre Fauchard，1678—1761）。他是一位具有丰富医学知识的外科医生，专门从事牙科医学。他积累了 20 多年的牙科治疗经验，于 1728 年出版了世界上第一部牙科专著《外科牙医学》，内容包括牙体解剖生理及胚胎、口腔病理，以及临床病例。全书列举了 103 种牙病和口腔病，率先把牙医从外科学中分化独立出来，使之成为一种独立的职业，并且称这个专业为牙外科。所以在欧洲，人们把他称作"近代牙科医学之父"。

（三）牙医学教育兴起

真正大范围的牙科医学的发展是从牙医学教育的建立开始的。美国 Haydan 和 Harris 于 1839年在马里兰州创办了第一所牙医学校——巴尔的摩牙医学院。他们从医学院中分离出来时规模很小，第一期毕业生只有 2 人。其后，英、法、德、日相继成立牙科医学院校。我国于 1919 年成立了第一所牙医学院——华西协和医科大学牙医学院。

这个时期的牙科医学有许多发明创造：一是对麻醉学做出了重大贡献，牙科医师开始用乙醚麻醉拔牙；二是利用 X 线诊断牙科疾病；三是开展了对口腔细菌学的研究，找出了多种与龋齿有关的细菌。

（四）牙医学向口腔医学发展

从 20 世纪中叶开始，由于生物学和医学的发展深刻地影响着牙医学的发展，牙医学的发展便开始超越牙齿本身疾病的范畴。如颞下颌关节疾病的研究和治疗，从牙齿扩大到咀嚼器官和口颌系统。又如从龋齿病因的研究引申到唾液和涎腺疾病的诊治，以及牙科医生对口腔黏膜病的诊治……所有这些非常自然地使牙医学向着口腔医学发展，我国将牙医学系正式更名为口腔医学系。半个多世纪来，医学科学和生物学的发展，促进了口腔医学的进步，其成就可概括为：

1. 口腔医学教育得到很大发展 几十年来，我国口腔医学教育得到很大的发展，全国设置口腔医学专业的院系总数从新中国成立初期的 5 所发展到 2020 年的 200 余所，其中实施口腔医学专业本科人才教育的院校逾百所。截至 2019 年，我国有口腔医学专业博士学位授予点 37 个，硕士学位授予点 58 个。总的来说，中国口腔医学专业教育起步后，给中国社会带来了很大的生机。但是由于我国人口基数大，在有限时间范围内所培养的专门人才数量尚远远满足不了需求。据统计，1949 年全国口腔医生 600 余人，至 2016 年已达 16.7 万余人。尽管我国已培养了大量高级口腔医学专门人才，但与发达国家相比，我国口腔医师仍然很匮乏。全国流行病调查资料显示，90% 以上的人需要口腔专业治疗。因此，口腔医疗发展空间仍然很大。

2. 龋病患病率有下降趋势 自 20 世纪 70 年代开始，一些发达国家的龋病患病率首先开始出现了下降趋势，近年来，我国龋病患病率也有下降趋势，这主要是由于：①逐步建立了口腔医疗保健制度。②进行了口腔卫生教育，国家确定每年 9 月 20 日为全国爱牙活动日，成立了各级牙病防治指导小组，并提出了牙病防治目标。③多种方式使用氟化物防龋，包括氟化水源、牙膏含氟等。④科研方面，发现龋的破坏从釉柱中心开始，掌握了分离和鉴定致龋菌的技术，成功地进行了龋病基因库的构建等。这些是预防龋病取得的重大成就。

3. 保存天然牙齿 一个世纪以来，牙髓和根管治疗学不断发展，几乎能够保存患有各种牙髓及根尖炎症的牙齿。超速涡轮牙钻能在数十秒内完成开髓和备洞工作，是划时代的进展。随着牙髓生物学、病理学及显微镜技术的发展，现能针对各个不同阶段的牙髓根尖病选择恰当的治疗方法，包括盖髓、断髓、拔髓、牙髓塑化、根管治疗、根尖切除等，使大量龋坏牙得以保存，并恢复其功能和外观。再加以高铜银汞合金、复合树脂、光敏树脂等材料的进步，使得充填体坚固美观。细菌学和免疫学的研究查明了牙周炎是由一些厌氧菌所引起的，因此有针对性地选择治疗药物，并用"缓释"法保留在牙龈沟内，使其达到一定的浓度，从而可防治牙周病的发生与发展。此外，促进牙周组织的重建和再生成为牙周病研究热点之一。目前引导组织再生术（guided tissue regeneration，GTR）在临床上取得了一定的效果。所以，因牙体、牙周病就要拔牙的时代已经过去。牙组织工程的研究是近年来最为活跃的口腔医学研究领域之一，如何利用人工方法设计和制造出具有生物学活性的牙齿，是国内外学者所追求的目标和着力研究的热点课题。近年来，人们致力于探索牙齿形态发生的细胞、分子和发育机制，牙髓细胞的再生，并已取得明显成果，期待着在不久的将来将再生牙齿应用于临床。

4. 口腔黏膜病研究 在口腔黏膜病研究方面，用分子生物学和细胞生物学技术，对扁平苔藓的研究发现，细胞介导的异常免疫反应是其重要的发病机制，近年来对于口腔扁平苔藓发病相关的基因研究也取得了一定的进展。对白斑应用甲苯胺蓝染色、局部敷贴血卟啉光敏检查和脱落细胞电镜观察三种方法进行综合分析，提高了诊断准确性。在探索复发性口腔溃疡的发病机制上，人们注意到免疫过程对其起到的重要作用，同时表明其发病与微循环、血液流变学状态以及微量元素有密切关系。

5. 口腔颌面外科 口腔肿瘤、颞颌关节病、外伤、牙槽外科、正颌外科等外科学近二三十年发展很快。在基础研究方面，建立了多种口腔癌及涎腺癌的癌株，开展了分子生物学的研究；在临床方面，无痛牙科、微创手术新技术的开展最大限度地减轻了患者的痛苦，并发展了肿瘤保存器官的手术，且结合使用放疗、化疗、激光等提高了治疗效果，减少了颌面部的伤残；还开展了显微外科血管吻合术和游离皮瓣的应用，人工种植体在软硬组织修复上的应用，以及基因工程与组织技术的联合应用等。颌面外科还与口腔修复及正畸科密切合作，通过手术方法恢复和改善了殆关系。牵张成骨（distraction osteogenesis，DO）技术被称为"内源性组织工程"。它的出现和应用为常规临床技术所难以矫治的诸多复杂牙颌面畸形的矫正开辟了新的思路和途径。

6. 修复学　近半个多世纪来，口腔修复学的发展主要是以生物力学和咀嚼生理学作为理论基础，以此理论对义齿进行合理的设计。再有就是材料学的发展，选择性能良好的金属和高分子塑料，像目前使用的钴铬合金、钛合金支架及卡环、丙烯酸树脂牙托，以及光固化树脂修复前牙能使色泽逼真，而全瓷材料是目前能够最大限度再现自然牙形态、颜色和光泽的人工材料，它的应用备受青睐。现在修复体的种类很多，几乎能适应各种情况的需要，包括嵌体、固定义齿、全口义齿以及种植义齿等。随着数字化技术的广泛应用，口腔计算机辅助设计与制作系统（CAD/CAM）不断得到发展，通过"数据印模"，可以在万里之外为患者制作精确的义齿。以种植为代表的先进修复技术，是工程高科技与口腔生命过程深度融合而发展起来的先进技术的一个典范，在人体组织中引入外部人工器官并获得成功应用，该技术的出现被认为是口腔医学领域的革命性突破。修复学的发展使义齿能够"巧夺天工"。此外，对于口腔颌面部严重组织缺损畸形的患者，采用赝复体修复，结合种植、显微外科等技术，在颌面部外形重建和恢复患者的咀嚼、吞咽、发音功能等方面，取得了良好效果。

7. 正畸学　正畸学在我国起步较晚，但发展迅速，它不仅可纠正许多患者的错殆畸形，并且对颞下颌关节疾病、牙周病的治疗也取得了良好的效果。前期，矫正牙齿主要采用方丝弓和Begg细丝技术，这种矫治器有很高的效能，能使牙齿进行整体移动，并能克服矫治器支抗欠佳的缺点。另外，我国还发展了为特殊人群服务的舌侧矫治技术、与计算机辅助设计相结合的隐形矫治技术。我国口腔正畸学科的奠基人毛燮均教授还根据症状、机制、矫治原则提出了毛燮均错殆畸形分类法。正畸学不仅是大量错殆儿童所迫切需要的学科，它又与有关学科合作，发展了外科正畸学。目前，随着自锁矫治器、数字化矫治的发展，更能达到理想的矫治效果。

8. 口腔预防保健工作　我国预防保健工作在迅速发展，1981年世界卫生组织预防牙医学科研与培训合作中心在北京成立，对预防龋病、牙周疾病以及口腔保健项目的管理发挥了积极作用。1988年卫生部（现国家卫生健康委员会，下同）批准成立了全国牙病防治指导组和顾问组。目前全国各省、自治区、直辖市都成立了牙病防治指导组。1989年卫生部、国家教育委员会等9个部委联合发文确定每年9月20日为全国爱牙日，我国口腔健康走上了有目标、有组织、有监测和评价的轨道。2007年卫生部决定成立口腔卫生处，正式将口腔卫生保健工作纳入卫生部的工作范畴，标示着我国口腔卫生保健工作已步入一个新的发展阶段。2013年我国首次将口腔检测纳入全国慢性病及其危险因素监测，将口腔健康指标纳入慢性病综合防控示范区考核。

三、中西医结合口腔医学发展概况

（一）中西医结合口腔医学的开端

1956年后，全国各省、自治区、直辖市相继建立了中医药院校。1958年党中央号召西医脱产学习中医，开始了中西医结合的新纪元。与此同时，各高等中医药院校也开始讲授部分口腔医学专业知识。20世纪60年代，有条件的中医医院和西医医院均设有中西医结合口腔门诊，运用西医辨病与中医辨证治疗口腔黏膜病、牙周病等临床常见病。20世纪70年代，全国又掀起了西医学习中医的热潮，口腔医学的中西医结合也有了新的发展。1987年6月，中华口腔医学会第一届中西医结合学组在北京成立，并召开了全国口腔中西医结合学术会议；1990年10月，在陕西西安召开了第二次全国口腔中西医结合学术会议。两次会议收到学术论文691篇。1996年10月，第三次全国口腔中西医结合学术会议在福建厦门召开，收到学术论文100余篇；2004年5月，第四次全国口腔中西医结合学术会议在浙江温州召开，收到学术论文100余篇；2008年10月，中华口腔医学会第一届中西医结合专业委员会在北京成立并召开了第一届第一次口腔中西医结合学术会议；2010年10月，第一届第三次全国口腔中西医结合学术会议在江苏南京召开；2012年10月，第二届第四次全国口腔中西医结合学术会议在四川成都召开；2015年10月，第三届第五次全国口腔中西医结合学术会议在北京召开；2016年10月，第三届第六次全国口腔中西医结合学术会议在重庆召开；2017年10月，第三届第七次全国口腔中西医结合学术会议在天津召开；2018年9月，第四届第八次全国口腔中西医结合学术会议在上海召开；2019年10月，第四届第九次全国口腔中西医结合学术会议在山东青岛召开；2020年11月，第四届第十次全国口腔中西医结合学术会议在江苏南京召开。通过学术交流，加快了学科发展。

（二）中西医结合口腔医学的现状

综合几十年来的情况，中西医结合口腔医学有了较大发展，并取得了一定成绩。学术除了涉及临床，还向基础理论纵深发展。

1. 病因病机的研究　在口腔疾病的病因病机研究方面，已经有人将中医学的"风、寒、暑、湿、燥、火"等基本病因以及"气虚、血瘀、痰结、水滞"等病机与病毒、微循环、血管生成、免疫状态等西医学病因病机联合研究，相互印证，发现共识，融会贯通。例如面瘫，中医学的病因病机为"风邪袭络""寒邪侵络""风湿痹络""风痰阻络"，研究发现病毒与"风邪""风热"有关，血管改变与"风寒"有关，水肿与"风湿"有关。而诸因素对"络"的影响则通过"痰结""血瘀""水滞"等病机最终作用于面神经，导致面瘫。又如，颞下颌关节紊乱属于中医"痹证"范畴，主要为风、寒、湿、热之邪侵入人体。有研究认为，颞下颌关节区微循环障碍、代谢物积聚是产生疼痛的主要机制，与中医学"气血瘀滞""不通则痛"的理论相符合。再如，牙周炎之牙槽骨吸收，中医学认为肾主骨，齿为骨之余，肾亏则骨疏松，故引起牙松动。西医学相关研究证明，牙周炎大鼠的性激素水平有明显下降。

2. 诊断分型和疗效评价的研究　中医学注重以症状为基础的辨证分型，西医学重视以病理、生化指标为依据的临床分型。目前口腔中西医结合研究发表的论著中鲜有将两者结合的阐述。在有关腮腺疾病、颞下颌关节疾病、口腔黏膜下纤维性变、牙周病等口腔疾病的报道中，有西医而无中医的诊断标准；而在灼口综合征等以症状为主的疾病，则有中医但无西医的诊断标准。然而有少数报道，已同时采用中医、西医诊断和疗效评价双重标准。例如有人对干燥综合征以2002年舍格伦综合征（SS）国际分类标准与"胃阴虚（口舌干燥）""肺阴虚（鼻部干燥）""肝阴虚（眼部干燥）""肾阴虚（咽喉干燥）"等中医辨证标准结合作为诊断分型和疗效评价依据；有人对口腔癌采用WHO的实体瘤疗效评价标准和中医证候分级标准相结合，并将两者用"积分值"方式归总的方法，对头颈部恶性肿瘤术后中医疗法进行评价。

3. 药物治疗的研究　大部分研究都将西医的经典治疗方案设立为对照组，以中药或中药加西药方案为控制组。研究采用的中药包括经验复方、中成药、单味中药、中药有效成分等不同层级。例如治疗白斑、扁平苔藓等口腔癌前病变的增生平、复方绞股蓝、口腔愈疡冲剂、复方冬菊、白芍总苷等中成药以及去斑汤等中医药经验方的研究；治疗口腔癌术后的益气养阴解毒方、参阳方、贞芪扶正冲剂的研究；对牙周病的石辛含片、益肾清火方的研究；用于治疗三叉神经痛的龙雷胶囊；治疗面瘫的古方牵正散加减；治疗腮腺疾病的古方普济消毒饮加减；治疗复发性口腔溃疡的凉膈散、丹栀逍遥散、天王补心丹加减；治疗口腔黏膜下纤维化的丹玄口康等。研究表明，中西医结合的疗效均优于或等同于单纯西药方案。在这些研究中，有些研究采用了现代技术对有效中药和中药成分进行了药效学和药理学研究，阐明了中药机制，改进和提炼了经验方剂，开发了有效药物，有一定深度。还有报道用中药荜茇、高良姜、白芷、细辛、五倍子、骨碎补、胡椒、煅龙骨、海螵蛸等治疗牙齿敏感症。

4. 非药物治疗的研究　口腔疾病的中西医结合非药物治疗研究主要集中在对面瘫、关节病等疾病的针灸和各种穴位疗法。例如治疗面瘫，取风池、翳风、颊车、地仓、合谷、太冲、承浆、牵正等穴位，采用透穴电针、激光穴位照射、艾灸温针、离子导入、药物穴位注射、穴位磁贴等方法，配合以牵正散等中药药物，其临床疗效均优于单纯用地塞米松注射加 B 族维生素。又如颞下颌关节疾病，除采用上述穴位外，对于久病患者还增加肾俞、绝骨、手三里等穴位用补法留针，配合以推拿手法，有较好疗效。美国和瑞典有机构研究发现，针灸对口干症的作用机制与针灸刺激神经元释放脉管活性内肽、改善腺体功能和血液供应有关。

5. 预防和护理的研究　预防口腔疾病的研究以发现抗口腔微生物的中草药为热点，包括对口腔条件致病菌——假丝酵母菌、致龋变异链球菌、牙周菌斑、根管内细菌等。例如研究发现，大蒜素对感染根管的厌氧菌有显著的杀灭作用；以升麻、地骨皮、青盐、梅片、月桂硫酸酯盐等为原料的"复方中草药牙粉"对正畸患者牙周组织的菌斑形成有抑制作用；多种中草药牙膏对变异链球菌均有明显抑制作用；白芍总苷、盐酸小檗碱有抗假丝酵母菌作用，可以用于头颈部肿瘤放疗后的真菌感染防护；用黄连、黄柏、黄芪、白芷、白及组成的"三黄二白汤"护理白血病、鼻咽癌等疾病放疗后的口腔黏膜反应，有预防继发感染的作用；以苦参、白芷、苍术、栀子为原料的复方苦参含漱液对糜烂型口腔扁平苔藓的细菌感染有良好的护理作用。近年来，有用水杨梅、刺五加、紫花地丁、赤芍、红花、苦丁茶、金银花、绿茶的防龋报道。这些药物可改善口腔内环境，抑制细胞外多糖的产生，改变 pH 值、乳酸杆菌、变异链球菌对牙齿的不良作用，减少菌斑形成从而达到预防龋齿的作用。

6. 中西医结合的基础研究　在口腔医学领域里对中医药基础理论的研究，除了为阐述一病一药作用机制的基础研究外，有关口腔疾病的病 – 证关系、证实质、复方药理、符合中医证型的口腔病动物模型等方面还较薄弱。可喜的是，有学者已开始涉及这一领域。在口腔组织工程研究方面，有人已经想到采用一些中西医结合的方法进行探索，并且有所发现。例如，为探讨人口腔黏膜组织工程血管化问题，有人采用活血化瘀中药灯盏花的有效成分干预人口腔黏膜的组织工程构建，结果发现：灯盏花素能促进口腔黏膜的血管化，有利于口腔黏膜的成活。还有人将黄芪多糖与壳聚糖 / 聚乳酸一起组成支架，以骨髓间充质干细胞（BMSCs）为种子细胞修复犬牙周骨缺损，取得了良好效果。有人根据中医药"强肾补骨"理论，用淫羊藿苷、黄芪苷 1 加入 BMSCs 培养液，发现能促进 BMSCs 的增殖和促进 BMSCs 合成碱性磷酸酶（ALP），从而增进成骨能力。

总之，口腔中西医结合事业方兴未艾，临床实践证明它不仅丰富了口腔医学的内容，而且确有较好的临床疗效及科学价值，有着广阔的发展前景。

上篇
总 论

第一节　颌面部应用解剖与生理

口腔颌面部为颜面部的组成部分。颜面部的解剖范围，上界起于额部发际，下界达下颌骨下缘，两侧至下颌支后缘。通过眉间点水平线和鼻下点水平线，临床上将颜面部分为上 1/3、中 1/3 和下 1/3 三等份。口腔颌面部由颜面部的中 1/3 和下 1/3 两部分组成。颌面部主要由成对的上颌骨、颧骨、鼻骨、腭骨、泪骨、下鼻甲和单个的下颌骨以及颞下颌关节、血管、神经、淋巴组织、肌肉和唾液腺等组成。

一、颌骨

颌骨可分为上颌骨和下颌骨，它们分别是上颌和下颌面部的主要骨架。

（一）上颌骨

上颌骨（maxilla）发育自第一鳃弓，与鼻囊的发育关系密切。胚胎第 7 周，鼻囊外侧的上颌带状细胞凝聚区开始骨化，形成上颌骨骨化中心。上颌骨从这个骨化中心向上形成上颌骨额突；向后形成颧突；向内形成腭突；向下形成牙槽突；向前形成上颌的表面组织并与前颌骨的发育有关。上颌骨成对（图 1–1），为面中份最大的骨骼。左右两侧对称，于腭正中缝处连接。上颌骨形态不规则，由一体四突所组成，即上颌体和额突、颧突、牙槽突、腭突。

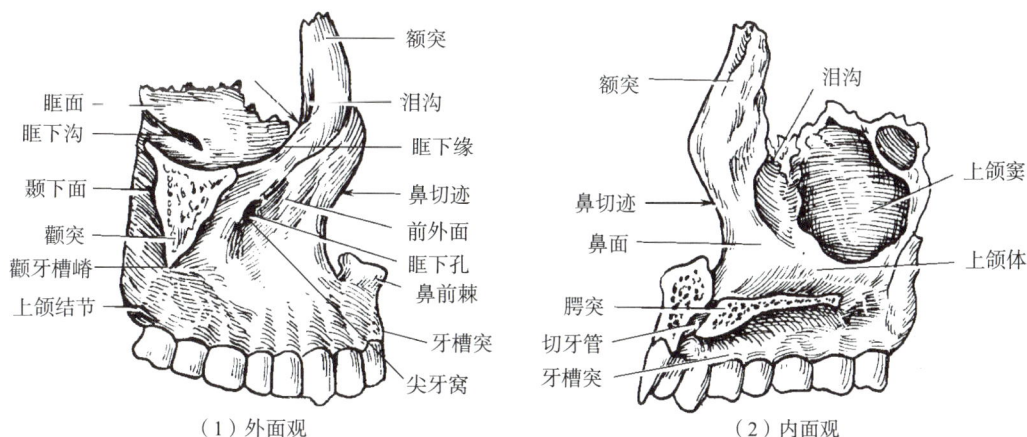

图 1–1　上颌骨

1. 上颌体　上颌体是四面体，内含上颌窦。

（1）前外面（脸面）：上方以眶下缘与上壁相接，在眶下缘中份下方约 0.5cm 处有椭圆形的眶下孔为眶下管的开口，眶下神经及血管从此通过，其为施行眶下神经麻醉的部位。在眶下孔下方骨面有一深窝，称为"尖牙窝"，提口角肌在此起始。尖牙窝主要位于前磨牙根尖的上方，此处骨质甚薄，常由此开窗进入上颌窦施行手术。

（2）颞下面（后面）：常以颧牙槽嵴作为前面与后面的分界线，其后方骨质微凸呈结节状，称"上颌结节"。上颌结节上方有 2～3 个小骨孔，称为"牙槽孔"，有上牙槽后神经和血管通过。颧牙槽嵴和上颌结节是上牙槽后神经阻滞麻醉的重要标志。

（3）眶面（上面）：平滑呈三角形，构成眶下壁的大部分。其后份中部纵沟为眶下沟，向前、内、下延续通眶下管，该管以眶下孔开口于上颌体的前外面。眶下管的中段发出一牙槽管，向下通上颌窦的前外侧骨壁，有上牙槽前神经及血管通过。眶下管的后段也发出一牙槽管，通上颌窦的前外侧骨壁，有上牙槽中神经通过。眶下管麻醉可同时麻醉上牙槽前、中神经及眶下神经。眶下管长约 1.5cm，注意进针不要过深，以免伤及眼球。

（4）鼻面（内面）：构成鼻腔外侧壁。在中鼻道有上颌窦裂口通向鼻腔，施行上颌窦根治术和上颌骨囊肿摘除时可在下鼻道开窗引流。

（5）上颌窦：呈锥形空腔，底向内，尖向外伸入颧突，底部有上颌窦开口。上颌窦壁即骨体的四壁，各壁骨质均薄弱，内面衬以上颌窦黏膜。上颌窦底与上颌磨牙、前磨牙的根尖紧密相连，有时仅隔一层上颌窦黏膜。当上颌前磨牙及磨牙根尖感染时，易穿破上颌窦黏膜，导致牙源性上颌窦炎。在拔除上颌前磨牙和磨牙断根时，应特别注意勿将牙根误推入上颌窦内。

2. 四突

（1）额突：为细长的骨板，位于上颌体的内上方，与额骨、鼻骨、泪骨相连。额突参与泪沟的构成，在上颌骨骨折累及鼻腔和眶底时，应注意鼻泪管的复位和通畅。

（2）颧突：粗短呈三角形，向外上与颧骨相连，向下至第一磨牙形成颧牙槽嵴。

（3）牙槽突：又称"牙槽骨"，为上颌骨包绕牙根周围的突起部分，厚而质松，两侧牙槽突在正中线相连形成蹄形铁的牙槽弓。每侧牙槽突上有 7～8 个牙槽窝容纳牙根。牙槽窝的形态、大小、数目和深度与所容纳的牙根相适应。其中，以尖牙的牙槽窝最深，磨牙的牙槽窝最大。牙槽窝的游离缘称"牙槽嵴"。牙槽突的唇、颊侧骨板薄而多孔，施行上颌牙及牙槽骨手术时，有利于麻醉药液渗入骨松质内，达到局部浸润麻醉目的。

（4）腭突：牙槽突内侧伸出的水平骨板，后侧接腭骨的水平板，两侧在正中线相接，形成腭正中缝，将鼻腔与口腔隔开。腭突下面略凹而粗糙，构成硬腭前 3/4，该面有多数凹陷容纳腭腺。腭突下面在上颌中切牙的腭侧、腭正中缝与两侧尖牙连线的交点上有切牙孔，向上后通入切牙管，其内有鼻腭神经与血管通过。鼻腭神经阻滞麻醉时，麻醉药即注入切牙孔。腭突下面后方近牙槽突处，有纵行的沟或管，其内有腭大血管及腭前神经通过。

上颌骨牙槽突与腭骨水平部共同围成腭大孔，有腭前神经通过。一般位于上颌第三磨牙腭侧牙槽嵴顶至腭正中线弓形面的中点，但在覆以黏骨膜的硬腭表面，标志则为上颌第三磨牙腭侧龈缘至腭正中缝连线的中外 1/3 的交点上。

上颌骨骨质疏松、血运丰富，骨折后易愈合，化脓感染时易于穿破引流，较少发生颌骨骨髓炎。上颌骨与多个邻骨相连，当头面部遭受较大外力时，上颌骨和邻骨均可发生骨折，甚至合并颅底骨折和颅脑损伤。上颌骨存在骨质疏密厚薄不一、连接骨缝多、牙槽窝的深浅及大小不一等特点，这些特点形成解剖结构的一些薄弱环节，这些薄弱环节则是骨折易发生的部位。其主要有三条薄弱线：从梨状孔下部平行牙槽突底经上颌结节至蝶骨翼突；通过鼻骨、泪骨、颧骨下方至蝶骨翼突；通过鼻骨、泪骨、眶底、颧骨上方至蝶骨翼突。

（二）下颌骨

下颌骨（mandible）发育自第一鳃弓，与第一鳃弓软骨即下颌软骨有密切关系。胚胎第6周，下牙槽神经侧方的间充质细胞及基质明显聚集，即细胞凝聚区，这是下颌骨的始基。细胞凝聚区分化出成骨细胞，形成骨基质并骨化。从骨化中心逐渐扩展，形成下颌体的内外侧骨板、下颌支、髁突（又称"髁状突"）和喙突。下颌骨形成后继续向多个方向生长，同时也受继发性软骨和肌附着的影响，继发性软骨主要是髁突（髁状突）软骨、喙突软骨和联合软骨；肌附着主要是翼内肌和咬肌。

下颌骨是颌面部唯一能活动的较坚实的骨骼，以关节与颅脑骨相连，在正中线处两侧联合呈马蹄形，可分为下颌体和左右2个下颌支（图1-2）。

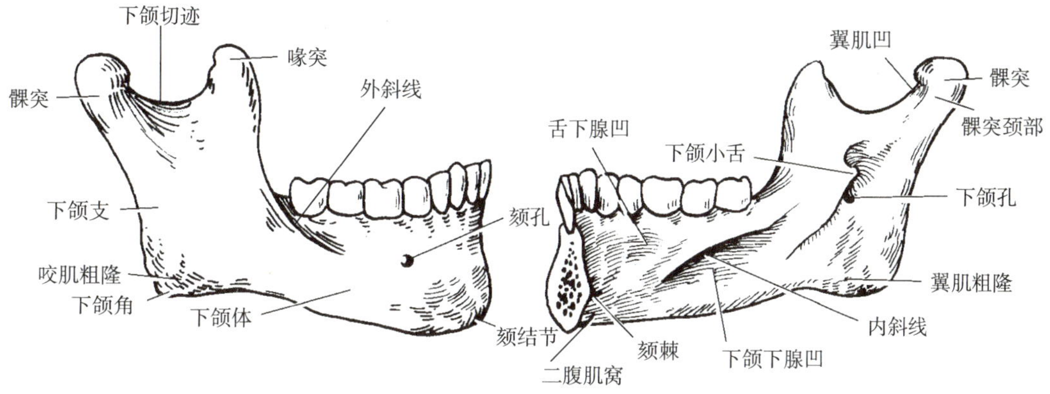

图 1-2 下颌骨

（1）外面观　　　　（2）内面观

1. 下颌体 呈弓形，有内外两面及牙槽突和下缘。外侧面正中的骨嵴称"正中联合"，为胚胎时期下颌骨左右两侧愈合的痕迹。在正中联合两旁近下颌骨下缘处，左右各有一隆起称"颏结节"。从颏结节经颏孔下延向后上与下颌支前缘相连的骨嵴，称"外斜线"或"外斜嵴"，有降下唇肌及降口角肌附着。在下颌第一、第二前磨牙之间的下方，下颌骨上、下缘之间梢上方有颏孔，有颏神经、血管通过，为颏神经麻醉注射的部位。下颌体内侧面上部凸隆，下部凹陷。正中线内侧有上下两对小棘称为"颏棘"，为颏舌肌和颏舌骨肌的附着部。颏棘下方斜向后上与外斜线相应的骨嵴名内斜线或内斜嵴，有下颌舌骨肌附着。内斜线上方，颏棘两侧有舌下腺凹，与舌下腺相邻。内斜线下方，中线两侧近下颌骨下缘处，有不明显的卵圆形陷窝，称"二腹肌窝"，为二腹肌前腹的起点。二腹肌窝的后上方又有下颌下腺凹与下颌下腺相接。下颌骨牙槽突与上颌骨牙槽突相似，但下颌骨的牙槽窝均较相应的上颌骨牙槽窝小，牙槽突内、外骨板均由较厚的骨密质构成。除切牙区外，很少有小孔通向其内的骨松质，下颌拔牙和牙槽骨手术时，除切牙区采用浸润麻醉外，一般均采用阻滞麻醉。下颌体下缘又称"下颌下缘"，厚而钝圆，向后外方移行于下颌支的下缘。下颌骨下缘常作为颈部的上界及颌下区切口的有关标志。

2. 下颌支 又称"下颌升支"，为长方形的骨板，可分为内、外两面及喙突、髁突（髁状突）。

（1）外侧面：平滑，在下部有一粗糙面，称为"咬肌粗隆"，为咬肌附着处。

（2）内侧面：在中央稍偏后上方有一孔，称为"下颌孔"。孔的前方有薄而锐的小骨片，称为"下颌小舌"，为蝶下颌韧带附着处。孔的后上方有下颌神经沟，下牙槽神经、血管通过此沟进入下颌孔。下颌神经沟相当于下颌磨牙殆平面上方约 1cm。下牙槽神经口内法阻滞麻醉时，为避开下颌小舌的阻挡而接近下牙槽神经，注射针尖应在下颌孔上方约 1cm 处注入麻醉剂以麻醉该神经。下颌孔的前下方有一隆凸，称为"下颌突"，为颊神经、舌神经及下牙槽神经通过处，故在下颌突处注射麻醉剂可以同时麻醉这三支神经。下颌小舌的后下方骨面粗糙，称为"翼肌粗隆"，是翼内肌附着处。

（3）喙突：呈扁三角形，其上附着有颞肌和咬肌。当颧骨骨折时，由于骨折片压迫喙突而影响下颌的正常运动。

（4）髁突：又称"髁状突"，分髁、颈两部，髁上有关节面，与颞下颌关节盘相邻。髁下部缩小称为"髁突颈"。颈前下方有一小凹陷，称为"关节翼肌凹"，为翼外肌附着处。喙突与髁突之间借"U"字形的下颌切迹分隔，下颌切迹内有咬肌血管、神经通过，此处也是经颧下途径麻醉圆孔和卵圆孔的穿刺部位。髁突是下颌骨的主要生长中心之一。

下颌支后缘与下颌体下缘相交处称为"下颌角"，有茎突下颌韧带附着。

下颌骨的正中联合、颏孔区、下颌角、髁突颈部是骨质薄弱区，当受到直接或间接暴力打击时，易骨折。由于下颌骨有强大的肌肉和筋膜包裹，炎症时，较难通畅引流，因而发生骨髓炎的机会较多。

二、颞下颌关节

颞下颌关节（temporomandibular joint）是全身关节中结构与功能最为复杂的关节，位于颅骨与下颌骨之间，是距离大脑最近的关节。颞下颌关节由颞骨关节面、下颌骨髁突和居于二者之间的关节盘、关节周围的关节囊和关节韧带组成（图 1-3），分左、右两侧，是颌面部唯一具有转动和滑动运动功能的、左右协同统一的联动关节，具有咀嚼、吞咽、语言、表情等功能。

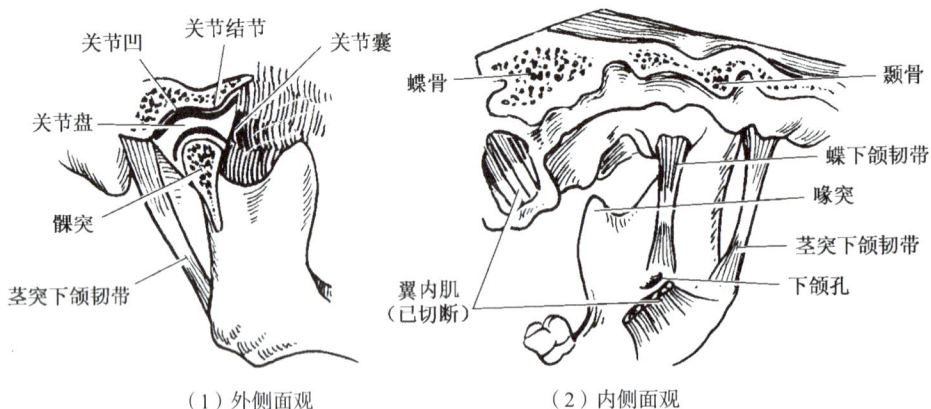

（1）外侧面观　　　　（2）内侧面观

图 1-3　颞下颌关节的结构

（一）颞骨关节面

颞骨关节面由颞骨关节凹和关节结节组成，呈横位的卵圆形，从鼓鳞裂延伸到关节结节，覆以纤维软骨，与颅腔仅有菲薄的骨板相隔。髁部损伤和关节手术时用力不当均可造成颅脑损伤。关节面的前端为颧弓根部的关节结节，是承受咀嚼压力的主要区域。关节面较髁突大，借关节盘和关节囊的附着以适应各种运动，并有缓冲外力的作用。

（二）下颌骨髁突

髁突位于下颌支末端，呈椭圆形突起。髁突前后径比内外径小，侧面观在髁突顶上有一横嵴将其分为较小的前斜面和较大的后斜面。前斜面是关节的功能面，也是关节的负重区，许多关节病早期可破坏此区。其后面观，也有内外两个斜面。外侧斜面与侧方运动的工作侧有关；内侧斜面与侧方运动的非工作侧有关。髁突颈部稍变细，并微弯向腹侧，是下颌骨骨折的好发部位之一。

（三）关节囊

关节囊松而薄，韧性很强，由纤维结缔组织组成。外层是松而薄的结缔组织纤维层，内层为富含血管的滑膜层。关节囊上起于颞骨关节面的周缘和关节结节；下连关节盘的周缘，附着于髁突颈部，由上向下形成封套包绕整个颞下颌关节。关节盘将关节腔分为上、下两腔，内衬滑膜，分泌滑液。滑液的主要作用是增加关节的润滑，减少摩擦和关节面的侵蚀，营养关节腔内的关节软骨。

（四）关节盘

关节盘位于关节面、关节结节和髁突之间，呈卵圆形，内外径大于前后径。其从前到后可分4个区。前带较厚，前后径窄，主要由前后方向排列的胶原纤维和弹性纤维组成，有小动脉、毛细血管和神经。中间带最薄，前后径窄，介于关节结节后斜面和髁突前斜面之间，由前后方向排列的胶原纤维和细弹性纤维组成。由于该部位是关节的负重区，所以也是关节盘穿孔、破裂的好发部位。中间带可见软骨样细胞和软骨基质，中间带无血管和神经，表面有滑膜覆盖。后带最厚，前后径最宽，介于髁突横嵴和关节窝顶之间。关节盘后带的后缘移位于髁突横嵴的前方即关节盘前移位，在开口运动初始，可发生开口初期弹响症。后带无血管和神经，表面有滑膜覆盖。双板区分两层，上层止于鼓鳞裂，即颞后附着，由胶原纤维和粗大的弹性纤维组成。下层止于髁突后斜面的后端，即下颌后附着，由粗大的胶原纤维和细小的弹性纤维组成。上下层之间充满富于神经血管的疏松结缔组织，是关节盘最好发的穿孔、破裂部位，也是关节疼痛的主要部位。

（五）关节韧带

在每侧颞下颌关节周围均有3条韧带，分别是颞下颌韧带、蝶下颌韧带和茎突下颌韧带。其主要作用是悬吊下颌骨和限制下颌运动的范围。

1. 颞下颌韧带　分为两层，浅层起于颧弓，向下向后止于髁突的下颌颈部的外侧和后缘。深层起于关节结节，水平向后止于髁突外侧和关节盘外侧。左右一对颞下颌韧带可防止关节向侧方脱位。

2. 蝶下颌韧带　蝶下颌韧带是位于关节内侧的薄片状韧带，联结在蝶骨角棘与下颌小舌之间。其外侧自上而下与翼外肌、耳颞神经、上颌动脉、下牙槽神经和血管及腮腺深叶相邻；内侧下方与翼内肌相邻。下颌大张口主要由蝶下颌韧带悬挂。蝶下颌韧带有保护进入下颌孔的血管和神经作用。

3. 茎突下颌韧带　为颈部深筋膜的一部分，位于咬肌和翼内肌之间，起于茎突，止于下颌角和下颌支后缘。其功能为防止下颌过度向前移位。

颞下颌关节不仅具有转动运动，而且有滑动运动，在转动和滑动的关节运动中形成多个运动轴心。张口时，下颌体降向后下方，髁突随同关节盘滑至关节结节的下方。张口过大，关节囊过分松弛时，髁突可能滑至关节结节的前方，而不能退回关节窝，造成颞下颌关节的脱位。复位时必须先将下颌骨拉向下，越过关节结节，再推下颌骨向后上，才能将髁突回纳至下颌窝。颞下颌关节是一个左右联动关节，其解剖结构与功能密切相关，殆因素在颞下颌关节紊乱综合征的发病上有重要意义。

三、肌肉

口腔颌面部肌群分为表情肌和咀嚼肌两大类。各肌之间、各组肌群之间有着密切的关系。

（一）表情肌

面部的表情肌（expression muscle）薄弱短小，收缩力较弱。其起于骨面或筋膜浅面，止于皮肤。表情肌协同作用时可表达喜、怒、哀、乐等表情。有的也参与咀嚼、吮吸、吞咽、呕吐、呼吸和语言等活动。面部表情肌的运动由面神经支配，当面神经损伤时可表现为表情肌的瘫痪症状。与口腔颌面部关系密切的表情肌主要是口周围肌群。口轮匝肌为环形，其余诸肌均呈放射状排列在口裂周围（图1-4）。

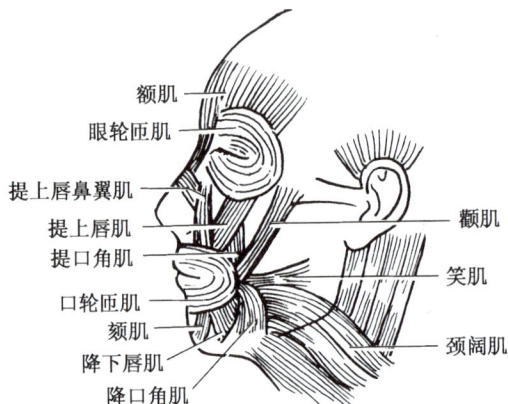

图1-4　面部表情肌

1. 口周围肌上组

（1）笑肌（risorius）：由少量横行的肌束构成，分别起自腮腺咬肌筋膜和鼻唇沟附近的皮肤，部分肌束和颈阔肌后部肌束相连，肌束向内侧，集中于口角，止于口角皮肤。牵引口角向外侧活动时显示微笑面容。

（2）颧肌（zygomaticus）：起自颧骨颧颞缝前方，呈带状斜向前下，止于口角皮肤。其深面有面动脉和面静脉交叉而过。其作用是牵引口角向外上。

（3）提上唇肌（levator labii superioris）：又称"上唇方肌"，起自上颌骨眶下缘，向下走行与口轮匝肌交织，止于上唇外侧皮肤，深面有眶下神经、血管通过。其作用是上提上唇，牵引鼻翼向上，使鼻孔开大，同时加深鼻唇沟。

（4）提上唇鼻翼肌（levator labii superioris alaeque nasi）：起自上颌骨额突，分出内外两束斜行于外下，内侧束止于鼻大翼软骨和皮肤，外侧束斜向下与眶下头共同参与口轮匝肌的组成。其作用是上提上唇，牵引鼻翼向上，使鼻孔开大，同时加深鼻唇沟。

（5）提口角肌（levator anguli oris）：起自上颌骨尖牙窝，部分肌束向下止于口角皮肤，并参与口轮匝肌的组成。其作用是上提口角向上。

2. 口周围肌下组

（1）颏肌（mentalis）：位于下唇方肌的深面，起自下颌骨侧切牙根尖处骨面，向下止于颏部皮肤。收缩时，上提颏部皮肤，使下唇前送。

（2）降口角肌（depressor anguli oris）：起自下颌骨外斜线，部分肌束止于口角皮肤，部分肌束参与口轮匝肌的组成。其作用是降口角向下。

（3）降下唇肌（depressor labii inferioris）：又称"下唇方肌"，位于下唇下方两侧皮下，为呈菱形的扁肌。其起自下颌骨外斜线，肌束向内上方，与口轮匝肌相互交错，止于下唇皮肤和黏膜。收缩时使下唇下降，产生惊讶、愤怒的表情。

3. 口轮匝肌（orbicular muscle of mouth） 位于口裂周围的口唇内，为椭圆形的环形扁肌，上至外鼻，下至颏结节的上方，部分肌纤维起自下颌骨及下颌骨的切牙窝，部分起自口角附近的黏膜及皮肤内。其收缩时可使口裂紧闭，并可做努嘴、吹口哨等动作。其若与颊肌共同收缩，可做吸吮动作。一侧面神经瘫痪时，该肌张力消失，会发生口涎外溢，努嘴、吹口哨、吸吮动作丧失。

4. 颊肌（buccinator muscle） 位于面的深部，起自下颌骨颊肌嵴、上颌骨牙槽突的后外面及翼突下颌缝，止于口角的皮肤及移行于上下唇，并混入口轮匝肌。该肌中部对着上颌第二磨牙附近处被腮腺管所贯穿。此肌与口轮匝肌共同作用，能做吹喇叭、吹口哨的动作；与舌共同协作，使食物在上下牙列之间磨碎。当该肌瘫痪时，食物便堆积在口腔前庭内。

表情肌与皮肤紧密相连，外伤或手术切开皮肤和表情肌后，裂口较大，应逐层缝合，以免形成内陷瘢痕。面部表情肌均由面神经支配其运动。若面神经受到损伤则可引起表情肌瘫痪，造成面部畸形。

（二）咀嚼肌

咀嚼肌（masticatory muscles）主要附着于下颌骨，是颞下颌关节运动的主要肌群。其在发生演化上，均起源于第一鳃弓。咀嚼肌由三叉神经运动纤维支配，包括咬肌、颞肌、翼内肌、翼外肌及舌骨上肌群（图1-5）。其作用为开口、闭口和下颌骨的前伸与侧方运动。咀嚼肌均为左右成对。

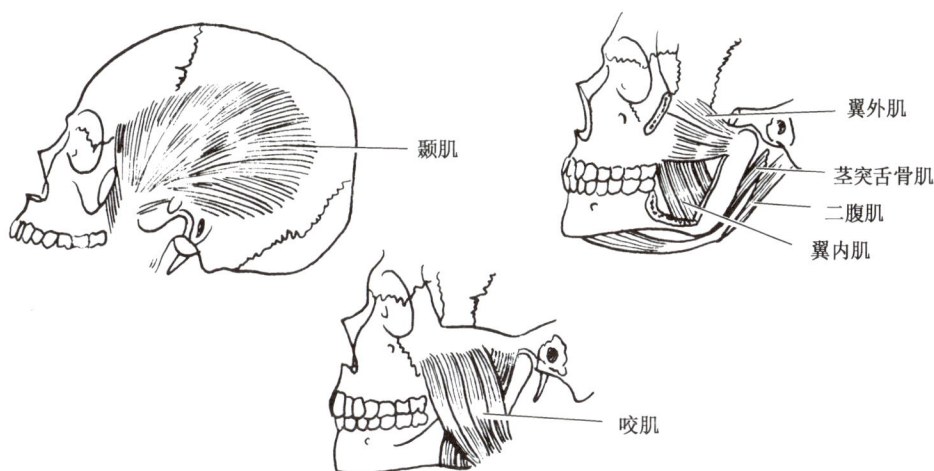

图 1-5 咀嚼肌

1. 咬肌 咬肌（masseter）又称"嚼肌"，位于下颌支外侧的皮下，为呈长方形的扁肌。咬肌分深浅两层。浅层较大，起自上颌骨颧突和颧弓下缘的前2/3，止于咬肌粗隆和下颌支外侧面的下半部。深层起自颧弓深面，垂直向下止于下颌支上部和喙突。其作用是上提下颌骨，同时向前牵引下颌骨，也参与下颌骨的侧方运动。

2. 颞肌 颞肌（temporalis）位于颞窝部皮下的颞筋膜深面，为呈扇形的扁肌。其前部纤维向下，后部纤维向前下，逐渐聚拢通过颧弓深面移行成肌腱，分别止于喙突和下颌支前缘直至下颌第三磨牙远中。当肌肉收缩时，前部肌纤维提下颌骨向上，后部肌纤维拉下颌骨向后，使下颌关节作前移及后退运动。颞肌也参与下颌的侧方运动。颞肌受下颌神经的颞深神经支配。

3. 翼内肌 翼内肌（medial pterygoid）位于颞下窝和下颌支的内侧面，位置较深，呈四边形，有深浅两个头。深头起自翼外板的内面和腭骨锥突。浅头起自腭骨锥突和上颌结节，止于下颌角内侧面和翼肌粗隆。其作用是上提下颌骨，使口闭合，并协助翼外肌使下颌前伸和侧方运动。翼内肌受下颌神经的翼内神经支配。

4. 翼外肌 翼外肌（lateral pterygoid）位于颞下窝内，呈三角形。该肌起自蝶骨大翼的颞下嵴、颞下窝翼突外侧板的外面，肌纤维水平向后外方逐渐集中，止于下颌骨髁突内侧的翼肌凹、下颌关节囊及关节盘。该肌双侧收缩时，牵引髁突和关节盘向前使下颌前伸并下降；单侧收缩时，使下颌骨向对侧移动。

5. 舌骨上肌群 舌骨上肌群位于舌骨与下颌骨、颅底之间。其中二腹肌、下颌舌骨肌和颏舌骨肌参与下颌骨运动。

（1）二腹肌（digastric）：位于下颌骨下方，有前后两腹及中间腱。前腹起自下颌骨内侧二腹肌窝，后腹起自颞骨乳突切迹，前后腹在舌骨处形成中间腱，止于舌骨体及舌骨大角上。其作用是提舌骨向前上或牵下颌骨向下。前腹由下颌舌骨肌神经支配，后腹由面神经支配。

（2）下颌舌骨肌（mylohyoid muscle）：呈扁平三角形，起自下颌体内侧下颌舌骨线，向后内，两侧肌肉在口底中线融合，共同构成肌性口底，最后部纤维止于舌骨体的前面。其作用是降下颌，提舌骨和口底向上。由下颌舌骨肌神经支配其运动。

（3）颏舌骨肌（geniohyoideus）：位于舌下方和下颌舌骨肌上方，中线两侧。该肌起自下颌骨颏棘，向后止于舌骨体上部。其作用是降下颌，升舌骨。受舌下神经支配。

（4）茎突舌骨肌（stylohyoideus）：位于二腹肌后腹的上方。该肌起自茎突，止于舌骨体与舌骨大角连接处。其作用是牵引舌骨向后拉长口底。

四、血管

（一）动脉

口腔颌面部的血管十分丰富，其动脉来源于颈总动脉和锁骨下动脉。

1. 颈总动脉 颈总动脉（common carotid artery）在颈部分为颈内动脉和颈外动脉。颈外动脉是口腔颌面部血液供应的主要动脉。

左侧颈总动脉较长，起自主动脉弓。右侧颈总动脉较短，起于头臂干（又称"无名动脉"）。两侧颈总动脉颈段经胸锁关节深面上行，包在颈鞘内，经气管及喉的外侧、胸锁乳突肌深面进入颈动脉三角。颈总动脉在该区位置表浅，仅有皮肤、浅筋膜及颈阔肌被覆，在此处可触及动脉搏动，临床上可作为暂时触诊搏性压迫止血和进行颈动脉穿刺造影的部位，约于甲状软骨上缘水平。在颈鞘内，颈总动脉、颈内动脉位于颈内静脉的内侧，迷走神经于动静脉之间的后方。颈内动脉入颅前无分支，颈外动脉有数个分支，有无分支是手术中辨别颈内和颈外动脉的重要标志。颈动脉叉（carotid bifurcation）处有两个重要结构，即颈动脉窦和颈动脉小球。①颈动脉窦（carotid sinus）：为颈动脉叉处的膨大部分，窦壁内含有特殊压力感受器。当动脉压力升高及受到压力刺激时，可反射性引起心率减慢、末梢血管扩张，使血压降低。临床上在颈动脉叉处进行手术时，常用普鲁卡因进行封闭，以避免颈动脉窦内压力感受器受到激惹。②颈动脉小球（carotid glomus）：又称"颈动脉体"，为棕色的椭圆形小体，由结缔组织连于颈动脉叉处的后壁或附近。颈动脉小球内含有丰富的毛细血管网和感觉神经末梢（化学感受器）。当血液中二氧化碳浓度升高时，可反射性地使呼吸运动加快加深。

2. 颈外动脉 颈外动脉（external carotid artery）于甲状软骨上缘平面以上处从颈总动脉发出，在颈部位于颈内动脉的前内侧。颈外动脉分支中与口腔颌面部关系密切者有甲状腺上动脉、舌动脉、面动脉、上颌动脉和颞浅动脉（图1-6）。

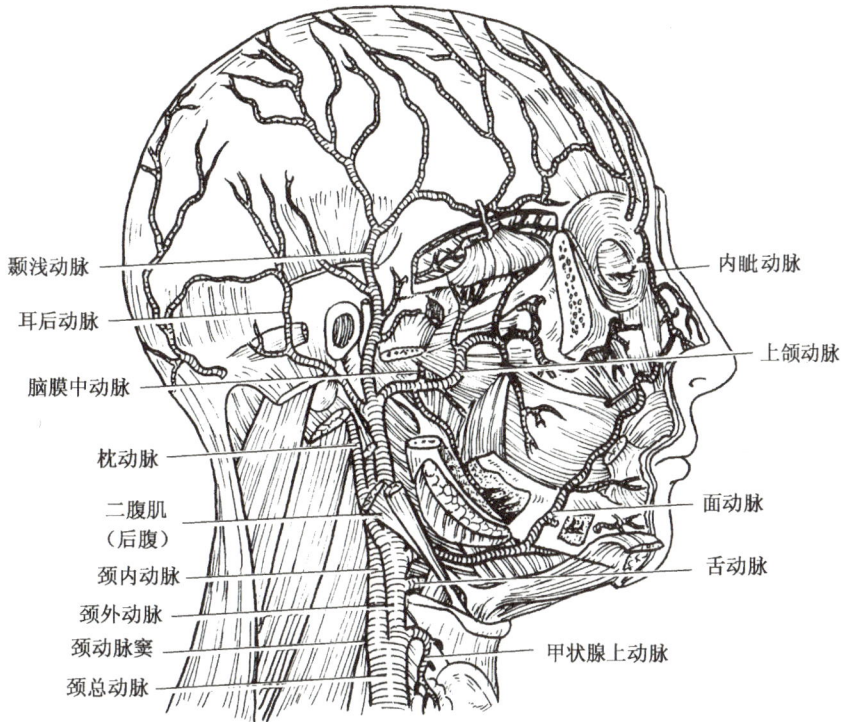

图 1-6 颈外动脉及其分支

（1）**甲状腺上动脉**（superior thyroid artery）：相当于舌骨大角稍下方起始于颈外动脉前壁，但在高位颈动脉叉者，可起自颈总动脉，也偶见有甲状腺上动脉和舌动脉共干发出者。该动脉发出后呈弓形弯向前下，沿甲状软骨外侧下行，达甲状腺上极分支进入甲状腺。途中发出胸锁乳突肌支、舌骨下支、环甲肌支分布于舌骨下肌群及附近的皮肤。对临床上应用舌骨下肌皮瓣有重要意义。胸锁乳突肌支分布于胸锁乳突肌及该肌下部浅面的皮肤，其末梢向上与枕动脉的分支吻合。了解胸锁乳突肌支的分布对制备胸锁乳突肌肌瓣或肌皮瓣具有临床意义。甲状腺上动脉的起点是一常用的标志，可作为颈外动脉结扎术、颈外动脉逆行插管区域动脉化疗的部位。

（2）**舌动脉**（lingual artery）：舌动脉于甲状腺上动脉起点的稍上方，平舌骨大角尖处，从颈外动脉前壁发出，初向内上再转向前下至舌骨舌肌后缘，经该肌深面向前，再直行向上，最后在舌下面迂曲向前至舌尖。舌动脉以舌骨舌肌为界分为三段（图 1-7）。

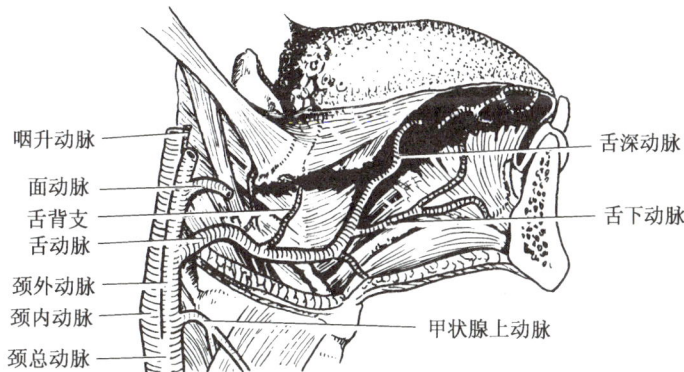

图 1-7 舌动脉

第一段：自舌动脉的起点至舌骨舌肌后缘。此段位于颈动脉三角上部，初向内上，再转向前下，呈向上凸的弓形，于二腹肌后腹稍下方，弓的浅面有舌下神经越过以及颈阔肌、颈筋膜和皮肤覆盖。其内侧与咽肌相邻。此段舌动脉位置表浅，易于暴露，常作为血管吻合游离瓣手术的受区动脉，或作为控制舌部手术或损伤出血的结扎点。

第二段：为舌骨舌肌遮蔽的部位。浅面除被舌骨舌肌覆盖外，还有二腹肌中间腱、茎突舌骨肌、下颌舌骨肌后部及下颌下腺等结构。深面邻接咽肌。舌动脉在此段发出舌背动脉，迂曲走向舌根背侧，供血给舌根部的肌肉和黏膜。

第三段：舌骨舌肌前缘至分叉。舌动脉出舌骨舌肌前缘后即分成舌下动脉、舌深动脉两终支。舌下动脉起始后前行于颏舌骨肌与下颌舌骨肌之间至舌下腺，供血给舌下腺、口底黏膜及舌肌。舌下动脉穿过下颌舌骨肌与面动脉的分支颏下动脉吻合。舌下动脉在口底前磨牙区或第一磨牙区的浅层组织菲薄，在该区用牙科砂片制备牙体时若不慎损伤口底，则有可能因伤及舌下动脉而导致出血。如是变异的舌下动脉，则结扎单侧舌动脉将不能达到止血目的。

临床上常将舌动脉起始部作为结扎颈外动脉的标志。该处可做舌动脉插管，灌注化学药物以治疗舌部的恶性肿瘤。为了控制舌部出血，常在第一段结扎舌动脉。舌骨大角和二腹肌后腹是寻找舌动脉的重要标志。

（3）面动脉（facial artery）：或称"颌外动脉"，为供血给面部软组织的主要动脉。在舌动脉稍上方，自颈外动脉分出，向内上方走行，绕下颌下腺和下颌下缘，由咬肌前缘越过，向内前方，分布于唇、颏、颊和内眦等部。面动脉在跨越下颌骨体部下缘处位置表浅，仅有皮肤、颈浅筋膜及颈阔肌覆盖，由体表能扪到动脉搏动。当颜面中下区损伤出血较多时，可在咬肌前缘下颌骨下缘压迫此血管止血。

面动脉的主要分支有下唇动脉、上唇动脉、内眦动脉、颏下动脉和腭升动脉（图1-8）：①下唇动脉：于近口角处从面

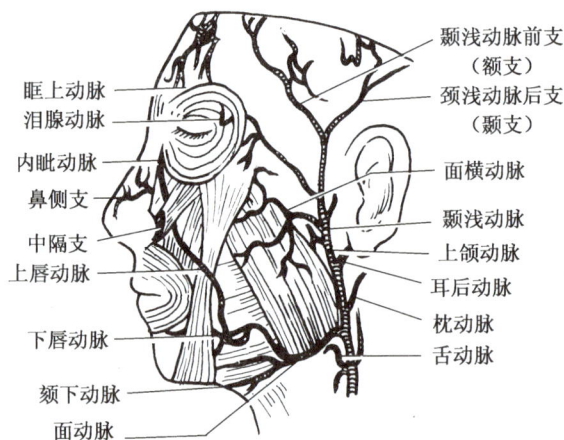

图1-8　面动脉及其分支

动脉发出，斜向上前，经三角肌深面，穿入口轮匝肌，经过中迂曲，沿下唇黏膜下层行至中线，与对侧同名动脉相吻合。下唇动脉供血给下唇黏膜、腺体和肌。②上唇动脉：较下唇动脉稍大，迂曲更显著。该动脉于口角附近发出后进入上唇，穿行于口轮匝肌与唇黏膜之间，与对侧同名动脉吻合。上、下唇动脉在距唇红缘深面约4mm处的唇黏膜下，行至中线，互相吻合形成围绕口裂的动脉环。用手指捏住上唇和下唇的边缘，可扪及动脉环的搏动。临床上严重的唇外伤或行唇裂手术时可用唇夹或拇、食两指夹持口唇以暂时止血。③内眦动脉：又称"角动脉"，是面动脉的终支，与眼动脉的鼻背动脉吻合。④颏下动脉：在下颌骨体下方，沿下颌舌骨肌浅面行至颏部，分布于舌下腺、下唇及颏部各肌和皮肤等处。⑤腭升动脉：起自面动脉起始部，沿咽上缩肌与翼内肌之间上行达颅底，分布于软腭及腭扁桃体等处。

（4）上颌动脉（maxillary artery）：又称"颌内动脉"，位置较浅，位于髁突颈部的内侧。发自颈外动脉，经髁突颈深面前行至颞下窝，在翼外肌的浅面或深面，向前上行，经翼突上颌裂进入翼腭窝。上颌动脉可分为下颌段、翼肌段和翼腭段三段：①下颌段：在下颌颈与蝶下颌韧带之间，向内经耳颞神经及翼外肌的下方，横过下牙槽神经的前方移行于翼肌段，并发出脑膜中动脉

和下牙槽动脉。②翼肌段：接下颌段斜向前上方，经颞肌与翼外肌下头之间再经翼外肌两头之间走行至翼突上颌裂。其分支主要供血给咀嚼肌、颊肌及颞下颌关节囊等。③翼腭段：从翼外肌两头之间经翼突上颌裂进入翼腭段。其主要分支有上牙槽后动脉、眶下动脉、腭降动脉和蝶腭动脉。

上牙槽后动脉：分布于上颌磨牙、前磨牙及上颌窦黏膜，另有分支沿骨面继续向前下行，供血给上颌磨牙及前磨牙牙槽突颊侧黏膜和牙龈。

眶下动脉：起自上牙槽后动脉起点附近，向上前方行进，经眶下裂至眶腔，沿眶下沟眶下管前行出眶下孔至面部颧肌、提上唇肌、提上唇鼻翼肌深面，供血给颊的前部、上唇根部及唇侧牙龈，并与上唇动脉、内眦动脉相吻合。眶下动脉在眶下管内发出上牙槽前动脉，经上颌窦前外侧壁的牙槽管至牙槽突，供血给上颌前牙、牙周组织及上颌窦黏膜。

腭降动脉：在翼腭窝中发出，伴随腭神经沿翼腭管下降，分为腭大动脉和腭小动脉。腭大动脉自腭大孔穿出，沿腭沟前行至硬腭黏膜、黏液腺及上颌腭侧牙龈。腭小动脉自腭小孔穿出至口腔，分布于软腭及扁桃体。

蝶腭动脉：为上颌动脉终支，经蝶腭孔至鼻腔，供血给鼻腔外侧壁、鼻旁窦及鼻中隔。

上颌动脉也是供血给口腔颌面部的主要动脉，位置深，分支多，分支动脉相互吻合成网状。临床上可利用这一血供特点，设计各种轴型皮瓣，如以腭大动脉为蒂的一侧腭瓣或全腭瓣修复牙槽突与腭部缺损，制作腭裂修复术中的岛状瓣等。

（5）颞浅动脉（superficial temporal artery）：为颈外动脉的终支。该动脉在颞下颌关节的后方、外耳道软骨的前方上行，发出分支，供血给腮腺、颞下颌关节、咬肌等，继而越过颧弓根达颞部皮下。临床上颞浅动脉是行动脉插管注射化疗药物治疗恶性肿瘤常用途径之一。颞浅动脉的主要分支如下：①面横动脉：在颞浅动脉穿出腮腺前发出，于咬肌浅面经颧弓与腮腺导管之间水平前行，终于眼外侧角下方，与面动脉及眶下动脉分支吻合，供血给腮腺、颞下颌关节、咬肌和邻近的皮肤。②额支：迂曲走行于额部皮下组织内，供血给额部。③顶支：较额支大，系颞浅动脉的后终支。

3. 颈内动脉　颈内动脉（internal carotid artery）为颈总动脉的终支之一。其从甲状软骨上缘以上自颈总动脉分出后，先在颈外动脉后外方上行，再转向后内侧，沿咽侧壁上升至颅底经颞骨岩部的颈动脉管外口进入颈动脉管，出该管内口入颅腔，是供血给大脑、眶内结构及额鼻部的主要动脉。

4. 锁骨下动脉　锁骨下动脉（subclavian artery）左右两侧起始部位不同。左锁骨下动脉直接起自主动脉弓，右锁骨下动脉在右侧胸锁关节上缘的后方起自头臂干，左锁骨下动脉比右锁骨下动脉稍长。其分支有椎动脉、甲状颈干和肋颈干，供血给大脑、脊髓、甲状腺、咽、喉、气管、食管、颈肌和背肌。

头颈部的动脉极为丰富，并有广泛的吻合，形成动脉网，如颈外动脉分支之间的吻合网、颈内、外动脉之间的吻合网、颈内、外动脉与锁骨下动脉之间的吻合网。因为广泛的动脉吻合使血液供应十分充足，所以有利于创伤愈合及修复整形手术的成功。临床手术时为防止术中过多出血而有时结扎有关动脉主干，但术后仍可通过动脉吻合而不影响局部供血。丰富的动脉吻合，也成为口腔颌面部损伤和手术时出血较多的不利因素。

（二）静脉

颌面部静脉系统稍复杂且有变异，主要有浅静脉和深静脉。浅静脉接受口腔颌面部及颈部浅层组织的血液汇入深静脉；深静脉血主要通过颈内静脉和颈外静脉向心脏回流。浅静脉有面静脉和颞浅静脉；深静脉主要有翼静脉丛、上颌静脉、下颌后静脉和面总静脉（图1-9）。

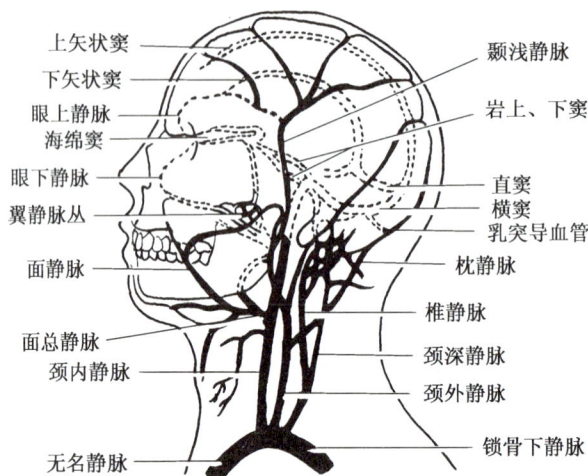

图1-9　面部静脉与颅内交通

1. 浅静脉

（1）面静脉：面静脉（facial vein）又称"面前静脉"，接续内眦静脉，沿鼻旁口角外到咬肌前下角，途经颧肌、笑肌、颈阔肌的深面及颊肌、咬肌的浅面，穿颈深筋膜浅层入颈部，越下颌下腺浅面，在下颌角附近与下颌后静脉前支汇成面总静脉，于舌骨大角附近注入颈内静脉。其接纳内眦、鼻背、眶下区、上下唇及颏下区域的静脉血，还通过面深静脉引流由翼静脉丛而来的面深部的静脉血。面静脉部分走行于肌肉中，肌收缩时血液可反流，有的静脉内瓣膜少而薄弱，难以阻挡逆流。当面部发生化脓性感染时，尤其是鼻根部和上唇炎症易在面静脉内形成血栓，若处理不当或挤压，其感染源或栓子可经内眦静脉、眼上静脉逆流至颅内的海绵窦，或经面深静脉至翼丛再达海绵窦，导致颅内严重的海绵窦化脓性、血栓性静脉炎，故临床上常将鼻根部和两侧口角连成的三角区称为面部危险区。

（2）颞浅静脉：颞浅静脉（superficial temporal vein）于颞浅动脉的后方，起始于头皮内的静脉网，由额支和顶支在颧弓上方汇合而成，于颧弓根部浅面穿入腮腺，接纳来自腮腺、颞下颌关节及耳郭的静脉血。颞浅静脉与眶上静脉、枕静脉、耳后静脉等交通，临床上形成额部皮瓣时应避免损伤颞浅静脉及其交通静脉支。

2. 深静脉

（1）翼静脉丛：翼静脉丛（pterygoid venous plexus）位于颞下凹，大部分在翼外肌的浅面，小部分在颞肌和翼内外肌之间。临床上在行上颌结节传导麻醉时，有时易穿破血管形成血肿。咀嚼肌、鼻内和腮腺等处的静脉血可汇入此静脉丛。翼静脉丛可通过卵圆孔和破裂孔与海绵窦相通。

（2）上颌静脉：上颌静脉（maxillary vein）又称"颌内静脉"，位于颞下凹内，起始于翼静脉丛的后端，短而粗，在髁突颈内侧与颌内动脉第一段伴行，经髁突颈与蝶下颌韧带之间，于下颌支后缘附近汇入下颌后静脉。

（3）下颌后静脉：下颌后静脉（retromandibular vein）又称"面后静脉"，由颞浅静脉和上颌静脉于髁突颈部后方合成，穿经腮腺，下行经二腹肌和茎突舌骨肌至下颌角，在此，下颌后静脉分为两支：前支向前下，在下颌角的后下方与面静脉汇合成面总静脉；后支向后下与耳后静脉汇合成颈外静脉。下颌后静脉出腮腺下端后有面神经的下颌缘支跨越其浅面，临床上可借下颌后静脉寻找面神经的下颌缘支，以追踪面神经主干。

（4）面总静脉：面总静脉（common facial vein）位于颈动脉三角内，下颌角后下方，由面静脉和下颌后静脉的前支汇合而成，穿过舌下神经及颈内、外动脉的浅面，约舌骨大角水平，胸锁乳突肌深面汇入颈内静脉。面总静脉与颈内静脉交角处有角淋巴结，上颌窦、鼻、咽癌转移时可先至此淋巴结。在施行颈外动脉结扎时，常需先处理面总静脉，以便于颈外动脉的显露。

五、淋巴组织

口腔、颌面、颈部的淋巴组织极为丰富，数量众多的小淋巴管和淋巴结构成口腔颌面部重要的防御系统。正常情况下，淋巴结小而柔软，不易扪及。当有炎症时，相应区域的淋巴结就会肿大、疼痛。口腔颌面部原发癌主要顺淋巴道转移，因此掌握淋巴结的所在部位，淋巴收集范围、流向，特别是淋巴结的状态，对炎症或肿瘤的诊断、肿瘤的转移和治疗及愈合具有重要的临床意义。口腔颌面部常见且较重要的淋巴结有腮腺淋巴结、面淋巴结、下颌下淋巴结、颏下淋巴结，以及位于颈部的颈浅和颈深淋巴结（图1-10）。

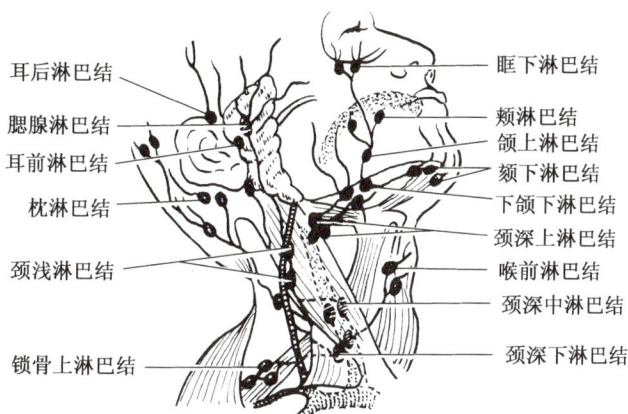

图1-10 面颈部淋巴结分布

（一）腮腺淋巴结

腮腺淋巴结（parotid lymphatic nodes）为面部较大的淋巴结群，约20个，临床上可根据与腮腺的位置关系，分为腮腺浅淋巴结和腮腺深淋巴结。

1. 腮腺浅淋巴结 一般为3～5个，位于腮腺的表面和腮腺咬肌筋膜的浅面，分为耳前淋巴结和耳下淋巴结。耳前淋巴结位于耳屏前方，腮腺的表面，有1～4个，沿颞浅血管排列。其淋巴输入管来自额部、颞部和顶前部头皮，眼睑外侧部和颧部，耳郭前面上部和外耳道前壁等处的淋巴管。它的输出淋巴管注入腮腺深淋巴结或颈外侧深淋巴结上群。耳下淋巴结有1～4个，沿下颌后静脉或从腮腺下端表面延至腮腺后缘，并可至耳垂后方，收集耳郭前下部、外耳道、鼓膜及颊部淋巴管。其输出淋巴管注入腮腺深淋巴结，颈外侧浅、深淋巴结。

2. 腮腺深淋巴结 可有5～10个，个体较大，位于腮腺实质内、腮腺小叶之间，收集范围与耳前淋巴结大致相似，中耳和腮腺的淋巴管也注入该组淋巴结。其输出淋巴管汇入下颌下淋巴结和颈外侧深淋巴结。

（二）面淋巴结

面淋巴结（facial lymphatic nodes）位于咬肌前缘、下颌下缘外上方的皮下蜂窝组织内或表情肌的浅面，收集鼻、颊部皮肤黏膜的淋巴，引流到下颌下淋巴结。

（三）下颌下淋巴结

下颌下淋巴结（submandibular lymphatic nodes）位于下颌下三角、下颌下腺与下颌体之间或埋于下颌下腺的实质内。其淋巴结数目较多，收集颊、鼻、上唇、下唇外侧、软腭、牙龈、舌前部 2/3、上下颌牙的淋巴；同时还收集颏下淋巴结输出的淋巴，引流至颈深上淋巴结。

（四）颏下淋巴结

颏下淋巴结（submental lymphatic nodes）有 2～3 个，位于下颌舌骨肌的表面，二腹肌前腹与舌骨体所围成的颏下三角内，收集下唇中部、颏部、口底前部下颌切牙及舌尖部的淋巴液，引流到下颌下淋巴结及颈深上淋巴结。

（五）颈淋巴结

1. 颈浅淋巴结 颈浅淋巴结（superficial cervical lymphatic nodes）位于胸锁乳突肌浅面，沿颈外静脉排列，收集来自腮腺和耳郭下分的淋巴，引流到颈深淋巴结。

2. 颈深上淋巴结 颈深上淋巴结（superior deep cervical lymphatic nodes）位于胸锁乳突肌深面，沿颈内静脉排列，上自颅底，下至颈总动脉叉。其主要收集来自头颈部及甲状腺、鼻咽部、扁桃体等的淋巴，引流到颈深下淋巴结和颈淋巴干。

3. 颈深下淋巴结 颈深下淋巴结（inferior deep cervical lymphatic nodes）位于锁骨上三角，胸锁乳突肌深面。其自颈总动脉叉以下，沿颈内静脉至静脉角，收集来自颈深上淋巴结、枕部、颈后及胸部的淋巴，引流到颈淋巴干再到淋巴导管（右侧）和胸导管（左侧）。

口腔颌面部淋巴流向特点：口腔颌面部中线的淋巴可流向两侧有关的淋巴结；下颌下腺淋巴结与下颌下腺平行；口唇部淋巴回流入下颌下淋巴结和颏下淋巴结，下唇两侧的部分淋巴可交叉流向对侧淋巴结；舌的淋巴极为丰富，舌体淋巴流入颏下淋巴结、下颌下淋巴结、颈深上淋巴结，舌根淋巴流入两侧颈深上淋巴结。

六、神经

口腔颌面及颈部的神经与口腔临床关系密切者主要有三叉神经、面神经。三叉神经为感觉神经，面神经为运动神经。此外，还有舌咽神经、舌下神经、迷走神经、副神经、颈神经丛和颈交感神经干。

（一）三叉神经

三叉神经（trigeminal nerve）为脑神经中最大者，大部分为感觉神经纤维，小部分为运动神经纤维。感觉神经纤维的大部发自三叉神经节，传导颜面、眼、鼻、口腔等的外感觉；另有一小部发自中脑核，主要传导咀嚼肌的本体感觉。运动神经纤维发自脑桥的三叉神经运动核，主管口腔颌面部的感觉和咀嚼肌运动。在颅内，三叉神经以感觉根和运动根与脑桥臂相连。感觉根在颞骨岩部尖端的三叉神经压迹处扩展成扁平的三叉神经节，内含感觉神经细胞的胞体。三叉神经节细胞的周围突聚成三条神经干，即眼神经、上颌神经和下颌神经。运动根较细，紧贴三叉神经节的下面，进入下颌神经，支配咀嚼肌。故眼神经和上颌神经为感觉神经，下颌神经则为混合神经（图 1-11、图 1-12）。

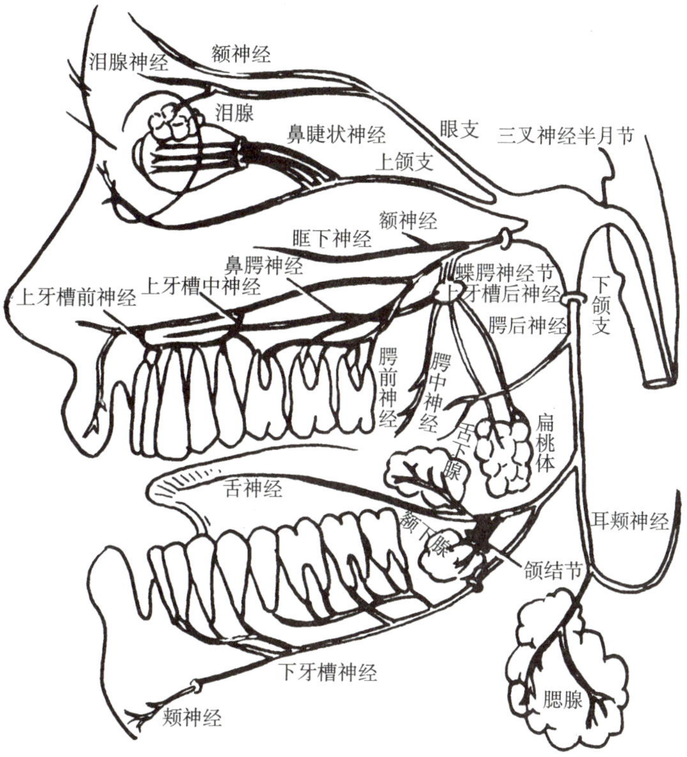

图 1-11　三叉神经及其主要分支

1. 眼神经　眼神经（ophthalmic nerve）为感觉神经，系三叉神经中最细者，起自三叉神经节之前内侧，穿海绵窦外侧壁下方，向前经眶上裂入眶，分布于泪腺、眼球、眼睑、前额皮肤及一部分鼻腔黏膜。

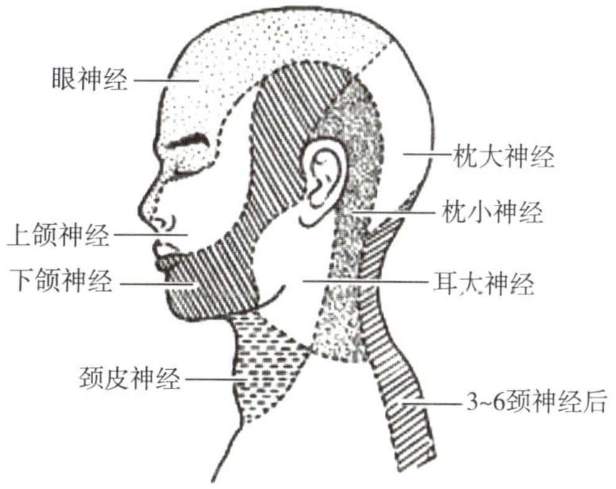

2. 上颌神经　上颌神经（maxillary nerve）为感觉神经，自三叉神经节前缘的中部发出，水平向前，经海绵窦外侧壁的下部，穿圆孔达翼腭窝；其在该窝的上部斜向前外侧，经眶下裂入眶，称为"眶下神经"；向前经眶下沟、眶下管，出眶下孔达面部。上颌神经的行程分为四段：

图 1-12　三叉神经皮支的分布区

（1）颅中窝段：发出脑膜中神经，分布于硬脑膜。

（2）翼腭窝段：发出颧神经、蝶腭神经和上牙槽后神经。上牙槽后神经在上颌神经进入眶下裂之前发出，伴随同名血管下行至上颌骨后面，分出上牙龈支至上颌磨牙颊侧的黏膜及牙龈，再进入上颌牙槽孔，经上颌窦后壁的牙槽管下行，分布于 87┃78 和 6┃6 的腭根、远中颊根及牙周膜、牙槽骨和上颌窦黏膜，并在 6┃6 的近中颊根与上牙槽中神经吻合。

（3）眶下管段：上颌神经进入眶下裂延续为眶下神经，发出上牙槽中神经、上牙槽前神经。

上牙槽中神经经上颌窦前外壁的牙槽管下行，分布于 54 | 45 和 6 | 6 的近中颊根及牙周膜、牙槽骨、颊侧牙龈及上颌窦黏膜，并与上牙槽前、后神经吻合组成上牙槽神经丛。上牙槽前神经经上颌窦前外壁的牙槽管下行，分布于 321 | 123 及其牙周膜、牙槽骨、唇侧牙龈及上颌窦黏膜。上牙槽前、中、后神经在到达分布区前，先在上颌骨牙槽突基底部互相交织成上牙槽神经丛并分出上牙支、牙间支和根间支。

（4）面段：于眶下孔分出睑支、鼻支和上唇支。

临床上可在眶下孔或进入眶下管进行眶下神经阻滞麻醉，也可在眶下孔施行眶下神经末段撕脱术，以治疗周围神经病变引起的上颌神经痛。

3. 下颌神经　下颌神经（mandibular nerve）为三叉神经中最大的分支，属混合神经，含有感觉和运动神经纤维。下颌神经自卵圆孔出颅后，在颞下窝分为前、后两干。

（1）下颌神经前干：较细，走行在翼外肌深面，除颊神经为感觉神经外，其余均为支配咀嚼肌的运动神经，分布于颞肌、咬肌和翼外肌。主要分支有：①颞深神经：经翼外肌上缘进入颞肌深面，分布于颞肌。②咬肌神经：经翼外肌上缘，与咬肌动脉伴行，在颞肌和颞下颌关节之间跨越下颌切迹至咬肌深面，分布于咬肌。③翼外肌神经：走行于翼外肌深面并发出分支，分布于翼外肌上下头。临床上封闭该神经可暂时缓解某些炎症（如冠周炎、牙源性感染）引起的牙关紧闭，使张口度增大，便于早期拔除病灶牙；也可用于治疗颞下颌关节紊乱综合征等。④颊神经：又称"颊长神经"，经翼外肌两头之间穿出，在颞肌和咬肌前缘的覆盖下，穿过颊脂垫，分布于 8～5 | 5～8 的颊侧牙龈及颊部的黏膜和皮肤。

（2）下颌神经后干：较粗，有 3 支。其中舌神经及耳颞神经均为感觉神经，而下牙槽神经除有感觉纤维外，还有一束运动纤维为混合性神经。①耳颞神经：沿翼外肌深面向后，绕下颌骨髁突颈内侧达后方进入腮腺分为上支和下支。②下牙槽神经：由下颌孔进入下颌管，发出细小分支至同侧下颌全部牙齿和牙槽骨，并在中线与对侧下牙槽神经相交叉。下牙槽神经在约前磨牙区发出分支，出颏孔后称为"颏神经"，分布于第二前磨牙前面的牙龈、下唇、颊黏膜和皮肤。③舌神经：在翼内肌与下颌支之间，在下牙槽神经前内方下行，越过下颌第三磨牙的远中至舌侧下方，向前下经舌骨舌肌与下颌舌骨肌之间，居下颌下腺及其导管之上。舌神经与下颌下腺导管关系密切，临床上行下颌下腺和舌下腺手术时，应特别注意避免损伤舌神经。舌神经主要分布于同侧的舌侧牙龈、舌的前 2/3 及口底黏膜和舌下腺。舌神经在经过下颌第三磨牙远中及舌侧下方时位置较浅，表面仅覆以黏膜，在拔除阻生下颌第三磨牙时，应防止损伤该神经。单纯舌神经阻滞麻醉可在下颌第三磨牙舌侧下方处进行注射。

上、下颌神经在口腔的分布常有变异，1 | 1 可受双侧下颌神经分支支配，在拔除一侧下颌中切牙时，除做传导阻滞麻醉外，还应做同侧局部浸润麻醉，以麻醉对侧来的吻合支；上牙槽前神经的分布区可延至前磨牙或第一磨牙区；颊神经在颊侧牙龈的分布可延伸至下颌尖牙或后缩至下颌第二磨牙区。

三叉神经出颅后，其根部的神经节及各分支均易遭受到不同病理因素的损伤。三叉神经的根部可因脑膜炎、脑膜瘤、颅中窝神经纤维瘤及动脉瘤等而受累；三叉神经节除本身可发生肿瘤外，还会受到垂体瘤、颅中窝骨折及中耳炎引起的颞骨岩部尖端炎等的损害；各分支也可因神经间质炎，面部骨折，龋齿及鼻腔、鼻旁窦、眶内等炎症而受损。

（二）面神经

面神经（facial nerve）是第七对颅神经（图 1-13），为混合性神经，含有 3 种纤维。

1. 运动纤维 运动纤维起自脑桥的面神经核，核上部发出的神经纤维支配颜面上 1/3 的表情肌；核下部发出的神经纤维支配颜面下 1/3 的表情肌。面神经出茎乳孔后，进入腮腺内分为 5 支。

（1）颞支：有 1～2 支，自颞面干发出后，经髁突浅面或前缘，出腮腺上缘，在皮下组织中走行，越过颧弓向上，主要分布于额肌及眼轮匝肌上份、耳上肌和耳前肌。当其受损伤后，临床上可出现同侧额纹消失。

（2）颧支：多为 2～3 支，自颞面干发出，由腮腺前上缘穿出后，越过颧骨表面，支配上下眼轮匝肌；沿颧弓下方向前至颧肌、提上唇肌和提上唇肌鼻翼肌深面，并支配这些肌肉。当其受损伤后，可出现眼睑不能闭合。

（3）颊支：常为 3～5 支，自颈面干发出，出腮腺前缘行于咬肌筋膜表面，腮腺导管上下穿出后，发出上颊支、下颊支。上颊支走行于

图 1-13 面神经分支

皮肤与浅层表情肌之间；下颊支走行于颧肌及提上唇肌的深面。上颊支、下颊支分布于颧肌、笑肌、提上唇肌、提口角肌、颊肌、降口角肌、口轮匝肌、切牙肌、鼻肌及颊肌。当其受到损伤后，鼻唇沟消失变平坦，不能鼓腮。颊支与腮腺导管关系密切，在行腮腺手术时，可以腮腺导管为标志，寻找并解剖面神经颊支。

（4）下颌缘支：多为 2 支，自颈面干发出，由腮腺前下方穿出下行于颈阔肌深面，经下颌角后上行，越过面动脉和面静脉向前上方，其具体的位置关系是：在面动脉或咬肌前下角后，在下颌下缘下方约 1cm 处分布于降下唇肌和降口角肌及颊肌。临床上颌下区切口多选择平行于下颌下缘以下 1.5～2cm 处，并应切开颈深筋膜浅层，使下颌缘支连同该层筋膜一并掀起，以保护下颌缘支不受损伤。如果损伤下颌缘支，可导致口角㖞斜。

（5）颈支：多为 1 支，为颈面干的终末支。其自腮腺下部发出，在颈阔肌的深面、下颌角与胸锁乳突肌之间，向前下方至下颌下三角，分布于颈阔肌。

面神经与腮腺关系密切，腮腺病变时可直接影响面神经，使之发生暂时性或永久性麻痹。在面部做切口时，应了解面神经的走行，以免损伤面神经分支。

2. 味觉纤维 面神经的味觉纤维参与组成鼓索，出颅后在颞下窝处加入舌神经，司舌的前 2/3 味觉。

3. 分泌纤维 来自副交感神经的唾液分泌纤维，在脑桥的上涎核发出，经中间神经后与面神经主干一起出面神经管，经鼓索并入舌神经达下颌下神经节，交换神经元后进入舌下腺、下颌下腺和口鼻的分泌。泪腺分泌纤维经岩大神经至蝶腭神经节，交换神经元后，再经颧神经的颧颞支和泪腺神经至泪腺。

临床上可根据面神经的走行途径和出现的症状，判断面神经麻痹或病损部位。例如，自鼓索分出处远端的面神经受损，仅出现同侧面肌瘫痪；而位于鼓索与镫骨神经之间的面神经受损，除有同侧面肌瘫痪的症状外，还有同侧舌的前 2/3 味觉丧失、涎液分泌失常、舌苔增厚等症状；如病损在膝神经节以上时，还会出现泪腺分泌减少及重听。

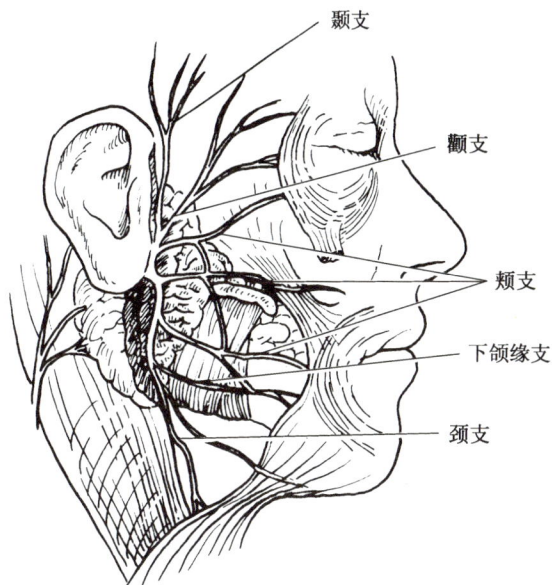

（三）舌咽神经

舌咽神经（glossopharyngeal nerve）为混合神经，含有 4 种纤维，即运动纤维、副交感纤维、味觉纤维和感觉纤维。运动纤维支配茎突咽肌；副交感纤维司腮腺的分泌；味觉纤维感受舌的后 1/3 味觉；感觉纤维分布于舌的后 1/3、咽、咽鼓管、鼓室等处的黏膜以及颈动脉窦和颈动脉体。

舌咽神经的主要分支有：

1. 鼓室神经   进入鼓室后，与交感神经纤维共同形成鼓室丛，分布于鼓室、咽鼓管黏膜。鼓室神经的终支内含有控制腮腺分泌的副交感纤维，以控制腮腺分泌。

2. 咽支   有数支，支配咽黏膜的感觉、腺体的分泌和咽肌的运动。

3. 颈动脉窦支   分布于颈动脉窦和颈动脉小球，传导颈动脉窦和颈动脉小球所感受的化学性刺激入脑，反射性地调节血压和呼吸。

4. 舌支   为舌咽神经的终支，分布于舌后 1/3 的黏膜和味蕾，司味觉和黏膜的一般感觉。

5. 扁桃体支   分布于腭扁桃体、舌腭弓和咽腭弓的黏膜，司一般感觉。

6. 茎突咽肌支   支配茎突咽肌的运动。

咽神经损伤时，可出现患侧舌的后 1/3 味觉丧失，咽上部感觉、咽反射和软腭反射消失。

舌咽神经在其中枢或外围都可受到损害，因为舌咽神经与迷走神经、副神经及舌下神经在延髓起始部位及外围行程中相互毗邻，关系密切；当舌咽神经受损时，往往迷走神经、副神经及舌下神经也会受损。故舌咽神经受损症状出现时，也可伴有邻近神经的受损症状。在延髓内部有病变损及舌咽神经核时，一般仅有感觉丧失与茎突咽肌的麻痹，而无疼痛。当有外围疾病如鼻咽肿瘤、扁桃体肿瘤、咽鼓管肿瘤或淋巴结肿大等，压迫损害舌咽神经时，可发生持续性疼痛或剧烈性的阵痛。

（四）舌下神经

舌下神经（hypoglossal nerve）为运动神经，出颅后，在迷走神经外侧与颈内动静脉之间下行；在舌骨上外方，相当于下颌角的水平呈弓形弯曲走行，自舌骨舌肌与二腹肌后腹之间进入颌下三角；在下颌下腺延长部的下方，伴随着下颌下腺延长部和舌静脉，经下颌舌骨肌和舌骨舌肌之间至舌下区，分布于所有的舌肌。在行颈淋巴清扫术结扎、切断颈内静脉上端及在颌下三角和舌下区进行手术时，应特别注意保护此神经。

七、唾液腺

唾液腺（salivary glands）又称"涎腺"，是外分泌腺。其分泌物均流入口腔，形成唾液。人类有三对大唾液腺，即腮腺、下颌下腺和舌下腺（图 1-14），还有遍布于口腔黏膜下的小唾液腺，如舌腺、唇腺、颊腺、腭腺及磨牙腺等。其各有导管开口于口腔。大唾液腺的特点是腺体距口腔黏膜之间有一段距离，它们之间借导管相连；小唾液腺主要位于黏膜内或黏膜下，直接开口于黏膜或间接以许多小导管开口。约 90% 的唾液来自腮腺和下颌下腺，另有 5% 来自舌下腺，5%～10% 来自小唾液腺。腮腺为浆液性腺，小唾液腺多数为黏液性腺，下颌下腺和舌下腺为混合性腺。唾液腺的功能十分广泛，其唾液除有湿润口腔黏膜、润滑食物、协助吞咽之外，还有助于语言活动。此外，唾液腺还分泌各种消化酶，如唾液淀粉酶等，并分泌激素和其他化合物，如类高糖素蛋白、5- 羟色胺及免疫球蛋白 IgA 和溶菌酶等。

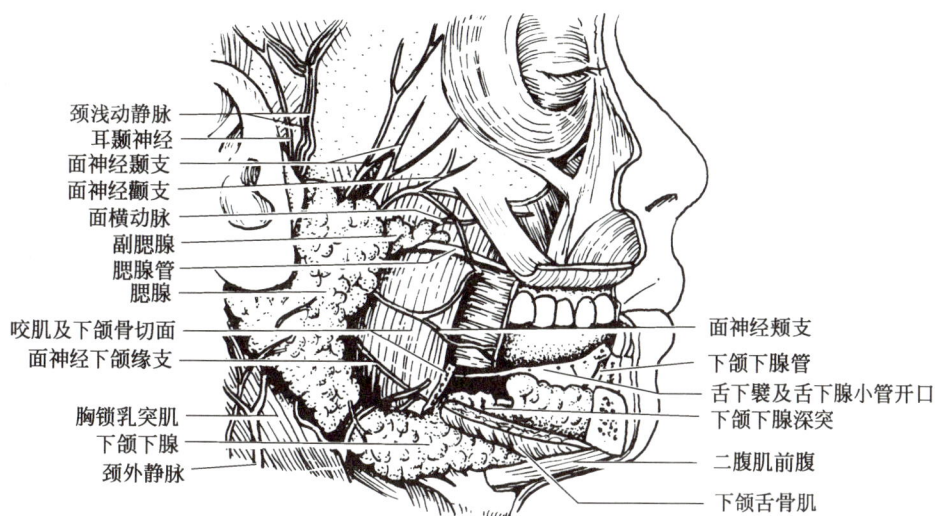

图 1-14 三对唾液腺外面观

唾液腺的发育主要是胚胎期间上皮和间充质相互作用的结果。除发育的部位和时间不同外，所有涎腺的发育过程基本相似。腮腺在胚胎第 6 周开始发育，起自上下颌突分叉处的外胚层上皮，在咬肌表面和下颌后窝发育成腺体。其上皮芽最初形成处为腮腺导管的开口。下颌下腺在胚胎第 6 周开始发育，起自颌舌沟舌下阜处外胚层上皮。上皮芽沿口底向后生长，在下颌角内侧，下颌舌骨肌的后缘转向腹侧，分化成腺体。舌下腺在胚胎第 7～8 周开始发育，起自颌舌沟近外侧的内胚层上皮，由 10～20 个分开的上皮芽发育而成。上皮芽向舌下生长，形成小腺体，开口于下颌下腺导管开口的外侧。小唾液腺发育较晚，约在胎儿第 12 周。上皮芽长入黏膜下层，即分支并发育成腺体。其导管较短，直接开口于口腔黏膜。

唾液腺由实质和间质两部分组成。实质包括由腺上皮细胞形成的腺泡与导管；间质包括由纤维结缔组织形成的被膜与叶间或小叶间隔，其中有血管、淋巴管和神经出入。每个唾液腺均有感觉神经末梢和两种分泌神经即交感神经（肾上腺素能）和副交感神经（乙酰胆碱能）的纤维，支配唾液腺分泌活动的神经属于自主性神经系统。一般说来，刺激副交感神经时，唾液的分泌量多而稀薄，富含水分和盐类，但缺少有机质；刺激交感神经时，唾液的分泌量少而黏稠，有机成分较多。雌激素、糖皮质激素、肽类激素等也可在一定程度上控制唾液腺的功能。

（一）腮腺

腮腺（parotid gland）是大唾液腺中最大的一对，位于两侧耳垂前下方和颌后窝内。其分泌液主要为浆液。外形呈楔形，腺体分浅叶和深叶。腮腺的表面有皮肤及皮下脂肪覆盖；深面与咬肌、下颌支及咽侧壁相邻；后面紧贴胸锁乳突肌、茎突舌肌和二腹肌后腹；上极达颧弓，居外耳道和颞下颌关节之间；下极到下颌角下缘。腮腺深浅两叶之间在下颌支后缘以峡部相连。腮腺外包有腮腺鞘，是颈深筋膜浅层的延续。覆盖在表面部分的腮腺鞘特别致密，与腮腺紧密黏着。覆盖在上方和深面咽旁区的腮腺鞘较薄弱，多不完整。腮腺鞘向腮腺实质内形成众多的纤维隔，将腮腺分隔成许多小叶。由于这些解剖特点，临床上腮腺感染化脓时，脓肿穿破点多向筋膜薄弱区，如外耳道和咽旁区扩散，脓肿多分散，疼痛较剧烈。

腮腺管（parotid duct）在颧弓下约 1.5cm 处，由腮腺浅部前缘穿出腮腺鞘，绕咬肌前缘垂直向内，穿过颊肌，开口于正对上颌第二磨牙的颊黏膜上。腮腺管口处黏膜隆起，称为"腮腺管乳头"。管长 5 ～ 7cm，管壁较厚，管径 0.2 ～ 0.3cm。腮腺管在面部投影标志，即耳垂到鼻翼与口角中点连线的中 1/3 段上，在面部手术时，注意不要损伤腮腺管。腮腺管在腮腺咬肌筋膜浅面向前走行，与颧弓平行，其上方有面神经上颊支和面横动脉，下方有面神经下颊支伴行。因此，腮腺管常作为寻找面神经颊支的解剖标志。

腮腺的神经支配来源有交感神经和副交感神经。交感神经由颈外动脉丛随着血管分布至腮腺，具有分泌功能，同时分布于腮腺的血管壁，司血管的舒缩，调节血流量。副交感神经也是腮腺的分泌神经，由副交感神经的节前纤维通过舌咽神经分支——鼓室神经、岩浅小神经到达耳神经节，交换神经元，节后纤维随耳颞神经分布于腮腺。

腮腺的血液供应及淋巴回流：血液供应来源于颈外动脉，该动脉穿经腮腺时发出分支沿小叶间导管，进入小叶内，分布于腺泡及导管周围。其静脉逐级汇集成小叶间静脉及腮腺静脉，最后注入颈外静脉。腮腺的淋巴回流主要经腮腺浅、深淋巴结注入颈浅淋巴结和颈深上淋巴结群。腮腺浅淋巴结位于腮腺鞘浅面，深淋巴结位于腮腺实质内。

（二）下颌下腺

下颌下腺（submandibular gland）呈扁椭圆形，分泌液主要为浆液，含有少量黏液。下颌下腺位于两侧颌下三角内，在下颌舌骨肌、下颌体与二腹肌前腹之间。腺体外部由颈深筋膜浅层形成的鞘包裹。下颌下腺分为浅部和深部，浅部有三个面：外侧面紧邻下颌骨体内面和翼内肌下部；下面被颈阔肌和颈深筋膜浅层覆盖，并有面神经下颌缘支和面静脉在其表面走行；内侧面的前部与下颌舌骨肌相邻，后部借茎突舌肌、茎突舌骨韧带和舌咽神经与咽侧壁相隔。下颌下腺的深部绕过下颌舌骨肌后缘至其上面，在下颌舌骨肌与舌骨舌肌之间进入舌下间隙，前行至舌下腺后端。面动脉在下颌下腺后端上部的深沟向下前行，绕过下颌骨下缘至面部。在腺体的内下方有舌下神经，在舌下神经上方、舌骨大角稍上方有颈外动脉的分支舌动脉及其伴行的静脉。

下颌下腺管（duct of submandibular gland）由腺体的数条属支汇集而成，长约 5cm，管壁较薄。其行于下颌舌骨肌与舌骨舌肌之间，向内前方开口于舌系带两侧的舌下阜。下颌下腺管长而弯曲，自后下斜向前上走行，唾液在导管内运行缓慢，又由于管的开口较大，牙垢或异物易进入下颌下腺管，使钙盐沉积，逐渐形成导管结石，因此下颌下腺管结石比腮腺常见。

下颌下腺的神经支配：包括交感神经和副交感神经。交感神经由颈外动脉丛随着面动脉及其分支分布至下颌下腺和舌下腺；副交感神经来自面神经的中间神经，经鼓索、舌神经至下颌下神经节，其节后纤维分布于下颌下腺和舌下腺。两种神经共同控制和调节下颌下腺和舌下腺的分泌活动。

下颌下腺的血液供应及淋巴回流：下颌下腺的血液供应主要为面动脉及舌动脉的分支。静脉由面静脉经面总静脉及舌静脉汇入颈内静脉。淋巴回流主要经下颌下淋巴结注入颈深上淋巴结群。

（三）舌下腺

舌下腺（sublingual gland）是大唾液腺中最小的一对，为混合性腺。舌下腺呈扁平菱形，位于舌下区，在口底黏膜舌下襞的深面，下颌舌骨肌的上方，分为内、外两面和前、后两端。其外侧面附着于下颌体的舌下腺凹；内侧面与颏舌肌相邻，该肌与舌下腺之间有舌神经和下颌下腺管经过；前端在中线与对侧舌下腺相遇；后端与下颌下腺深部相邻。

舌下腺管具有两种排泄管，即舌下腺小管和舌下腺大管。小管有 8 ～ 20 条，短而细，排列在腺的上缘，直接开口于舌下襞黏膜表面，有的可汇入舌下腺大管或下颌下腺管。舌下腺大管经下颌下腺管外侧，与下颌下腺管共同开口于舌下阜或单独开口于舌下阜。

舌下腺的神经支配也包括交感神经和副交感神经两种。交感神经节后纤维起自交感干颈上神经节，随颈外动脉分支至腺体。副交感神经纤维起自上涎核，经面神经鼓索支，随舌神经走行，进入下颌下神经节，交换神经元，其节后纤维分布于腺体。

舌下腺的血液供应及淋巴回流：舌下腺动脉血液主要来源于舌下动脉和颏下动脉，并通过同名静脉引流。舌下腺的淋巴回流入颈深上淋巴结。

（四）小唾液腺

小唾液腺（minor salivary gland）分布于唇、舌、颊和腭部的口腔黏膜固有层和黏膜下层。小唾液腺多为黏液性小腺体，分泌物主要成分为黏蛋白。下唇、口底、舌腹等部位的小唾液腺易损伤，引起腺管破裂或阻塞而发生黏液性囊肿，且易复发。

第二节　口腔应用解剖与生理

口腔（oral cavity）为消化道的起始部分，具有重要的生理机能，它参与消化过程，协助发音和言语动作，具有感觉等功能，并能辅助呼吸。口腔的前壁及侧壁为唇和颊；上壁由硬腭和软腭构成口腔顶；下壁为口腔底，为舌和围绕舌根的宽沟所占据（图 1-15）。口腔向前以口裂通于体外，向后经咽峡入咽腔。口腔还借助于上、下颌骨的牙槽突、牙弓和牙龈被分隔为两部分，前外侧部称"口腔前庭"，后内侧部为固有口腔。当上、下颌牙咬合时，两部分之间借下颌支前缘与第三磨牙间的空隙相交通。当患者牙关紧闭不能进食时，该间隙可作为插入胃管的通路。

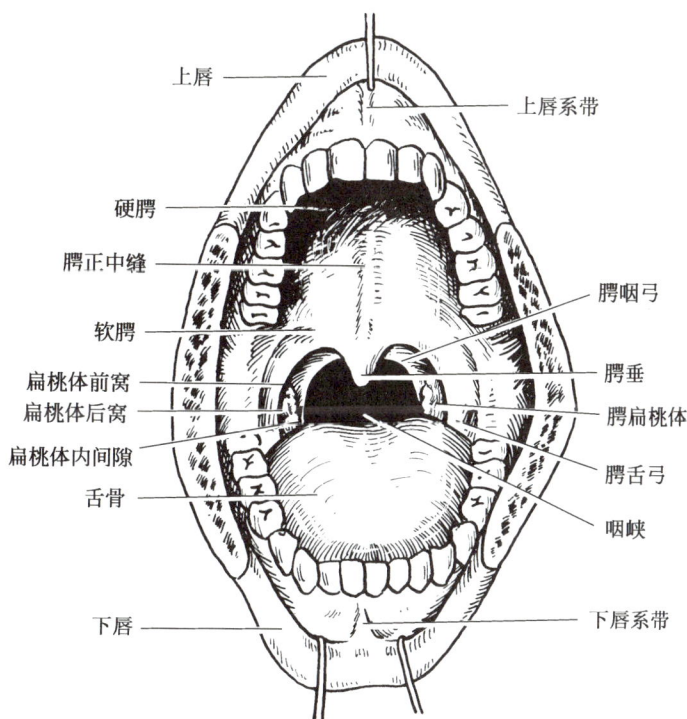

图 1-15　口腔

一、口腔前庭

口腔前庭（oral vestibule）为唇、颊与牙列、牙龈及牙槽黏膜之间的蹄形潜在腔隙。在下颌姿势位时，此腔隙经颌间隙与固有口腔广泛交通；在正中𬌗位时，口腔前庭主要在其后部经翼下颌皱襞与最后磨牙远中面之间的空隙与固有口腔相通，在牙关紧闭或颌间固定的患者，可经此空隙输入流体营养物质。

在口腔前庭各壁上可见以下解剖标志：

1. 口腔前庭 沟又称"唇颊龈沟"，为唇、颊黏膜移行于牙槽黏膜的皱襞。此处黏膜下组织松软，是口腔局部浸润麻醉穿刺的部位。

2. 上、下唇系带 是口腔前庭沟中线上扇形或线形的黏膜小皱襞。婴儿时期上唇系带较宽，延伸至腭乳头。随着年龄的增长，此系带逐渐退缩，如持续存在，可影响中切牙的萌出和正常位置，出现两牙分开，牙颌畸形时需手术治疗。在无牙颌情况下，颌骨骨折复位和全口义齿修复时，可以上、下唇系带作为标志。

3. 颊系带 是口腔前庭沟相当于上、下尖牙或前磨牙部位的黏膜皱襞。

4. 腮腺管乳头 相对于上颌第二磨牙牙冠的颊黏膜上有一小突起，为腮腺管的开口。做腮腺造影和腮腺管内注射治疗时须找到此标志。

5. 磨牙后区 由位于下颌第三磨牙后方的磨牙后三角和覆盖于磨牙后三角表面软组织的磨牙后垫组成。

6. 翼下颌皱襞 为张大口时，在口腔两侧的磨牙后垫与咽之间所见的垂直方向的黏膜皱襞。临床上该皱襞是下牙槽神经阻滞麻醉的重要标志，也是翼下颌间隙及咽旁间隙口内切口的有关标志。

7. 颊脂体 为张大口时，平对上、下颌后牙𬌗面间颊黏膜上的三角形隆起。其尖邻近于翼下颌皱襞前缘。此尖相当于下颌孔平面，为下牙槽神经阻滞麻醉的重要标志。尖的位置有时不恒定，可偏上或偏下，因此麻醉穿刺点应做相应的调整。

（一）口唇

口唇（oral lips）分为上唇和下唇。两游离缘间称"口裂"，两侧联合处形成口角。上唇中央有一纵行的浅垂直沟，称为人中。上、下唇的游离缘系皮肤与黏膜的移行区，称为"唇红"。唇红与皮肤交界处为唇红缘。上唇的全部唇红缘呈弓背状，称为"唇峰"。唇正中唇红呈珠状向前下突出，称为"上唇结节（唇珠）"。当外伤缝合或唇裂修复手术时，应注意恢复其外形，以免造成畸形。

唇的构造由外向内分为皮肤、浅筋膜、肌层、黏膜下组织和黏膜5层。黏膜下层内含有上、下唇动脉。上、下唇动脉在平唇红缘处形成冠状的动脉环，距黏膜近离皮肤较远。唇部手术时，用唇夹或手指在内侧口角处压迫此血管可以止血。黏膜下层内含有许多小唾液腺，称为"唇腺"。当其导管受到外伤而引起阻塞时，易形成黏液腺囊肿。唇部皮肤有丰富的汗腺、皮脂腺和毛囊，为疖痈的好发部位。

唇的血管、神经及淋巴管：唇的血液供应主要来自面动脉的分支上、下唇动脉。经面静脉使静脉血回流。唇的淋巴管丰富，上、下唇外侧部的淋巴管注入下颌下淋巴结；上唇的淋巴管有时注入耳前淋巴结或颈深上淋巴结。下唇中部的淋巴管注入颏下淋巴结，下唇中线或近中线的淋巴管也可相互交叉至对侧的下颌下淋巴结。下唇外1/3的淋巴管还可通过颏孔进入下颌骨。唇的感觉神经来自上下颌神经的分支，运动则由面神经支配。

（二）颊

颊（cheeks）位于面部两侧，构成口腔两侧壁。唇、颊移行于牙槽黏膜的皱襞处即前庭沟。此处黏膜下组织松软，是口腔局部麻醉常用的注射部位。口内颊部表面的黏膜形成微凸的三角形，即颊脂体，其尖端正对翼下颌皱襞前缘，大张口时，此尖为下牙槽神经阻滞麻醉的重要标志点。在前庭沟中线处的扇形小皱襞为唇系带。在与上颌第二磨牙牙冠相对处黏膜上，有一黏膜微隆起，为腮腺管口。颊面部由外向内分为6层，即皮肤、皮下组织、颊筋膜、颊肌、黏膜下层和黏膜层。其外面被有皮肤，内面覆盖未角化的口腔黏膜。在固有层和黏膜下层含有大量的弹力纤维和小型混合腺，为颊腺，并开口于黏膜表面。

颊的血管、神经及淋巴管：颊部的血液供应主要来自面动脉、眶下动脉和面横动脉，相互之间有众多的吻合支。静脉血主要回流至面静脉。淋巴管注入下颌下淋巴结。三叉神经上、下颌支支配感觉，运动则由面神经支配。

二、固有口腔

固有口腔（oral cavity proper）是指口腔上、下牙弓以内至咽部之间的部分。其范围包括由硬腭及软腭组成的口腔顶，由舌及其周围的舌下腺、下颌舌骨肌和颏舌骨肌等软组织组成的口腔底。固有口腔向前及两侧与口腔前庭之间以上下颌牙槽突和牙弓为界，当咬合时，两者间仅能由远中磨牙的后方相互沟通，向后经咽峡通入咽腔。固有口腔包括舌在内，均为黏膜所覆盖，黏膜下各种唾液腺在不同的部位开口于黏膜表面。

人类在进化过程中，由于咀嚼、吞咽、消化、语言和味觉等多种功能的影响，固有口腔的结构越变越复杂，特别是舌的变化。其最早出现在鱼类，仅仅形成一条黏膜皱襞；到两栖类已开始出现舌肌，使舌的构造和运动逐渐复杂化；舌乳头的出现不仅开始有了触觉，也出现了味觉；特别是发展到人类，舌已成为语言不可缺少的器官。

（一）舌

舌（tongue）发育自第一、二、三鳃弓形成的隆起。在胚胎第4周时，两侧第一、二鳃弓在中线处联合。此时，在下颌突的原始口腔侧，内部的间充质不断增生，形成3个膨隆的突起，其中两侧2个对称的隆起体积较大，为侧舌隆突。在侧舌隆突稍下方中线处有1个小突起，称为"奇结节"。约在胚胎第6周，侧舌隆突生长迅速，越过奇结节，并在中线联合。若侧舌隆突未联合或联合不全，可形成分叉舌。甲状腺发育自奇结节和联合突之间中线处的内胚层上皮。胚胎第4周，此部位上皮增生，形成管状上皮条索，为甲状舌管。胚胎第6周，甲状舌管逐渐退化，与舌表面失去联系。若甲状舌管未退化，其残留部分可形成甲状舌管囊肿。

舌是口腔内的重要器官，由纵、横和垂直三种不同方向的骨骼肌相互交织所组成，具有味觉功能，能协助相关的组织器官完成语言、咀嚼、吞咽等重要生理功能。舌的前2/3为舌体，可以游离活动。舌体的前端为舌尖，上面为舌背，下面为舌腹，两侧为舌缘。舌的后1/3为舌根，借舌肌固定于舌骨和下颌骨。舌体和舌根以人字沟为界，形态呈倒V形，尖端向后有一凹陷处是甲状舌管残迹，称为"舌盲孔"。

1. 舌黏膜　覆盖于舌表面，在舌根部向两侧返折至腭扁桃体及咽侧壁，舌背根部黏膜与会厌黏膜相延续，舌腹部黏膜折向口腔底，续于下颌牙槽突内面的牙龈黏膜。舌黏膜因部位不同，形态结构也不一样。

（1）舌背黏膜：呈粉红色，表面有许多小突起，统称为"舌乳头"。由于其形态、大小和分布的位置不同，舌乳头可分为丝状乳头、菌状乳头、轮廓状乳头和叶状乳头（图1-16）。

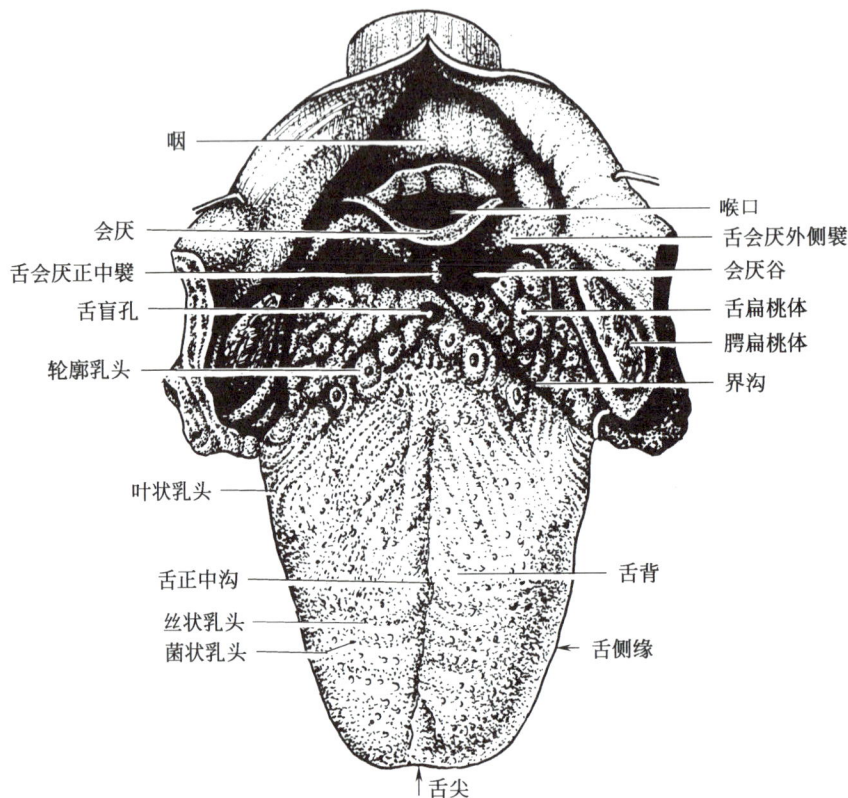

图1-16　舌背及舌根黏膜结构

①丝状乳头：为白色刺棘状突起，数目最多，乳头尖端的上皮角化明显，上皮细胞常有剥脱现象。在某些疾病时，角化细胞剥脱延缓，并与食物、黏液、细菌等混杂，附着在乳头表面，形成厚度和颜色不同的舌苔。由于舌黏膜具有丰富的微血管网，当舌微循环障碍时，舌血流迟滞，血二氧化碳含量增多，使舌的色泽变暗。舌苔多少和舌色泽为中医学舌诊的主要观察内容，是诊断疾病的重要体征之一。

②菌状乳头：数目较少，散在于丝状乳头之间，形似蘑菇。其肉眼观呈鲜红色小点状，无角化。在菌状乳头的上皮内含有味蕾，因此菌状乳头除有一般感觉外，还有味觉功能。

③轮廓状乳头：是舌乳头中最大的一种，沿人字沟排列，一般为8～10个，在轮廓乳头周围有深沟环绕，乳头侧壁上皮中有味蕾，沟底有浆液腺并向沟内开口。该腺分泌的稀薄蛋白样液体，有冲洗和清除沟内食物残渣、溶解食物等作用，并有助于味觉感受器发挥其机能活动。

④叶状乳头：位于舌侧缘的后方，为4～8个并列的叶片状的小黏膜皱襞，颜色较周围黏膜稍红。一般来说，人类的叶状乳头很不发达或已退化，正常时不易被发觉，一旦发生炎症而疼痛，则被疑为肿瘤而就医。在叶状乳头深部的固有膜内也含有浆液腺，其导管开口在沟底部，作用与轮廓状乳头的味腺相似。

（2）舌根黏膜：表面光滑，无明显的乳头，但有许多丘状隆起，称为"舌滤泡"，由上皮下固有膜内淋巴小结聚集而成。舌滤泡总称"舌扁桃体"。滤泡的大小不等和形状不同，典型的舌滤泡顶部中央上皮下陷形成短而窄的管状细腔，称"滤泡腔"。腔底部有小唾液腺管的开口。滤泡腔上皮细胞周围密布淋巴小结，小结中的淋巴细胞可浸润上皮或穿过上皮进入滤泡腔，继而进入口腔，与唾液混合，形成小团，称为"唾液小体"。

（3）舌腹黏膜：光滑细腻，色泽红润。黏膜由舌下面折向口腔底时，在正中线上形成一条明显的皱襞，称为"舌系带"。若系带上份附着靠近舌尖，或下份附于下颌舌侧的牙槽嵴上，即产生舌系带过短，导致舌活动受到一定限制；若婴儿下中切牙萌出过早，可因频繁咳嗽，舌前后活动增多，或吮乳时舌系带及两侧软组织与切牙经常摩擦，而发生溃疡，长期不愈，称为"褥疮性溃疡"。

2. 舌肌　舌肌为横纹肌，分为舌内肌和舌外肌。

（1）舌内肌：起止均在舌内，分别是舌上纵肌、舌下纵肌、舌横肌及舌垂直肌，肌纤维纵、横、垂直交织，收缩时改变舌的形态。

（2）舌外肌：起自下颌骨、舌骨和茎突，止于舌，分别为颏舌肌、舌骨舌肌和茎突舌肌，收缩时依肌纤维方向变换舌的位置。

舌内、外肌协同收缩，使舌能进行复杂而灵活的运动。在全身深度麻醉或昏迷时，舌部诸肌均松弛，舌向后缩，压迫会厌阻塞喉部，造成窒息，因此需将患者下颌推向前方或将舌牵出。

舌的血管、神经和淋巴管：舌的血液供应来自舌动脉，舌后 1/3 尚有咽升动脉的分支，而舌的静脉较为特殊，除存在舌动脉的伴行静脉外，还有舌下神经伴行静脉，二者向后均注入舌静脉。舌的神经有 4 个来源：舌下神经支配全部舌内肌和舌外肌；舌神经分布于舌的前 2/3 黏膜，司一般感觉；鼓索中的内脏运动纤维分布于下颌下腺和舌下腺，司分泌活动；内脏感觉纤维分布于味蕾，司味觉。舌咽神经的舌支分布于舌的后 1/3 部，兼有一般感觉和味觉；迷走神经的分支通过喉上神经的内支，分布于舌根和会厌，司味觉和一般感觉。舌的淋巴管极为丰富，全部淋巴管最终汇入颈深上淋巴结。

（二）腭

胚胎早期原始鼻腔和口腔彼此相通，腭（palate）的发育使口腔与鼻腔分开。腭的发育来自前腭突和侧腭突。在胎儿第 9 周时，左右侧腭突与前腭突自外向内、向后方逐渐联合。接触部位的上皮和基底膜破裂，两个突起的间充质融为一体。若一侧侧腭突和对侧侧腭突及鼻中隔未融合或部分融合时，即发生腭裂。腭裂可发生于单侧，也可发生于双侧。在腭突的融合缝隙中，有时有上皮残留，可发生发育性囊肿，如鼻腭囊肿、正中囊肿。

腭呈穹隆状，构成固有口腔的顶，腭的前 2/3 黏膜深处以骨为基础，构成硬腭。后 1/3 主要由软组织构成软腭，参与发音、言语及吞咽等活动（图 1-17）。

1. 硬腭　硬腭（hard palate）作为鼻腔和口腔的间隔，主要由上颌骨的腭突和腭骨的水平板构成其骨性基础，称为"骨腭"。其鼻腔侧由呼吸性黏膜被覆；口腔面则覆盖有口腔黏膜，表面为复层扁平上皮，正常呈淡粉红色。因长期咀嚼，受食物的摩擦，上皮表层常有轻度角化。在尖牙以前，牙槽突根部的黏膜及腭正中缝处的黏膜均缺乏黏膜下层，黏膜与骨膜紧密相接，因而黏膜移动受限。自前磨牙以后的腭部，出现疏松的黏膜下层，内含纯黏液性的腭腺，其主要分布于硬腭的中央区，向后其数量逐渐增多。腭的前部及两侧均无腭腺。硬腭部具有临床意义的解剖标志为：

（1）腭正中缝：为硬腭中线上纵行的黏膜隆起。

（2）切牙乳头：又称"腭乳头"，位于腭正中缝前端，左右上颌中切牙间的腭侧，其深面为切牙孔，鼻腭神经、血管经此孔穿出，向两侧分布于硬腭前 1/3。切牙乳头是鼻腭神经局部麻醉的体表标志。

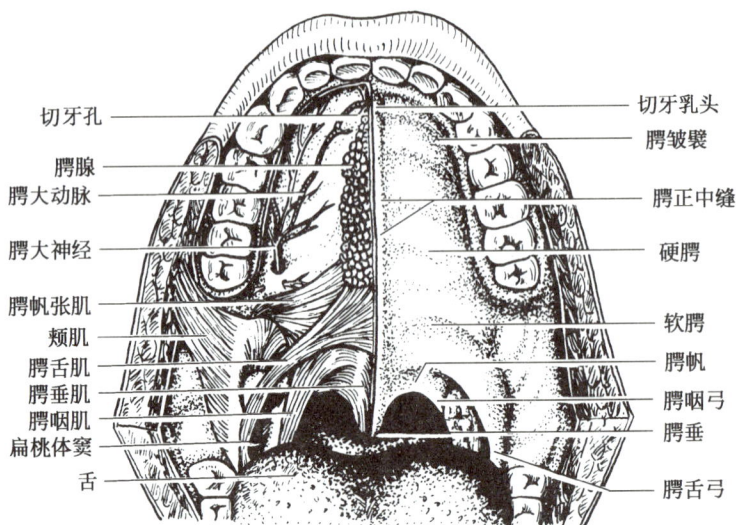

图 1-17　口腔顶（切除右侧半黏膜）

（3）腭皱襞：位于硬腭前部，为由黏膜形成横行的嵴状皱襞。

（4）腭大孔：位于距硬腭后缘前约 0.5cm 及从腭中缝至第二磨牙腭侧龈缘的外、中 1/3 交界处。腭前神经及腭大血管经此孔通过，是腭前神经麻醉进针的标志。

（5）翼沟：位于上颌第三磨牙后内侧 1～1.5cm 处，触摸此处有一骨质隆起即翼沟，与腭裂手术有关。

2. 软腭　软腭（soft palate）呈垂幔状，前与硬腭相连，后为游离缘，后缘的正中有一小舌样突起，称为"悬雍垂"。软腭两侧向下外方形成两个弓形黏膜皱襞，在前外方者为舌腭弓，在稍后内方者为咽腭弓，两弓之间容纳扁桃体。软腭主要由黏膜、黏膜下层、腭腱膜及腭肌等组成。黏膜下层中含有较多的黏液腺。黏膜下层在悬雍垂、舌腭弓及咽腭弓处组织疏松，炎症时易发生水肿。在黏膜下层深面为腭腱膜及腭肌。

腭的血管、神经和淋巴：腭部的血液主要由上颌动脉的分支腭降动脉供应，软腭尚有咽升动脉及腭升动脉分布。静脉回流至翼丛，淋巴主要回流至颈深上淋巴结。腭部的感觉神经来自三叉神经上颌支，软腭尚有舌咽神经分布。软腭运动主要由迷走神经咽支支配。

三、牙齿

牙齿（teeth）由牙釉质、牙本质、牙骨质三种硬组织和一种软组织——牙髓构成。牙釉质为特化的上皮组织，牙本质、牙骨质和牙髓属于结缔组织。牙齿的发育是一连续过程，包括牙胚的发生、牙体组织的形成和萌出。此过程不仅发生在胚胎生长期，而且可持续到出生以后。牙胚的发育是牙板向深层的结缔组织内延伸，其末端细胞增生而成。牙胚分为成釉器、牙乳头、牙囊。

成釉器起源于口腔外胚层，经历了蕾状期、帽状期和钟状期三个时期，最后形成釉质。牙乳头起源于外胚间充质，形成牙髓和牙本质，牙乳头是决定牙形状的重要因素。牙囊起源于外胚间充质，形成牙骨质、牙周膜和固有牙槽骨。

在帽状期时牙板与成釉器有广泛的联系，到钟状期末牙板被间充质侵入而断裂并逐渐退化和消失。有时残留的牙板上皮，以上皮岛和上皮团的形式存在于颌骨和牙龈中。婴儿出生后不久，偶见牙龈上出现针头大小的白色突起，称为"上皮珠"，俗称"马牙子"，可自行脱落。但残留的牙板上皮也可成为牙源性上皮性肿瘤或囊肿的起源。牙体硬组织的形成从生长中心开始。前牙的生长中心位于切缘和舌侧隆突的基底膜上。磨牙的生长中心位于牙尖处。牙釉质和牙本质的形成具有规律性和节拍性，交叉进行。

（一）牙齿的数目、名称、萌出时间和顺序

人的一生中先后出现两副牙齿，即乳牙（deciduous teeth）和恒牙（permanent teeth）（图1-18）。

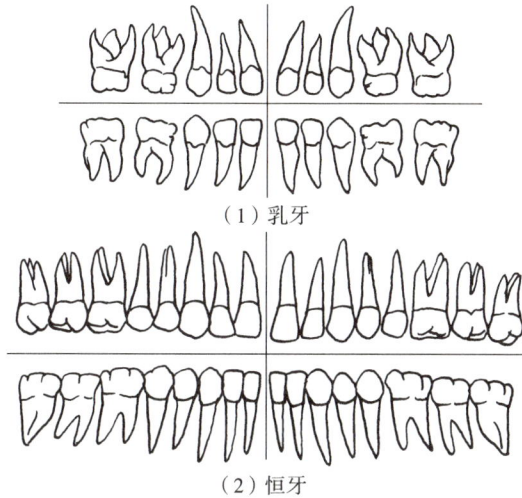

（1）乳牙

（2）恒牙

图 1-18 乳牙与恒牙

乳牙共 20 个，上、下颌左、右各 5 个，其名称从中线起向两侧，分别为乳中切牙、乳侧切牙、乳尖牙、第一乳磨牙、第二乳磨牙，并分别用罗马数字表示牙位。乳牙萌出的时间和顺序见表 1-1。

表 1-1 乳牙萌出时间和顺序

牙位	I	II	III	IV	V
年龄（月）	6～8	8～10	12～16	16～20	24～30

书写病历时，用"+"将全口牙齿分为上下左右四区，横线上代表上颌，横线下代表下颌，纵线左代表患者右侧，纵线右代表患者左侧，如：

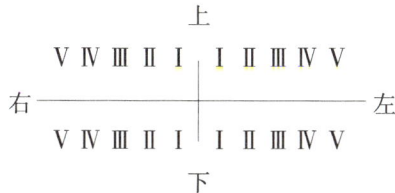

上

V IV III II I ｜ I II III IV V

右 ——————————————— 左

V IV III II I ｜ I II III IV V

下

乳牙从胚胎第 2 个月开始发生，到 3 岁多牙根发育完成，即从开始发生到牙根完全形成需要 2 年左右的时间。乳牙可能出现过早或延迟萌出，常见于下中切牙部位，在婴儿出生时或出生后不久即可出现。其因过早萌出而没有牙根，故常较松动，过于松动者应拔除，以免脱落误入食管或气管而发生危险。

恒牙为 28 ～ 32 个，上、下颌的左、右侧各 7 ～ 8 个，其名称从中线起向两侧，分别为中切

牙、侧切牙、尖牙、第一双尖牙、第二双尖牙、第一磨牙、第二磨牙、第三磨牙，并分别用阿拉伯数字表示牙位。恒牙萌出的时间和顺序见表1-2。乳恒牙交替时期见图1-19。

表 1-2　恒牙萌出时间和顺序

牙位	6	1	2	4	3	5	7	8
年龄（岁）	6	7	8	11	11.5	12	13	21

上

87654321 | 12345678

右 ——————————————— 左

87654321 | 12345678

下

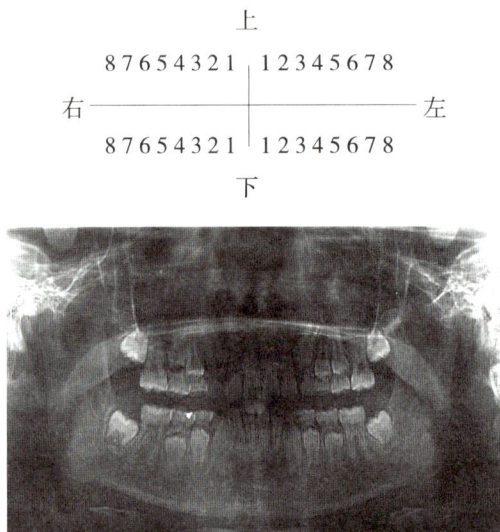

图 1-19　乳恒牙交替期曲面断层片

（二）牙齿的解剖形态

1. 牙齿表面各部名称　每个牙齿从外形上均可分为牙冠、牙根和牙颈三部分（图1-20、图1-21）。牙齿暴露在口腔的部分称为"牙冠"；牙齿埋在牙槽骨内的部分称为"牙根"；牙冠和牙根的交界处称为"牙颈"。每个牙齿的牙冠有5个面（前牙为4个面、1个切缘），即近中面、远中面、舌（腭）面、唇（颊）面、咬合面。前牙的切缘由唇面与舌面相交而成。

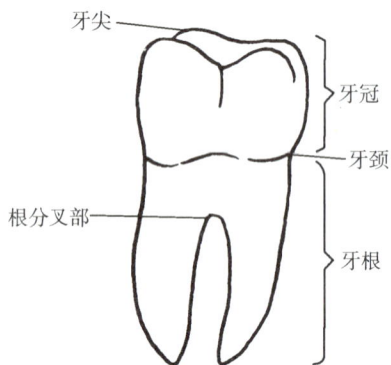

图 1-20　牙齿各部名称

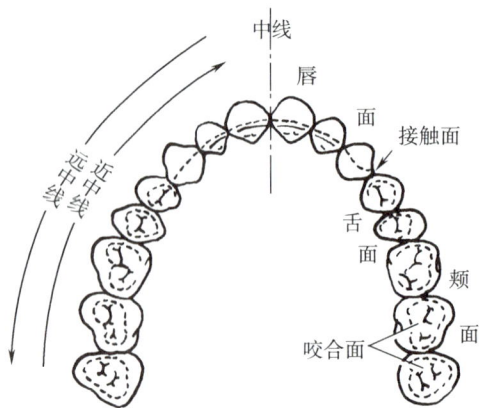

图 1-21　牙齿各部位的识别及记录

2. 牙根的数目　牙根的数目与形态随各牙的功能不同而有所不同。一般切牙、尖牙、双尖牙为单根，但上颌第一双尖牙多为双根。下颌磨牙一般为双根，上颌磨牙一般为3个根。上、下颌第三磨牙的根变异较大，有时融合为单根。了解牙根的数目和形态，对牙髓病的治疗和牙拔除术都有重要的临床意义。

3. 牙髓腔　牙齿中心的空腔称为"髓腔"。相当于牙冠部分的髓腔称为"髓室"，髓室的形态与牙冠外形一致。髓室内与牙齿咬合面相对应的壁称为"髓（室）顶"。在多根牙内，髓室与根分歧相对应的壁，称为"髓（室）底"。位于牙根内部的髓腔细长呈管状，称为"根管"。髓室与根管相交界处，称为"牙根管口"。在根尖部的髓腔与牙周组织相通的孔称为"牙根尖孔"。

（三）牙齿的构成

牙齿由牙釉质、牙本质、牙骨质和牙髓构成。前三者为钙化的硬组织，后者是软组织，居于中空的髓腔内（图1-22）。

1. 牙釉质　牙釉质（enamel）被覆于牙冠表面，为人体中钙化程度最高、最坚硬的组织。因其钙化程度最高，所以呈乳白色半透明状，对牙本质和牙髓起保护作用。

2. 牙本质　牙本质（dentine）构成牙体的主体，呈淡黄色，具有坚韧性，硬度仅次于牙釉质。在牙本质小管内含有牙髓分出的神经末梢，因此牙本质受到刺激时有明显的酸痛感。

3. 牙骨质　牙骨质（cement）包裹于牙根和牙颈周围，呈微黄色，其组织结构与骨组织相似。牙骨质借牙周膜将牙齿固定在牙槽窝。

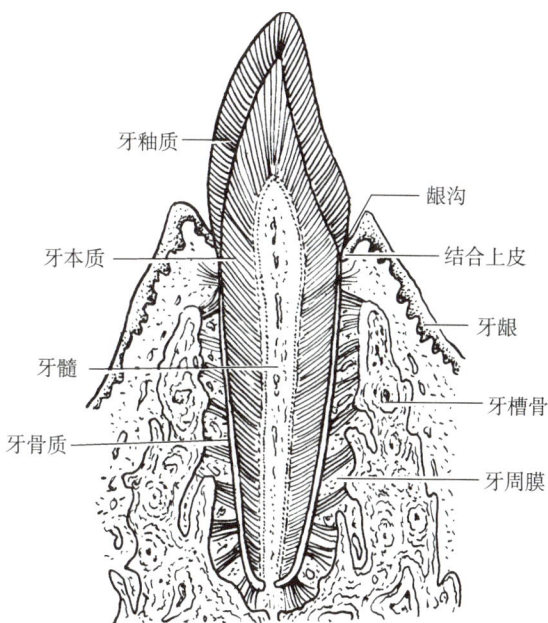

图1-22　牙体牙周组织

4. 牙髓　牙髓（dental pulp）位于牙髓腔内，是富于细胞、血管和神经的疏松结缔组织。其中位于牙冠腔内的牙髓称为"冠髓"，位于牙根管内的牙髓称为"牙根髓"。牙髓的神经和血管均自牙根尖孔出入。牙髓神经只有痛觉感受器，而缺乏定位感觉功能。因此，任何对牙髓的刺激都可引起痛觉反应，但难以定位。因牙髓腔周围为坚硬的牙质，当牙髓发炎时，牙髓充血和肿胀，致使压力增高，压迫神经、血管引起严重的疼痛。牙髓一旦坏死或被摘除，牙齿组织就会变得脆弱、易于崩裂。

（四）牙齿的功能

切牙和尖牙位于口角前方，称为"前牙"；双尖牙和磨牙位于口角后方，称为"后牙"。切牙的功能是切断食物、发齿音。尖牙能够撕裂食物、支撑口角、保持口唇外观丰满。磨牙起捣碎和磨细食物的作用。

（五）牙齿发育异常

牙齿在生长发育期间受到某些全身性和局部性不利因素影响，如外伤、感染、营养缺乏等均可导致牙齿在数目、形态、结构和萌出等方面发生异常。

1. 牙萌出异常　牙萌出有较稳定的时间和顺序，若受到某些因素的影响则可导致牙萌出过早或过迟，萌出困难或异位。

2. 牙数目异常　由于牙胚发育时形成过多的牙蕾，致使牙胚分裂而导致额外牙。额外牙可发生在颌骨的任何部位，但最常见于上颌两中切牙之间。额外牙可萌出或阻生在颌骨内。无牙症指根本未曾发生牙，可见于个别或数个牙缺额或全部无牙。个别牙缺额多见于恒牙列的第三磨牙缺额，其次为上颌侧切牙或下颌第二前磨牙。多数或全口牙缺额称为"无牙畸形"，常为全身性发育畸形的一部分，如 Riger 综合征、少汗性外胚叶发育不良等。

3. 牙形态与结构异常　牙体积超过正常值范围并与牙列中其他牙明显不对称者，称为"巨牙"或"小牙"。巨牙或小牙可以是个别牙，也可以是多个牙甚至全口牙。个别牙过小多见于上颌侧切牙、第三磨牙和额外牙。全口牙过小见于外胚叶发育不良、唐氏综合征、先天性垂体功能减退。巨牙偶见于上颌中切牙和下颌第三磨牙。全口牙过大见于垂体功能亢进。由于牙发育期两牙胚融合在一起而导致融合牙，乳、恒牙均可发生融合，最常见于下颌乳切牙。由一个内向的凹陷将一个牙胚不完全分开而形成双生牙，乳、恒牙均可发生。两个发育完成后的牙借增生的牙骨质结合在一起而形成结合牙，多见于上颌第二和第三磨牙。牙发育期间成釉器过度卷叠或局部过度增殖，深入到牙乳头中，牙发育完成后则呈囊状深陷畸形，表现为畸形舌侧窝、畸形舌侧尖和牙中牙，其中畸形舌侧窝多见于上颌侧切牙。牙面中央窝伸出一个圆锥形或半球形的牙尖，称为"畸形中央尖"，多发生在下颌前磨牙，常对称发生。

4. 牙结构异常　婴幼儿时正是牙齿发育期间，在此期间患水痘、猩红热、麻疹等全身性疾病，营养不良如维生素 A、D 及钙、磷等缺乏，严重的乳牙根尖周围感染，氟摄入量过多等，母亲在怀孕期间患风疹、梅毒等疾患或受某些遗传因素影响，均可导致牙釉质发育不全。牙釉质发育不全常伴有外胚叶发育障碍，可累及乳牙和恒牙，表现为牙面呈窝状或带状釉质缺损。在牙发育期间，过多摄入氟而导致氟牙症，受累牙多见于上前牙，牙面上有白垩状斑点或黄褐色斑点，重者多数牙或全部牙受累，甚至釉质缺损。在牙发育期间服用了四环素类药物而引起的牙齿内源性着色者，称为"四环素着色牙"，表现为牙冠变色呈黄色、褐色、灰褐色。

四、牙周组织

牙周组织（periodontal tissue）是牙根周围起支持、固定和保护作用的组织，包括牙龈、牙周膜和牙槽骨。

（一）牙龈

牙龈（gum）是口腔黏膜的一部分，覆盖在牙颈与牙槽嵴之间，呈浅粉色，坚韧而有弹性。牙龈由上皮层和固有层组成，因缺少黏膜下层，使固有膜直接与骨膜相连，故牙龈不能移动。牙龈可分为游离龈、附着龈和龈乳头。

1. 游离龈　游离龈为牙龈边缘不与牙面附着的部分。游离龈与牙齿间的空隙为龈沟，正常龈沟的深度不超过 2mm。龈沟深超过正常范围，通常认为是病理性的，称为"牙周袋"。龈沟内含有龈沟液，牙龈健康者有少量龈沟液，牙龈炎症明显时，龈沟液量明显增多。同时，龈沟液量也受一些机械性刺激和化学性的影响。龈沟液的成分与血清相似，含有氨基酸、电解质、免疫球蛋白、多种酶类和细胞因子等，具有清除异物、抗菌、促进上皮与牙贴附及增强牙龈免疫力的作用。同时，龈沟又是微生物的培养基地，利于菌斑和牙石的形成。

2. 附着龈 附着龈在游离龈的根方，紧密附着在牙槽嵴表面。附着龈表面有呈橘皮样的凹陷小点，称为"点彩"。点彩可增强牙龈对机械摩擦力的抵抗，当炎症水肿时，表面点彩可消失，牙龈变光亮。

3. 龈乳头 两牙之间突起的牙龈，称为"龈乳头"。牙龈在后牙的颊侧与舌侧之间形成低平凹下，如山谷一般，称为"龈谷"。龈谷表面覆盖薄而无角化上皮，成为牙龈的脆弱区。此区不易清洁，易形成菌斑和牙石。在老年或疾病时，龈乳头萎缩，使牙间隙显露出来，可引起食物嵌塞和牙石的堆积，导致牙周炎的发生。

牙龈的血液供应来自牙槽动脉的分支。牙龈含有丰富的淋巴管，起自牙龈固有层中乳头层，汇合成牙槽骨骨膜淋巴网，回流到颏下和下颌下淋巴结中。牙龈的神经上颌来自上牙槽神经和腭前神经，下颌来自下牙槽神经和舌神经。

（二）牙周膜

牙周膜（periodontium）是连接牙根和牙槽骨之间的致密结缔组织（图 1-23），厚度为 0.15～0.38mm，由纤维、基质和细胞组成，具有抵抗和调节牙所承受的咀嚼压力，起悬韧带的作用，又称"牙周韧带"。

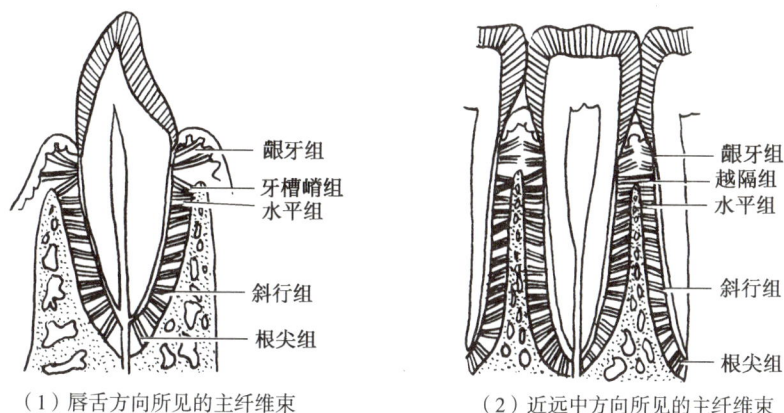

（1）唇舌方向所见的主纤维束　　　　　（2）近远中方向所见的主纤维束

图 1-23　牙周膜主纤维束分布情况

1. 纤维 牙周膜的纤维主要由胶原纤维和耐酸水解性纤维组成，包括主纤维和间隙纤维两种排列形式不同的纤维。主纤维为牙根周围呈辐射状排列的胶质纤维束，纤维的一端埋入牙骨质，另一端埋入牙槽骨，仅在牙颈部游离，分布在牙龈固有层中，在咀嚼时牙齿可做轻微的活动以缓解来自各方面的压力和冲击力。主纤维之间为疏松的间隙纤维。主纤维自牙颈向根尖可分为牙槽嵴组纤维、水平组纤维、斜行组纤维、根尖组纤维和根间组纤维。

（1）牙槽嵴组纤维：起于牙槽嵴顶，呈放射状向牙冠方向走行，止于釉牙骨质界下方的牙骨质。其功能是将牙向牙槽窝内牵拉，对抗侧方力保持牙直立。

（2）水平组纤维：在牙槽嵴纤维的根方，呈水平方向分布，一端埋入牙骨质，另一端埋入牙槽骨中，是维持牙直立的主要支撑。

（3）斜行组纤维：是牙周膜中数量最多、力量最强的一组纤维。除根尖区和牙颈部外，均是斜行纤维分布的区域，具有将牙悬吊在牙槽窝内的功能。

（4）根尖组纤维：起于根尖区的牙骨质，呈放射状，止于根尖周围的牙槽骨，具有固定牙根尖的作用，保护进出根尖孔的血管和神经。

（5）根间组纤维：只存在于多根牙，起自根分叉处的牙根间骨隔顶，止于根分叉区牙骨质，防止牙根向冠方移动。

在牙周膜中无成熟的弹性蛋白，但有两种不成熟的弹力纤维，即 Oxytalan 和 Eluanin 纤维。由于牙周膜更新很快，故而不利于弹力纤维的成熟。

2. 基质　主要由黏蛋白和糖蛋白组成，作用是维持牙周膜的代谢，保持细胞的形态、运动和分化。

3. 细胞　在牙周膜中，分布最多的细胞为成纤维细胞，此外还有成牙骨质细胞、成骨细胞、破骨细胞和未分化间充质细胞。另外，在牙周膜中，邻近牙根表面的纤维间隙中可见到小的上皮条索或上皮团，与牙根表面平行排列，称为"Malassez 上皮剩余"。这是牙根发育期上皮根鞘残余。其平时呈静止状态，当受到炎症刺激时，上皮增殖成为颌骨囊肿和牙源性肿瘤的来源。

牙周膜的功能：具有对牙齿的支持功能，将牙齿固定在牙槽窝内。牙周膜一旦受到破坏，牙齿就会因失去附着而松动。牙周膜还具有调节和缓冲咀嚼力的功能。牙周膜有丰富的神经和末梢感受器，对疼痛、压力和震动都有很敏锐的感觉。牙周膜中丰富的血供具有营养功能，不仅营养牙周膜本身，而且营养牙骨质和牙槽骨。牙周膜不断地进行更新和改建而具有形成功能。成纤维细胞不仅有合成胶原、基质、弹力纤维和糖蛋白的功能，还有吸收胶原吞噬异物的功能；成骨细胞和成牙骨质细胞不断地形成新的牙骨质和牙槽骨。

牙周膜的增龄变化：随着年龄的增长，牙周膜中胶原纤维增多，细胞成分减少。基质中硫酸软骨素减少，牙周膜厚度变薄。在正常情况下，牙骨质与牙釉质结合处是结合上皮附着的正常解剖位置。随着年龄的增加和炎症的刺激，结合上皮附着水平缓慢向根方移动。

（三）牙槽骨

牙槽骨（alveolar bone）是上下颌骨包埋牙根的突出部分，又称"牙槽突"。牙槽骨的游离缘称为"牙槽嵴"，容纳牙根的窝称为"牙槽窝"，两牙之间的牙槽突部分称为"牙槽中隔"。牙槽骨是支持牙齿的重要组织。牙槽骨分为固有牙槽骨、密质骨和松质骨。

1. 固有牙槽骨　衬于牙槽窝的内壁，包绕牙根，与牙周膜相邻，在牙槽嵴处与外骨板相连。固有牙槽骨为一薄层多孔的骨板，无骨小梁结构，因此在 X 线上表现为围绕牙周膜外侧的一条白色阻射线，称为"硬骨板"。当牙周膜发生炎症或外伤时，硬骨板首先消失。

2. 密质骨　为牙槽骨的外表部分。上颌牙槽骨的唇面尤其是前牙区很薄，而下颌舌侧骨板比颊侧厚。因此局部麻醉时，上颌前牙做局部浸润麻醉效果比下颌好。

3. 松质骨　由骨小梁和骨髓组成，位于固有牙槽骨和密质骨之间，含有细纤维、哈弗系统、骨小梁和骨髓。

牙槽骨是可塑性组织，具有受压力被吸收、受牵引力而增生的特性，临床上利用此特性可使错殆畸形的牙齿得到矫治。

牙槽骨随着年龄的增长牙槽嵴的高度减少。与身体其他骨一样，牙槽骨可出现生理性的骨质疏松，骨的吸收活动大于骨的形成。

五、口腔黏膜

口腔黏膜（mucous membrane of mouth）覆盖于口腔表面，前与唇部皮肤相连，后与咽部黏膜相接。口腔黏膜各部位的功能不同，其结构也各具特点。

（一）口腔黏膜的基本组织结构

口腔黏膜由上皮、固有层和黏膜下层组成（图1-24）。

1. 上皮 口腔黏膜上皮由角质形成细胞和非角质形成细胞组成，以角质形成细胞为主。上皮全层为复层鳞状上皮。角质形成细胞由浅入深可分为角化层、粒层、棘层和基底层4层。

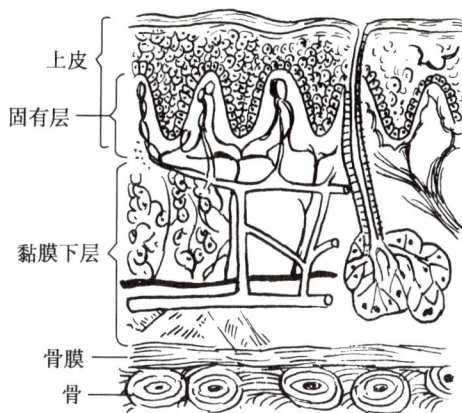

图1-24 口腔黏膜结构示意图

（1）角化层：为上皮最表浅层，细胞扁平，体积较大，细胞器和细胞核消失。胞浆内充满角质蛋白，细胞周界形成致密角质膜。苏木精－伊红（HE）染色为均质嗜酸性物，细胞间桥消失，称为"正角化"，如在硬腭。上述细胞中含有浓缩未消失的细胞核，则称为"不全角化"，如在牙龈。除牙龈、硬腭和舌背丝状乳头有角化层外，其他黏膜（唇、颊、舌腹、口底、软腭等）在正常情况下无角化层。

（2）粒层：位于角化层的深面，一般由2～3层扁平细胞组成。胞浆内含嗜碱性透明角质颗粒，染色深，胞核浓缩。电镜下见近角化层的粒层细胞内张力细丝致密，并且与透明角质颗粒关系密切。

（3）棘层：位于粒层的深面，细胞体积大，呈多边形，由增生的基底细胞发育而来，越向浅层，细胞越扁平。电镜下见细胞膜内有致密物质组成的附着斑，其中有张力细丝附着并折返回胞浆。此层细胞内蛋白质合成最活跃。

（4）基底层：位于上皮的最深面，为矮柱状或立方形细胞，排列整齐，细胞有分裂、繁殖能力，能不断补充表层脱落细胞，借基底膜与固有层结缔组织相连。电镜下基底细胞与结缔组织相连接处形成半桥粒，附着在基板上。光镜下见胞核圆，染色深。基底细胞和邻近的棘层细胞有增殖能力，称为"生发层"。

口腔上皮始终处于更新状态，其主要过程是生发层细胞分裂增殖，并不断向上皮表面移动。其在移动过程中不断分化并发生形态变化，最后到达上皮表面并脱落于口腔中。在口腔黏膜上皮，细胞从基底层移动至角化层的时间为10～14天。正常情况下脱落的细胞数量与新生的细胞数量保持平衡，如平衡被打破将产生上皮增生或萎缩性病变。

口腔黏膜上皮内还分布一些不参与上皮细胞增生和分化的非角质形成细胞，包括黑色素细胞、朗格汉斯细胞和梅克尔细胞。在普通切片下，这些细胞胞浆不着色，因此称为"透明细胞"。

黑色素细胞：位于口腔黏膜上皮的基底层。光镜下胞浆透明，胞核圆，胞浆内含黑色素颗粒。黑色素细胞无张力细丝及桥粒，内质网和高尔基复合体发达。临床上牙龈、硬腭、颊和舌常见有黑色素沉着，这些部位也是黑色素性病变的好发部位。

朗格汉斯细胞：主要位于棘层，也见于基底层。电镜下见细胞无张力细丝，无桥粒胞浆，内有特殊的棒状或球拍样颗粒。

梅克尔细胞：位于基底层，成群分布，是一种压力或触觉感受细胞。

2. 固有层 由含有较多纤维的致密结缔组织构成，其在口腔各部位的厚度不等。固有层与上皮相接处参差不齐，上皮伸向结缔组织的部分称为"上皮钉"，或称为"上皮基层突"。固有层突向上皮部分为结缔组织，称为"结缔组织乳头"。乳头的高度随部位的不同而有差异。在乳头层接近上皮处有毛细血管网及神经末梢，血管不分布到上皮层。游离的神经末梢从基底细胞之间穿过，进入上皮内，且有丰富的神经感受器。

口腔黏膜上皮与其深面的固有层结缔组织紧密结合。这种结合使固有层结缔组织形成的许多乳头状突起和上皮深面形成的许多上皮嵴紧密镶嵌在一起。光镜下可见上皮和固有层之间有一膜状结构，称为"基底膜"，厚 1 ～ 4μm，过碘酸希夫（PAS）反应呈阳性。电镜下基底膜由透明板、密板和网板三部分组成。在某些疾病时，如类天疱疮，上皮和结缔组织在透明板处分离形成上皮下疱；在癌前病变时，基底膜中的Ⅳ型胶原蛋白等成分也会发生改变，有利于癌变细胞向结缔组织中浸润。

3. 黏膜下层　由疏松结缔组织构成，内含丰富的小唾液腺，较大的血管、神经、淋巴管及脂肪组织。其功能主要是为固有层提供营养及支持。黏膜下层主要分布在被覆黏膜，牙龈、硬腭的大部分区域及舌背无黏膜下层，而与其深部的骨和肌肉直接紧密相连。

（二）口腔各部位黏膜的结构及特点

口腔黏膜按其所在部位的结构和功能可分为三类，即咀嚼黏膜、被覆黏膜和特殊黏膜。

1. 咀嚼黏膜　咀嚼黏膜在咀嚼时承受压力和摩擦，包括牙龈和硬腭黏膜。咀嚼黏膜的上皮有角化，正角化时有明显的粒层，不全角化时粒层不明显。棘层细胞间桥明显，固有层较厚，乳头长，固有层深部或直接附着在骨膜上，形成黏骨膜。咀嚼黏膜与深部组织附着牢固，不能移动。

2. 被覆黏膜　口腔黏膜中除咀嚼黏膜和舌背黏膜以外均称为"被覆黏膜"，是一种保护性覆盖黏膜，不承受咀嚼力量，如舌、颊、前庭、牙槽、口底、舌下、软腭等处的黏膜。其表面平滑，粉红色，无角化。固有层含胶原纤维、弹性纤维和网状纤维。被覆黏膜有疏松的黏膜下层，富有弹性，有一定的活动度。

3. 特殊黏膜　舌背黏膜是特殊黏膜，具有一定的延展度。舌背黏膜呈粉红色，上皮为复层鳞状上皮，无黏膜下层，有许多舌肌纤维分布于固有层。舌体部的舌背黏膜表面有许多小突起，称"舌乳头"。根据其形态、大小和分布位置，头乳头可分为丝状乳头、菌状乳头、轮廓乳头和叶状乳头。

（三）口腔黏膜的功能和增龄变化

口腔黏膜能抵抗机械刺激，承受各种压力、切力、牵拉力和摩擦力。作为屏障，口腔黏膜可阻止病原微生物和毒性有害物质的侵入。口腔黏膜还有感觉功能，可对疼痛、触动和温度做出反应，具有特殊的味觉感觉系统。此外，口腔黏膜还与唾液的分泌及某些药物的渗透性吸收有关。

随着年龄的增长，机体代谢活动降低，口腔黏膜组织结构也发生明显变化，如上皮萎缩变薄，舌背黏膜丝状乳头数量减少及叶状乳头增生，唇及颊可出现血管痣，舌腹部可见静脉曲张性小结，感觉功能下降，小唾液腺出现萎缩等，老年患者多发生口干、黏膜烧灼感及味觉异常。

第二章
口腔与脏腑经络的关系

扫一扫，查阅本章数字资源，含PPT、音视频、图片等

人体是一个统一的有机整体，人体的各组织器官在结构上紧密相连，在功能上相互为用，在病理上相互影响。脏腑经络是人体组织结构的重要组成部分，也是人体发挥生理功能、产生生命活动的最基本的单位。口腔是人体重要的组织器官，位于人体上部之头面，为五官之一，具有进水谷、辨五味、泌津液、磨谷物、助消化及发语音等功能，为胃系之所属，乃心脾之外窍，经络循行交会之处。元代危亦林的《世医得效方》说："口为身之门，舌为心之官，主尝五味，以布五脏焉。"口腔通过经络的运行与脏腑建立了密切的联系。临床上，不同脏腑经络的病理变化可不同程度地反映于口腔。而口腔能正常完成其生理功能，也依赖于脏腑经络之相互关系，并达内外平衡协调的目的。

第一节　口腔与脏腑的关系

宋代王怀隐等《太平圣惠方·第三十四卷》曰："夫口齿为脏腑之门户。"口腔之生理功能及病理变化均与五脏六腑有着密切的关系，脏腑的生理及病理变化常反映于所主的口腔不同部位。在临床上，口腔与脾、心、肾、肝、胃、大肠等脏器关系尤其密切。

一、口腔与脾的关系

1. 生理　口为脾之窍。《灵枢·经脉》曰："脾足太阴之脉……挟咽，连舌本，散舌下。"《灵枢·经别》曰："足太阴之正……上结于咽，贯舌中。"元代危亦林《世医得效方》曰："脾之络脉，系于舌旁。"《灵枢·五阅五使》曰："口唇者，脾之官也。"以上充分说明了口、唇、舌与脾在生理上的密切联系。《素问·阴阳应象大论》云："脾主口……在窍为口。"《素问·六节藏象论》曰："脾……其华在唇四白。"《素问·五脏生成》曰："脾之和肉也，其荣唇也。"《灵枢·脉度》曰："脾气通于口，脾和则口能知五谷矣。"脾胃调和，运化水谷精微的功能强健，则食欲旺盛，能知五味。

脾开窍于口，其华在唇。脾主运化，又主肌肉。脾运化功能协调，脾气上通于口腔，舌下金津、玉液二穴得以泌津液，助消化，口能辨五味，发语音，行吞咽；脾气健运，则精微上输于口，口唇肌肉得以濡养，从而丰满、色红而润泽。由此可见，口腔与脾在生理功能上是相互配合、相互依赖的。

2. 病理　口唇属脾，脾脉系舌本，脾受邪则唇舌为之病。《素问·至真要大论》云："诸湿肿满，皆属于脾。"脾开窍于口，脾失健运，则口淡无味或口中黏腻；脾气虚，唇失所养，则色泽浅淡，干瘪无华；脾虚统摄无权，则齿衄，舌衄；脾胃湿热，则唇赤口糜；脾经风热血燥，

可致唇颊疾病。中医学对口脾之病理描述甚多，如元代危亦林《世医得效方》曰："脾冷则口甜。""脾闭则白苔如雪，次舌之为病也。"明代虞抟《医学正传》云："脾热则口甘。"明代王肯堂《证治准绳·杂病》云："风热传脾，唇肿裂或患茧唇。"明代李用粹《证治汇补·卷四》云："脾胃受邪，则唇之为病。"《素问·刺热》曰："脾热病者……颊病。"脾经湿热上蒸，灼伤口腔黏膜，导致口疮、口糜。

由此可见，脾发生病变时，可引起多种口腔病症，临床上往往以观察口唇表现来判定脾的病变。如脾湿则唇黄；阴虚则舌裂，唇萎；脾经郁热，痰火积聚，上犯口唇，发为茧唇。正如《灵枢·师传》所说："脾者，主为卫，使之迎粮，视唇舌好恶，以知吉凶。"《灵枢·本脏》亦载："揭唇者，脾高；唇下纵者，脾下。唇坚者，脾坚；唇大而不坚者，脾脆。唇上下好者，脾端正；唇偏举者，脾偏倾也。"

二、口腔与心的关系

1. 生理　心主血脉，在体合脉，其华在面。心气推动血液在脉中运行，流注全身，发挥营养和滋润作用。心和脉直接相连，互相沟通，血液在心和脉中不停地流动，输布全身，包括口腔颌面部。而头面部血脉极其丰富，血脉充盈则面部红润而有光泽，因此面部的色泽变化可反映心的功能，故曰"其华在面"。《素问·六节藏象论》曰："心者……其华在面，其充在血脉。"《灵枢·邪气脏腑病形》曰："十二经脉，三百六十五络，其血气皆上于面而走空窍。"心气充沛，推动血液有力，则血液循环顺畅，血脉充盈，口腔颌面部得到荣润，显得红润而有光泽。反之，心之气血虚则面色淡白，血瘀则面色青紫。故《素问·五脏生成》曰："心之合脉也，其荣色也。"

心在窍为舌，心与舌通过经络相互联系，助辨五味，助发语音。《素问·阴阳应象大论》曰："心主舌，在窍为舌。"《灵枢·经脉》曰："手少阴之别……循经入于心中，系舌本。"心藏神，主神明，心神控制着语言、味觉及舌体运动。《灵枢·脉度》说："心气通于舌，心和则舌能知五味矣。"宋代陈言《三因极一病证方论·卷十六》曰："舌者，心之官，主尝五味。"金代刘完素《素问玄机原病式·六气为病》曰："言为心声也。"可见，舌的生理功能直接与心相关。有心神的指挥，舌才能灵活运动，功能和利，辨味灵敏，构语清晰。此外，心的功能正常与否除了表现于面色之外，也表现于舌色。隋代巢元方《诸病源候论·卷四》曰："心候舌，养于血。"《诸病源候论·卷二十七》云："心主血脉，而候于舌。"

2. 病理　心功能失调则面色、舌色改变，舌的功能异常。若是心气不足，神失所养，或邪犯心神，则舌辨味失真，舌蹇、舌强，甚至失语。心火旺盛，则面赤舌红，尤舌尖深红起刺，且破碎疼痛；若心血虚，则面色与舌色皆淡而无华；若心脉为瘀血所阻，则面色与舌色晦暗，甚至出现青紫瘀斑。如唐代王焘《外台秘要·卷二十二》云："心主舌，脏热即应舌，生疮裂破，唇揭赤。"思虑过度或热病之后内伤心阴，心火循经上炎，口舌受灼而溃烂破裂。若心气衰竭，则血行停止，心与血脉的搏动亦消失，生命也随之终结。正如《灵枢·经脉》所云："手少阴气绝则脉不通，脉不通则血不流，血不流则髦色不泽，故其面黑如漆柴者，血先死。"临床可见，久病面色晦暗无光泽是全身衰竭的表现，预后极差。此外，舌的形态和动态变化也与心有关。舌肿胀色红绛多见于心脾积热，外感湿热；舌体紫肿为热毒乘心。隋代巢元方《诸病源候论·卷五十》曰："心候舌，脾之络脉出舌，心脾俱热，气发于口，故舌肿也。"舌红而痿软难言为心脾两虚；舌出不能收、不能言者为心脉瘀阻，或心气耗散病之垂危。舌强可见于热入心包；吐舌、弄舌一般都属心脾有热，动风先兆；病情危急时见吐舌，多为心气已绝。东汉华佗《中藏经·论心》曰："心脾俱中风，则舌强不能言。"脾为生痰之器，心经火热若与痰浊搏结于舌，则舌体胀胖结硬，语言謇涩。

三、口腔与肾的关系

1. 生理　肾主骨，齿为骨之余，乃肾之标。肾之经络连于舌本，肾之气血与舌相通。《灵枢·经别》曰："足少阴之正……直者，系舌本。"《灵枢·经脉》曰："肾足少阴之脉……循喉咙，挟舌本。"《灵枢·忧恚无言》曰："足之少阴，上系于舌，络于横骨（即舌骨），终于会厌。"肾主藏精，牙齿受肾精的濡养，牙齿坚固与否是肾精盛衰的外在表现，牙齿从生长、萌出直至脱落的全过程都由肾精主宰。明代王肯堂《证治准绳·杂病》曰："盖肾主骨，齿乃骨之余，髓之所养也，故随天癸之盛衰也。"《素问·上古天真论》曰："女子七岁，肾气盛，齿更发长……三七肾气平均，故真牙生而长极……丈夫八岁，肾气实，发长齿更……三八肾气平均，筋骨劲强，故真牙生而长极……五八肾气衰，发堕齿槁……八八则齿发去。"宋代杨士瀛《仁斋直指方·齿论》曰："齿者，骨之所络，髓之所养，肾实主之……肾精盛则齿坚。"肾精充足，生髓养骨，上奉于牙齿，牙齿得精气之滋养必洁白如玉，晶莹光洁，坚固有力，不脱不龋。宋代《圣济总录·卷第一百二十一》曰："人之肾气强盛，骨髓坚固，则齿牙莹白璀璨。"

肾主水，在液为唾，有"水脏"之称。《素问·逆调论》说："肾者水脏，主津液。"《素问·宣明五气》曰："五脏化液……肾为唾。"肾具有主持和调节人体津液代谢的作用，而唾液具有滋润口舌的作用，属于人体津液的一部分，其代谢也受肾阴和肾阳的调节。水谷精微受肾阳蒸腾气化，上奉于口而成唾液。清代张志聪这样解释肾与唾液生成、排泄的关系："肾络上贯膈入肺，上循喉咙挟舌本，舌下廉泉玉英，上液之道也。"肾脏之液，通过足少阴肾经，由肾向上，经过肝、膈、肺、气管，直达舌下金津、玉液二穴，分泌而出，成为唾。由于唾出于肾，所以古代导引家多主张舌抵上腭，让舌下唾液缓之泌出，待口中津满，而后咽下，有补养肾精的作用。

2. 病理　对于小儿来说，先天肾气不足，则导致齿迟。对于成人来说，肾精亏虚，牙齿失养，则牙齿缺乏光泽、颜色黄黑，或齿龈萎缩，齿根外露，牙齿松动，过早脱落等。《素问·痿论》曰："肾热者，色黑而齿槁。"一般来说，牙齿燥如枯骨多为肾阴枯竭，精不上荣；牙齿稀疏松动，齿根外露多为肾虚或虚火上炎。久病者若见牙齿枯萎脱落，乃肾精枯竭是为骨绝。肾虚可见齿龈淡白，龈肉萎缩；虚火上炎则齿龈不红不痛而微肿；若阴虚火旺，水不济火，迫血妄行则口舌生疮、齿衄；虚火灼伤黏膜，可致口舌溃烂、齿干龈萎、唇燥干裂。肾之阴阳失调会影响津液生成和输布，包括唾液的分泌。肾阴虚失于濡润，舌下出唾减少，则口干；肾阳虚气化推动无力，津液输布减慢，故口不干而多津。

四、口腔与肝的关系

1. 生理　肝藏血，口腔各部的生理功能有赖肝血的濡养；肝主疏泄，口腔各部的功能活动全靠肝气调畅；肝主筋，主司口腔各部的运动；肝经循行于颊唇部，与口腔颌面部有密切的联系。《灵枢·经脉》云："肝足厥阴之脉……其支者，从目系，下颊里，环唇内。"肝藏血，有"血之府库"之称。肝有贮藏血液、调节血量及防止出血的功能。为了保证口腔颌面部丰富的血液供给，需要肝藏血功能的正常发挥。人情绪平静时，机体外周血液需要量较少，血藏于肝，人的面色较白；运动或情绪激动时，肝脏就把所藏之血循经输布，故见面色红赤。故王冰说："人动则血归于诸经，人静则血归于肝脏。"

颞下颌关节为口腔颌面部唯一能活动的关节，也是人体中最复杂的关节之一。在咀嚼时它所承受的压力可高达数十公斤，需要较大的负重能力，而在咀嚼、言语和表情时又运动非常灵活，所以在解剖上是既稳定又灵活。《素问·痿论》曰："宗筋主束骨而利机关也。"筋有连接约束骨节、主持运动的功能，颞下颌关节也必须在筋的约束下才能正常地行使生理功能。肝在体合筋，肝所获得的精气都会布散到筋，发挥濡养作用。

《素问·经脉别论》云："食气入胃，散精于肝，淫气于筋。"《素问·平人气象论》曰："脏真散于肝，肝藏筋膜之气也。"水谷精微化生精气，布散于肝，肝再将精气循经络输送于颞下颌关节的筋，以保证关节的运动正常。《素问·六节藏象论》曰："肝者，罢极之本……其充在筋。"说明肝病能引起诸筋病变，影响关节的运动功能。肝经气血与舌相通，肝脉络舌本，舌本主舌体运动，受肝主疏泄之调节，肝血之滋养。肝主疏泄功能正常，气机条达，舌运动灵活能构成语言。

2. 病理　肝不藏血，一是肝气虚弱，统摄无权；二是肝火旺盛，灼伤脉络，迫血妄行。临床均可出现舌衄、齿衄。肝气虚者出血量少色淡；肝火盛者出血量多鲜红。元代危亦林《世医得效方》云："肝脉络于舌本，肝壅则血出如涌（指舌衄）。"明代王肯堂《证治准绳·杂病》云："若恚怒过度，寒热口苦，而舌肿痛，为肝经血伤火动。"肝的病理特点是肝气易郁，肝血（阴）易虚，肝阳易亢。若肝郁化火或肝阴不足，则肝阳偏亢，阳亢则升动过度，气上逆，血上涌，故见面红目赤、口干；若肝阴更虚，阳气愈亢，气动过速而生风，筋脉拘急，症见头部震颤、动摇、牙关紧闭或舌卷、舌强、面痛（三叉神经痛）。明代李用粹《证治汇补》曰："肝热则舌卷且缩。"肝病及筋，会引起诸筋病变。《素问·气厥论》说："脾移寒于肝，痈肿筋挛。"《素问·痿论》曰："肝气热，则胆泄口苦筋膜干，筋膜干则筋急而挛，发为筋痿。"年老体衰，肝肾两虚，在肝多为气虚、血虚。气虚气机升降失调，血虚筋脉失养。《素问·上古天真论》曰："丈夫……七八，肝气衰，筋不能动。"《灵枢·经脉》曰："厥阴者，肝脉也……故脉弗荣则筋急，筋急则引舌与卵。"临床上老年人易出现筋骨酸痛痿软、咀嚼功能下降、颞下颌关节习惯性脱位等病症。肝和脾、胃同居中焦，按五行归属，肝属木，脾胃属土，又有相克关系。肝气的疏通畅达有助于脾胃升降和二者之间的协调，"土得木而达"。若肝主疏泄功能异常，可导致肝脾不和、肝胃不和。如肝气郁结，横逆犯胃，胃失和降，而泛吐酸水。肝经郁热，上蒸于唇，可致唇干肿裂。肝经风火传脾，可致唇裂或茧唇。明代王肯堂《证治准绳·杂病》曰："肝经怒火，风热传脾唇肿裂，或患茧唇，宜柴胡清肝散。"古人还认为，筋病日久将内传于肝，引起肝病。如《素问·痹论》说："筋痹不已，复感于邪，内舍于肝。"可见，肝与口腔在病理上是相互影响的。

五、口腔与胃的关系

1. 生理　口腔为胃系之所属，又是胃所受纳水谷的入口。清代唐容川《血证论》云："口者，胃之门户。"胃经食管、咽直通于口。口迎粮，舌辨味，胃纳食，脾运化，诸器官互相协作，共同完成纳饮食、化水谷以输精微的生理功能。又脾与胃互为表里，故口腔与胃有较密切的关系。明代《奇效良方》曰："五味入口，藏于脾胃，为之运化津液，以养五脏气……"饮食物从口入胃，脾胃化生的精微又供给口腔颌面部生长发育所需。故胃气和降，受纳腐熟正常，则面部荣润，齿龈健康，咀嚼有力。足阳明胃经与口腔有络属关系。《灵枢·经脉》曰："胃足阳明之脉……入上齿中，还出挟口，环唇，下交承浆，却循颐后下廉，出大迎，循颊车……"明代张介宾《景岳全书·杂证谟》曰："上牙所属，足阳明也，止而不动。下牙所属，手阳明也，嚼物则动而不休。"足阳明胃经循行于面颊部和上牙，故临床上常选用足阳明经穴位治疗面瘫、口唇生疮、齿龈肿痛。例如，针刺足部内庭穴可治疗上牙痛。

2. 病理　胃为"水谷气血之海"。足阳明为多气多血之经。气有余便是火，胃中火热炽盛，胃火循经上熏，气血壅滞，故牙龈红肿疼痛，甚则化脓溃烂；血络受损，血热妄行，可见齿衄。

胃气以和降为顺，胃失和降，浊气上逆则口臭。热邪伤津故渴喜冷饮，牙齿光燥如石。胃热还可导致夜间磨牙。胃阴亏虚，阴不上承，则口燥舌干、齿龈失养、龈肉萎缩、齿龈色淡；胃气虚弱，受纳、腐熟功能减退，化源不足，面失所荣，则面色萎黄、舌淡苔薄白。

舌苔乃胃气、胃阴上蒸于舌面所生，通过舌苔可察见胃气、胃阴之盛衰，故有"口舌为胃之镜"之说。正常人舌苔薄白，提示胃有生长之气。厚苔是由胃气夹湿浊邪气熏蒸所致，或内有痰浊、食积；苔质粗糙不干者，多为秽浊之邪盘踞中焦；腐苔多见于胃气衰败，湿邪上泛；剥苔一般主胃气匮乏，胃阴枯涸。

六、口腔与大肠的关系

1. 生理　口腔与大肠同属胃系，是饮食物消化、吸收、排泄过程中必经的通道。手阳明大肠经循行于口颊，与下牙床关系密切。《灵枢·经脉》曰："大肠手阳明之脉……其支者，从缺盆上颈，贯颊，入下齿中，还出挟口，交人中……"大肠通过经络与口腔相连，血气相贯。大肠传导通降顺畅，经脉气血充足和缓，则下牙坚固，齿龈健康，咀嚼运动正常。手阳明大肠经的穴位可用于治疗口腔及面部病症，如牙痛、口干、面瘫、面肌痉挛、三叉神经痛等。大肠经的合谷穴乃止痛之要穴，按压合谷有祛风解表、镇痛通络之效，治疗下牙龋齿疼痛十分有效。

2. 病理　大肠经循行于牙齿、牙龈之间，故大肠病症常常反映于齿龈之上。肠燥津亏，失于滋润，传导失职，腑气不通，秽浊之气逆于上则口臭；阴津亏损，不能上承故口干口渴；燥热内生，则舌红少津，苔黄燥。热结大肠，灼伤津液，肠道失润，燥屎内结，腑气不通，可见高热，汗出口渴，舌质红，苔黄厚而干燥，甚至焦黑起刺。若邪热循经上炎，灼伤血络，迫血妄行，可出现齿龈红肿，溃烂出血，甚至成痈。毒火内聚，日久可发为唇疔。

此外，口腔与膀胱、小肠、胆也有一定的联系。手太阳小肠经缺盆部支脉从锁骨上行颈旁，上面颊；另一支脉从面颊部分出，向上斜行于颧部。手太阳小肠经穴可治疗牙痛、颌面部肿胀。

胆附于肝，肝与胆有经脉络属，胆为"中精之府"，内藏胆汁。如肝主疏泄失常，胆汁上逆、外溢，就可出现口苦、呕吐黄绿苦水、软腭黏膜黄染，正如《素问·痿论》所云"肝气热，则胆泄口苦"。明代吴崑《医方考》说："肝胆气虚，口苦生疮。"《素问·气厥论》云："膀胱移热于小肠，鬲肠不便，上为口糜。"膀胱与肾相表里，有协助肾之气化水液的功能。膀胱有热，气化失常，湿热内蒸，可导致口舌糜烂生疮。

第二节　口腔与经络的关系

经络是运行全身气血、联系脏腑体表肢节及全身各部的通道，是人体功能的调控系统。在正常生理情况下，经络有运行气血、感应传导的作用；在病理情况下，病邪也可依此途径相互影响。脏腑病变可通过经络反映于口腔体表；经脉受损又可波及口腔各组织。另一方面，口腔体表的病变可通过经络影响所属脏腑，并且脏腑之间通过经络联系相互影响。循行于口腔的经脉较多，直接循行于口腔的现简述如下。

一、手阳明大肠经

1. 循行　起于食指桡侧商阳穴，沿上肢外侧前缘，从缺盆上颈，循行两颊，入下齿，还出夹口，左右交叉于人中，至对侧鼻旁。

2. 本经口腔病症　牙痛、颌肿、口歪、面部肿胀、口干。

3. 常用穴位　二间、三间、合谷、阳溪、曲池、迎香等。

二、足阳明胃经

1. 循行　起于目眶下承泣穴，下循鼻外，入上齿，还出夹口环唇，从颏部下行，出大迎，循颊车进入锁骨，一支经胸膈属胃络脾，另一支经乳头沿腹部下行，二支会于腹股沟，沿下肢外侧下行，止于第二足趾外侧端厉兑穴。

2. 本经口腔病症　口角㖞斜、流涎、口唇生疮、齿龈肿痛。

3. 常用穴位　四白、地仓、颊车、下关、足三里、内庭等。

三、足太阴脾经

1. 循行　起于足大趾内侧隐白穴，循趾内侧上内踝，循胫骨后，交出肝经之前，上膝股内前方入腹部，属脾络胃上膈，夹食管两旁，连舌本，散舌下，贯舌中。

2. 本经口腔病症　舌痛、舌根强硬。

3. 常用穴位　三阴交、商丘、血海等。

四、足厥阴肝经

1. 循行　起于足大趾毫毛处的大敦穴，循小腿内侧上行，环绕阴器，夹胃，属肝络胆，上贯膈布胁肋，循喉咙，上连目系，其分支从目系分出下行颊里，环唇内。

2. 本经口腔病症　口咽干痛、口腔黏膜干燥、口腔肿块等。

3. 常用穴位　行间、太冲等。

五、足少阴肾经

1. 循行　起于足小趾之下，走足心，沿腿内侧入腹，贯脊属肾络膀胱，上贯肝膈，入肺中，循喉咙，夹于舌根两侧。

2. 本经口腔病症　口中热、口舌干痛、齿枯齿龋等。

3. 常用穴位　太溪、照海等。

六、手少阴心经

1. 循行　起于心中，通过横膈联络小肠，其支脉从心系上夹咽喉，连于目系，系舌本。

2. 本经口腔病症　咽干、口渴、舌强不语等。

3. 常用穴位　通里、神门、少府等。

七、手太阳小肠经

1. 循行　起于小指外侧少泽穴，沿上臂外侧后缘入肩。其支脉沿颈部入颊，至目外眦，转入耳中。其分支别颊上，沿鼻外侧至目内眦，斜络于颧部。

2. 本经口腔病症　牙病、颌面肿胀等。

3. 常用穴位　颧髎等。

八、手少阳三焦经

1. 循行 起于无名指末端关冲穴，沿上臂外侧上达肩部，入缺盆。其支脉循颈系耳后，上行额角，再屈而下行，至面颊部，达眶下部。另有分支，由颊入系舌本。

2. 本经口腔病症 颊舌部肿痛、齿痛、牙关紧闭等。

3. 常用穴位 翳风、耳门、角孙等。

九、督脉

1. 循行 经后项越过头顶部，沿颜面正中下行，止于上齿龈正中。

2. 本经口腔病症 咽干、口歪、齿龈肿痛等。

3. 常用穴位 水沟、兑端、龈交等。

十、任脉

1. 循行 经前正中线过胸，沿颈部至下唇中央，环绕口唇，经面部至眶下。

2. 本经口腔病症 口歪、失语、牙痛、流涎等。

3. 常用穴位 廉泉、承浆等。

第三章
口腔病的病因病机

口腔科疾病的病因是多方面的，病理变化是错综复杂的，但是各种病因均有不同的致病特点与表现征象，病机变化亦有一定的规律与特点。掌握这些致病特点与病变规律对于掌握口腔科疾病的发生、发展与变化，指导辨证论治，审证求因是大有裨益的。

第一节　口腔病的病因

引起疾病发生的原因称为病因，又称为致病因素。病因多种多样，它包括六淫、疫气、七情、饮食、劳逸、外伤、寄生虫、药源性因素、医源性因素、先天性因素等。关于病因的分类，近几年来中医学术界综合了历代医家对病因分类的认识，将病因分为外感病因、内伤病因、病理产物性病因和其他病因四类，即将六淫、疫气归属于外感病因，七情内伤、饮食、劳逸过度归属于内伤病因，痰饮、瘀血、结石归属于病理产物性病因，外伤、寄生虫以及药源性因素、医源性因素、先天性因素归属于其他因素。

上述病因可直接作用于口腔，或在一定条件下导致脏腑病变，进而通过经络影响口腔而致病。

一、外感病因

（一）六淫

1. 风邪　风主于春令，散见于四季，是六淫中致病能力最强、致病范围最广的一种致病因素，故有"风为百病之长"之称。风邪在口腔的致病特征主要有以下几个方面：

（1）风易袭阳伤上，侵害口窍：口腔居于上，属阳，风邪侵袭口腔病变所占比例较大，如牙髓炎、急性根尖周炎、冠周炎、复发性口疮、唇炎、流行性腮腺炎及颌面部间隙感染等。

（2）风为百病之长，诸邪附风而伤窍：风性轻扬，善动不居，致病甚为广泛，并有遇寒则寒、遇热则热、遇湿则湿、遇燥则燥的特点。如风合寒邪而袭伤口腔，可见牙齿凉楚疼痛；风合热邪可致口腔黏膜红肿、牙龈红肿、溃烂、牙齿灼痛；风夹湿邪可致口腔黏膜糜烂；风夹燥邪可致口舌干燥、唇干皲裂。

（3）风性善行数变，易伤络闭窍：风性善行而数变，具有行无定处、变幻无常、致病迅速、中络致瘫的特点。风中面络、血脉可发生面神经麻痹、面肌痉挛、三叉神经痛等病症。

2. 寒邪　寒为冬令之气，其为病也四时皆有，皆为贪凉露宿、饮食过于寒凉、久处空调冷气场所等机体失于防护所致。寒邪侵袭口腔主要有以下特点：

（1）寒为阴邪，易伤阳窍：口腔属阳，有喜温恶寒的特点。寒为阳盛之极，易伤阳气，阳气受挫，温通受制则口窍失温而为痛，寒邪袭伤口腔，可见牙齿冷痛，口腔黏膜色白、溃烂等。

（2）寒邪主凝，易伤脉凝血，滞窍结顽：寒邪收引主凝，侵于血脉则血涩脉缩而气血不通，不通则凝而成瘀。口腔为经脉血脉多聚之处，有喜温喜通的特性。若寒邪侵袭口腔，凝血伤脉，使气血运行不畅，邪滞不去，则易成痼结而致病变经久不愈，可见口腔黏膜龈肉苍白或见白色斑块；寒邪内留经脉，经脉气血凝涩，则见面神经麻痹、三叉神经痛、颞下颌关节病等病变。

3. 湿邪　湿为长夏之主气，其时值雨水较多，湿气充盛，故长夏多湿病。外感湿邪多因气候潮湿、冒雨涉水或久居湿地等。湿有外湿、内湿之分，但其为病则互相影响。伤于外湿，湿邪困脾，健运失司则滋生内湿；脾虚失运，水湿不化，易招致外湿侵袭。湿邪在口腔的疾病特征主要为以下几个方面：

（1）湿为阴邪，易遏阳蒙窍：湿为水气所化，其性类水而重浊，故属阴邪，湿邪伤人，易阻遏气机，遏制升降，蒙伤阳气。口腔为清阳之窍，喜清恶浊，唯气机升降正常，清阳上升，浊阴下降，始能常保口窍清灵之性而不为病。如湿滞口腔，口腔由于湿邪浸渍而肌膜腐溃，易致黏膜溃烂，经久不愈或滋生颌面囊肿等。

（2）湿邪黏滞，易闭窍结顽：湿邪黏滞，易停滞不去，留而结顽。如湿滞口腔所致之口腔扁平苔藓、糜烂性唇炎等皆有缠绵不愈或反复发作的特点。

4. 燥邪　燥邪是口腔疾病中较常见的致病因素。秋气敛肃，风高物燥。燥邪表现为肃杀收敛，其特点是燥性干涩，易伤津液；燥易伤肺。燥邪多从口鼻而入，侵犯肺卫，因肺为娇脏，喜润恶燥，外合肌表皮毛，口唇也同样依赖肺之宣发布散作用而得以润泽。肺津被燥邪所伤，不能宣散濡润而影响口唇，故出现皲裂脱屑等一系列干燥症状。例如，慢性唇炎（唇风）即表现为口唇皲裂、干燥出血、脱屑脱皮，临床辨证多责之于燥邪外袭或燥邪犯肺，肺津受灼，唇失濡润。此为外燥。

外感燥邪最易耗伤人体的津液，造成阴津亏虚的病变，可见口鼻干燥、咽干口渴、皮肤干涩甚则皲裂、毛发不荣、小便短少、大便干燥等全身干燥证候。此外，由于人体脏腑精血、津液的亏损，阴液不足，不能上濡其窍，也可见口腔的燥证。脾在液为涎，肾在液为唾，口腔赖此以润，肌膜赖此以濡，液亏不能濡润，故可出现口腔肌膜干涩皲裂的症状，临床上称此为内燥。如全身系统性自身免疫病"干燥综合征"，主要表现为眼干、口干等症状，口腔无唾、无涎，以致语言謇涩，进食困难，脉沉细、舌光质红。辨证多为肝肾阴虚，乃津液枯涸不能上濡所致。此即内燥所致的口腔疾患典型之例。

由此可见，凡口腔疾病中见有干燥、少津、口唇干燥、皲裂、脱屑等症状多与燥邪有关。

5. 暑邪　夏至以后、立秋以前为暑热季节，自然界中的暑热（火）外邪为暑邪。暑热病邪只有外感，没有内生，这在六淫中是独有的。

暑为阳邪，其性炎热。暑邪伤人多发于日晒暴露部位。暑性升散，易耗气伤津。暑热大量出汗可导致津气两虚。夏季多雨潮湿，故暑多夹湿，常相合为病。暑热病多见高热心烦、面赤汗出、口渴喜冷饮、肢倦乏力、尿短黄而便不爽。损害为红、肿、热、痛，如日光性唇炎等。

6. 热（火）邪　火热之成系由六淫邪气所致，或直接感受火热而起，或由其他外邪演化而来，在一定条件下皆可化火，即"五气皆能化火"，故口腔疾病与火热邪气关系密切。

（1）火热为阳邪，其性炎上：阳主躁动而向上，火热之邪可上炎口腔和头面部，如日光性唇炎、盘状红斑狼疮等多为急性发作，唇红黏膜红肿明显，遇热则瘙痒或疼痛加剧。

（2）火热易伤津耗气：火热之邪最易迫津外泄，消灼阴液。火热不但伤津，且能耗气，阳热亢盛之实火最能损伤人之正气，因此津液、正气受伤不能上承，而见口干舌燥、小便短赤、大便秘结等症。

（3）火易生风动血：火热之邪侵袭人体，往往燔灼肝经，动耗阴液，使筋脉失其滋养濡润，而致肝风内动。口腔表现为口噤舌强。同时火热之邪可致血行逆乱，甚至脉络受灼，血溢脉外，常见口腔患部充血或出血，如齿衄、舌衄等。

（4）火易致肿疡：火热之邪入于血中，热毒炽盛，灼腐肌膜而发为痈肿疮疡，故有"岁金不及，炎火乃行……民病口疮"之说，例如牙髓炎、牙周炎、口舌生疮等。

火热之邪致病亦有内、外之分。外来之火多为直接感受温热邪气的侵袭。内生之火则由于脏腑的阴阳气血失调、阳气亢盛而成。另外，火邪又有实火、虚火之分。在口腔疾病中，颌面部的疔、疮、痈、疖等，即常由外热与内火相并，郁结而成火毒，燔灼肌肤而发。

实火为人体阳气偏盛的内生之火，多见于肝、胃、心经的实火。火邪上炎可见口舌生疮、龈肿齿痛、齿衄色鲜量多、口臭、口渴、喜饮、舌红苔黄之象。

虚火多见于肝肾阴虚，水火不济，虚火上炎，表现为舌衄、齿衄、牙齿疏豁松动、龈肉萎缩、舌干少津等。

（二）疠气

疠气有别于六淫，是具有强烈传染性的外邪。疠气可通过空气传播，从口鼻传入而致病，也可随饮食入口或蚊叮虫咬、血液，或性传播等而发病，并与公共卫生环境、社会因素等有关。

其致病特点为发病快、症状相似、传染性强等，例如痄腮（流行性腮腺炎）、手足口病、口腔单纯性疱疹、艾滋病等。

二、内伤病因

（一）七情

七情即喜、怒、忧、思、悲、恐、惊七种情志变化。其代表机体的精神状态，是人体受外界事物的影响而产生的正常情志活动，一般不会使人发病。但若有突然强烈或长期持久的情志刺激，或长期忧郁，情绪过于低落，则可成为致病因素，导致脏腑功能失调，气血紊乱而发病。

西医学研究认为，一些口腔疾病，其发病与高级神经系统功能活动失调有关。患有口腔扁平苔藓、灼口症、复发性口疮的患者可能与精神状态有关。

（二）饮食

饮食是人体摄取食物，转化成水谷精微和气血，维持生命活动的基本条件。饮食不洁，饥饱失常常成为致病因素。饮食失宜日久，损伤脾胃的受纳和运化，以致脾阳不振，水湿停滞，或食积碍胃。

饮食所伤还多见于饮食偏嗜。五味与五脏各有其亲和性，如果长期嗜好某种食物，就会使该脏器功能偏盛，久之可损伤内脏进而影响口腔。例如过食辛辣，耗伤阴液，引动内火，燔灼肌膜，或过食肥甘，嗜酒无度，酿成湿热，上蒸于口，均可出现口舌生疮、齿龈肿痛、颌面部疗疮疖肿、飞扬喉等。由于挑食偏食，营养不良，肌肤黏膜失于濡养，如维生素 A 缺乏可引起黏膜过度角化症、B 族维生素缺乏可致萎缩性舌炎及唇炎等。又有在饮食方面禀性不耐者，致脾失健运，湿邪内胜而引起过敏，如过敏性口腔黏膜病。

（三）劳逸过度

劳倦伤人是由于过劳而耗伤正气，导致脏腑功能活动减弱而出现的各种虚损状态。如临床所见的虚证复发性口疮者常因劳倦过度，耗伤真阴，阴液不足，虚火上炎，导致黏膜溃烂；房劳伤肾使肾精亏损，齿失充养，可见牙齿疏豁松动、隐隐作痛。

三、其他病因

（一）外伤

口腔颌面部位置暴露，容易引起外伤。如跌打损伤、坠堕等，可见颌面部骨折、颞下颌关节脱位、牙齿折断或脱落，皮肤黏膜可见瘀血、肿胀、疼痛、出血等。

（二）药源性因素

药物是用于治疗疾病的，但如果用药过量，或炮制不当，或配伍不合理，或服用方法不当，也可引起种种不良反应。这些都是药邪致病。药源性反应的特点多表现为发病急，病情重，甚至有中毒症状出现，病势危险，应及时采取正确而有效的救治措施。如氯丙嗪类抗精神失常药，长期服用能引起口干、舌体僵硬、舌震颤及流涎；磺胺类药可引起口唇发疱；解热镇痛类药能引起口腔溃疡；口服铁制剂可使牙齿着色；口腔酸度增高易导致龋齿发病率的增高；抗心律失常类药可引起口腔黏膜及牙龈出血；长期服用抗生素可致二重感染，发生真菌性口炎；四环素可使牙齿着色和阻止釉质发育；链霉素、卡那霉素等可引起口周麻木、舌颤、语言障碍、口炎、口唇水肿及感觉异常；解磷定等解毒药可导致腮腺肿大、口干、唇舌麻木；苯妥英钠等抗癫痫药可引起牙龈增生。

（三）先天性因素

先天性因素是指人出生前，禀赋不足所致。例如父母患有疾病，精血亏虚，或其他因素影响胎儿发育。母亲妊娠之时，调摄失常也会影响胎儿发育，可导致遗传性疾病或自身免疫病。研究表明，扁平苔藓、复发性口疮、牙周病等均有遗传倾向。

第二节 口腔病的病机

病机是指疾病发生、发展、变化及结局的机制。口腔是机体的一部分，口腔疾病的发生、发展和变化与患病者体质的强弱及致病邪气的性质密切相关。病邪侵袭人体，止气必然奋起而抗邪，正邪相争，使人体相对的阴阳平衡和脏腑、经络的功能失调，或气血精液功能紊乱，从而发生全身或局部各种各样的病理变化。影响病机变化的因素，除邪正、阴阳、气血、精液、脏腑经络之外，气候、地域、环境，以及性别、年龄、体质等也都会对疾病的发生和发展产生明显的影响。疾病本身是一个不断变化的过程，因此，只有因人而异，对其病症进行具体而细致的辨别分析，才能把握住病机的本质。

一、邪正盛衰

邪正盛衰是指在疾病发生、发展过程中，致病邪气与机体的抗病能力之间相互斗争中所发生的盛衰变化。邪正斗争的消长盛衰，不仅关系到疾病的发展与转归，还决定着虚实病理变化。虚与实是相对的病机概念。实证是以邪气盛为矛盾主要方面的一种病理反应，邪气盛而机体正气不衰，正邪相搏，反应明显。例如口腔颌面急性感染性蜂窝织炎、急性根尖周炎等均属实证。虚证是以正气不足为矛盾主要方面的一种病理反应。机体正气虚，正不胜邪，可见慢性颌骨骨髓炎、糖尿病相关性牙周病等。

二、阴阳失调

阴阳失调即是阴阳消长失去平衡协调的病理状态，是指疾病过程中，由于各种致病因素的影响及邪正之间的斗争，导致机体阴阳的相对平衡状态遭到破坏，表现以寒、热为主要特征的病理变化。它是脏腑、经络、血气、营卫等相互关系失调，以及表里出入、上下升降等气机失常的概括，是疾病发生、发展的内在依据。阴阳失调包括阴阳偏盛、阴阳偏衰、阴阳互损、阴阳格拒、阴阳亡失等。口腔疾病中主要表现的是阴阳的偏盛与偏衰。

1.阳偏盛　阳偏盛是功能亢奋、热量过剩的病理状态。其病理特点多表现为阳盛而阴未衰的实热性病理变化。例如，颜面丹毒（抱头火丹）、智齿冠周炎、颌面部各间隙感染等。

2.阴偏盛　阴偏盛是指机体在疾病过程中所出现的一种阴气偏盛的征象，即机能障碍或减退，产热不足，以及阴寒性病理产物积聚的病理状态。阴盛而阳未衰的表现为实寒证。如寒湿困脾引起的口中黏腻、口淡不渴、不思饮食、倦怠乏力、大便溏薄、舌体胖淡、苔白腻、脉濡缓等，口腔疾病如涎腺囊肿。

3.阳偏衰　阳偏衰即阳虚，是指机体阳气虚损，表现为阳不制阴、阴相对亢盛的虚寒证。如肾虚水泛引起的多唾证，其症状为自觉口中唾液较多，频频不自主吐唾。

4.阴偏衰　阴偏衰即阴虚，是指机体精血津液等物质亏耗，以及阴不制阳，导致阳相对亢盛，功能虚性亢奋的征象。表现为阴液不足，宁静、滋养作用减退，以致阳气相对偏盛的虚热证。如阴虚火旺引起的舌痛，症见舌灼痛或干痛、舌质光红、干燥少津、有横裂、无苔或剥苔，兼有盗汗、失眠、五心烦热、脉细数。《辨舌指南》云："舌生横裂者，素体阴亏也。""无苔无点而裂纹者，阴虚火炎也。"

三、气、血、津液失常

气、血、津液失常是指在疾病中，由于邪正斗争的盛衰，或脏腑功能的失调，导致气、血、津液的不足，运行失常，以及关系失调的病理变化。气、血、津液失常不仅是脏腑、经络失调的根源，也是分析研究各种临床疾病病机的基础。

1.气的失常　包括气虚和气机失调。与口腔疾病关系密切的主要是气虚、气滞。

（1）气虚：是指元气耗损、脏腑功能失调的征象。由于气与血、津液关系极为密切，所以气虚能引起血和津液的多种病变，如齿衄（牙龈出血），部分病例属于脾不统血，由于脾气虚弱，气不统血，血溢脉络之外所致。

（2）气滞：属于气机失调的一种，主要由于情志内郁或其他原因影响气机运行，导致气、血、津液在脏腑经络的循行输布受阻，如舌生瘀斑就常因气滞血瘀而成。

2.血的失常　包括血虚、血瘀、血热等变化。

（1）血虚：是指血液不足，或血的濡养功能减退的征象。例如舌麻可由于血虚引起。

（2）血瘀：是指血液的循行迟缓和不流畅的征象。血瘀在口腔颌面部主要见于唇舌黏膜紫暗有瘀斑。

（3）血热：是指血分有热的征象。血得温则行，血热则迫血妄行，甚则灼伤脉络。血热发生在口腔多见舌、齿、黏膜充血发红。

气血互根互用的功能失调：气为阳、血为阴，两者之间犹如阴阳相随，相互依存，相互为用。其功能失调主要有气不摄血、气滞血瘀、气血两虚等。

3. 津液不足　是指津液在数量上的亏少。口腔中唾液量的多少是观察津液充足与否的重要标志。这是因为唾为口津，为肾精所化，与脾胃有关，是全身水液的组成部分。口津的多少反映了全身的水液情况。例如，热病后期或久病伤阴造成津液枯涸，可见舌光红无苔或少苔、唇干舌燥、口内少唾或无唾液，如干燥综合征。

四、内生"五邪"

内生"五邪"是指在疾病发展过程中，由于气、血、津液和脏腑等生理功能的异常，而产生的类似风、寒、湿、燥、热（火）外邪致病的征象。它不是致病的因素，而是由于气、血、津液、脏腑等生理功能失调所引起的综合性病机变化。口腔疾病的病机中常见的有湿浊内生，乃湿阻中焦脾胃，脾虚湿困，除脘腹胀满、食欲不振外，口腔症状有口腻或口甜、舌苔厚腻、口干或口舌生疮等；津伤化燥，临床多见津液枯涸的阴虚内热之证，在口腔疾病中，以干燥综合征为典型病症；火热内生所引起的牙痛、咽痛、口干唇燥、虚火颧红等，均为虚火上炎所致。

口腔颌面部检查与口腔病常见症状辨证

第一节　口腔检查

口腔及颌面部检查的目的是收集与疾病有关的客观资料，为疾病的诊治提供依据。口腔及颌面部是整个机体的组成部分，某些口腔颌面部疾病可以影响全身健康，而全身某些系统性疾病也可在口腔及颌面部出现表征。因此，在做口腔颌面部检查时，除重点检查颌面部、牙齿、牙周和口腔黏膜，并遵循一定的顺序，以免遗漏外，还应进行必要的全身或系统检查。

检查时，患者坐在治疗椅上，头枕部靠于头托，面对光源。检查上颌牙时，应使上颌牙的𬌗平面与地面约成45°角，其高度稍高于医生的肘关节；检查下颌牙时，使下颌牙的𬌗平面与地面平行，其高度与医生的肘部平行。医生多站在或坐在患者的右侧。

一、常用检查器械

口腔内检查器械为口镜、探针和镊子（图4-1）。

1. 口镜　为一带长柄的小圆镜，利用镜面的反光及映像作用，以增加局部照明和检查不能直视的部位；亦可用口镜牵拉口角，推压唇、颊、舌等软组织。

2. 探针　常用来检查牙面的沟裂、点隙、龋洞及发现感觉过敏点；还可用于探测牙周袋的深度和龈下牙石情况；检查充填物及修复体与牙体的密合程度。此外还有一种带有刻度（以毫米计）的探针（牙周探针），专用于检查牙周袋深度。

3. 镊子　用来夹取敷料、药物、腐败组织和异物等，检查牙齿的松动度。

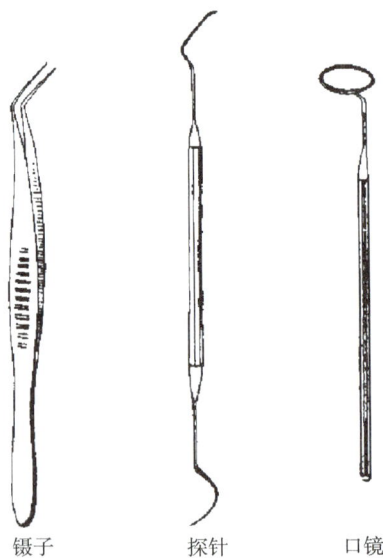

镊子　　探针　　口镜

图4-1　口腔检查器械

二、一般检查方法

1. 问诊　通过问诊，了解疾病的发生、发展、检查与治疗经过。问诊时医生应态度和蔼，语言通俗易懂，尽量避免使用医学术语。问诊主要针对患者的主诉、现病史、既往史和有关家族史。

（1）主诉：指患者最感痛苦、最迫切要求解决的问题。主诉应包括最主要的症状、部位及患病时间。

（2）现病史：根据主诉询问何时开始发病、发病时情况及演变，直到就诊前的整个过程，包括发病时间、诱因、原因以及症状。如为牙痛，则应问清何时开始发病，由何诱因或原因引起；牙痛的部位、性质（锐痛、钝痛、自发痛或阵发性、持续性、激发痛等）、时间（白天、黑夜等）和程度（剧烈或轻微）；病情演变过程。如为黏膜溃疡，是初发还是反复发作，加重或减轻等情况；有无并发症；经过哪些检查和治疗，检查结果和治疗效果如何等。

（3）既往史：是否曾患过对全身健康有重要影响的疾病，其治疗效果如何，是否有容易出血史、药物过敏史等。有些口腔疾病的发生与患者既往的生活习惯和健康状况密切相关。其内容一般包括家庭生活、饮食、嗜好、睡眠、情志、大小便、职业、劳动条件及月经、妊娠等。

（4）家族史：有些口腔疾病与遗传因素有关或具有家族性，所以对一些疾病的问诊可涉及其家庭成员的健康状况，是否有人患过类似疾病等。

2.望诊 应首先检查患者主诉部位。

（1）颌面部：左右是否对称，有无肿胀、畸形或创伤；关节和肌肉功能有无障碍；皮肤有无瘢痕、窦道或瘘管，以及颜色改变等。

（2）牙齿：注意牙的数目、形态、颜色、质地、位置、排列和咬合关系等，有无龋病、残冠、残根及牙石等。

（3）牙周：观察牙龈的形态与颜色，点彩是否存在；是否有牙龈乳头肿胀、出血与增生；是否有牙周溢脓、牙龈窦道或牙松动等。

（4）口腔黏膜：对于唇、颊、腭、舌、口底应注意其对称性，黏膜有无颜色改变，完整性是否破坏；有无水肿、溃疡、疱疹、丘疹、糜烂、过度角化、瘢痕等；有无炎症、色素沉着、舌背表面舌乳头情况等。

（5）舌：望舌是通过观察舌象的变化，以测知体内病变的方法，简称"舌诊"。临床各种疾病的辨证均需要结合舌诊。舌质、舌苔的改变是诊治疾病必不可少的客观指标。观察舌质，重在辨正气之虚实；望舌苔，重在辨邪气深浅与胃气存亡。舌苔的堆集变化与许多因素有关，如口腔及舌的清洁卫生状况、发热、消化功能失常、口腔酸碱度、精神情绪等，均可使口内代谢失常，利于各种微生物滋长，从而使舌苔发生改变。

①舌色：当患病时，血液成分或浓度发生改变，舌黏膜上皮增生变厚、萎缩变薄均可引起舌色改变。舌淡者，多属虚寒证或气血两虚证；舌色鲜红，多属热邪炽盛；偏青者，多为阴寒内盛。

②舌形：胖大舌主脾肾阳虚，气化失常，水湿内停；瘦薄舌主气血两虚。若齿痕轻微且长期存在不消失者，可能是先天性齿痕舌。舌体起刺，指菌状乳头增大或高突形成点刺，多主阳热亢盛或血分热盛。舌尖生点刺，多为心火亢盛；舌中生点刺，多为胃肠热盛。裂纹舌多主气血阴液亏损，是营养失调的一种表现。正常人中约有 0.5% 的人舌面上裂纹，但其上有舌苔覆盖，且无任何不适症状，为先天性舌裂。

③舌态：痿软舌多主伤阴或气血两虚；舌颤动多主虚损或动风；舌体不正，伸舌时偏斜一侧，主脑卒中先兆，多为病情较重。

3.探诊 口腔科常用探针来进行探诊。探诊时动作应轻柔，切忌粗鲁，以免损伤牙周、黏膜及其他口腔软组织。

（1）检查龋损情况：确定龋洞的位置、深浅、大小与牙本质软化程度，有无探痛以及牙髓是否暴露等。此外，对已充填的龋洞，可检查充填物与牙体组织间的密合程度，有无继发龋、有无悬突等。

（2）探针检查：钝头且带有毫米刻度的探针可探测牙周袋的深度及范围，亦可探查黏膜窦道的方向和深度。

4. 叩诊 用水门汀充填器或口镜柄对牙齿𬌗面或切端做力量适中的垂直叩击，以检查根尖周组织的反应，这对于根尖周疾病的诊断有较大的帮助；有时亦可做水平方向叩击，以检查牙周膜的反应。叩诊时，一般先叩可疑病牙的邻牙，然后再叩病牙以便对照。

5. 触诊 触诊是用手指直接触摸或用镊子夹持棉球扪压，用以检查病损的性质、大小、深度等。触诊时应轻柔，不能给患者增加额外的痛苦。

（1）牙的触诊：检查牙齿是否有尖锐的牙尖或边缘嵴。

（2）牙周病及根尖周病的触诊：用手指触压相当于病牙根尖区的牙龈及黏膜转折处，以检查是否有波动、压痛等；触压牙龈，观察龈缘是否有脓液溢出以了解牙周炎症情况。检查牙齿的动度，须用牙科镊子进行。前牙以镊子夹持牙冠的唇、舌面，后牙以镊尖合拢置于牙齿面，摇动镊子，即可查出牙齿松动情况。临床上牙齿的松动程度按轻重分为：

Ⅰ度松动：牙齿向唇（颊）舌侧方向活动，幅度在1mm以内。

Ⅱ度松动：牙齿向唇（颊）舌侧方向活动，幅度在 $1 \sim 2mm$，且伴有近远中方向活动。

Ⅲ度松动：牙齿向唇（颊）舌侧方向松动，幅度在2mm以上，且伴有近远中及垂直方向活动。

（3）肿胀部位的触诊：可检查肿胀的范围、质地、表面温度，周界是否清楚，是否有压痛等。

（4）黏膜溃疡、斑块的触诊：了解溃疡基底有无硬结、突起等。

（5）淋巴结的触诊：了解淋巴结的大小、数目、硬度、有无粘连、有无压痛等，对于判断有无炎症、肿瘤是否转移有着重要的临床意义。

6. 嗅诊 有些疾病病灶具有特殊的气味，如牙髓坏死、坏死性龈炎有腐败腥臭味。某些全身性疾病，如糖尿病，患者口腔内常有丙酮或烂苹果气味。

7. 咬诊 由于牙周病或牙齿形态、排列、咬合关系的异常，可使个别牙呈早接触或咀嚼运动受阻。咬诊检查从正中𬌗开始，然后为前伸及侧向𬌗运动。注意各方向运动时是否存在障碍，重点注意在运动过程中个别牙或一组牙有无松动，以手指扪压患牙早接触点的位置及大小，此为临床上简便而常用的方法。

（1）咬合纸法：将蓝色咬合纸置于上下牙列之间，嘱患者做正中、前伸、侧向运动取得蓝印。这种通过咬合纸咬出的蓝印，即为咬合早接触的印记。

（2）蜡片法：将红蜡片烘软，置于𬌗面，嘱患者做正中咬合，待蜡片冷却硬化后取下观察，蜡片上最菲薄或穿破点为正中𬌗早接触的部位。

三、特殊检查方法

1. 牙髓活力测试 牙髓活力测试是利用温度和电流刺激检查牙髓的反应，是临床上常用的检查方法。正常的牙髓对温度和电流的刺激有一定的耐受量。一般情况下，牙髓对 $20 \sim 50$℃的温度刺激不产生反应。一旦发生炎症，牙髓则对温度刺激反应敏感；如发生变性或坏死，则反应迟钝或消失。

（1）温度测试：①冷诊法：是用冷水喷注，或冰棒，或用小棉球蘸酒精、氯乙烷置于受检牙的颈部、窝洞底部，以观察患者的疼痛反应。临床上最简易的方法为冷水，即用水枪喷试。冷水喷注时，应由下颌牙开始，缓慢向上颌牙喷注，逐个测试，以免误诊。②热诊法：是用热水或烤热的牙胶（温度为 50 ～ 60℃）置于事先已拭干受检牙的牙面上，以观察患者的疼痛反应。测试时应以相邻牙或对侧同名牙进行对照。

（2）电流测试：是利用微弱电流通过牙体硬组织，传导至牙髓神经，引起兴奋，产生知觉来判断牙髓的活力。一般要与邻近的正常牙或正常同名牙做反应对照。不要在充填物、龋洞或过度磨耗牙面测试。测试时，先将牙面擦干，严格隔离唾液，将牙膏涂于活力计探头上，然后放置在被测牙面，将活力计的电位从"0"开始逐渐加大到牙有刺激感时，让患者举手示意，记下测试器数值，作为诊断的参考。

在全身患有某种慢性疾病或月经期、妊娠期及精神紧张等情况下，牙髓的敏感性可增强。儿童牙髓的敏感程度较高，随着年龄的增长，牙髓敏感程度逐渐降低，检查时应注意这些情况。

2. 局部麻醉检查　对于放射性疼痛又难以区别上下颌牙的情况下，可以使用局部麻醉来区别疼痛发生的部位。如怀疑为下颌牙痛，可用下齿槽神经传导麻醉，如能阻断疼痛，即可确定患牙在下颌；反之，则在上颌。此外，对三叉神经痛患者也可用局部麻醉以明确是哪一支所引起的疼痛。

3. 涎腺分泌功能检查　涎腺分泌功能检查包括唾液分泌的定性、定量检查和对唾液成分的分析，对涎腺疾病及某些代谢性疾病的诊断有一定参考价值。

正常人 24 小时涎液总量为 1000 ～ 1500mL，其中 90% 来源于腮腺和颌下腺，舌下腺仅占 3% ～ 5%，小涎腺分泌则更少。

（1）唾液分泌的定性检查：检查时将维生素 C 或 2% 枸橼酸钠等置于舌背或舌缘，使腺体分泌反射性增加。然后根据其分泌情况，判断腺体的分泌功能和导管的通畅程度。

（2）唾液分泌的定量检查：根据在相同程度刺激的条件下，以一定时间内腮腺或颌下腺的唾液分泌量的检测来协助某些涎腺疾病的诊断。如急性口炎或重金属中毒等症时唾液分泌增加，而慢性涎腺炎、涎石症和淋巴上皮病等则唾液分泌减少，且唾液成分中含有电解质、蛋白质、酶、尿酸、尿素和免疫球蛋白以及药物等。

正常人唾液的成分有一定的正常值，在病理条件下，各成分发生改变，这对某些疾病的诊断有一定价值。

4. 实验室检查

（1）血液检查：口腔急性化脓性炎症和较重的口炎伴有全身反应，或特殊性牙龈肿胀或坏疽，应检查白细胞计数和分类。口腔黏膜及牙龈苍白或瘀斑、牙龈肿大、牙龈出血等，除应检查血常规外，还要做血小板计数和测定出凝血时间等，以排除血液系统疾患。对唾液腺肿胀或萎缩，唾液明显减少，口腔黏膜和眼结膜处干燥者，应视条件做血液免疫学等检查。对怀疑艾滋病、分子病、遗传病、基因序列变异和其他病毒感染性疾病者，可以选用近年发展起来的聚合酶链反应（PCR）技术进行诊断。

（2）细菌涂片及培养：对口腔黏膜出现似凝乳样的白色假膜、糜烂、坏死、溃疡或溃烂可先做涂片，观察菌种和病变性质。必要时可以做细菌培养及药物敏感试验，以选用有效的抗菌药物，提高疗效。

（3）肿瘤脱落细胞学检查：对检查口腔上皮癌有参考价值。

（4）组织病理学检查：即活体组织检查，可用于：①口腔各种肿瘤的诊断。②难以确诊的黏膜疾病。③白斑和慢性溃疡，怀疑可能有癌前病变者。④确定结核、梅毒、麻风等特殊感染。⑤手术切除后的增生物或组织。

第二节　口腔医学影像学检查

一、常用 X 线检查

1. 根尖片（牙片） 可见到牙釉质、牙本质、牙髓腔、牙周膜宽度及牙槽骨等结构，常用于牙体病、牙髓病、根尖周病、牙外伤和牙周病的检查及其治疗前后的对比观察。

2. 曲面断层摄影 曲面断层摄影一次成像即可获得上、下颌骨及牙列的全景影像，对于牙体和颌骨囊肿、肿瘤、外伤、炎症及发育异常等方面的 X 线诊断有价值。本方法的优点是：一张照片可以观察到全部牙列、颌骨、副鼻窦、鼻腔、眼眶、颞颌关节等；节省时间，全部拍摄过程可在 5 分钟内完成；减少放射剂量，约为全口牙片（14 张）的 1/6；操作容易掌握。

3. X 线头影测量片 X 线头影测量片是在头颅定位仪的严格定位下拍摄的头颅正位或侧位片，可清楚地显示颅骨、上下颌骨的正、侧面影像。在正畸及正颌外科中，通过分析 X 线头影测量片，有助于对牙、颌面畸形患者做出正确的诊断和矫治设计。

4. CBCT 检查 CBCT 即 Cone beam（锥形束）CT。与传统 CT 相比，CBCT 具有射线量极低、应用范围更广泛、操作简单、在轴向位图像更清晰等优点，可广泛应用于口腔颌面外科、正畸科、正颌外科、种植科、牙体科、颞下颌关节科及耳鼻喉科等。

二、造影检查

造影检查是在缺乏自然对比的组织和器官内，注入高密度或低密度的造影剂，以造成人工对比而协助诊断的方法。

1. 涎腺造影检查 适用于检查涎腺的慢性炎症、涎瘘，以及导管阴性结石和涎腺肿瘤等。检查时常用的造影剂为 60% 泛影葡胺或 40% 碘化油。造影后常拍摄腮腺造影侧位、后前位与颌下腺造影侧位等照片。

2. 颞下颌关节造影检查 适用于检查平片发现关节骨质破坏或关节间隙有明显异常者，对临床检查发现关节有明显运动受限、连续摩擦音、绞锁而需进一步明确病变类型者。另外，对于殆垫治疗以及关节复位术后的疗效评估，也可做造影检查。常用的造影剂为 30% 泛影葡胺。造影后常拍摄薛氏位片与关节侧位体层片。

3. 窦腔和瘘管造影检查 适用于上颌窦早期占位性病变、颌面颈部的某些慢性瘘管的检查。常用造影剂为 40% 碘化油，拍摄体位因病变部位而异。

4. 颌面部血管瘤瘤腔造影检查 适用于海绵状血管瘤。常用造影剂为 60% 泛影葡胺。于瘤腔内快速推注造影剂后留针投照患部正、侧位片。

三、其他检查

1. CT 检查 CT 即计算机体层成像。它具有分辨率高、定位准确、图像清晰、避免重叠等优点，为上颌窦、颅底、涎腺以及口腔颌面部深在间隙病变的检查提供了极大的方便。口腔颌面部 CT 检查常使用横断扫描和冠状扫描两种，主要用于颞下窝、翼腭窝、鼻窦、唾液腺、颌骨及颞下颌关节疾病的检查。CT 图像清晰，定位准确、迅速、患者无痛苦，是 X 线检查技术的一个重要的、划时代的进步。

2. MRI 检查　MRI 即磁共振成像。它是一种完全不同于 X 线与 CT 的全新方法。口腔颌面部 MRI 检查可依需要进行头部横断面、冠状面和矢状面的检查。横断面和冠状面所显示的解剖结构与 CT 相同，但图像特点不同。如磁共振成像图上，脂肪组织因含有大量可移动的氢离子而信号较强，显示为白色的高信号，皮质骨则显示为黑色的无信号影像。

3. B 超检查　B 型超声波在口腔颌面部常用于涎腺内占位性病变的检查，以区分囊性、实性肿物，估计肿瘤性质和了解深部脓肿的情况等。

第三节　口腔常见症状辨证

口腔疾病的辨证与其他临床各科一样，以四诊合参，八纲与脏腑辨证相结合。口腔颌面部的症状不是孤立存在的，而是整体改变的一部分，常与脏腑、经络、气血密切相关，很多情况下是全身疾病在局部的反映。因此，对于口腔颌面部的症状必须纵观整体，全面分析。

一、辨疼痛

构成口腔器官的软硬组织都可出现疼痛，包括唇、颊、舌、腭、牙龈、口底、上下颌骨、牙齿及颞下颌关节等的各种痛证。疼痛除由局部因素引起外，还可为机体某系统性疾病的早期或主要表现。中医学认为，疼痛是由寒、热、虚、实、瘀、风、气、痰等多种因素所致。致病机制主要是经络阻滞，气机闭塞，运行不畅，"不通则痛"，此乃因实致痛；或因气血不足，或阴精亏损，使脏腑器官经络失养，"不荣则痛"，此属因虚致痛。进行辨证的时候须详细了解病史，疼痛的原因、部位、发作时间，疼痛的程度、性质与喜恶等，并结合其他临床表现做出诊断。疼痛的加重和减轻又可作为病势进退和治疗效果的标志。

1. 辨疼痛时间

（1）疼痛初起，多为外邪侵袭，伴红肿者为风热，肿轻不红者为风寒。

（2）病久，朝轻暮重多属阴虚、血虚，朝重暮轻多属阳虚、气虚。

（3）疼痛夜间剧烈多是急性牙髓病变症状。

（4）疼痛较重且持续不断为邪毒壅滞脉络、气血凝滞之实证，常见于口腔颌面部疖痈未溃之前。

（5）疼痛时轻时重或时痛时止为正虚邪滞，多见于阳虚或气虚者。

（6）张口疼痛，可因智齿冠周炎或颞下颌关节疾病所致，伴红肿者为实热壅盛，不伴红肿者多为气血虚弱，寒邪留滞经脉，经络阻滞之证。

（7）牙齿咬合痛、叩击痛或触压痛，痛重者多为实热，痛轻者多为虚寒，常见于急、慢性根尖周炎。

2. 辨疼痛性质

（1）胀痛：痛处拒按，多属气滞、实邪壅阻之证。

（2）重痛：有沉重之感，活动不利，多属湿邪困阻气机、气血被遏所致。

（3）刺痛：痛如针刺，痛有定处，多属瘀血阻滞或痰瘀阻络。

（4）灼痛：皮色红赤，遇热加重，得凉则减，多为热邪壅结，属火热实证或阴虚阳亢。

（5）冷痛：皮色不变，遇冷加重，得温则减，多为寒邪阻络，或阳气不足，气血失于温煦，属虚寒证。

（6）掣痛：指抽掣牵涉而痛，由一处而连及他处，多为筋脉失养或阻滞不通所致，可见于三叉神经痛、颌面部良恶性肿瘤压迫神经等。由于肝主筋，所以掣痛多与肝有关。

（7）跳痛：多属阳证化脓阶段，如颌面部疖、痈等。

（8）钝痛：多在深部，如牙根、颌骨疾病。

（9）隐痛：疼痛轻微或绵绵作痛，或表现为遇劳加重，或痛处喜按，按则痛减，多为脏腑虚损、气血不足之证。

（10）裂痛：多见于唇及舌部干枯燥裂时，是因气候干燥，阴精耗损或精血亏虚，唇舌失养所致。

3. 辨疼痛程度

（1）疼痛剧烈：多属实热证，如心脾积热，火热上蒸；疼痛轻微多属虚火上炎。

（2）痛势缓和：持续较久，一般见于阴证初期，如骨槽风初期。

（3）痛剧而肿轻：为火热上攻，火重于湿。

（4）痛轻而肿甚：为实热熏蒸，湿重于热。

（5）疼痛骤然发作：多为热毒壅盛，火热结聚，常见于急性痛证。

4. 辨疼痛原因

（1）热：皮色焮红，灼热疼痛，遇冷则减。

（2）寒：皮色不红、不热，酸痛，得热则缓解。

（3）风：痛无定处，忽彼忽此，游走不定。

（4）气：攻痛无常，时感抽掣走窜。

（5）化脓：病势较急，痛无止时，如有鸡啄，按之中软应指。

（6）瘀血：初起隐痛，微胀，微热，色暗，继而青紫而胀痛。

二、辨红肿

口腔病症出现红肿实质上是局部血管扩张充血和组织水肿，可由多种因素引起，并常伴有疼痛。中医学认为此乃经络阻滞、气血凝聚而成。

1. 辨红肿外形

（1）患处红肿高突，呈局限性，多为实证、热证。肿势平坦，散漫不聚，边界不清，焮红不著，多为虚证、阴证。前者气血未衰，预后良好；后者气血不充，故痊愈较难。

（2）凡红肿在黏膜、浅表皮肉之间者，发病较快，并有易脓、易溃、易敛之特点，属阳证。凡红肿在颌面筋骨、肌肉之间者，发病较缓，有难脓、难溃、难愈之差异者，为阴证。

（3）漫肿宜浮，肿势迅速，不红不热或微红微热，痛轻痒重或麻木多为风邪所致。

2. 辨红肿色泽

（1）肿而鲜红，属实热之证。颊肿兼有齿痛为上焦风热，风火郁闭；若上牙龈红肿为胃经火热；下牙龈红肿为大肠蕴热；舌红而肿大多为心火上炎或肝脾有热，血热上逆，瘀滞脉络所致；齿龈微红，牙齿浮动，咬物时痛，或午后痛剧，属虚火之证；只肿而不红，属风寒或寒湿之证；红肿均甚，属湿热证。

红肿色泽常因发病部位不同而有差别。部位表浅者，赤色为多；病变在颌面部筋骨之间者，初期时皮色多无改变。

（2）肿胀明显，呈红色或紫色，破后流血，多为热盛或瘀血所致，如飞扬喉。

（3）肿而光亮，不红，有时如水疱，破则流水或流黏液，多为痰湿，见于黏液腺囊肿和舌下腺囊肿（痰包）。

（4）口腔黏膜肿胀日久，色白质硬，为痰浊凝结；色暗红，质硬，多属阴毒积聚；肿胀不清，色转深红，为热毒壅盛，将化腐成脓。

三、辨出血

对于出血的患者要仔细询问病史，是否有肝病、血友病、血小板减少性紫癜、再生障碍性贫血等凝血机制障碍性疾病，必要时做血液学检查，进行有针对性的处理。在口腔内见到出血还要认真分辨出血部位是在口腔，还是鼻腔出血倒吸入口腔，或是来自肺、气管、上消化道的出血等。中医辨证多从以下几个方面着手：

1. 出血量多，色鲜，属实热证，常为脾胃火热上蒸；出血量少，色淡，属虚寒证，常为气血不足或脾虚不能摄血。

2. 口腔内出血多发生在齿龈和舌部，根据其发生的部位可推断其脏腑归属。舌衄常为心、脾、肝经之火郁血热妄行，溢于脉外所致。口腔黏膜下出血，多因脾胃积热，火热上攻，热伤血络，或因进食粗糙坚硬食物，不慎擦伤所致。

3. 齿龈出血，其色鲜红，势如泉涌，伴口臭、龈肿、便秘，多为足阳明胃经实热；牙龈腐烂出血，其色暗淡，渗流不已，属胃经虚火；齿衄点涌而出，血色暗淡，牙微痛而浮动，为足少阴肾经虚火。

四、辨溃烂

1. 溃烂呈黄浊，周围黏膜色属红，多为心脾蕴热，火热上蒸；溃烂灰白或污浊，周围黏膜色淡，多为肾阴虚或心阴虚，属虚火上炎之证；腐烂底黄白，周围红肿，伴腹满、口秽、便秘、舌苔黄腻、脉沉实有力者，为胃腑积热上蒸所致。

2. 溃烂数目较多或溃点大者，属实热证；溃烂数目较少或溃点小者，属虚寒证；溃点多而分散者，黏膜色红，多为风热邪毒侵袭之证；如伴肿胀，为膀胱及小肠火热。

3. 溃烂成大片，表面覆有白色腐物，如糜粥样，伴口唇糜烂流水等，多由膀胱湿热，或脾不化湿，湿热上蒸所致。

4. 溃烂反复发作，疡面色红或污浊，深浅不一，伴牙龈萎缩，牙根宣露，多属阴虚火旺。

5. 溃烂久不愈合，色淡白，遇劳则甚，多属气血不足或脾肾阳虚。

6. 唇舌破裂，色嫩红，或呈浅形裂缝，多为脾虚血少风燥之证。

7. 唇肿破裂糜烂，流水，亦属脾不化湿，湿热停聚之证。如有瘙痒是兼风，属风热湿邪所致。

8. 牙龈萎缩溃烂，牙根宣露，龈肉色淡红，为阴虚火旺之证；若龈肉淡白溃烂，为气血亏损；若牙龈溃烂色鲜红，时有渗血，为火热邪毒侵犯所致。

五、辨溢脓

1. 脓多稠黄，有臭味，属实热证，多为脾胃火热蒸灼所致；脓稀，色淡，或乳白，臭味不明显，量少，淋沥不尽，属正虚不能胜邪，多属脾肾虚损、气血不足所致。

2. 脓液清稀如污水，腥秽恶臭，或夹有败絮样物，为气血衰竭，且有穿膜着骨之象，多为逆证，见于走马牙疳。

3. 脓色绿黑，质稀，色不鲜，多为蓄毒已久，有损伤筋骨之象，见于骨槽风。

4. 脓液易排出，疮面愈合快，是正气未衰之象；脓液难以清除，疮面愈合慢，为体弱正虚、气血亏损的表现。

六、辨斑纹

斑是黏膜上局限性的颜色异常损害,其大小不等,一般不高出黏膜表面,不变厚,亦无硬结改变。斑的颜色常较周围正常黏膜为深,可呈红色、红棕色或棕黑色等。斑的外形有圆形、椭圆形和略呈线形等。

斑纹一般是黏膜过度角化或不全角化形成的,患者常自觉局部粗糙。斑纹的颜色可为白色或红色,形状可呈斑片状或块状,也可呈线形、网状、树枝状、环状或半环状。

1. 皮肤或黏膜上呈褐色、暗褐色的线状或斑块状改变,可见于黏膜内血瘀日久不退,血络阻滞之证。另外,其还可见于某些金属颗粒沉积,如银、铋、铅、汞等。吸烟过多者牙龈上可见褐色线条。

2. 红斑压之褪色的多属血分有热,压之不褪色的多为气滞或血瘀;红而带紫为热毒炽盛。

3. 斑纹颜色鲜红,伴轻微疼痛,为热毒炽盛;斑纹色白,略高出黏膜表面,为痰浊困结口腔;斑纹暗灰色,扪及条索,质地坚韧,为瘀血阻络所致。

4. 小儿口腔、舌上满布雪片,称为"鹅口疮",是因先天胎热内蕴或口腔不洁,感受湿热秽浊之气上蒸于口所致;若见于成人,则多属重病晚期。

七、辨皲裂

皲裂为黏膜或皮肤表面的线状裂口,由某些疾病或炎性浸润使组织失去弹性变脆而成。该病损的深浅不等,浅者仅限于黏膜上皮层,痊愈容易,不留瘢痕;若深达黏膜下层,能引起黏膜出血、灼热,愈合后留有瘢痕。

皲裂可见于唇风、沟裂舌、燕口疮等,多由血虚、气虚、血瘀、血热等因素引起,需结合全身症状辨别证型。

八、辨角化

角化指口腔黏膜、皮肤在病理情况下,出现过度角化或角化不良。

过度角化又称"角化亢进",指黏膜或皮肤的角化层过度增厚,临床表现为黏膜局部呈乳白色或灰白色,增厚,粗糙,变硬。过度角化分为过度正角化和过度不全角化两种。前者细胞核消失,形成均质性嗜酸性染色角化物,伴有粒层增厚,且透明角质颗粒异常明显;后者胞核未分解消失,粒层增厚不明显。

角化不良又称"错角化",为上皮的异常角化,是指在上皮棘层或基底层内个别或一群细胞发生角化。角化不良有两种情况:一种为良性角化不良;另一种为恶性角化不良,见于原位癌及鳞状细胞癌。

1. 角化黏膜周围充血,红肿明显,多为热毒炽盛或阴虚内热,如慢性红斑狼疮的口腔黏膜病损。

2. 角化呈乳白或灰白色,表面粗糙,周围红肿不明显,多为气血两虚,见于口腔扁平苔藓。

九、辨纤维化

口腔黏膜下纤维化是指以患者口干,进食刺激性食物时口内疼痛,口腔黏膜苍白僵硬,严重者张口受限、进食困难为特征的一种慢性、隐匿性、具有癌变倾向的口腔黏膜疾病。其主要病理变化包括上皮组织萎缩,黏膜固有层、黏膜下层胶原纤维堆积、变性和血管闭塞、减少。

纤维化的发病机制目前尚不明确，许多研究认为与代谢障碍、遗传、免疫等因素有关。中医学认为其主要由气滞血瘀或痰湿阻络引起，故临床上大多采用活血化瘀或化痰通络法治疗。

十、辨口臭

口臭可由局部或全身各种因素引起。引起口臭的口腔疾病主要有龋齿、口疮、口糜、牙周炎等。

1.如闻腥臭味，口腔内多有化脓性病灶。

2.气味腐臭难闻，多属气血虚弱，毒邪凝聚伤络败肉之见证，常见于口腔肿瘤溃后或走马牙疳。

3.出气秽恶热臭，流涎臭，病程短者，多属实热火毒或肺胃积热上蒸。

4.顽固性口臭为久病中焦瘀滞。

5.口气酸臭为中焦有宿食，食停不化而致。

6.嗜烟者常有烟臭；饮酒者常有酒气之口臭；进食葱、韭菜、蒜等均可出现辛臭味。

7.糖尿病酮症酸中毒患者口中可发出烂苹果味，尿毒症患者口中呼出气体有尿臭味。此外，咯吐脓血可使口腔有腥臭味。

十一、辨口干

口干既是全身疾病的症状，又是口腔某些疾病的表现。它是患者的一种自觉症状，有时患者诉口干，但客观检查却并无口干的征象。辨证之前需详细问诊，辨其欲饮与否，饮多与少，喜热喜凉，结合全身表现，参合脉证舌象而分析。引起口干的原因很多，有寒、热、虚、实之分，但是多与阴虚、血虚、津亏、火、燥等因素有关。口干与阴液缺少密不可分，其原因可为失血、失液、大汗、久病耗伤津血，以致阴津不足，或火热燥邪伤阴，间接损伤阴液。此外亦可由于气虚脾虚运化失司，阴液不能敷布全身而致。所以热邪伤阴、津液耗损或气化不行、津液不升都可造成口干。因此，口干与心、肾、脾、胃、肝及肺等均有联系。内因如摄入或生成不足，饮食失调，劳倦内伤脏腑，导致脾胃虚弱，阴寒凝滞，水湿停阻，脾虚不运，使津液生化不足；或津液耗损过甚，呕吐泄泻、自汗尿频、慢性失血等，使津液内消外泄，脾虚内热，阴不敛阳。外因如外感火热燥邪，直接灼伤津液或导致津液外泄，甚至误汗、误下，或多用辛燥火热之品等。因此，口干的治疗，当随其证因而治之，而不仅仅是滋阴增液而已。

十二、辨口渴

引起口渴的病症很多，临证应辨其欲饮与否，饮多与少，喜热喜凉，并参合脉证舌象分析。口渴多与失液伤津，或阴津不足有关。如大泻之后、大汗之后、大劳之后、大病之后、新产失血之后、痈疽溃破，或过食咸食皆可导致口渴，说明津、血大量丢失亏损，机体失濡而渴。

十三、辨舌苔

1.厚苔　主胃肠宿食或痰浊停滞。

2.燥苔　舌苔表面干燥，扪之无津属于燥苔，主热盛伤津，阴液亏损。

3.腻腐苔　主湿浊、痰饮、食积，苔质颗粒粗大疏松，如豆腐渣堆积于舌面，舌边与舌中皆厚，揩之可去腐苔，主食积胃肠，或痰浊内蕴。临床上还可以见到一种"霉腐苔"，即舌上生糜点如饭粒，或满舌白糜，形如凝乳，甚则蔓延整个口腔，揩之可去，旋即复生。鹅口疮（雪口）

即属于此类，为湿热秽浊之邪所致，有时为胃体腐败之危象。

4. 剥脱苔　舌苔大片剥脱，边缘凸起，界限清楚，剥脱部位不固定，时有转移者，称为"地图舌"。其主脾胃不和，也有先天性者。若舌苔剥脱殆尽，舌面光滑如镜者，称为"镜面舌"。其主胃阴虚，重者则提示体内津液亏损，病情深重。

5. 白苔　白腻苔多因湿浊、痰饮或食积所致。苔厚白而干者，常为痰浊上泛，热伤津液。若见白腐苔，主痰浊内停，湿浊蕴积。

6. 黄苔　主里证、热证。如白苔中兼黄苔，是外感表证化热入里的表现。淡黄为热轻，深黄为热重，焦黄为热结，苔色越黄，邪热愈重。

7. 灰黑苔　灰而稍白，为阳虚阴湿或痰饮阴邪积于中焦。如为灰黄，系湿浊痰饮化热及气血运行不畅之证。黑苔多属里证，为湿浊之邪入里化火，内热炽盛。

十四、辨脉象

疾病是一个多因素的复杂过程，正邪斗争不断发生变化，因此，脉象亦可随之改变。口腔疾病常见脉象主病辨析如下：

1. 浮数脉　主外感风热邪毒。口疮、唇风、白塞综合征、扁平苔藓、急性疱疹性口炎、感染性口炎等可见此脉象。

2. 沉迟脉　主里寒证。黑毛舌症可见此脉象。

3. 沉弦脉　主肝郁气滞或水湿内停。盘状红斑狼疮、面痛（三叉神经痛）、扁平苔藓等症可见此脉象。

4. 沉细数脉　主阴虚内热或血虚。天疱疮、口疮、多形性红斑、日光性唇炎等可见此脉象。

5. 细数脉　主久病阴虚，虚热内生，虚火上炎。干燥综合征、口疮、扁平苔藓等可出现此脉象。

6. 弦数脉　主肝郁化火或肝胆湿热，肝阳上亢。白塞综合征、干燥综合征等可有此脉象。

7. 滑数脉　主痰热、湿热或食积内热。口腔黏膜白斑、单纯疱疹、带状疱疹、唇风、口疮、口炎、念珠菌感染、天疱疮等症可出现此脉象。

8. 洪数脉　主气分热盛，多见于邪实之证。血管神经水肿、过敏性唇炎、口疮、口糜等可见此脉象。

下篇

各论

扫一扫，查阅本章数字资源，含PPT、音视频、图片等

第一节 龋 病

龋病（dental caries or tooth decay）是人类历史上最古老的疾病之一，其历史可追溯到百万年前。我国公元前14世纪的殷墟甲骨文中就出现了有关龋病的记载，在山顶洞人的颌骨上也发现有龋患牙和由龋病发展而引起的颌骨破坏。龋病也是人类的常见病和多发病，其发病广泛，无论任何年龄、性别和地区都可有人罹患龋病。据我国2017年第四次全国口腔健康流行病学调查报告：5岁儿童乳牙患龋率为71.9%，龋均4.24，而未治疗率为96.0%；12岁学生恒牙的患龋率为38.5%，龋均0.86；35～44岁中年人的患龋率为89.0%，龋均4.54；65～74岁老年人的患龋率为98.0%，龋均13.33。

龋病是在以细菌为主的多种因素作用下，发生于牙体硬组织的慢性进行性破坏的一种疾病，如果不能得到及时有效的治疗，还会引起牙髓病、根尖周病和颌骨骨髓炎，不仅破坏牙体外形和咀嚼器官的完整性，影响机体营养状况，而且可能继发感染可以形成病灶（focal infection），导致如关节炎、心内膜炎、慢性肾炎和多种眼病等全身其他疾病，严重影响人们的身心健康。因此在20世纪末叶，世界卫生组织（WHO）将龋病排列在肿瘤和心血管疾病之后，视为第三类重点防治的常见病和多发病。龋洞一旦形成，则缺乏自身修复能力，需要在清理龋坏组织和制备洞形的基础上，用各种材料对牙体组织进行修复，恢复牙体组织的形态和功能。

本病属于中医学"齿龋"范畴，俗称"蛀牙"或"虫牙"。

【病因病理】

1. 中医病因病机　中医将其病因病机归纳为以下两个方面。

（1）胃肠积热：牙为手、足阳明经循行。口腔不洁，牙体污秽，食物残渣塞于齿缝，平素饮食不节，嗜食甘甜膏粱厚味，胃火炽盛，火热循经上熏，熏蒸于齿，日久蚀齿。

（2）肾虚骨弱：肾为先天之本，主骨。齿为骨之余。阳明脉虚，肾精亏损，骨髓不足，不能濡养牙体，致齿不固而蛀。

2. 西医病因病理　20世纪60年代Keyes提出了龋病的三联因素学说（three primary factors theory），即龋病是由于细菌、宿主和食物三个主要因素相互作用产生的牙体硬组织病变。西医龋病病因理论认为，牙面存在的细菌和食物残渣还需要经过一定的作用时间，才有可能导致龋损的发生，即龋病病因的四联因素。

（1）细菌：巢氏《诸病源候论》记载"虫食齿至龈，脓烂汁臭，如蚀之状，故谓之齿龋"，并且分论"牙齿虫候""牙虫候""齿虫候"，明确该病的主要病因是虫蚀，即现代的细菌。大量研究结果表明，细菌的存在是龋病发生的先决条件。口腔中的唾液蛋白或糖蛋白吸附于牙面形成的生物膜（biofilm），称为"获得性膜（acquired pellcle）"，其表面很快就有变异链球菌、嗜酸乳杆菌和黏性放线菌等黏附，形成牙菌斑。位于龈缘根方的牙菌斑为龈下菌斑（subgingival plaque），位于龈缘冠方的牙菌斑为龈上菌斑（supragingival plaque），目前对龈上菌斑的结构和形成过程的研究较为广泛深入。牙菌斑是复杂的细菌生物膜群体，它能够容纳多种菌丛生存，其成层的结构和穿通其间的水道和气道，使它能容纳对氧不同敏感性的需氧菌、兼性厌氧菌和专性厌氧菌，这些细菌嵌在由多糖、蛋白质和矿物质组成的基质中，构成了复杂的生态系。龈上菌斑中的变异链球菌是龋病的主要致病菌，糖代谢是菌斑致龋的生物化学基础，其通过糖分解及合成代谢产生乳酸和有机酸，使局部 pH 值下降至 5.5 以下，并能维持相当长时间，致使牙表面釉质脱矿、崩解形成龋洞。

（2）食物：食物作为致龋微生物的作用底物可影响龋病的进展。①蔗糖和其他糖类：西医龋病病因学研究认为，食物中的糖类是龋病发生的重要因素之一，龋病的发病率随蔗糖消耗量增加而上升。在各种碳水化合物中，蔗糖的致龋能力最强，其余依次为葡萄糖、麦芽糖、乳糖、果糖、山梨糖、木糖醇。细菌利用糖作为能源和碳源时，主要通过糖的分解代谢及合成代谢两条途径致龋。②蛋白质：牙的生长发育期，如果蛋白质缺乏，可以影响牙胚的发育、牙的形态和萌出模式，增加牙对龋病的易感性。③矿物质：氟的抗龋作用已得到证实，一定量的氟可以促进牙体组织的再矿化，增加羟基磷灰石的抗酸力，抑制细菌的黏附作用；镁可促使釉质发育完善；锌可以阻止致龋菌的附着；镉、钼可以增强牙体组织的耐酸能力。此外，钡、锶等微量元素也具有抗龋性，而硒则有促进龋病发生的作用。④脂肪：动物实验证实，饲料中加入脂肪可减少龋病的发生率。通过分析龋易感者及无龋者的唾液发现，龋易感者唾液中的磷脂、糖脂及中性脂均高于无龋者，游离脂肪酸明显低于无龋组。中链脂肪酸盐可抑制釉质在酸性条件下脱矿，具有一定的防龋作用。但其作为抗龋食物，则必须考虑其对人体代谢的其他复杂影响。

（3）宿主：影响龋病发生的宿主因素主要是牙、唾液和机体其他因素。①牙：牙对龋病的敏感性与窝沟的深度及扭曲形态呈正相关，不同的牙位和牙面对龋病的敏感性各不相同，某些牙面易患龋，而另一些牙面则很少波及。这些差别的形成，部分是由于形态学及解剖学原因所致；牙弓形态不规则，特别是牙列拥挤，牙重叠排列时，增加了牙面的滞留区，有利于细菌的生长繁殖，龋易感性增加。另外，发育矿化良好的牙不易患龋。②唾液：唾液是牙的外环境，可影响牙的发育。同时唾液又是口腔细菌的天然培养基。如果唾液的质和量、缓冲能力、抗菌能力及免疫能力受到影响，可致细菌在牙面黏附、定植和牙菌斑形成，导致龋病的发生。③免疫：口腔免疫有特异性免疫和非特异性免疫两大类。非特异性免疫是指机体与生俱来的防御功能，其作用无选择性，受遗传控制，个体差异大，但相对稳定，包括唾液中的抗菌蛋白和黏膜屏障。特异性免疫反应是指个体与抗原物质接触后产生的针对相应抗原的抗体。变异链球菌的胞壁上含有葡糖基转移酶、表面抗原Ⅰ/Ⅱ、葡聚糖结合蛋白等均具有较强的免疫原性，针对上述成分的防龋疫苗有望成为未来防龋的重要途径之一。

（4）时间：龋病发病的每一过程都需要一定的时间才能完成。从牙面上清除所有附着物到获得性膜的产生，从获得性膜附着到菌斑的形成，从细菌代谢糖类产酸到釉质脱矿等过程均需要一定的时间。同时，时间因素还包括牙萌出之后的时间、糖类滞留于牙面上的时间等。龋病的发生发展除了四联因素外，有关遗传因素对宿主患龋的易感性的影响成为研究的热点。

龋病的病理发展过程是牙面脱矿和再矿化交替变化的过程。在高分辨电子显微镜下，脱矿表现为晶体的溶解，再矿化表现为形成新的晶体和原有晶体的增大。在光镜下，典型的牙本质龋由表及里可分为坏死区、细菌感染区、牙本质脱矿区、硬化区及修复性牙本质层。

【临床表现与分类】

龋病的临床表现变化多样，各种类型的龋损临床上均有共同的基本特征，即色、形、质的改变。色：由于龋损区牙体组织中的有机物支架破坏，组织崩解坏死和吸附了色素，使牙面的颜色由半透明的乳白色变为白垩色、淡黄色、黄褐色、黑褐色或墨浸状等颜色。形：在细菌及其代谢产物的侵蚀下，牙面脱矿，组织缺损，形成龋洞，外形不再完整，使牙冠失去了正常的解剖形态，甚至成为残冠或残根。质：菌斑中的酸可以沿牙体组织中结构薄弱、孔隙较多的部位扩散，在牙体组织内部的微环境形成矿物质不饱和的状态，使无机矿物盐溶解，有机物崩解，牙体硬组织分别表现为探诊粗糙、卡探针、质软等改变。龋病有多种分类方法，根据进展速度、与治疗的关系、损害部位和龋洞深度，常见的有以下几种：

1. 按龋病进展速度分类

（1）急性龋（acute caries）：又称"湿性龋"，病变组织颜色较浅，呈浅棕色，质地较软而且湿润，很容易用挖匙剔除，数月内即可形成龋洞。由于病变进展较快，牙髓组织来不及形成修复性牙本质，或者形成较少，导致牙髓组织容易受到感染，从而发生牙髓病。其临床多见于儿童或青年人发生的龋患。

（2）猛性龋（rampant caries）：又称"猖獗龋"，是一种特殊类型的急性龋，其病程进展迅速，多数牙可在短期内同时形成大小不一、形态不规则的龋损，后牙邻面、咬合面和颊面的龋损沿窝沟发展，色黑，质软，潮湿松软，易于挖除。其常见于颌面部及颈部接受放射治疗的患者，亦称"放射性龋"。其也可见舍格伦综合征患者及一些有严重全身性疾病的患者，由于唾液分泌量减少，牙面自洁作用差，容易形成牙面菌斑而导致猛性龋。此外，猛性龋还多见于乳牙龋，常常发生在下颌前牙的唇面和近切端部位等不易患龋的牙位和牙面上，早期波及牙髓。

（3）慢性龋（chronic caries）：又称"干性龋"，病程进展缓慢，病变组织呈棕褐色或黑褐色，病变牙本质干硬，探针不易插入，用牙钻去龋时，呈粉末状，是临床最常见的类型。

（4）静止龋（arrested caries）：龋病发展到某一阶段时，由于病变部位的环境发生变化，如相邻牙被拔除，使隐蔽部位开放，原有致病因素被消除，龋病不再继续发展，但龋损仍维持原状，龋坏组织呈黄色或褐色，质硬，探针常不易探入。

2. 按龋损与修复治疗关系分类

（1）原发龋（primary caries）：所有未经过治疗的龋病均称为"原发龋"。

（2）继发龋（secondary caries）：龋病经充填治疗后，在充填体的周围或下方发生的龋损称为"继发龋"。由于充填物边缘或窝洞周围牙体组织破裂，形成菌斑滞留区，或充填材料与牙体组织不密合留有小的缝隙，或因治疗时未将病变组织去除干净，这些都可能成为致病条件，而继续发生龋病。

（3）余留龋（residual caries）：是手术者在治疗深龋时，为了防止髓室穿通而暴露牙髓，有意于洞底保留下来的少量软化牙本质，经过药物特殊处理，龋坏不再进展，这与继发龋有所不同。

（4）再发龋：即经过治疗的牙的其他部位又出现的龋损。

3. 按损害的解剖部位（形态学）分类

（1）窝沟龋（pit and fissure caries）：是发生在咬合面及颊（腭）沟、裂、点隙的龋损。其特点是沿着釉柱方向发展呈锥形破坏，锥形的底部朝向牙本质，尖朝向釉质表面，为口小底大。咬合面釉质窄而深的窝沟处形态学上可以分为：V 型，占 34%；U 型，占 14%；I 型，占 19%；IK 型，占 26%；其他类型，占 7%。其龋损损害较为严重，特征不一。

（2）平滑面龋（smooth surface caries）：是指发生在窝沟以外牙面的龋损，可分为两个亚类，即邻面龋和颈部龋。其最常见于邻面接触点处，其次见于唇（颊）侧牙颈部。舌（腭）侧牙面因有舌体的不断运动摩擦而发病较少。

（3）根面龋（root caries）：是指在牙根部牙骨质发生的龋损。这种类型的龋损主要发生于牙龈退缩、牙根面外露的老年人牙列。现代人群中的根面龋最常发生于牙根的颊面和舌面，而古代人群中，根面龋主要出现在牙根的邻面。

（4）线形釉质龋（linear enamel caries）：线形釉质龋是一种非典型性龋病损害，主要发生于上颌乳前牙唇面的新生线处（neonatal line），或更确切地说是新生带（neonatal zone）。新生带代表出生前和出生后釉质的界限，是乳牙具有的组织学特征。上颌乳前牙釉质表面的新生带部位产生的龋病损害呈新月形，其后续牙对龋病的易感性也较强。其常见于低龄儿童龋（early childhood caries，ECC），多发生于 2 ~ 4 岁，龋患首先涉及上颌乳切牙的唇面，逐渐波及上下第一乳磨牙、下颌乳尖牙，但下颌乳切牙不受影响，这是与猛性龋的鉴别点。其特殊类型——喂养龋（nursing caries），又叫奶瓶龋（baby bottle tooth decay，BBTD），主要是由于不良喂养习惯所致，近年来发生率较高，需引起广泛重视。

（5）隐匿性龋：釉质脱矿常从其表面下层开始，有时可能在看似完整的釉质下方形成龋洞，因其具有隐匿性，临床检查常易漏诊。隐匿性龋好发于磨牙沟裂下方和邻面，仔细检查可发现病变区色泽较暗，有时用探针尖可以探入洞中，X 线片可以确诊。

4. 按病变程度分类　以龋病进展的程度，其可分为浅龋、中龋和深龋。此类方法在临床上广泛使用。

（1）浅龋（enamel caries）：浅龋发生于牙冠部者为釉质龋，龋损仅破坏釉质层；发生于牙颈部者为牙骨质龋（或牙本质浅层龋）。位于牙冠的浅龋又可分为窝沟龋和平滑面龋。患者一般无主观症状，对于外界物理、化学和机械性刺激均无明显反应。在临床检查时，可见龋损部位牙冠颜色变为灰褐色、白垩色或墨浸状。患牙牙冠表面探查时仅有局部粗糙感，或探针稍加力有局部可卡住探针尖的卡针感，或用探针尖端能钩住小而浅的龋洞。

（2）中龋（dentinal caries）：当龋坏达到牙本质层时为中龋。由于牙本质中所含无机物较釉质少，有机物较多，在组织结构上又有很多小管，因此有利于细菌入侵，龋损进展较快，容易形成一定深度的龋洞。此时患者对酸、甜、冷、热刺激会产生酸痛不适的感觉。由于牙本质暴露在口腔内直接接受外界刺激，因此患者可出现激发痛。当刺激去除后不适感立即消失，无自发痛。检查牙冠时可见明显的龋洞形成，龋洞内有软化牙本质、食物残渣和大量细菌产物等腐质，去净腐质后洞底位于牙本质中层。

（3）深龋（deep caries）：龋病发展到牙本质深层时就成为深龋。患者对于酸、甜、冷、热刺激的反应更加强烈，但刺激物去除后，疼痛立即消失，无自发痛；当龋洞内有食物嵌塞时，患者会出现疼痛感。此时患牙有深达牙本质深层的棕黑色深洞，洞内有大量软化牙本质和食物残渣，易于探查。探查洞底时患者极为敏感，但无露髓孔。

【实验室及其他检查】

1. 牙髓温度测试和活力测试

（1）冷测法：使用自制小冰棍、冷水、酒精或氯乙烷等致冷物，放置在牙颈部，观察牙髓的反应。

（2）热测法：使用热牙胶、热水等，放置于牙面上，观察牙是否疼痛。

（3）牙髓活力测试：使用电活力仪检测牙髓活力值的变化，并与同名牙或邻牙牙髓活力值进行比较。

2. X 线检查 对不易发现的隐蔽部位的龋坏进行 X 线检查，对于做出准确诊断具有重要价值。

【诊断与鉴别诊断】

1. 诊断要点 "龋齿"一词在《黄帝内经》中多次出现。如《灵枢·论疾诊尺》记载"诊龋齿痛，按其阳之来，有过者独热，在左左热，在右右热，在上上热，在下下热"，提示龋齿是阳明热盛所致，可用压阳明脉之法检查龋齿部位。西医诊断有以下几方面：

（1）病史：浅龋无主观症状；中龋和深龋时，对酸、甜和温度刺激有不同程度的反应，但去除刺激后症状立即消失。无自发性疼痛。

（2）视诊：牙面有黑褐色改变或失去光泽的白垩色斑点，咬合面的窝沟可见墨浸状改变，有邻面龋时可从咬合面观察到邻近的边缘嵴变暗变黑；亦可见牙冠硬组织缺损形成黑色或褐色龋洞。

（3）探诊：浅龋用尖探针探测龋损部位有粗糙感或用探针尖端稍加力即可插入；中龋探测洞底或牙颈部的龋洞时发现变软，患者且有酸痛或过敏症状；深龋探查时龋洞较深质软，患者有剧烈探痛。

邻面的早期龋损，探针不易进入，可用牙线自咬合面滑向牙间隙，然后自颈部拉出，检查牙线有无变毛或撕断的情况，如有则可能有龋洞。

（4）温度刺激试验：当龋洞深达牙本质时，患者即可能诉说对冷、热或酸、甜刺激敏感，甚至有难忍的酸痛。可用冷热等刺激进行检查，亦可使用牙髓电活力仪进行测定。

（5）透照法：采用光导纤维装置进行检查，对前牙邻面龋洞很直观，可直接看出龋损部位和病变深度、范围。

（6）X 线检查：邻面龋、继发龋或隐匿龋不易用探针查出，此时采取 X 线检查，可见龋洞在 X 线片上显示透射影像（即低密度影），尤其检查龋洞的深度及其与牙髓腔的关系更为明确。

2. 鉴别诊断

（1）浅龋与釉质钙化不全的鉴别：釉质钙化不全在牙冠表面任何部位呈现不规则、不透明的白垩色斑块，质硬，无釉质缺损，表面光洁，而浅龋有一定的好发部位，如邻面、咬合面。

（2）浅龋与釉质发育不全的鉴别：釉质发育不全在釉质表面有不规则的点状或条带状的凹陷，呈黄色或褐色，质硬而光滑，左右同名牙对称发生，并累及全部牙冠或牙尖，这些特点有别于浅龋。

（3）浅龋与氟牙症的鉴别：氟牙症有地区流行史，累及多个牙甚至全口牙，患牙为对称性分布，牙面出现白垩色横线或斑块，多数表现为黄褐色，重度者合并有釉质缺损，但质硬，地区流行史是与浅龋的鉴别点。

【治疗】

1. 治疗原则 龋病的中医治法采用清胃泻火、补肾固齿、祛风止痛，以减轻中龋和深龋的疼痛反应，但治标不治本。《黄帝内经》中记载有用针灸治疗齿痛的方法。如《素问·缪刺论》曰："齿龋，刺手阳明，不已，刺其脉入齿中，立已。"《灵枢·寒热病》进一步指出根据寒热辨虚实而采用或补或泻之法治疗龋齿。汉代张仲景所著的《金匮要略》中有用雄黄治疗小儿齿龋痛的论述。唐代《新修本草》中就有关于银膏补牙的记录。该病的西医治疗方法以充填治疗为主。牙体光滑面早期龋斑可选用再矿化治疗；接近替换期的乳牙大面积浅龋、恒磨牙平滑面早期釉质龋、老年人牙骨质浅龋均可选用药物疗法；乳牙深龋的治疗原则是保牙不保髓；已经有实质性缺损并形成龋洞的患牙，应终止龋病发展，保存活髓，采用充填术恢复患牙固有的外形，行使咀嚼功能且美观舒适，维持与邻近软硬组织的正常生理解剖关系。

2. 中医辨证论治

（1）胃肠积热证

证候：龋洞，遇酸、甜、冷、热疼痛不适；大便秘结，口渴欲饮，口气腐臭；舌红苔黄，脉滑数。

治法：清除胃热，燥湿杀虫。

方药：清胃散加味。

方解：本方清胃凉血。方中黄连（君）苦寒泻火，直折胃腹之热；生地黄、升麻、牡丹皮（臣）凉血滋阴清热解毒；当归身（佐）养血活血消肿止痛；升麻（使）兼引经为使。

加味：热困胃腑，大便秘结，加大黄、芒硝、黄芩等；燥湿杀虫，加露蜂房、海桐皮。

（2）肾虚骨弱证

证候：牙体龋蚀，酸痛不适，遇冷、热刺激疼痛；伴有头晕眼花，腰膝酸软；舌红少苔，脉细。

治法：滋阴补肾，坚齿护髓。

方药：六味地黄汤加味。

方解：方中重用熟地黄（君）填精益髓，滋补阴精。山茱萸（臣）补养肝肾，并能涩精。山药（臣）双补脾肾，既补肾固精，又补脾以助后天生化之源。君臣相伍，补肝脾肾，即所谓"三阴并补"。然熟地黄用量独重，而以滋补肾之阴精为主。凡补肾精之法，必当泄其"浊"，方可存其"清"，而使阴精得补。且肾为水火之宅，肾虚则水泛，阴虚而火动。故以泽泻（佐）利湿泄浊，并防熟地黄之滋腻；牡丹皮（佐）清泻相火，并制山茱萸之温涩；茯苓（佐）健脾渗湿，配山药补脾而助健运。此三药合用，即所谓"三泻（泄）"，泄湿浊而降相火。全方六药合用，补泻兼施，泄浊有利于生精，降火有利于养阴，诸药滋补肾之阴精而降相火。《医方论》云："此方非但治肝肾不足，实三阴并治之剂。有熟地之腻补肾水，即有泽泻之宣泄肾浊以济之；有萸肉之温涩肝经，即有丹皮之清泻肝火以佐之；有山药之收摄脾经，即有茯苓之淡渗脾湿以和之。药止六味，而大开大合，三阴并治，洵补方之正鹄也。"

加味：加狗脊、骨碎补等有固齿之效。

3. 西医治疗

（1）药物治疗：是采用化学药物治疗龋损，终止或消除病变。常用化学药物有氟化物和硝酸银。

（2）再矿化治疗（remineralizative therapy）：是采用人工方法使脱矿釉质或牙骨质再次矿化，恢复其硬度，终止或消除早期龋损。釉质早期龋再矿化多采用人工再矿化液来治疗，可以获得一定疗效。

（3）预防性树脂充填术（preventive resin restoration）：是窝沟龋的有效防治方法，是由窝沟封闭技术衍生而成的，用于窝沟内的微小龋损、未累及牙本质者及窝沟可疑龋。

（4）充填术：即采用牙体手术的方法去除龋坏的组织，并制备成具有抗力和固位的一定形态的窝洞后，选择适宜的充填材料修复牙体组织缺损，使龋病过程终止。备洞时要去净龋坏组织，尽量少切割健康的牙体组织，保护牙髓。洞形要求有固位形和抗力形，以恢复牙体解剖形态和生理功能。应选择耐磨、黏结性好，而且接近患牙色泽的充填材料；充填物无悬突及咬高点。浅龋可行单纯永久充填。中龋在单层垫底后永久充填。深龋除了需要尽量减少对牙髓的刺激之外，还要进行双层垫底，再做永久充填。

（5）盖髓术：如果深龋去龋后接近髓角或意外穿髓，则需要做间接盖髓术或直接盖髓术。常用的盖髓剂有氢氧化钙、氧化锌丁香油酚黏固剂和无机三氧化物聚合物（mineral trioxide aggregate，MTA）；垫底材料包括氧化锌丁香油酚黏固剂、磷酸锌水门汀、聚羧酸锌水门汀和玻璃离子黏固剂等；充填材料有银汞合金、光固化复合树脂、玻璃离子水门汀等。

（6）嵌体修复：用金属或其他材料制成与牙齿窝洞适合的修复体，镶嵌在洞内，为"嵌体"。如果咬合面牙体组织缺损过大，可做嵌体冠修复。

4. 其他治疗

（1）外治法：①生地黄 12g，冰片 1g，共捣为小丸，痛时将一小丸放于龋洞内。②白胡椒末 1g，青盐 0.5g，棉花包塞龋洞内止痛。③樟脑末 1.5g，薄荷 2g，共研末，棉花包咬痛齿上。④露蜂房 1 个，研末塞入龋孔之内，亦可煎汤含漱，随即可消除龋齿疼痛。

（2）针灸疗法：①实火痛，上齿痛取下关、内庭，下齿痛取颊车、合谷，均宜用泻法，留针 10～15 分钟。②虚火痛者，在上方基础上加补太溪穴、泻行间穴。一定要注意分清虚实，不可混淆。

【预防与调护】

1. 口腔卫生维护　《诸病源候论》中对于疾病的治疗记载并不多，在主要疾病后多附有"补养宣导"，强调预防调摄。该书在"牙齿病诸候"中也附有"养生方"，如"齿虫候"附"养生方"云："鸡鸣时，常叩齿三十六下。长行之，齿不蠹虫，令人齿牢。又云：朝未起，早漱口中唾，满口乃吞之，辄琢齿二七过，如此者三，乃止，名曰炼精，使人丁壮有颜色，去虫而牢齿。又云：人能恒服玉泉，必可丁壮妍悦，去虫牢齿。玉泉谓口中唾也。"指出通过叩齿、咽津可去虫牢齿。又如"齿龋注候"附"养生方"云："朝夕琢齿，齿不龋。又云：食毕，常漱口数过。不尔，使人病龋齿。"说明叩齿、漱口可预防龋齿，西医学提倡主动防龋的方法是认真刷牙，控制菌斑。

2. 中药防龋　有研究表明，有的中药成分可通过抑制变异链球菌的生长而影响其黏附性能，或通过抑制葡糖基转移酶（GTF）的活性减少葡聚糖的合成，使变异链球菌的附着力下降，从而发挥防龋作用。目前研究较多的防龋中药有厚朴、金银花、茶叶、五倍子、红花、茶多酚等。

3. 窝沟封闭　窝沟封闭是对年轻恒牙施行的有效防龋措施。窝沟封闭剂可以使牙面窝沟与口腔环境完全隔绝，阻止细菌和食物残渣进入窝沟，并有效地释放氟离子，以促进釉质的再矿化，从而达到预防龋病发生的目的。

4. 氟化物防龋　饮用氟化水（水中适当的氟含量是 1ppm，即 1mg/L）可增加牙体组织内氟元素的含量，增强其抗龋能力。另外使用含氟牙膏刷牙，也可提高牙体组织的抗龋力。

5. 注意饮食营养　饮食应多样化，多食含纤维素的食物，如蔬菜、水果等。少进甜食和精致食品，如糖类、糕点等。可适当进食含抗龋成分较多的饮食，如茶、核桃等。怀孕前要进行口腔检查，发现龋齿应及时治疗。孕妇和儿童应注意摄取全面营养，不可偏食。

6. 注意定期复查 定期进行口腔检查以便早期发现龋病，并进行治疗。

7. 养成良好习惯 养成早晚刷牙和饭后漱口的良好卫生习惯。

8. 激光防龋 包括红宝石激光、二氧化碳激光、钇铝石榴子石晶体（YAG）激光、Nd：YAG 激光（又称"掺钕钇铝石榴石激光"）。激光的防龋机制包括改变釉质晶体结构，提高抗酸性，降低可溶性，从而使脱矿降低；封闭窝沟；增强抗龋效果；直接杀灭变异链球菌；封闭牙本质小管。

9. 免疫防龋 包括主动免疫和被动免疫。主动免疫是使用人工接种的方法给机体输入特定抗原，刺激机体免疫系统产生抗体，从而提高抗龋能力。被动免疫防龋是使机体直接获得免疫效应物质，以中和对抗致病菌的致病作用。免疫防龋相对来说毒副作用小，更容易为人们所接受。

10. 基因水平防龋 主要采用的是特定的方式关闭、抑制异常或致病基因的表达而达到治疗疾病目的的方法。采用的策略包括基因标记、基因置换、基因添加和基因干预等，是目前的研究重点和难点。

具体技能操作详见第十四章口腔疾病常用治疗技术相关内容。

【预后】

1. 本病经适当治疗后，可恢复牙的外形和功能，预后良好。

2. 但若忽视预防，失于治疗，由于龋病没有自限性，机体对龋坏的牙体组织不能自行修复，一旦龋病深入发展还会导致牙髓的一系列病变。因此，要高度重视，并且做到早发现、早治疗。

第二节　牙髓病

牙髓病（pulp diseases）的主要症状是牙痛。早在《黄帝内经》中就有牙痛的记载；巢氏基于经旨，于《诸病源候论》中论牙齿痛、牙痛及齿痛候云："牙齿痛者，是牙齿相引痛。牙齿是骨之所终，髓之所养。手阳明之支脉，入于齿。若髓气不足，阳明脉虚，不能荣于牙齿，为风冷所伤，故疼痛也。"清代陈士铎《辨证录·牙齿痛门》云："齿痛甚不可忍者，乃脏腑火旺。"明代王肯堂《医镜》云："齿痛之病，风痛居多。"牙髓病是指发生于牙髓组织的疾病，临床可分为可复性牙髓炎、不可复性牙髓炎、牙髓坏死、牙髓钙化和牙内吸收等，其中以不可复性牙髓炎最为常见。牙髓病多由感染引起，主要原因是深龋未得到应有的治疗。除此之外，牙髓组织对多种通过牙体硬组织传入的物理、化学刺激均能产生敏锐的反应，出现炎症改变。也就是说，不能将所有的牙髓病都看成是龋病的继发病变。尤其是在牙面没有查到龋损时，更应仔细检查和分析，这样才能得出正确的诊断并进行治疗。由于牙髓组织包含丰富的神经末梢，又处在牙体硬组织的包围之中，因此牙髓出现炎症后，不便于观察到炎症的各种表现（红、肿、热、功能障碍），仅能表现为病变牙的剧烈疼痛；而且牙髓内感染还可经根尖孔扩散至根尖周组织，引发根尖周病、颌骨骨髓炎，甚至成为病灶影响全身健康。所以预防和治疗牙髓病及其并发症是非常重要的。

本病属于中医学"齿痛"范畴。

【病因病理】

1. 中医病因病机 中医学认为齿痛是由外邪侵袭，脏腑积热，邪热上炎，熏灼牙体，或脏腑虚损，虚火上炎，损伤牙髓所致。

（1）风寒侵袭：风寒之邪直袭入口，伤及牙体，邪聚不散，寒凝脉络，气血不畅，不通则痛，故而牙痛。

（2）外感风热：感受风热之邪浸淫，内入阳明，循经上炎，邪入牙体，邪聚不散，气血滞留，瘀阻脉络，不通则痛。

（3）胃热上蒸：胃火素盛，又嗜辛辣香燥，生热化火，新火与积热结于阳明，热毒循经上攻，伤及牙体，损及脉络致使牙痛。

2. 西医病因病理

（1）细菌因素：是临床最常见的病因。①致病菌：牙髓病多由细菌感染所致。其中，厌氧菌在牙髓病的发生和发展中具有重要作用。在因龋损引起的炎症牙髓中，链球菌、放线菌、乳杆菌和革兰氏阴性杆菌为主要优势菌；卟啉单胞菌和普氏菌则是感染根管内最常见的优势菌。②常见感染途径：深龋、非龋性疾病如牙体畸形及严重的牙体缺损等因素，破坏了牙体组织的完整性，细菌经牙本质小管或露髓孔侵入牙髓而导致感染；牙周组织发生感染性疾病时，感染可以通过根尖孔、牙本质小管或侧支根管逆行进入髓腔，形成逆行性牙髓感染；严重的菌血症也可成为血源性感染，引起牙髓炎。

（2）物理刺激：①温度若超过牙髓组织所能承受限度（20～50℃）以上的刺激或温度骤变，均可使牙髓组织充血、水肿，甚至发生炎症反应，常见的备洞产热、放射性损伤气压改变等刺激亦可引发牙髓病变。②牙的急性外伤和慢性创伤可影响牙髓的血液循环，导致牙髓病变。如咀嚼时突然咬到硬物或遭遇暴力撞击，牙列畸形矫正治疗时加力过猛使牙移动过快，拔牙时误伤邻牙，刮治深牙周袋时累及根尖部血管等急性创伤；慢性创伤包括创伤性咬合、磨牙症、窝洞充填物或冠等修复体过高等。③应用激光进行龋坏组织去除、龋病的预防、脱敏治疗、牙槽外科手术或牙周手术时，由于操作不当，也可对牙髓组织造成不同程度的损伤。④电流。

（3）化学刺激：在治疗过程中，某些窝洞消毒药物使用不当，如将具有细胞毒性的酚、酒精、硝酸银等用于深龋窝洞的消毒时会刺激牙髓，导致牙髓病变；某些垫底材料和充填材料使用不规范，如深龋垫底时直接使用的磷酸锌黏固剂在凝固前释放的游离酸可直接引起牙髓炎症；酸蚀处理窝洞时，使用的酸蚀剂浓度过高、酸蚀时间过长也会导致牙髓组织的损伤。

（4）免疫因素：一些研究证实，进入牙髓的细菌及其产物具有抗原性，可诱发机体的特异性免疫反应，引起牙髓组织的损伤。

牙髓炎的病理变化：牙髓炎的早期表现是牙髓组织的病理性充血，牙髓血管扩张充血，刺激因素去除后，牙髓可恢复正常，所以又叫可复性牙髓炎。急性牙髓炎的早期具有浆液性炎症的特征，可见血管扩张充血，通透性增加，液体成分渗出，牙髓组织水肿；后期则为化脓性的炎症。开始仅在受到刺激的局部形成炎症，然后遍及整个牙髓，甚至导致牙髓组织的坏死。

【临床表现】

根据牙髓病的临床表现和治疗，其可分为以下5类：

1. 可复性牙髓炎（reversible pulpitis）　可复性牙髓炎是牙髓组织炎症的早期表现，在临床若能给予患牙适当的治疗，彻底去除患牙的病源刺激，并进行安抚治疗，牙髓即可恢复到原有的正常状态，故称为"可复性牙髓炎"。

可复性牙髓炎的主要症状为患牙受到酸、甜、冷、热等刺激时，立即出现一过性疼痛，尤其对冷刺激更明显，无自发性疼痛病史。检查患牙常见有接近髓腔的深龋洞、非龋性疾病、深牙周袋及咬合创伤；探诊敏感，无露髓孔；温度测试出现瞬间疼痛反应，当去除刺激后，症状仅持续数秒钟即缓解；无明显的叩痛；牙髓活力电测试呈敏感反应。

2. 不可复性牙髓炎（irreversible pulpitis） 由于可复性牙髓炎没有得到及时治疗，牙髓继续充血，合并感染，可发展为不可复性牙髓炎。这是一类病变较为严重的牙髓炎症，其发展结果为牙髓坏死，牙髓几乎无恢复正常的可能，所以称为"不可复性牙髓炎"。根据临床特征和感染途径，其又可分为急性牙髓炎、慢性牙髓炎和逆行性牙髓炎。

（1）急性牙髓炎（acute pulpitis）：根据病理变化过程分为急性浆液性牙髓炎和急性化脓性牙髓炎。

急性牙髓炎主要临床症状：发病急，疼痛剧烈。其疼痛特征如下：①疼痛性质：为尖锐的疼痛。清代陈士铎曾曰："齿痛，人之最小之疾也，然不得其阴阳之道，最不能愈，而最苦也。"俗话说"牙疼不是病，疼来要人命"，指的就是急性浆液性牙髓炎放射性的剧烈疼痛、急性化脓性牙髓炎的剧烈跳痛。②疼痛时间：自发性、阵发性疼痛，夜间痛加重，入睡后疼醒。急性浆液性牙髓炎疼痛时间短，间隔时间长，到急性化脓性牙髓炎疼痛时间长，间隔时间短。③温度刺激：清代怀远《古今医彻》云："足少阴经虚，气血不能荣养骨髓，故因呼吸风冷，或漱寒水，则令齿痛而不已。"温度变化可激惹牙髓疼痛，急性浆液性牙髓炎的初期遇冷刺激疼痛，而随着炎症的加重，热刺激使血管扩张，炎性渗出物增多，牙髓腔内压力升高而疼痛加剧；急性化脓性牙髓炎遇冷刺激由于血管收缩，炎性渗出物减少，牙髓腔内压力下降而疼痛缓解。④定位：疼痛往往沿三叉神经分布区向同侧头面部放散，或放散至患牙同侧的对颌牙，患者不能明确指出疼痛的患牙。原因是牙髓神经缺乏定位感受器，没有定位能力。另外，牙髓组织内的神经不能区分由冷、热、压力和化学变化等的不同感受，受到外界刺激后，均呈现为痛觉。

急性牙髓炎主要临床体征：①患牙可探查到深龋或非龋性疾病等能引起牙体组织损害而导致的牙髓病变，如深龋洞、牙隐裂、过度磨耗、楔形缺损、畸形舌侧尖或畸形舌侧窝等。②龋洞探诊多有剧痛，有时可探及小的露髓孔，并可见少许脓血流出。③温度测试时，患牙反应极其敏感或表现为激发痛，刺激去除后，疼痛症状要持续一段时间。化脓期可表现为"热痛冷缓解"。④牙髓炎晚期时，患牙出现叩痛是牙髓感染波及根尖周组织所致。⑤牙髓活力测试时，炎症早期牙髓反应性增强，晚期则反应迟钝。

（2）慢性牙髓炎（chronic pulpitis）：慢性牙髓炎是临床上最常见的一类牙髓炎症，多由深龋感染引起，临床症状不典型，故不被患者重视，也容易误诊。慢性牙髓炎病程较长，有时出现不明显的阵发性隐痛，或每日出现定时钝痛，患牙一般多可定位。慢性牙髓炎可根据髓腔穿通与否及暴露牙髓的状况分为以下三型：①慢性闭锁型牙髓炎：在近期无明显自发痛，但有长期的冷、热刺激痛和剧烈自发痛病史。检查可见深龋洞、冠部充填体或其他近髓的非龋性牙体硬组织疾患；患牙龋洞内探诊感觉较为迟钝，未露髓；患牙对温度测试和电测试的反应多为迟缓性反应，或表现为迟钝；多有轻度叩痛或叩诊不适感。如果牙髓继发感染，髓腔压力增大又得不到引流时可急性发作，表现为急性牙髓炎的症状，这时诊断为慢性牙髓炎急性发作。②慢性溃疡型牙髓炎：多数患者无自发痛，龋洞内有食物嵌塞或受到温度刺激时，可激发剧烈疼痛。检查发现牙髓已暴露，用探针探查穿髓孔时，浅探不痛，深探痛剧且出血；温度测试反应敏感；一般没有叩痛或仅有极轻微的叩诊不适。如果露髓孔被食物残渣堵塞，髓腔压力增大时，也可出现急性牙髓炎的症状。③慢性增生型牙髓炎：又称"牙髓息肉"，常见于青少年患者。患者无自发痛，患牙咀嚼食物时可有压迫性疼痛或出血。检查发现患牙有大而深的龋洞，洞内充满红色的肉芽组织与牙髓相连，故探之无痛但极易出血；因为患者长期不敢用患牙咀嚼，自洁作用差，患牙及其邻牙有大量失用性牙石堆积。在临床上要注意将牙髓息肉与牙龈息肉、牙周膜息肉进行鉴别，可用拍摄X线片或息肉刮除的方法来辅助诊断。

（3）逆行性牙髓炎（retrograde pulpitis）：为临床较常见的疾病，俗称"火牙"。由于牙周炎时深牙周袋内的细菌及毒素通过根尖孔、侧支根管、副根管或牙本质小管逆行进入牙髓，引起牙髓的急慢性炎症，故称逆行性牙髓炎。逆行性牙髓炎的临床症状：具有自发痛、阵发痛、温度刺激痛、放散痛、夜间痛等典型的急性牙髓炎症状，同时还有牙龈肿痛、咬合无力或咬合痛、牙松动及口臭等牙周炎症状。逆行性牙髓炎的主要临床体征：检查患牙的牙体形态正常，无导致牙髓炎的深龋或其他牙体硬组织疾病；而患牙有深达根尖区的牙周袋、牙周脓肿、Ⅲ度以上的根分叉病变、不同程度的松动；温度测试表现为激发痛、迟钝或无反应；患牙有轻度或中度的叩痛；X线片显示患牙有牙槽骨的垂直型吸收、水平型吸收、弧形吸收、牙根纵裂、牙周膜间隙增宽和骨硬板消失。

3. 牙髓坏死（pulp necrosis） 牙髓坏死常由各型牙髓炎发展而来，也可由牙外伤、正畸施力过度、备洞产热过度及修复材料所致的化学刺激或微渗漏而引起。当牙髓组织发生严重的营养不良及退行性变性时，由于血供严重不足，可发生渐进性坏死，以老年人多见。牙髓组织坏死后，红细胞破裂致使血红蛋白分解产物进入牙本质小管，可使牙冠变色。牙髓坏死如果不及时治疗，病变可向根尖周组织扩展，导致根尖周炎。牙髓坏死的患者一般无自觉症状，常因牙冠变色严重影响美观而就诊；同时曾有患牙自发痛、牙外伤、牙体充填等治疗史。检查患牙牙冠呈暗黄色或灰色，无光泽，可见充填物或无充填物；牙髓无活力，温度测试和牙髓活力测试无反应，叩诊无疼痛；X线片显示患牙根尖周影像无明显异常。

4. 牙髓钙化（pulp calcification） 当牙髓的血液循环发生障碍时，会造成牙髓组织营养不良，出现细胞变性、钙盐沉积，形成微小或大块的钙化物质。牙髓钙化有两种形式。一种是结节性钙化，又称作"髓石"，多见于髓室内。髓石可游离于牙髓组织中，也可附着在髓腔壁上，大者甚至可充满整个髓室。另一种是弥散性钙化，可造成整个髓腔闭锁，多发生于外伤后的患牙，也可见于经氢氧化钙盖髓治疗或活髓切断术后的病例。牙髓钙化的患者一般无特殊的临床症状。个别患者在体位改变时，可发生自发性放散痛，以三叉神经分布区域明显；温度刺激无疼痛。检查患牙的牙冠完整或有充填物；测试牙髓活力为迟钝或敏感；X线片显示髓腔内有团块状阻射影或呈沙砾状的弥漫性阻射影像，而致使原髓腔的透射区消失。

5. 牙内吸收（internal resorption） 牙内吸收的病因尚不明确，多发生于牙外伤、牙再植或做过活髓切断术和盖髓术后的患牙。患牙髓腔内牙髓组织转变为肉芽组织，其中破牙本质细胞导致髓腔内壁的牙本质吸收，使髓腔变大，髓腔壁变薄，严重者可造成牙折。患者一般无自觉症状，多在X线检查时偶然发现；少数病例可出现自发性阵发痛、放散痛和温度刺激痛等牙髓炎症状。检查可见牙冠呈粉红色，有时牙冠可出现小范围的暗黑色区域，均为内吸收发生在髓室；如果内吸收发生在根管内，则牙冠的颜色没有改变。患牙对牙髓活力测试的反应可正常，也可表现为迟钝；叩诊阴性或出现不适感；X线片显示髓腔内有局限性不规则的膨大透射区，严重者可见内吸收处的髓腔壁被穿通，甚至出现牙根折断线。

【实验室及其他检查】

为准确判断各型牙髓病变，常用视诊、探诊、叩诊、牙髓活力测试、X线检查和局部麻醉等方法进行检查，以确定患牙，明确诊断。

【诊断与鉴别诊断】

1. 诊断要点 主要根据主诉、病史、病因、症状及患牙对外界的反应综合分析和判断而确诊。

（1）可复性牙髓炎：无自发痛的病史，但对温度刺激有一过性疼痛，去除刺激后数秒钟症状即可缓解；可探查到能引起牙髓病变的牙体病损或牙周组织疾病等病因；牙髓活力测试阈值降低，牙髓反应性增强。

（2）不可复性牙髓炎：根据病史和临床检查可分别诊断为：①急性牙髓炎：有典型的剧烈疼痛症状；不能定位疼痛牙；患牙有引起牙髓病变的牙体损害或其他因素；牙髓活力测试早期敏感，晚期迟钝，特别是温度测试结果和叩诊反应可帮助定位患牙。②慢性牙髓炎：近期一般无明显症状，但有长期自发痛或冷热刺激痛病史；患牙定位清楚；能探查到引起牙髓炎的牙体硬组织疾患或相关病因，闭锁型无髓室穿通，溃疡型有髓室穿通，增生型可见牙髓息肉；牙髓活力测试表现异常；叩诊反应是临床很重要的参考指标。③逆行性牙髓炎：患者有长期的牙周炎病史；突然出现急性牙髓炎的症状；患牙一般无牙体硬组织疾病；有深的牙周袋或牙周脓肿、溢脓、牙槽骨严重吸收、牙松动、叩痛等重度牙周炎的表现。如果无牙体及牙周组织疾患，但有急性牙髓炎的表现，结合全身病史，应考虑心源性牙痛。

（3）牙髓坏死：患者一般无自觉症状，可有牙髓治疗史或外伤史；牙冠变色；牙冠完整或存在其他牙体硬组织疾患；牙髓无活力；叩诊阴性或有不适感；X线片显示患牙根尖周影像无明显异常。

（4）牙髓钙化：患者有外伤或使用氢氧化钙治疗史；牙髓活力异常；X线检查髓腔内有高密度阻射影是可靠依据；必须排除由其他原因引起的自发性放散痛，且经过牙髓治疗后疼痛症状得以消除，方能确诊。

（5）牙内吸收：患牙的外伤及治疗史可作为参考；且有牙冠颜色的改变；X线检查显示髓腔内有不规则膨大透影区是重要诊断依据。

2. 鉴别诊断

（1）可复性牙髓炎与深龋、不可复性牙髓炎的鉴别

①可复性牙髓炎与深龋的鉴别：二者很难鉴别。深龋患牙是当冷、热刺激进入深龋洞内才出现疼痛反应，去除刺激后疼痛立即消失。可复性牙髓炎患牙牙面遇到冷、热刺激时，就会出现短暂的一过性疼痛，去除刺激后疼痛会持续片刻才消失。临床难以鉴别时，可先行安抚观察，然后再酌情处理。

②可复性牙髓炎与不可复性牙髓炎的鉴别：可复性牙髓炎无自发痛病史，受温度刺激后出现一过性疼痛，疼痛持续数秒钟消失。不可复性牙髓炎一般有自发痛病史，温度刺激后疼痛程度重，且反应持续时间较长，有时可出现轻度叩痛。如果可复性牙髓炎与无典型自发痛的慢性牙髓炎难以鉴别时，应采用丁香油黏固剂安抚的诊断性方法，观察是否有自发痛。

（2）急性牙髓炎与三叉神经痛、急性上颌窦炎、急性龈乳头炎的鉴别

①急性牙髓炎与三叉神经痛的鉴别：三叉神经痛以闪电样、刀割样难以忍受的锐痛为特征；骤发骤停似闪电样，疼痛持续时间为几秒钟；有引起疼痛的"扳机点"；疼痛与温度刺激无关；夜间无疼痛发作。急性牙髓炎则具有典型的自发性阵发性剧痛、发作时间长、不能定位、温度变化可激发疼痛、夜间加重等特点。

②急性牙髓炎与急性上颌窦炎的鉴别：急性上颌窦炎有持续性胀痛，上颌窦前壁压痛；患侧数个上颌后牙同时出现咬合痛和叩痛；牙体组织正常；伴有头痛、鼻塞、脓涕等上感症状；与温度刺激无关。急性牙髓炎为自发性阵发性剧痛；不能定位；无上呼吸道感染症状和咬合痛；有牙体硬组织疾患或患有牙周炎；有温度变化激发痛和夜间疼痛加重的表现。

③急性牙髓炎与急性龈乳头炎的鉴别：急性龈乳头炎有剧烈的自发性疼痛，但疼痛为持续性

胀痛；温度测试敏感；对疼痛多可定位；检查牙体组织正常，可发现疼痛部位的两邻牙间有食物嵌塞，龈乳头充血、水肿、触痛且出血。急性牙髓炎有牙体硬组织疾病，早期一般疼痛不能定位，龈乳头无炎性改变。

（3）慢性闭锁型牙髓炎与深龋、干槽症和可复性牙髓炎的鉴别

①慢性闭锁型牙髓炎与深龋的鉴别：无典型自发痛的慢性闭锁型牙髓炎与深龋难以鉴别。深龋患牙洞底探查敏感，对温度测试的反应与正常对照牙相同，只有当冷、热刺激进入龋洞内才出现敏感症状，刺激去除后症状立即消失；无叩痛。而慢性闭锁型牙髓炎探查洞底反应迟钝，对温度测试引起的迟缓性疼痛会持续较长时间；可出现轻微叩痛。

②慢性闭锁型牙髓炎与干槽症的鉴别：干槽症患者有患侧近期拔牙史；自觉持续性疼痛；检查可见牙槽窝空虚，骨面暴露，出现臭味；拔牙窝邻牙虽也可有冷、热刺激敏感及叩痛，但无明显的牙髓疾患指征。

③慢性闭锁型牙髓炎与可复性牙髓炎的鉴别：可复性牙髓炎无自发痛，对温度刺激会出现短暂的一过性疼痛，去除刺激后，疼痛持续片刻即消失；检查可见深龋洞近髓，探诊敏感，无叩痛。慢性闭锁型牙髓炎偶有自发性隐痛，对温度测试引起的迟缓性疼痛会持续较长时间；检查可见深龋洞，无露髓孔，洞底探诊反应迟钝，多有轻度叩痛。

（4）慢性增生型牙髓炎（牙髓息肉）与牙龈息肉、牙周膜息肉的鉴别：临床对此三种息肉进行鉴别的关键是用探针仔细探查息肉蒂部，以判断息肉的来源。对牙髓息肉和牙周膜息肉的鉴别，还应仔细检查髓室底的完整性，拍摄 X 线片可协助诊断。

（5）牙髓钙化与三叉神经痛的鉴别：三叉神经痛有疼痛"扳机点"；疼痛与体位无关；牙髓活力正常；X 线检查牙髓腔正常；牙髓治疗后仍有疼痛。而有的髓石患者在体位改变时发生的自发性痛可向三叉神经分布区域放散；牙髓活力异常；X 线检查牙髓腔内可见高密度影像；经过牙髓治疗后疼痛症状消失。

【治疗】

1. 治疗原则 宋代《圣济总录·牙齿疼痛》云："手阳明脉虚，风冷乘之而痛者，谓之风痛。"此时需疏风散寒。清代何书田撰《医学妙谛》云："风热牙痛龈胀头痛，用轻清泄上法。"风热所袭流传牙齿，需清热泻火解毒。明代王肯堂《医镜》云："以阳明有火，热蒸于胃，胃家受热，上通于齿，故其痛也。"明代张景岳《景岳全书》云："阳明热盛牙痛，宜清胃散清胃饮之类。"中医治疗以减轻牙髓炎的剧烈疼痛为主。西医对可复性牙髓炎首选盖髓术保存活髓，尽可能保存具有正常生理功能的牙髓，即保存活髓。牙髓的功能是形成牙本质和营养牙体硬组织，防御外来的刺激，所以保存活髓是非常重要的，特别是对根尖孔未形成的年轻恒牙和牙髓病变处于早期的恒牙，活髓保存更有价值。而老年患者的治疗原则是"保牙不保髓"，因为其牙髓生理功能减退，保髓容易失败，若做了牙髓治疗必须行冠保护。不可复性牙髓炎的主要治疗方法为开髓引流降低牙髓腔内的压力，应急治疗（缓解疼痛）后行根管治疗术（RCT）。对保髓失败或不能保髓者，宜及时去除病变的牙髓，终止牙髓病变向根尖区发展，尽量保存患牙，维护牙列的咀嚼功能。

2. 中医辨证论治

（1）外感风寒证

证候：齿作痛，遇冷痛甚，得热痛减，牙龈淡红不肿；时恶风寒，口不渴；舌淡红，苔薄白，脉浮紧。

治法：疏风，散寒，止痛。

方药：苏叶散加味。

方解：紫苏叶、细辛（君）具有解表散寒止痛作用，主治风寒牙痛。紫苏叶性味辛温，归肺、脾经，具有行气和胃的功效。防风、白芷、桂枝（臣）祛风解表、除湿通窍、排脓止痛、温经活血通络。荜茇、甘草、生姜（佐）温中气下，具有扶君之功。葱（使）兼以引经。

加味：痛连头项者，加藁本、葛根、川芎。

（2）外感风热证

证候：牙胀痛，受热痛甚，得凉则减，牙龈肿胀，不能咀嚼，或腮热而肿；口渴；舌红，苔薄白或微黄而干，脉浮数。

治法：疏风，清热，止痛。

方药：银翘散加味。

方解：本方金银花、连翘（君）有辛凉透邪，清热之功，又具芳香辟秽，解毒之效；荆芥、淡豆豉、薄荷、牛蒡子（臣）辛凉疏风散热助君药；桔梗、芦根、竹叶（佐）清热利咽，生津止渴；甘草（使）既可调和诸药，护胃安中，又可合桔梗清利咽喉。

加味：痛甚者，加川芎、白芷；口渴引饮者，加石斛、天花粉。

（3）胃热上蒸证

证候：牙胀痛，牵引头脑；满面发热，口渴，时欲冷饮，口气热臭，恶热喜冷，大便秘结，尿黄；舌红，苔黄，脉洪数或滑数。

治法：清泻胃热，止痛。

方药：清胃散加味。

方解：本方清胃凉血。方中黄连（君）苦寒泻火，直折胃腹之热；生地黄、升麻、牡丹皮（臣）凉血滋阴清热解毒；当归身（佐）养血活血消肿止痛；升麻（使）兼引经为使。

加味：大便秘结者，加大黄、芒硝；肿连腮颊者，加板蓝根、蒲公英、黄芩；若齿龈出血，加鲜芦根、白茅根、牛膝。

3. 西医治疗

（1）应急处理：急性牙髓炎的主要症状是剧烈疼痛，治疗的首要任务是止痛，常用方法如下：①局部麻醉法：牙痛是人类最难以忍受的疼痛之一，发达国家很早就把对疼痛的控制上升到对患者尊严的尊重这一高度。我国在10年前也提出了口腔治疗"三无"理念，即无痛、无交叉感染、无远期障碍（无功能障碍和损害）。治疗过程中尽可能追求100%无痛。采用局部麻醉一方面是为了应急止痛，另一方面是为了在活髓牙开髓时做到无痛操作。常用的局麻药物有2%盐酸利多卡因和盐酸阿替卡因（每支1.7mL，含盐酸阿替卡因68mg，酒石酸肾上腺素17μg）。麻醉方法采用局部浸润麻醉及阻滞麻醉。②开髓减压引流：采用高速圆钻从龋洞内髓角处穿通髓腔，引流出牙髓腔内的炎症渗出物，使髓腔内压力减低；同时拔除牙髓，清除感染的牙髓组织并疏通根管，以达到引流的目的，有效地缓解疼痛。老年患者开髓时应注意髓腔钙化，防止底穿和侧穿；换牙期乳牙要拍X线片观察牙根和髓底吸收情况。③药物止痛：患牙开髓后，若拔髓不彻底，可将蘸有丁香油酚、丁香油酚和碘酚混合液、樟脑酚或牙痛水的小棉球置于窝洞内，以缓解疼痛。同时还可口服或肌内注射止痛药物。④封闭止痛：在缺乏开髓设备的情况下，可采用根尖部浸润麻醉或阻滞麻醉等局部麻醉法，以达到暂缓疼痛的目的。

（2）完善牙髓治疗：可复性牙髓炎的患牙可在采用安抚治疗后，酌情选择间接盖髓术或活髓切断术并行永久充填；对于急性牙髓炎、慢性牙髓炎和有牙髓炎症状的髓石患者，待疼痛缓解可行根管治疗后永久充填；逆行性牙髓炎的患牙需行根管治疗和牙周综合治疗；牙髓坏死的患牙和牙内吸收的患牙，根管治疗后可行牙的美容修复。

（3）不能保留的患牙：应及时拔除，采取种植义齿、活动义齿或固定义齿修复。

4. 其他治疗

（1）外治法：①慢性牙髓炎可用细辛散或冰硼散搽牙痛处。②急性牙髓炎无条件及时开髓引流者可用缝衣针消毒（自行火烧）穿通龋洞，将花椒置放于其内。③逆行性牙髓炎可用细辛散、冰硼和花椒煎水含漱。

（2）针灸疗法：《灵枢·杂病》曰："齿痛，不恶清饮，取足阳明；恶清饮，取手阳明。"隋代巢元方《诸病源候论》曰："手阳明之支脉，入于齿，若髓气不足，阳明脉虚，不能荣于牙齿，为风冷所伤，故疼痛也。"元代朱丹溪《丹溪心法》曰："若骨髓不足，阳明脉虚，则齿之诸病生矣。"①在治疗时上齿痛灸足三里，下齿痛灸三间，加刺下关、颊车、地仓、四白、合谷、迎香等穴。②风热牙痛，可针刺合谷、下关、颊车、风池、太阳。③风寒牙痛，可针刺合谷、下关、颊车。④胃火牙痛，可针刺合谷、颊车、下关、内庭。⑤虚火牙痛，可针刺太溪、行间。中强度刺激，留针 10～20 分钟。

【预防与调护】

1. 定期口腔检查，早期发现及治疗龋病、非龋性疾病和牙周疾病，以防发展为牙髓疾病。
2. 治疗过程中应按时复诊，以免因延误治疗，致疾病加重。
3. 牙髓治疗后应酌情进行全冠修复，防止牙体折裂。具体技能操作详见第十四章口腔疾病常用治疗技术相关内容。

【预后】

1. 本病治疗及时、得当，牙可恢复其生理形态和正常功能，预后良好。
2. 若误诊或延误治疗，则疾病会继续发展为根尖周病，致使病情加重。

第三节 根尖周病

根尖周病（periapical diseases）是指发生在牙根尖部牙骨质、牙槽骨和牙周膜的病变，是口腔常见病之一，大多数根尖周病是由龋源性牙髓病发展而来。《疮疡经验全书》云："牙边生痈者如豆大，此脾胃二经火也。"《医宗金鉴·外科心法要诀》云："牙痛胃热肿牙床，寒热坚硬痛难当，破流脓水未收口，误犯寒凉多骨妨。"根尖周病急性期可出现牙浮出伸长，咬合疼痛，牙龈肿胀，溃口溢脓；慢性期可出现窦道形成。

本病属于中医学"牙痈""齿漏"等范畴。

【病因病理】

1. 中医病因病机

（1）风热外袭：素体蕴热，复受风热外邪，引动脾胃积热，火热上犯齿根，邪聚龈络齿根，致齿龈肿痛。

（2）热结阳明：《证治准绳·疡医》："牙痛，属足阳明胃经热毒所致。"过食煎炒燥热之物，致肺胃蕴热，热结阳明，火热上攻牙龈，聚于齿间，伤及牙龈，损及齿根而肿痛。

（3）气血不足：素体虚弱，气血不足，既失温煦，又失濡养。齿牙失于濡养，致邪聚齿根，久病不愈。

2. 西医病因病理

（1）细菌因素：感染根管内的致病菌可通过根尖孔或侧支根管扩散至根尖周，深牙周袋中的致病菌可以向根尖周扩散。当拔牙、洁治、根管治疗造成一过性菌血症时，血流中的细菌可进入根尖周组织，使根尖周组织发生病变。

（2）创伤因素：牙受到急剧的外力作用导致急性牙外伤、牙列畸形矫正治疗时加力过大、根管治疗过程中器械超出根尖孔均可造成根尖部血管的撕裂或挫伤，磨牙症、窝洞充填材料或冠等修复体过高引起慢性咬合创伤，均可导致根尖周炎。

（3）化学刺激：临床进行牙髓治疗过程中，由于消毒药物使用不当、根充材料超填等，可刺激根尖周组织引起化学性根尖周炎。

（4）免疫因素：研究证实，感染根管内的细菌及其产物具有抗原特性，牙髓病治疗中使用的药物如甲醛甲酚、樟脑酚等是半抗原，这些抗原物质一旦进入根尖周组织即可引起免疫反应，造成根尖周组织的损伤。

主要病理表现：急性期表现为根尖部牙周膜内血管扩张、充血，渗出物以浆液性渗出为主，局部组织呈现水肿，之后有中性粒细胞浸润。慢性期表现为炎症性肉芽组织的形成和牙槽骨的破坏，病变中央组织坏死、液化，形成脓液；肉芽组织中的上皮可受炎症刺激增生成为上皮团块，中心变性、液化，周围组织液渗入成为根尖周囊肿。

【临床表现】

临床上根据疾病的发展过程，根尖周病可分为急性根尖周炎和慢性根尖周炎两大类。

1. 急性根尖周炎（acute periapical periodontitis） 根据急性根尖周炎的病变发展过程，其可分为两个阶段，即急性浆液性根尖周炎和急性化脓性根尖周炎。

（1）急性浆液性根尖周炎：患者在初期自觉患牙发木和发胀感，轻微钝痛，此时根尖部牙周膜充血、水肿，咬合时患牙有伸长的感觉，有时咬紧患牙反而稍感舒服，因为咬紧时将根尖周血管中的血液挤到周围，使压力稍微缓解。病变继续发展，炎症渗出物逐渐聚集增多，牙周膜间隙压力增加，患牙浮出感逐渐加重，出现自发痛和持续性钝痛，咬合时不仅不能缓解症状，反而疼痛剧烈。患者可以明确指出患牙位置，是因为根尖周围组织中的牙周膜神经内有定位感受器，具有定位能力，而受到炎症刺激引起疼痛的范围局限于患牙根部。检查患牙可见龋洞、充填体或其他牙体硬组织疾患；牙冠变色；温度刺激及牙髓活力测验均无反应，但乳牙或年轻恒牙对活力测试可有反应，甚至出现探诊疼痛；扣患牙根尖部有不适或疼痛感，牙龈无明显异常；叩诊轻到中度疼痛；患牙可有Ⅰ度松动。

（2）急性化脓性根尖周炎：急性化脓性根尖周炎又称"急性牙槽脓肿"或"急性根尖周脓肿"，主要由急性浆液性根尖周炎发展而来，也可由慢性根尖周炎转化而来。其根据脓液相对集聚于不同区域的病理过程，临床上分为根尖脓肿、骨膜下脓肿和黏膜下脓肿三个阶段。①根尖脓肿：患牙出现自发性、持续性剧烈跳痛，浮出感加重，咬合时患牙早接触且疼痛加剧。检查患牙见有龋病或非龋疾病；根尖部牙龈潮红，但无明显肿胀，有轻微压痛；牙髓无活力，叩痛（++）～（+++），松动Ⅱ°～Ⅲ°；颌下淋巴结或颏下淋巴结肿大及压痛。②骨膜下脓肿：骨膜下脓肿又称"牙槽骨骨膜炎"。此阶段根尖部脓液增多，穿破牙槽骨扩展至骨膜下。由于骨膜致密坚韧，不易穿破，压力较大，患牙持续性、搏动性跳痛更加剧烈，牙浮出伸长感更加明显，不能咬合；白细胞升高，可伴有体温升高、乏力等全身症状。检查患牙有龋病或非龋疾病，牙髓无活力，叩痛（+++），松动Ⅲ度；相应颌面部软组织肿胀、压痛；牙龈红肿，移行沟变浅，有明显的触痛，扣诊深部有波动感；严重者可在相应的颌面部出现蜂窝织炎，表现为软组织肿胀、压痛，致使面容改变；患牙所属区域的淋巴结可出现肿大和扣痛。若病情恶化，可发展为颌骨骨髓炎或败血症。③黏膜下脓肿：此阶段脓液积聚达到一定的压力时穿破骨膜，由于黏膜下组织较疏松，脓液到达黏膜下时，压力降低，自发性胀痛及咬合痛明显减轻，全身症状缓解。检查患牙有龋病或非龋疾病；牙髓无活力；叩痛（＋）～（＋＋），松动Ⅰ度；龈颊沟变浅，根尖区黏膜的肿胀局限，呈半球形隆起，扣诊时波动感明显，脓肿较表浅而易破溃，最后脓液穿破黏膜或皮肤，形成窦道或皮瘘排脓，转化为慢性根尖周炎。

2. 慢性根尖周炎（chronic periapical periodontitis）　多为牙髓病的继发病变，急性根尖周炎未经彻底治疗也可迁延转化为慢性根尖周炎。

其临床可分为四型，共同体征为：一般无自觉症状，在咀嚼时可有轻微不适感，有牙髓炎和根尖周炎病史，有牙龈反复肿痛、流脓史或牙髓治疗史；有的形成窦道或皮瘘；患牙多有龋洞和充填物，牙冠变色，无光泽；牙髓无活力，叩诊无明显异常或有轻度疼痛，一般无牙松动；X线片可见患牙根尖区有明显的骨质改变影像。

（1）根尖肉芽肿（periapical granuloma）：由于根尖周组织受到慢性感染，正常组织结构被破坏，代之以炎性肉芽组织。在肉芽组织的周围破骨细胞活跃，造成根尖周的牙槽骨和牙骨质的破坏，骨质破坏区由炎症肉芽组织取代。因患者无症状，常常在治疗牙体硬组织疾病时从X线片上发现。

（2）慢性根尖周脓肿（chronic periapical abscess）：慢性根尖周脓肿也称"牙槽脓肿"。《诸病源候论·齿漏候》云："手阳明之支脉入于齿，风邪客于经脉，流滞齿根，使龈肿脓汁出，愈而更发，谓之齿漏。"根尖周肉芽组织不断增大，病变中央组织坏死、液化成为脓液，形成根尖周脓肿，脓液穿破黏膜或皮肤，在根尖部牙龈或面部皮肤形成窦道口，挤压时有脓液排出。当局部引流不畅，或机体抵抗力降低、细菌毒力增强时，慢性根尖周脓肿可急性发作，表现为急性根尖周脓肿，患者常因窦道口排脓液而就诊。

（3）根尖周囊肿（periapical cyst）：根尖周囊肿是临床常见疾病之一。根尖部的炎症肉芽组织内含有牙发育期间遗留下来的上皮剩余。在慢性炎症的长期刺激下，这些剩余上皮可增殖为上皮团块或上皮条索。较大的上皮团中心由于缺乏营养，上皮细胞发生退行性变，甚至坏死、液化，形成小囊腔。囊腔中的渗透压增高，周围的组织液渗入，成为囊液，使囊腔逐渐扩大而形成根尖周囊肿。囊肿较大时，患牙根尖部牙龈可见半球状隆起，扣诊时有乒乓球感并富有弹性。囊肿过大时可造成邻牙移位或使邻牙牙根吸收。囊肿并发感染时，患者可有疼痛，破溃后流出清澈透明且含有含铁血黄素的浅褐色液体。

（4）根尖周致密性骨炎（condensing osteitis）：根尖周致密性骨炎又称"慢性局限性硬化性骨髓炎"。当根尖周组织受到长期缓和、轻微的刺激，而患者又有很强的机体抵抗力时，根尖部的牙槽骨并不发生吸收性破坏，反而表现为骨质的增殖，形成围绕根尖周围的一团致密骨，其骨小梁结构比周围骨组织更为致密。这是一种防御性反应，有少量淋巴细胞分布在增生的骨小梁间，故称为"根尖周致密性骨炎"。患者无任何自觉症状，多在拍X线片时发现。

【实验室及其他检查】

1. 牙髓活力测试　患牙对牙髓活力测试无反应。

2. X线检查

（1）急性浆液性根尖周炎患牙X线检查无异常表现。

（2）慢性根尖周炎患牙在X线片上可有不同表现。①根尖周肉芽肿：X线片显示根尖周病变范围较小，直径不超过1cm，可见圆形或椭圆形的透射区，边界清楚，周围骨质正常或稍显致密。②慢性根尖周脓肿：X线片显示根尖周病变范围小，可见形状不规则的透射区，边界不清楚，周围骨质较疏松而呈云雾状。③根尖周囊肿：X线片显示根尖周病变范围大小不等，较小的根尖周囊肿与根尖肉芽肿不易区分。大的根尖周囊肿则可见根尖周有圆形透射区，边界清楚，并有连续而致密的阻射白线环绕。④根尖周致密性骨炎：X线片显示在根尖周骨质呈现不规则的局限性致密阻射影像，无透射区，多发生在下颌后牙区。

3. 血常规检查　急性根尖周炎时可见外周血白细胞计数增高，尤以骨膜下脓肿时为显著。

【诊断与鉴别诊断】

1. 诊断要点

（1）急性根尖周炎：患牙有牙髓炎病史、不完善的牙髓治疗或外伤等可参考的病史；持续性疼痛和咬合疼痛，叩痛明显，定位清楚；牙髓无活力；颌下淋巴结肿大；牙松动。急性期的各阶段根尖区牙龈肿胀有助于确诊。①急性浆液性根尖周炎：牙伸长浮出感，早期紧咬患牙痛缓解，晚期紧咬患牙痛加剧。②急性化脓性根尖周炎：根尖脓肿患牙剧烈跳痛；根尖部牙龈潮红，但无明显肿胀，有轻微压痛。骨膜下脓肿疼痛更加剧烈，患牙相应颌面部软组织肿胀、压痛；牙龈红肿，移行沟变浅，有明显的触痛，扪诊深部有波动感；伴有明显的全身症状。黏膜下脓肿疼痛明显减轻；肿胀局限于根尖区黏膜，有明显的波动感；全身症状缓解。

（2）慢性根尖周炎：具有牙龈反复肿胀、流脓、疼痛及咬合不适等病史；牙体变色，牙髓无活力；根尖周黏膜或皮肤有窦道形成；X线检查可协助诊断。

2. 鉴别诊断

（1）急性根尖周炎与急性牙髓炎的鉴别：急性牙髓炎患牙有阵发性剧痛，疼痛向同侧头面部放散；夜间加重；疼痛不能定位；温度刺激可有激发痛。急性根尖周炎的患牙有持续性痛；牙髓无活力；叩诊疼痛明显，能够定位患牙。

（2）急性根尖周脓肿与急性牙周脓肿的鉴别：急性牙周脓肿多发生在牙周病晚期，患牙有深或迂回的牙周袋；脓肿接近患牙的龈缘处，局限于牙周袋壁；牙松动明显，并在炎症消退后仍有松动；X线片显示牙槽骨吸收；一般无牙体疾患，牙髓多有活力，叩痛相对较轻；病程相对较短，一般3～4天排脓。急性根尖周脓肿有较长时期的牙体缺损史、牙痛史或牙髓治疗史；脓肿部位靠根尖部龈颊沟附近，范围较弥散；无牙周袋和牙槽骨吸收；疼痛剧烈，牙髓无活力，叩痛明显；牙松动度相对轻，病愈后牙恢复稳固；若患牙为慢性根尖周炎急性发作，X线片显示根尖周牙槽骨有透射影像；病程相对较长，脓液自根尖周向外排出的时间需5～6天。

（3）慢性根尖周炎与牙髓坏死的鉴别：牙髓坏死无根尖牙龈肿胀流脓病史，患牙根尖无窦道口，X线片显示根尖无明显异常。慢性根尖周炎常有患牙根尖区牙龈反复肿胀流脓病史，患牙根尖区牙龈表面有窦道口，X线片可见根尖周骨质密度减低或根周膜影像模糊、增宽。

（4）牙痛与牙咬痛的区别：牙咬痛相当于西医学的智齿冠周炎，是指发生于尽牙（即真牙）咬合处牙龈的痛肿，常发于青年人智齿萌出时期；牙痛相当于西医学的根尖周病，可发生于任何牙位，病变主要在根尖区。

【治疗】

1. 治疗原则　中医治疗以清热解毒，清胃泻火，消肿排脓为主。西医治疗是以消除病源刺激物，促使根尖周组织病变愈合，恢复牙体外形和功能，维护牙列完整为主。

2. 中医辨证论治

（1）风热外袭证

证候：牙龈肿胀，疼痛不已，咀嚼疼痛，妨碍饮食；头痛乏力，身热恶寒，鼻塞口干，口渴欲饮；苔薄黄，脉浮数。

治法：疏风清热，解毒消肿。

方药：银翘散加味。

方解：方中重用金银花、连翘（君），二药气味芳香，既能疏散风热、清热解毒，又可辟秽化浊，在透散卫分表邪的同时，兼顾温热病邪易蕴而成毒及多夹秽浊之气的特点。薄荷、牛蒡子（臣）味辛而性凉，功善疏散上焦风热，兼可清利头目，解毒利咽；荆芥穗、淡豆豉（臣）辛而微温，解表散邪，协君药开皮毛以助祛邪。芦根、竹叶（佐）清热生津；桔梗、牛蒡子（佐）宣肃肺气而止咳利咽。生甘草（使）利咽止痛。兼可调和药性。本方所用药物均系轻清之品，加之用法强调"香气大出，即取服，勿过煮"，体现了吴氏"治上焦如羽，非轻莫举"（《温病条辨》）的用药原则。

加味：若胃热重者，加石膏、知母；便秘者，加大黄。

（2）热结阳明证

证候：牙痛剧烈，或跳痛难耐，齿龈红肿，肿连腮颊；口渴欲冷饮，口气热臭，大便燥结；苔黄厚，脉洪数。

治法：清胃泻火，消肿止痛。

方药：清胃汤加味。

方解：方中苦寒泻火之黄连（君），直折胃腑之热。甘辛微寒之升麻（臣），一取其清热解毒，以治胃火牙痛；一取其轻清升散透发，可宣达郁遏之伏火，达"火郁发之"之意。黄连得升麻，降中寓升，则泻火而无凉遏之弊；升麻得黄连，则散火而无升焰之虞。阳明乃多气多血之经，胃热伤及阴血，故以生地黄（臣）凉血滋阴，牡丹皮（臣）凉血清热。养血活血用当归（佐），合生地黄滋阴养血，合牡丹皮消肿止痛。升麻（使）兼以引经。诸药合用，共奏清胃凉血之效，以使上炎之火得降，血分之热得除，热毒内彻而解。

加味：《医方集解》载本方有石膏，其清胃之力更强；肿连腮颊者，加金银花、板蓝根、紫花地丁、菊花等。

（3）气血不足证

证候：牙龈有瘘口，时有脓血渗出，龈肉色淡；口唇不荣，神疲乏力，面色萎黄；舌淡苔薄，脉细弱。

治法：益气补血，养龈健齿。

方药：十全大补汤。

方解：益气补血、养血。人参、熟地黄、黄芪（君）益气养血。白术、茯苓（臣）健脾渗湿，助人参益气补脾；当归、芍药、肉桂（臣）养血和营，助熟地黄滋养心肝。川芎（佐）活血行气。炙甘草（使）益气和中，调和诸药。

加味：脓液多者，加皂角刺；体虚无力托脓者，加金银花、蒲公英、紫花地丁等。

3. 西医治疗

（1）应急处理：对于急性根尖周炎的患牙，首先要消除急性炎症并止痛。①开髓通畅根管引流：去除髓顶，去除感染坏死的冠髓，拔除根髓，使根管通畅，以便根尖部的炎症渗出物引流。②切开引流：在急性牙槽脓肿的骨膜下或黏膜下脓肿形成时，应在局麻下切开脓肿，放置橡皮引流条，使脓液排出，得到引流。③抗感染治疗：在采取以上措施的同时，全身应用抗生素及止痛药物，如阿莫西林、甲硝唑等，以促使炎症消退。

（2）彻底治疗：在急性炎症得到控制后，及时对患牙进行根管治疗术（RCT）。

（3）拔除不能保留的患牙：如果病变在急性炎症期，应待急性症状缓解后再行牙拔除术。

（4）对于根管钙化扩不通的根管或已经做了桩冠修复的慢性根尖周炎的患牙：可行根尖手术治疗（根尖刮治、根尖切除、根尖倒充填）。

（5）对于较大囊肿的患牙：在 RCT 后可行囊肿摘除术。

4. 其他治疗

（1）中成药：①牛黄解毒丸（片），口服，大蜜丸每次 1～2 丸，片剂每次 2～3 片，每日 2～3 次。②六神丸，口服，每次 1 岁 1 粒，2 岁 2 粒，3 岁 3～4 粒，4～8 岁 5～6 粒，9～15 岁 8～9 粒，成人 10 粒，每日 3 次，嚼化或温开水送服。③单方验方牙周败毒饮（徐治鸿经方，见《名医名方录》），处方见"秽毒结聚"单方验方。

（2）外治法：①牙痛初起，焮痛者，但未破溃时，用冰硼散搽牙龈肿胀处，或用六神丸 2～3 粒温开水溶成糊状搽于牙龈肿痛处，有清热解毒消肿之功效。②腮颊肿痛者，外敷如意金黄散，以消肿止痛。③若已成脓，按龈肉软处便是痛头。痛头可用消毒针头轻轻刺破，或用消毒刀尖挑破，去除脓血，再搽以冰硼散或金玉丹。④牙痛已溃，可用珠黄散外敷，以清热祛腐生肌。⑤若牙痛反复发作或溃后久不收口而成牙漏者，可用金玉丹制成条状，插入窦道中，以解毒排脓生肌。

（3）针灸疗法：选用合谷、颊车、下关等穴，针刺用泻法，留针 10～20 分钟，以疏通经络、泻热消肿止痛。

（4）饮食疗法：①柳根煲猪瘦肉：柳根 30g，猪瘦肉 100～150g，加清水适量煲汤，以食盐少许调味，饮汤吃肉。②臭草绿豆糖水：鲜臭草 30g，绿豆 30～50g，清水 5 碗煎成 2 碗，加入红糖适量再煎片刻，即可饮食（臭草可不吃）。

【预防与调护】

1. 注意口腔卫生，预防龋病。

2. 定期口腔检查，发现龋病、牙髓病及其他牙体疾患应尽早治疗。

3. 保护牙齿，防止外力创伤或咬合创伤。

具体技能操作详见第十四章口腔疾病常用治疗技术相关内容。

【预后】

根尖周病的急性炎症消退后，经完善的专科治疗，多数患牙症状消失，根尖周病变愈合，功能恢复。少数患牙治疗后，根尖周病变久不愈合，可行根管外科手术治疗。如失治、误治可能成为病灶，影响全身健康。

第四节　牙本质过敏症

牙本质过敏症（dentinal hypersensitivity，DH）又称"过敏性牙本质（hypersensitivity dentine）"，是指牙齿在生理范围内受到机械、化学、温度、渗透压等刺激时，出现的一种酸痛不适的症状。

《本草纲目·粉锡》云："食梅牙齼，韶粉揩之。"牙齼指因恣食酸味，致使牙齿酸痛感者，又谓之齿齼。类似今之牙本质过敏症，其特点是酸痛短暂尖锐，随着刺激的来临和离去而迅速出现和消失，患者非常痛苦。牙本质过敏症不是一种疾病，而是多种疾病均可产生的症状，常与多种牙体疾病并存，其发病的高峰年龄在 40 岁左右，发生率为 4%～74%，门诊患者中占 1/7～1/4，男性多于女性，现有文献报道男女无差别。

本病属于中医学"齿齼"范畴。

【病因病理】

1. 中医病因病机　《杂病源流犀烛》云："虚者，气血之虚。损者，脏腑之损。虚久致损，五脏皆有。"肾主骨，齿为骨之余。若先天不足，或后天耗损，致髓弱骨虚，齿牙不坚，则牙体易被磨损而致。正常的牙颈部为牙本质表面分别有牙釉质和牙本质覆盖，若牙齿发育先天不足，在牙颈部表现为牙本质外露，解剖学观察到 10% 牙颈部既无牙釉质也无牙骨质，当牙齿接受外界刺激时，外露的牙本质小管中的神经末梢传导于牙髓即出现敏感症状；后天磨耗多见于老年人牙齿的咬合面，由于长期的咀嚼使咬合面牙釉质磨损，牙本质暴露所致。

2. 西医病因病理　凡是使牙本质暴露在口腔内，直接接受外界刺激的各种牙体组织病均可出现此症状，如中龋、深龋、过度磨损、楔状缺损、牙隐裂、窝洞充填不密合，以及由于牙周萎缩和牙周治疗过度，如龈下刮治、根面平整，而形成的牙本质暴露等。但并不是所有牙本质暴露的牙都出现过敏症状，此症状是否出现还与牙本质暴露的时间长短和修复性牙本质形成的快慢有关。虽然临床上牙本质过敏多数是由牙本质暴露引起的，但牙本质暴露还不能解释所有的临床表现，即过敏症状可由无到有，或由有到无，这就不是修复性牙本质形成的速度所能解释的。还有些患者牙体组织完好无损，却感到全口牙高度酸痛不适，故有学者主张将其改称为"牙齿感觉过敏（tooth hypersensitiveness）"。有研究发现，牙齿的敏感与某些全身因素有关，如月经期、妊娠期、神经衰弱、紧张焦虑、感冒、疲劳、高血压、胃肠疾患、营养代谢、头颈部放射治疗、气候和环境变化等。牙本质敏感症的发病机制目前还不是十分清楚，有以下三种学说：

（1）第一种学说：一般认为，牙本质中存在着牙髓神经末梢，牙本质中的神经末梢可以将表层的感觉传至牙髓而出现疼痛，即神经终末传导学说。

（2）第二种学说：成牙本质细胞原浆突中的乙酰胆碱酶在受刺激后可以引起神经传导而产生疼痛，即牙本质纤维传导学说。持反对意见者认为，实验性干扰人成牙本质细胞，未降低牙本质敏感性，说明成牙本质细胞并不具有感受器的特征，可能在牙本质敏感症中仅起被动作用，即牙本质细胞传导学说。

（3）第三种学说：空气、高渗溶液或温度刺激引起的疼痛是由于牙本质小管内液体的膨胀系数与管壁的膨胀系数有较大的差异，刺激使小管内液体膨胀或收缩，致使液体出现多向流动，这种异常流动被传递到牙髓，机械地搅动了牙髓内容物，进而间接地引起牙髓中游离神经末梢的兴奋，产生痛觉或不适感，即流体动力学说。

据研究发现，牙本质过敏症病理变化的核心是牙本质细胞胞突和牙本质小管的改变。扫描电镜（SEM）观察，其变化可分为渗出期、变性坏死期、修复期。

【临床表现】

1.《杂病源流犀烛》记载："齿齼多由食酸之故。"《本草纲目》记载："楚人多食酸则齿软。"牙本质过敏症的主观症状为刺激痛，是在食酸、甜、冷、热、刷牙、咬合摩擦、咬硬食物等刺激时，牙齿迅速出现酸痛不适感，持续时间短暂，疼痛尖锐，而且多数患者对咀嚼产生畏惧；尤其对机械刺激最敏感，刺激去除之后，酸痛立即消失，无自发痛；患者多能指出患牙，多数可以查出有牙本质暴露区。牙本质过敏症可能只对一种刺激敏感，也可能对多种刺激敏感。用冷、热测试或探诊检查牙本质暴露区均可找到敏感点或敏感区。

2.临床检测牙本质过敏症有 3 种方法，即探诊、温度测试和主观评价。

（1）探诊：用尖探针的尖端轻轻划牙本质暴露区可找到敏感点，敏感点多位于咬合面的釉牙本质交界处和牙颈部釉牙骨质交界处，可将患者的主观反应分为 4 级：0 度（无不适）、1 度（轻微不适或疼痛）、2 度（中度痛）和 3 度（重度疼痛且持续时间较长）。

（2）温度测试：分为冷试验和热试验。临床常用的冷试验方法是采用牙科椅的三用枪将室温的空气或凉水吹向敏感牙面，患牙有轻微的敏感；热试验方法是用热牙胶或加热的金属器械工作端在牙面进行热传导，患牙有轻微的敏感，但均无持续性疼痛。临床上对敏感的分级常采用石川修二的判定标准，即按患牙受刺激（冷气、冷水或机械刺激）后诱发疼痛的程度分为Ⅲ度（疼痛难以忍受）、Ⅱ度（疼痛可忍受）、Ⅰ度（疼痛轻微）、0 度（无疼痛）。

（3）主观评价：以患者的主观评价来判断牙的敏感程度，包括疼痛三级评判法和数字化疼痛评判法。

【诊断与鉴别诊断】

1.诊断要点

（1）牙本质过敏症诊断以牙面机械刺激敏感为特征。多数患牙有造成牙本质暴露的各种牙体病变，或有因牙周萎缩而形成的牙根暴露等。用探针尖部在牙本质暴露区轻轻划过，以探诊力量的大小来判断患牙的敏感程度。

（2）患牙有激发痛，无自发痛。用温度测试来判断患牙的敏感程度。

（3）如牙体完整但却有全口牙高度敏感症状，则应检查是否具有某些全身因素。

2.鉴别诊断

（1）牙本质过敏症与中龋的鉴别：牙本质过敏症的患牙多见于咬合面和牙颈部，由于咀嚼和刷牙的磨损失去了牙釉质，暴露出光滑平整的牙本质。病变区的颜色、光泽和硬度，均相似于正常牙本质。用探针检查牙本质暴露区，患者有明显的酸痛感；而中龋的患牙有中等深度的龋洞，颜色变深，质地软化，X 线片可见牙冠缺损成洞的低密度影像。

（2）牙本质过敏症与可复性牙髓炎的鉴别：牙本质过敏症的患牙对探、触等机械刺激和酸、甜等化学刺激更敏感；可复性牙髓炎主要对冷、热温度刺激有一过性敏感。

【治疗】

1.治疗原则 中医治疗以补肾益髓为主。如《杂病源流犀烛》记载："齿齼，治宜取核桃肉细嚼。"西医以本疾病的发病机制中，液体动力学说被广为接受。根据这个理论，对于牙本质过敏症的有效治疗应该是封闭牙本质小管，以减少或避免因外界刺激而引起的牙本质小管内液体流动，从而缓解或消除牙本质过敏的症状。

2.中医辨证论治

证候：牙齿酸软，遇冷则甚，遇热亦感不适，甚则咀嚼无力。

治法：滋阴补肾，益髓坚齿。

方药：知柏地黄汤（丸）加味。

方解：熟地黄（君）滋肾阴，益精髓。山茱萸（臣）滋肾益肝，怀山药（臣）滋肾补脾。泽泻（佐）泻肾降浊；牡丹皮（佐）泻肝火；茯苓（佐）渗脾湿；知母、黄柏清肾中伏火，清肝火。因此知柏地黄汤（丸）具有滋阴降火的作用。故阴虚火旺而致的骨蒸劳热、虚烦盗汗、遗精、腰酸腿软、头晕目眩、耳鸣耳聋、牙痛、咽喉肿痛等，均可使用该方。

加味：若牙龈萎缩、全口牙酸痛敏感，加枸杞子、女贞子、没食子、白蒺藜、厚朴等。

3. 西医治疗 对牙本质过敏症的治疗是封闭牙本质小管，阻断外界刺激的传导，消除敏感症状。治疗多采用保守的脱敏治疗。

（1）氟化物脱敏治疗：多种氟化物可治疗牙本质过敏症。氟离子能减少牙本质小管的直径，从而减少液压传导。体外实验证明：酸性氟化钠液或 2% 中性氟化钠液能分别减少 24.5%、17.9% 的液压传导，用氟化钠液电离子透入法所减少的液压传导可以高达 33%。① 将患区隔湿并吹干，用小棉球蘸 75% 的氟化钠甘油涂擦患牙过敏区 1～2 分钟，视疗效可隔一段时间再重复治疗。该方法主要是通过形成氟磷灰石后，降低牙体组织对刺激的敏感性。②用 2% 氟化钠液湿润患牙过敏区，以直流电疗仪的负极置于湿润区，患者手握正极，其电流强度为 0.5～1mA，以患者无不适为准，持续 10 分钟。每日 1 次，每次 20 分钟，7 次为 1 个疗程。也可用电解牙刷导入药物离子。③ 用 0.76% 单氟磷酸钠凝胶（pH 值＝ 6）反复涂擦患牙过敏区 1～2 分钟，酌情重复用药。

（2）碘化银法：患牙隔湿，用 3% 碘酊涂擦患牙过敏区半分钟，再涂以 10%～30% 硝酸银液，可重复 1～2 次，可见灰白色碘化银沉淀形成，从而阻断传导刺激。

（3）氯化锶：用 75% 氯化锶甘油或 25% 氯化锶液过敏区涂擦。

（4）氟化氨银：患牙隔湿，用小棉球蘸 38% 氟化氨银溶液涂擦患牙过敏区 2 分钟，同法重复 1 次。

（5）树脂类脱敏：树脂类脱敏剂反复涂擦过敏区并用光固化灯进行照射。

（6）脱敏无效者的治疗：对于脱敏无效者，可根据不同的情况采用充填治疗或冠修复治疗，以隔绝外界刺激，同时应注意调整咬合关系。若已发生牙髓病变或根尖周病变者，需行牙髓治疗后，再做充填或冠修复治疗。

（7）激光治疗：20 世纪 80 年代后期有学者将激光应用于牙本质过敏症的治疗，目前使用较多的是 Nd：YAG 激光，治疗功率范围 0.75～15W 不等，照射过敏区每次 0.5 秒，8～20 次为 1 个疗程。另外还有 Er：YAG 激光、He-Ne 激光、Ga-Al-As 半导体激光、水激光等也可用于治疗牙本质过敏症，虽然它们的热效应与 Nd：YAG 激光略有差异，但其主要作用均是使暴露的牙本质小管热凝封闭，达到隔绝外界刺激、治愈牙本质过敏的目的。但激光治疗还存在一些问题，如仪器体积大、成本高、疗程长，且有效性和安全性还需进一步证实。

4. 其他治疗

（1）中药脱敏：文献报道：①用荜茇、细辛、高良姜、花椒、白芷、苍术 6 味中药配制成纯中药脱敏软膏涂擦患牙过敏区。②用制草乌、荜茇、细辛、高良姜、延胡索 5 味中药研制成的精细糊剂涂擦患牙过敏区。③用荜茇、细辛、良姜、花椒、雄黄各 3g 置于 60% 乙醇 30mL 浸泡 7 天，过滤后蘸其上清液涂擦患牙过敏区。④用荜茇、白芷、细辛、高良姜、花椒、五倍子、海螵蛸制成乙醇提取液涂擦患牙过敏区。

（2）其他脱敏剂：极固宁、4% 硫酸镁液、5% 硝酸钾液、30% 草酸钾液、硝酸银等皆可用于牙本质过敏症的治疗。

（3）自行脱敏：咬合面过敏者可嚼核桃仁、嚼茶叶或大蒜，具有减轻牙本质敏感的功效。

（4）其他：有研究发现，如果牙颈部牙本质过敏严重，可在牙颈部敷牙周塞治剂，一方面是暂时隔绝刺激，另一方面牙周塞治剂中的鞣酸有一定的脱敏作用。如果咬合面过敏严重，可用4%甲醛加间苯二酚调至饱和溶液，涂于患牙咬合面过敏区，通过热传导进行脱敏，效果极显著，但要保护好口腔软组织黏膜。

【预防与调护】

1. 纠正不良习惯，掌握正确的刷牙方法。不要经常咀嚼过硬食物和长期饮用碳酸饮料，以免造成牙釉质过度磨损和牙脱矿。

2. 对于患有夜磨牙症的患者，应尽快查明原因，对症治疗。

3. 坚持叩齿、按摩牙龈，积极防治牙周疾病。

4. 改善工作条件，加强个人防护，阻止牙被酸蚀。

5. 多数牙过敏者可使用脱敏牙膏。

具体技能操作详见第十四章口腔疾病常用治疗技术相关内容。

【预后】

1. 一般牙本质过敏症经适当治疗后，过敏症状消失，预后良好。

2. 如果并发牙髓炎症状，做根管治疗后需进行全冠修复，防止牙冠劈裂。

第五节　牙龈病

在牙周组织（牙龈、牙周膜、牙槽骨、牙骨质）中，牙龈是唯一直接暴露在口腔中的组织。由于口腔内环境的特殊性，牙龈不仅不断地接触来自外界的各种刺激，包括生物性的（如外来的、口腔内的、消化道或呼吸道的各种微生物及其代谢产物）、物理性的（咀嚼力、各种机械性创伤、温度刺激等）、化学性的（食物、药物、烟草等）刺激，而且也受机体的生理、代谢、免疫系统和疾病状态的影响，某些全身情况或疾病可以不同的反应方式和程度表现在牙龈上。这些复杂的因素就使发生在牙龈组织的疾病表现形式不同，种类繁多。

牙龈病的主要特征为牙龈出血。《证治准绳·杂病》云："血从齿缝中或齿龈中出谓之齿衄。"《景岳全书》云："手足阳明二经及足少阴肾家之病，盖手阳明入下齿中，足阳明入上齿中。又肾主骨，齿者骨之所终也。"脾胃为气血生化之源，脾主统血，阳明胃经循经上齿，肾主骨生髓，齿为骨之余，故齿衄多从脾、胃、肾论治。牙龈病是一组发生于牙龈组织的病变，包括牙龈局部的炎症和全身疾病在牙龈的表现。牙龈病一般不侵犯牙周深层组织。1999年牙周病分类法国际研讨会制定的牙周病新分类法将牙龈病分为菌斑引起的牙龈病（如慢性龈炎、青春期龈炎、妊娠期龈炎和药物性牙龈增生等）和非菌斑引起的牙龈病（如病毒性牙龈病、真菌性牙龈病、遗传性牙龈病损、系统疾病在牙龈的表现和遗传性疾病等）。

本病属于中医学"龈衄"或"齿衄"等范畴。

【病因病理】

1. 中医病因病机

（1）胃腑积热：胃为水谷之海，过食辛辣煎炒厚腻之品，致脾胃积热，湿热上蒸，熏灼龈肉，灼伤血络，致齿龈红肿、渗血。如《血证论》云："牙床尤为胃经脉络所绕，故凡衄血，皆是胃火上炎，血随火动。"又如《医宗金鉴》说："若胃经虚火者，牙龈腐烂，淡血渗流不已。"

（2）肾阴亏损：肾生髓主骨，齿为骨之余。肾阴亏虚，肾水不足，虚火内生，上灼龈络，血渗脉外则齿衄。如《血证论》云："亦有肾虚火旺，齿豁血渗，以及睡则流血，醒则血止者，皆阴血虚，血不藏之故。"

（3）脾气虚弱：脾主统血，不致溢出脉外。若脾气虚弱，统摄无权，营血不得循经而妄行于外，从牙龈齿缝中渗漏而出。若衄血日久，则血液伤耗太过，脾气已虚，生化之源短缺，则血液补充不足而血虚。血虚则无以生气而气少，气少则不能摄血而衄血日甚。

2. 西医病因病理　菌斑是始动因素，牙石、食物嵌塞、不良修复体、牙错位、牙列拥挤及口呼吸等局部促进因素，以及一些全身性因素的继发性改变均会促进菌斑的形成和发展，从而加重牙龈的局部炎症。

（1）牙菌斑生物膜：细菌构成的牙菌斑生物膜（dental plaque biofilm）及其毒性产物主要是引发牙龈组织的慢性非特异性炎症。2002 年，Socransky 将牙菌斑生物膜定义为附着于生物或非生物固体表面的、包裹在自身分泌的多糖基质内的一种或多种微生物共同体。近年来，牙菌斑生物膜的内涵有：牙菌斑生物膜是口腔中不能被水冲去或漱掉的细菌性斑块，是由基质包裹的相互黏附或黏附于牙面、牙间或修复体表面的软而未矿化的细菌性群体，它们构成相互有序生长的建筑式样生态群体，是口腔细菌生存、代谢和致病的基础。近年研究发现，龈炎的优势致病菌为黏性放线菌（A. viscosus，Av）、微小微单胞菌（M. micro）、内氏放线菌（A. naeslundii，An）和黄褐二氧化碳噬纤维菌（C. orchracea）；妊娠期龈炎（pregnancy gingivitis）的优势致病菌为中间普氏菌（P.intermedia）；坏死性溃疡性龈炎的优势致病菌为具核梭杆菌（F.nucleatum）、中间普氏菌（P.intermedia）和齿垢密螺旋体（T.denticola）。牙菌斑的致病机制是研究的热点。

（2）口腔环境：口腔卫生差者牙面上堆积着大量软垢、牙石及烟斑。软垢由食物碎屑、细菌、上皮细胞、白细胞等组成，常呈黄色或灰白色积聚在牙颈部；牙石是附着在牙面上的钙化或正在钙化的以菌斑为基质的团块，牙石上面始终有细菌覆盖；吸烟不仅影响牙龈的血液循环，使人体抵抗力降低，而且可使牙表面粗糙而利于菌斑的附着。这些因素均可使细菌与牙龈密切接触，导致牙龈炎症的发生。

（3）不良修复体：活动义齿的基托、牙列矫正装置、金属全冠的边缘不贴合、固定桥的桥体接触牙龈过紧或充填物的悬突等，不仅直接压迫或刺激牙龈，而且是牙菌斑最易聚集之处，菌斑可进一步钙化为牙石，经常会引发牙龈的炎症。

（4）牙排列紊乱：牙排列不齐或个别牙错位，常可引起食物嵌塞和软垢的堆积，刷牙和漱口难以消除刺激物，微生物及其产物长期作用于牙龈，导致牙龈的炎症。

（5）不良的口呼吸习惯：有慢性鼻炎的患者，由于鼻呼吸困难而代以口呼吸，逐渐养成口呼吸习惯。口呼吸者，口腔黏膜和牙龈干燥，口腔卫生差，牙龈抵抗力降低，易发生慢性炎症。口呼吸常是前牙增生性牙龈炎的重要因素。

（6）全身性因素：某些全身性因素（如内分泌紊乱、维生素 C 缺乏、营养障碍）与系统性疾病也可引起或加重牙龈炎症。

（7）口服某些药物：如长期服用抗癫痫药、免疫抑制剂或降血压药，可导致药物性牙龈增生（drug-induced gingival hyperplasia）。

牙龈病的组织病理改变主要是血管充血、组织水肿、炎症细胞浸润和胶原纤维增生。

【临床表现】

1. 慢性龈炎（chronic gingivitis） 曾称为"慢性龈缘炎（chronic marginal gingivitis）""边缘性龈炎（marginal gingivitis）""单纯性龈炎（simple gingivitis）"。据国内调查资料显示：人群中慢性龈炎的患病率在 60%～90%，3～5 岁开始患慢性龈炎，随年龄增长患病率和严重程度逐步增加，青春期达高峰，17 岁后患病率下降。美国相关资料显示：13～17 岁牙龈出血比例高达 63%。2017 年，我国第四次全国口腔健康流行病学调查结果显示：我国 12 岁组、15 岁组、35～44 岁组和 65～74 岁组人群的牙龈出血检出率分别为 58.4%、64.7%、87.4% 和 82.6%；中年和老年人群中牙周健康者分别仅为 9.1% 和 9.3%。慢性龈炎是口腔常见病和多发病，涉及的人群广，世界各地区、各种族、各年龄段的人都可以发生，几乎每个人在其一生中的某个时间段都可发生不同程度和不同范围的慢性龈炎。其病程较长，病损一般局限于游离龈和龈乳头，严重时可波及附着龈，其中以下前牙最多见，其次为上颌后牙的颊侧和下颌后牙的舌侧。本病的诊断和治疗并不难，但是治愈后仍可复发，如果得不到及时的治疗就会发展为牙周炎。慢性龈炎引起的牙龈出血不是自发性的，这一点有助于与血液系统疾病引起的牙龈出血鉴别。附着水平是区别牙龈炎和牙周炎的重要指标。

慢性龈炎的临床体征：①正常牙龈在刷牙或咬硬物或吸吮时均不引起出血；慢性龈炎患者一般无自觉症状，就诊时的主诉多为在刷牙、咬硬物或吸吮时牙龈出血，甚至说话时也会出血，但有的患者偶有牙龈发胀、发痒不适感和呼气异味（breath malodor）。呼气异味亦称"口腔异味（oral malodor）"，也可直称"口臭（haliosis）"，已成为患者的主诉症状之一，是目前研究的热点，其检查方法有感官法（organoleptic）（又称"鼻闻法"）、仪器检测法［即电子仪器（Halimeter）］和便携式气相色谱仪（Oral Chroma）。②检查可见慢性龈炎患者口腔卫生不良，龈缘有大量的软垢、牙石及色素堆积。早在《黄帝内经》即有牙周病病因及某些症状的记载。如《素问·诊要经终论》云"少阴终者，面黑齿长而垢"，认为少阴经亏虚导致本病表现为齿龈萎缩、牙齿伸长、牙石堆积等症状。③正常的牙龈颜色粉红；患病时游离龈和龈乳头呈鲜红或暗红色，严重的牙龈充血范围可波及附着龈，这是由于牙龈结缔组织内血管增生、充血所致。④正常的牙龈外形为龈缘菲薄呈扇贝状紧贴于牙颈部，龈乳头呈楔形充满牙间隙，附着龈可见点彩；患病时龈缘变厚且与牙面分离，龈乳头变圆钝肥大，点彩消失，表面光亮，较重者可见龈缘糜烂或肉芽增生，其主要原因是炎性渗出较多，组织发生水肿。⑤正常的牙龈质地致密而坚韧，尤其是附着龈处的上皮下方具有丰富的胶原纤维，使其牢固地附着于牙槽骨表面；患病时牙龈质地松软脆弱，缺乏弹性，病程长者由于牙龈增生，质虽坚韧但有弹性，以下颌前牙常见，以往的教科书称之为"增生性龈炎（hyperplastic gingivitis）"。⑥正常的龈沟深度为 2～3mm；有病变时龈沟的探诊深度可达 3mm 以上（称"龈袋"或"假性牙周袋"），但此时附着水平的位置没有改变，这是由牙龈组织的水肿或增生导致的。⑦健康的牙龈在龈沟探诊时不会导致出血；患病时用钝头探针在龈缘下 1mm 区轻轻沿龈缘滑动后观察 10～15 秒钟见有出血，即探诊出血（bleeding on probing，BOP）阳性，对判断牙龈有无炎症有重要的临床意义。⑧正常龈沟液的量极少或无；在病变时龈沟液量增多，其中有大量炎症细胞浸润，有的牙位还可出现龈沟溢脓或牙龈脓肿，龈沟液量的增加可作为评估牙龈炎症的一个客观指标。慢性龈炎与牙周炎的区别是，慢性龈炎无附着丧失、无牙周袋形成、无牙松动及牙槽骨的吸收。

2. 青春期龈炎（puberty gingivitis，或 puberty-associated gingivitis）　牙龈是性激素的靶组织，内分泌改变使牙龈组织对微量的局部刺激产生较明显的炎症反应。其特点为：①男女均可患病，但女性患者稍多于男性。②多见乳恒牙替换期、牙排列不齐、口呼吸及戴矫治器的青春期儿童，口腔卫生差。③青春期过后，牙龈炎症可有部分消退，但原有的龈缘炎症不会自然消退。④患者的主诉症状常为刷牙或咬硬物时出血、口臭等。⑤炎症好发于前牙唇侧的牙间乳头和龈缘，舌侧牙龈较少发生。⑥检查可见唇侧牙龈颜色暗红或鲜红，光亮，肿胀较明显，龈乳头常呈球状突起，质地松软。⑦龈沟加深形成龈袋，但附着水平无变化，亦无牙松动和牙槽骨吸收。⑧龈沟液增多，BOP 阳性。

3. 妊娠期龈炎（pregnancy gingivitis）　妊娠本身不会引起牙龈的炎症，但由于妊娠期间女性激素水平升高，使原有的牙龈慢性炎症加重，其发生率为 30%～100%。其特点为：①一般在妊娠 2～3 个月出现症状，8 个月达高峰，分娩 2 个月后炎症可减轻至妊娠前水平。②患者常以吮吸或咀嚼食物时牙龈出血为主诉就诊，一般无疼痛，严重时龈缘可有溃疡和假膜形成，有轻度疼痛。③检查发现龈缘和龈乳头呈鲜红或暗红色，松软而光亮，呈显著的炎性肿胀、肥大，有龈袋形成，轻触之即易出血，BOP 阳性。④发生在单个牙的龈乳头部位突起的瘤样物，即妊娠期龈瘤（也称"孕瘤"），多发生在妊娠 3 个月，为无痛性非真性肿瘤，孕妇中的发生率为 1.8%～5%。分娩后妊娠期龈瘤能逐渐自行缩小，但必须去除局部刺激物才能完全消失，患者多因出血或妨碍进食就诊。检查可见患牙的牙间乳头区常呈扁圆形肿大，向近、远中扩延，色鲜红，质松软易出血，有的呈小的分叶状，表面有溃疡和脓性渗出，有蒂或无蒂，直径一般不超过 2cm，其病理变化表现为血管瘤样的肉芽肿性病变。

4. 药物性牙龈肥大（drug-induced gingival enlargements）　曾称为"药物性牙龈增生"，是指长期服用某些药物而引起牙龈的纤维性增生和体积增大，如抗癫痫药（苯妥英钠，占服此药者的 40%～50%）、器官移植后长期服用免疫抑制剂（环孢素，占服此药者的 30%～50%）、高血压病长期服用钙通道阻滞剂（钙拮抗剂）如硝苯地平（心痛定）、维拉帕米等药物，后两类药引起牙龈增生的机制尚不十分清楚。其特点为：①一般在服药后的 1～6 个月内出现牙龈增生，只发生于有牙区，拔牙后增生的牙龈组织可自行消退。②患者一般无疼痛，无出血，多数是以牙龈增生影响美观和咀嚼而就诊。③检查可见增生的牙龈组织呈淡粉红色；起始于唇颊侧或舌腭侧龈乳头，呈小球状突起于牙龈表面，继之龈乳头可呈球状、结节状，增生的牙龈表面可呈桑葚状或呈分叶状；增生的牙龈乳头继续增大，可互相靠近或相连并向边缘龈扩展，覆盖部分牙冠，牙龈表面出现"齿痕"，严重时可波及附着龈；牙龈质地坚实、略有弹性，可压迫致牙移位。④龈沟加深形成龈袋，使菌斑易于堆积并发炎症，此时的牙龈可呈深红或紫红色，质地较松软，龈缘易出血。⑤可发生于一组牙，也可累及全口牙。

【诊断与鉴别诊断】

1. 诊断要点

（1）慢性龈炎：根据病史及口腔卫生状况，牙龈色、形、质的改变，牙周附着情况，龈沟探诊深度和探诊出血，龈沟液量增多和无牙槽骨的吸收等主要临床表现可诊断。

（2）青春期龈炎：根据患者的年龄处于青春期、病因和病史、牙龈组织的炎症反应较强即可诊断。

（3）妊娠期龈炎和龈瘤：如果患者是育龄妇女，且牙龈出现鲜红色，高度水肿、肥大，有明显出血倾向者，或有龈瘤样表征，应询问其月经情况，了解是否妊娠。若已有妊娠史，便可诊断。文献报道有些长期服用激素类避孕药的妇女也可有类似的症状，一定要注意了解这方面的问题。

（4）药物性牙龈增生：根据全身病史和长期服用苯妥英钠、环孢素和硝苯地平等药物的历史，以及牙龈实质性增生的特点诊断本病并不困难。

2. 鉴别诊断

（1）慢性龈炎与急性坏死性溃疡性龈炎的鉴别：主要的鉴别点是急性坏死性溃疡性龈炎患者疼痛剧烈，牙龈自发性出血，发出腐败坏死性恶臭，龈乳头和边缘龈的坏死呈刀切状缺损，涂片检查可见有大量螺旋体和梭形杆菌。慢性龈炎无剧烈疼痛，无牙龈自发性出血，无龈缘和龈乳头的坏死。

（2）慢性龈炎与血液病引起的牙龈出血的鉴别：主要的鉴别点是牙龈出血、血液学检查及全身状况。白血病、血友病、再生障碍性贫血、血小板减少性紫癜等血液系统疾病有全身乏力等症状，牙龈自发性出血或渗血，血液学检查结果不正常。慢性龈炎的患者无血液病史，牙龈无自发性出血，仅刷牙时出血，血液学检查结果正常。

（3）慢性龈炎与艾滋病相关龈炎的鉴别：主要的鉴别点是龈缘的表现、对治疗的反应和实验室检查。艾滋病相关龈炎临床可见游离龈缘呈明显的界限清楚的火红色线状充血带，称作"牙龈线形红斑（linear gingival erythema，LGE）"，附着龈可伴有瘀斑或弥散点状红斑，可见牙龈有刷牙后出血或自发性出血。经基础治疗，在去除牙面菌斑和龈上牙石后，牙龈充血带仍不消退或经治疗后效果不明显，且人类免疫缺陷病毒（HIV）检查结果为阳性。目前认为，LGE 与白色念珠菌感染有关。艾滋病患者的口腔内还可出现毛状白斑、卡波西肉瘤等，血清学检测有助于确诊。慢性龈炎患者的龈缘和龈乳头为广泛的充血水肿，经龈上洁治后牙龈充血立即消退，或经治疗后效果明显，血清学检查结果正常。

（4）妊娠期龈瘤与化脓性肉芽肿（pyogenic granuloma）的鉴别：化脓性肉芽肿的临床表现为个别牙龈乳头的无痛性肿胀、突起的瘤样物，有蒂或无蒂，牙龈颜色鲜红或暗红，质地松软极易出血；多数病变表面有溃疡和脓性渗出物，一般多可找到局部刺激因素；病理变化为毛细血管瘤样的肉芽肿性病变，血管内皮细胞和新生毛细血管的大量增殖，并有炎症细胞浸润，上皮萎缩或增厚，表面常有溃疡和渗出，治疗后易复发。妊娠期龈瘤患者是育龄妇女，且牙龈出现高度水肿和肥大，色鲜红，有出血倾向，有的患者分娩后可自愈。应询问其月经情况，了解是否妊娠期便可鉴别。

（5）药物性牙龈肿大与遗传性牙龈纤维瘤病的鉴别：遗传性牙龈纤维瘤病无长期服药史，但有家族史，牙龈增生范围广泛，程度重。药物性牙龈肿大有长期服药史，无家族史，虽然牙龈增生范围广泛，但程度相对较轻。

【治疗】

1. 治疗原则　牙龈病的治疗首先是去除局部刺激因素，适当应用中西医结合方法进行治疗，并且开展椅旁卫生宣教，启发患者自觉保持良好的口腔卫生习惯，主动控制菌斑，定期复查，巩固治疗效果。

2. 中医辨证论治

（1）胃腑积热证

证候：齿龈红肿、肥大、疼痛，色鲜红，出血量多；口臭，烦渴多饮，大便秘结；舌质红，苔黄腻，脉洪数。

治法：清胃泻热，消肿止衄。

方药：清胃散加味。

方解：本方清胃凉血。方中黄连（君）苦寒泻火，直折胃腹之热；生地黄、升麻、牡丹皮（臣）凉血滋阴清热解毒；当归身（佐）养血活血消肿止痛；升麻（使）兼引经为使。

加味：上齿龈出血，加石膏；下齿龈出血，加大黄；肿胀甚者，加茜草根、赤芍、牛膝；出血量多者，加侧柏叶、仙鹤草等。

（2）肾阴亏虚证

证候：牙龈微红微肿，牙龈渗血绵绵，量少血淡；全身或见腰膝酸软，五心烦热；舌红，少苔，脉细数。

治法：滋阴补肾，降火止衄。

方药：知柏地黄汤加味。

方解：熟地黄（君）滋肾阴，益精髓。山茱萸（臣）滋肾益肝；山药（臣）滋肾补脾；泽泻（佐）泻肾降浊；牡丹皮（佐）泻肝火；茯苓（佐）渗脾湿；知母、黄柏清肾中伏火，清肝火。因此，知柏地黄丸具有滋阴降火的作用。故阴虚火旺而致的骨蒸劳热、虚烦盗汗、遗精、腰酸腿软、头晕目眩、耳鸣耳聋、牙痛、咽喉肿痛等，均可使用该方。

加味：牙龈渗血不止，将熟地黄改为生地黄，加牛膝、藕节；五心烦热，加龟甲、生龙骨、煅牡蛎。

（3）脾气虚弱证

证候：牙龈淡红不肿，牙龈渗血，量少而缠绵不止；全身或见面色萎黄，头晕眼花，少气懒言；舌淡，脉细弱。

治法：补脾益气，摄血止衄。

方药：补中益气汤加味。

方解：本方补中益气，升阳举陷，甘温除热。黄芪（君）补中气，升阳固表；人参、炙甘草、白术（臣）补气健脾；陈皮、当归（佐）理气和胃，使诸药补而不滞，当归养血和营；升麻、柴胡（佐使）升阳举陷。

加味：渗血缠绵不止，加阿胶、田三七。

3. 西医治疗

（1）牙龈病首先应行龈上洁治术，彻底清除菌斑、软垢和牙石，并且进行抛光。术后用3%过氧化氢溶液冲洗龈沟，并在龈沟内放置碘制剂，如2%碘甘油等。全身一般不使用抗生素，可使用抗生素类漱口剂含漱。青春期患者和正畸治疗患者要定期复查。若牙龈增生者经过洁治术后牙龈没有恢复正常，可行牙周手术治疗，如牙龈切除术或牙龈成形术。

（2）炎症较重和伴有全身疾病者（如糖尿病），洁治术的同时口服甲硝唑、替硝唑或其他抗生素控制炎症。

（3）妊娠期龈炎局部治疗应尽量选择在妊娠的第4～6个月内进行，操作仔细，动作轻柔，尽量减少刺激和出血。局部用药应选择刺激性小、不含抗生素的药物，避免使用全身药物治疗。较大的妊娠瘤妨碍进食者，若手术切除应在无痛状态下进行，同时避免出血过多，严格控制菌斑，防止复发。

（4）药物性牙龈肥大以往的观点是停止使用或更换引起牙龈肥大的药物，目前许多临床研究资料表明患者可不用停药或更换药物，通过洁治、刮治以清除菌斑和牙石，并消除其他一切导致菌斑滞留的因素，肥大的牙龈可明显好转甚至痊愈。如果对牙周基础治疗后牙龈肥大改善不明显者，应与相关的专科医师协商，再考虑更换其他药物或与其他药物交替使用，以减轻副作用。

（5）急性坏死性溃疡性龈炎局部处理很重要，彻底清除坏死的牙龈组织，首选放氧剂，如3%过氧化氢溶液冲洗疮面并涂布2%碘甘油，同时口服阿莫西林和甲硝唑。

4. 其他治疗

（1）局部吹药：选用冰硼散、小蓟散或云南白药吹患处，以清热消肿止衄，每日3～4次。

（2）局部搽药：选用炒蒲黄、地榆炭、血余炭、白及粉等，研极细末，外搽患处，每日3～4次。

（3）中药漱口水：防风、厚朴、香附等，制成漱口液，含漱，每日3～4次。

（4）西药漱口水：① 0.12%～0.2%氯己定（chlorhexidine）：又名洗必泰（hibitane），为广谱抗菌剂，是目前公认的抗菌斑效果最确切的药物，对革兰氏阳性及革兰氏阴性细菌和真菌都有较强的抗菌作用，其缺点是味苦、牙齿及舌背黏膜着色（黑色）、口腔黏膜烧灼感或一过性味觉改变（饭后和睡前使用）。② 1.5%过氧化氢溶液（H_2O_2）：又名双氧水，对厌氧菌有良好的抑菌作用。③ 0.05%西吡氯烷：又名西吡氯铵（cetylpyridinium chloride，CPC）溶液，是一种阳离子季铵化合物，可与细菌细胞壁上带负电荷的基团作用而杀灭细菌。④三氯羟苯醚液：是一种非离子性广谱抗菌剂，具有抑制菌斑形成和抗炎的双重作用。⑤氟化亚锡液：长期用于龋病的预防。最新的研究发现，0.05%或0.1%氟化亚锡液含漱能有效地抑制菌斑聚集，同时可减轻牙龈炎症。

具体操作详见第十四章口腔疾病常用治疗技术相关内容。

【预防与调护】

1. 定期进行口腔检查和洁治，去除菌斑和牙石。

2. 采用正确的刷牙方法，避免损伤牙龈。尤其是青春期患者和接受正畸治疗的患者一定要注意口腔卫生。

3. 育龄期妇女孕前一定要进行口腔和牙周检查，防止妊娠期龈炎的发生。

4. 对于需长期服用苯妥英钠、环孢素和钙通道阻滞剂等药物者，应在用药前先进行牙周检查，消除一切可能引起牙龈炎的刺激因素，并教会患者控制菌斑、保持口腔卫生的方法。积极治疗原有的龈炎，方能减少本病的发生。

5. 坚持早晚刷牙、饭后漱口，坚持叩齿和按摩牙龈，以增强牙周组织健康。

【预后】

本节之病经及时、正确的治疗，即可痊愈。若失于治疗或治不得法，常可导致牙周炎发生。

第六节　牙周炎

牙周炎（periodontitis）是由菌斑生物膜为主的多因素引起的牙周组织的感染性疾病，可导致牙周支持组织（牙龈、牙周膜、牙槽骨和牙骨质）的破坏，即牙龈的炎症、牙周袋的形成及附着丧失、进行性的牙槽骨吸收，最终致牙松动脱落。据《医宗金鉴》记载的牙宣初起肿牙龈，日渐腐颓久露根，龈肉萎缩之齿动的病症，类似于牙周炎。牙周炎与牙龈病最根本的区别是：牙周炎是造成成年人牙丧失甚至全口无牙颌的首位原因；牙周炎在35岁以后患病率增加；牙周炎所致的牙周支持组织丧失经过规范的治疗可以控制其进展，但不能使其完全恢复正常；牙周炎与全身健康有着不可忽视的双向关系。1999年牙周病分类法国际研讨会制定的新分类法将牙周炎分为慢性牙周炎（chronic periodontitis）、侵袭性牙周炎（aggressive periodontitis）和反映全身疾病的牙周炎（periodontitis as a manifestation of systemic disease）等多种类型。

本病属于中医学"牙宣"范畴。

【病因病理】

1. 中医病因病机

（1）脾胃湿热：《明医杂著》云："盖齿虽属肾，而生于牙床，上下床属阳明大肠与胃，犹木生于土也。肠胃伤于美酒厚味膏粱甘滑之物，以致湿热上攻，则牙床不清而为肿为痛，或出血，或生虫，由是齿不得安而摇动，黑烂脱落也。"上下牙床属阳明大肠和胃经循经所过。平素嗜食膏粱厚味，或饮酒嗜辛，辛热损伤脾胃，致脾胃积热，其热循经上蒸齿龈，伤龈损络而致本病。

（2）肾阴亏损：《仁斋直指方·齿论》云："齿者，骨之所终，髓之所养，肾实主之。故肾衰则齿豁，精盛则齿坚，虚热则齿动。"齿乃骨之余，为肾之所主。肾精亏虚，不能上濡于齿，加之阴虚火旺，虚火上炎于龈肉，致骨质痿软，齿龈退缩。

（3）气血不足：《圣济总录》云："气血不足，揩理无方，风邪袭虚，客于齿间，则令肌寒血弱，龈肉缩落，渐至宣露，永不附着齿龈也。"气血不足无以上濡，齿龈失于濡养，则外邪乘虚而入，客于齿龈间而致发病。素体虚弱，或久病耗伤，气血不足，不能上输精微于齿龈，龈肉失养，也可导致本病。

2. 西医病因病理 可分为局部因素和全身因素两类。

（1）局部因素：①口腔中的细菌在牙面黏附而形成菌斑。慢性牙周炎的可疑致病菌主要有牙龈卟啉单胞菌（*P. gingivalis*，Pg）、中间普氏菌（*P. intermedia*，Pi）、福赛坦菌（*T. forsythia*，TF）、具核梭杆菌（*F. nucleatum*，Fn）、直肠弯曲杆菌（*C.rectus*，Cr）；侵袭性牙周炎的可疑致病菌主要为伴放线杆菌（*A.actinomycetemcomitans*，Aa），其在龈下菌斑中的阳性率为90%以上；Aa对牙周组织有毒性（内毒素、外毒素）和破坏作用（胶原酶、成纤维细胞抑制因子、破骨细胞激活因子），可引发宿主的免疫反应。②局部刺激因素：由于致病菌的存在，牙颈部牙石的沉积、食物嵌塞、咬合创伤、牙的形态异常等因素均可促进牙周炎症的发生。此外，一些不良修复体、牙位异常、不良习惯等会加重牙周炎的症状。

（2）全身因素：全身因素包括遗传因素、内分泌紊乱、免疫功能缺陷、某些系统性疾病等。①宿主对细菌攻击的应答反应：这是决定牙周炎发生与否，以及病情轻重、范围大小、发展速度等的必要因素。②遗传因素：遗传因素是侵袭性牙周炎和重度牙周炎发生的主要决定因素之一。遗传因素对牙周炎易感性的影响已得到国内外学者的广泛认同。近年来的研究发现，遗传因素对牙周病临床症状的严重程度有一定的影响，因此有关牙周炎遗传背景的研究受到关注。③吸烟和精神压力：许多研究表明，吸烟、精神压力与牙周炎的破坏呈正相关。普遍认为，吸烟导致牙周炎发病在于影响体液免疫、细胞免疫和炎症过程，尤其是削弱口腔中性粒细胞的趋化和吞噬功能；降低局部氧张力，有利于某些致病菌的生长；吸烟者的口腔卫生一般比较差，牙面菌斑堆积多，牙石形成增加；吸烟影响牙周组织的修复。此外，还有研究表明，精神压力并不是牙周病的始动因素，但长期精神压力过大，可明显促进病变的发展和演变，影响牙周炎的预后和治疗效果。

牙周炎病理过程：细菌及其毒性产物在牙周炎的病损区具有显著的毒力或致病性，能通过多种机制干扰宿主的防御能力，引发牙周组织破坏的潜能，导致牙周膜内的胶原溶解、破坏，结合上皮向根方增殖，牙周的生理附着被破坏，牙龈沟加深形成牙周袋。菌体表面内毒素等直接激活破骨细胞，造成牙槽骨吸收，牙松动甚至脱落。

【临床表现】

1. 慢性牙周炎（chronic periodontitis，CP） 曾用名"成人牙周炎（adult periodontitis，AP）""慢性成人牙周炎（chronic adult periodontitis，CAP）"，是牙周炎的常见类型，约占牙周炎患者的95%，35岁后患病率明显升高，严重程度与年龄成正比。该病由长期存在的慢性牙龈炎向深部牙周组织扩展而引起，可侵犯多个牙，有一定的对称性。全口牙中有附着丧失和骨吸收的位点≤30%者为局限型，如果＞30%的位点受累则为广泛型。慢性牙周炎根据病变程度的不同可分为轻度、中度和重度。①轻度：牙龈炎症轻度，探诊有出血，牙周袋深度≤4mm，附着丧失1～2mm，牙无松动，牙槽骨吸收不超过根长的1/3。②中度：牙龈炎症明显，探诊出血或有脓，牙周袋深度≤6mm，附着丧失3～4mm，牙轻度松动，牙槽骨水平或角型吸收超过根长的1/3，但不超过1/2。③重度：牙龈炎症较明显，脓肿形成且溢脓，探诊有出血，牙周袋深度＞6mm，附着丧失≥5mm，牙明显松动，牙槽骨吸收1/2以上，多根牙有根分叉病变。慢性牙周炎的临床特征如下：

（1）牙龈出血和炎症：患者一般有大量或中等量的牙石、菌斑。牙龈缘、龈乳头和附着龈呈鲜红色或暗红色。牙龈组织水肿，龈缘变厚，龈乳头圆钝，牙龈松软肥大，龈缘糜烂。牙龈探诊出血，时有自发出血现象。患者可有刷牙或进食出血或口臭等症状。

（2）牙周袋形成、附着丧失：牙周炎时，炎症使结合上皮遭到破坏，并向根方移位，形成深牙周袋。因此，牙周袋是病理性加深的牙龈沟，也是牙周炎最重要的病理改变之一。由于牙周袋变深及牙龈水肿加剧，使得菌斑的堆积与滞留更加便利，从而加重了牙周的炎症，形成牙周脓肿，甚至牙周袋溢脓。

（3）牙槽骨吸收：炎症侵犯到牙周支持组织，致使牙槽骨吸收。牙槽骨吸收类型在后牙区多呈垂直型吸收，在前牙区为水平型吸收。

（4）牙松动：在正常情况下，牙都有一定的生理动度。在牙周炎时则可见牙有超过生理动度的松动，这是牙周炎的四大临床症状之一。原因是牙周支持组织逐渐丧失，牙的冠根比例发生了变化，而导致牙松动，甚至脱落。

（5）重度牙周炎可出现伴发病变：①牙周牙髓联合病变。②根分叉病变。③牙周脓肿。④牙龈退缩。⑤牙根暴露及根面龋。⑥牙移位。⑦食物嵌塞。⑧继发性咬合创伤。⑨口臭等。

2. 侵袭性牙周炎（aggressive periodontitis，AgP） 曾用名"弥漫性牙槽萎缩""深在性牙骨质病""牙周变性""青少年牙周炎（juvenile periodontitis，JP）"，是一组临床表现和实验室检查结果均与慢性牙周炎有明显区别的牙周炎。侵袭性牙周炎患者有外周血中性多核白细胞和单核细胞趋化功能降低，吞噬功能障碍（具有家族性）。研究发现，Fcγ Ⅱ受体基因多态性和Vit D基因多态性可能为本病的易感基因。据文献报道，有引起炎症的细菌存在时，白介素–1、肿瘤坏死因子基因多态性等遗传因素可刺激黏附分子、趋化因子的表达和炎性介质的产生，从而启动炎症反应；刺激成纤维细胞产生胶原酶，促进胶原降解，导致牙槽骨的破坏和吸收；刺激基质细胞的凋亡，限制牙周组织的修复。侵袭性牙周炎又分为局限型侵袭性牙周炎和广泛型侵袭性牙周炎。

（1）局限型侵袭性牙周炎（localized aggressive periodontiti，LAgP）临床特征：①年龄与性别：好发于青春前期至 35 岁，甚至更大年龄，女性多于男性。②口腔卫生状况：破坏程度与刺激物的量不成正比。牙龈炎症轻微却有深牙周袋，晚期可发生牙周脓肿。③好发牙位：附着丧失局限于第一恒磨牙或切牙的邻面，至少波及 2 颗恒牙，其中一个为第一磨牙，其他患牙（非第一磨牙和切牙）不能超过 2 颗。④ X 线检查：前牙区牙槽骨水平吸收，后牙区牙槽骨垂直吸收，形成典型的"弧形吸收"、牙周膜间隙增宽、硬板模糊、骨小梁稀疏。⑤病程进展快：牙周破坏速度比慢性牙周炎快 3 ～ 4 倍。在 4 ～ 5 年内，牙周附着丧失可达 50% ～ 70%。⑥牙松动、移位：切牙和第一磨牙的松动出现早，自觉咀嚼无力。切牙向唇侧远中移位，出现间隙，使前牙呈扇形散开（飘移），后牙移位较少，可出现不同程度的食物嵌塞。⑦家族聚集性：多为母系遗传，同胞患病概率为 50%，遗传倾向明显。

（2）广泛型侵袭性牙周炎（generalized aggressive periodontitis，GAgP）临床特征：① 30 岁以下多见，也可见于更大年龄者。②广泛的邻面附着丧失，侵犯第一磨牙和切牙以外的牙数在 3 颗以上。③有严重而快速的附着丧失和骨吸收，呈明显的阵发性。④菌斑和牙石的量因人而异，多数有。⑤活动期牙龈炎症明显，呈鲜红色，可有溢脓；静止期炎症不明显。⑥部分患者有中性粒细胞及（或）单核细胞的功能缺陷。⑦可有体重减轻、抑郁及全身不适。⑧对局部治疗及全身药物治疗效果明显。

3. 种植体周围组织病变（periimplant disease） 是发生于种植体周围软、硬组织的炎症损害。其主要致病因素与牙周炎类似，始动因素是种植体上的菌斑微生物聚集，生物力学负载过重是重要的促进因素，其他影响因素有牙周炎病史、种植义齿类型、种植体形状及表面处理、手术技术和术后处理、骨的质和量不足、软组织附着类型、生物学宽度、种植体的深度、龈瓣的设计、患者的全身健康状况、吸烟等。其分类和临床表现如下：

（1）种植体周围黏膜炎（periimplant mucositis）：病变局限于牙龈黏膜，不累及骨组织，类似于牙龈炎。其主要是由于口腔卫生不良，菌斑刺激导致，适当的治疗能使病变逆转。临床表现：①种植体周围黏膜红肿。②探针出血甚至溢浓。③不伴骨吸收。其中有一类特殊表现，即"增生性黏膜炎"，是由于上部结构长期覆盖或压迫软组织，两者没有保持适当的距离以利清洁，造成局部卫生状况不良，而产生的软组织增生性炎症。

（2）种植体周围炎（periimplantitis）：病变已突破屏障累及骨组织，类似于牙周炎。其主要是由于菌斑聚集或伴有咬合负载过重等导致，适当的治疗可制止进一步骨吸收。临床表现：①种植体周围黏膜充血发红，水肿。②种植体周围袋形成、溢脓和瘘管形成。③骨吸收甚至种植体松动等。由于种植体周围组织的防御能力较弱，炎症进展比牙周炎快，往往在数月内造成种植体松动。

种植体周围组织病变的检查内容包括口腔卫生状况、种植体周围黏膜的色形质的变化、有无探诊出血，探查牙周袋的深度及附着丧失、种植体及基台尤其是连接处有无菌斑和牙石沉积，检查上部结构及咬合关系，检查种植体的松动度，X 线检查骨吸收程度。骨吸收程度分期：① I 期：骨中度水平吸收伴轻度垂直吸收。② II 期：中到重度水平吸收伴轻度垂直吸收。③ III 期：轻到中度水平吸收伴重度环状骨袋病损。④ IV 期：中到重度水平吸收伴重度环状骨袋病损，且种植体的颊侧和（或）舌侧骨壁完全丧失。

种植体周围病变治疗原则：①初期治疗为机械清除种植义齿各个部分如种植颈、种植基台、上部结构龈面等处的菌斑、牙石。必须用塑料器械或与种植体同样硬度的钛刮治器，由于钛种植体表面易磨损，传统的金属刮治器不能用于种植体。②手术治疗可分为切除性和骨再生性（GBR）手术。总之，种植体周围炎一旦出现骨吸收，即不易逆转，目前尚无特效的治疗方法，预防重于治疗。

【实验室及其他检查】

1. 影像学检查　主要观察牙周炎时牙槽骨吸收的程度、形式、范围。正常情况下，牙槽嵴顶到釉牙骨质界的距离为 1 ~ 1.5mm。影像学观察牙周膜间隙正常（0.18 ~ 0.25mm）或是增宽，硬骨板的完整性即骨白线破损或消失。拍摄全口曲面体层片，优点是在一张 X 线片上可显示出全口牙周病损情况，缺点是显示的牙周组织其清晰度及精确性不如根尖片；若要观察每个牙的牙周组织的细微变化，还是分别拍标准根尖片较好，以定位平行投照的根尖片最好，其保持每次拍照的角度和位置相一致，有利于治疗前后的对比；牙科锥形束 CT 片在临床广泛应用，可进行三维立体观察牙槽骨吸收的情况。因此，X 线检查对牙周炎的诊断和治疗评价有重要的意义。

2. 特殊检查　为进一步诊断，还可做微生物学检查，如应用细菌培养、菌斑涂片检查、DNA 探针等方法鉴定菌斑内细菌种类，以确定致病微生物。侵袭性牙周炎还可以采血查白细胞趋化功能等。

【诊断与鉴别诊断】

1. 诊断要点

（1）慢性牙周炎：早期牙周炎不被患者重视，对以牙龈出血为主诉的就诊者，要严格检查牙周袋深度和附着丧失，同时拍 X 线片不难做出诊断；诊断中度以上的牙周炎，根据四大症状即可诊断，但要注意重度牙周炎伴发病变的诊断。

（2）侵袭性牙周炎：根据口腔卫生情况、牙松动程度，重点检查切牙和第一磨牙，需要早期做出诊断；拍 X 线片检查切牙和第一磨牙牙槽骨吸收的类型；有条件时做微生物学检查及白细胞功能检查；特别要注意区分是局限型还是广泛型。

2. 鉴别诊断

（1）早期牙周炎与慢性龈炎的鉴别：主要的鉴别要点为牙周附着丧失和牙槽骨吸收。慢性龈炎仅有龈缘和龈乳头的色、形、质改变，无牙周袋形成和牙周附着丧失，X 线片显示牙槽嵴正常。早期牙周炎有牙周袋形成和牙周附着丧失，X 线片显示牙槽嵴顶高度降低，硬板消失。

（2）侵袭性牙周炎与慢性牙周炎的鉴别：慢性牙周炎发病率高，有局部因素和全身因素，主要致病菌为 Pg，发病年龄较大，口腔卫生差，牙周袋浅而宽，牙松动在骨吸收时出现，牙槽骨多为水平型吸收且较慢。侵袭性牙周炎发病率相对低，以遗传因素为主，主要致病菌为 Aa，患者年龄较轻，口腔卫生较好，早期出现牙松动甚至移位，后期有深而窄的牙周袋，牙槽骨多为垂直或弧形吸收，且较快。

（3）"牙宣"与"齿衄"的区别：齿衄可以是牙宣病中的一个症状，但齿衄并不等于牙宣。牙宣在刷牙不当，剔牙、异物损伤，或火热过盛，或虚火上炎的情况下可出现齿衄。齿衄除可在牙宣中出现外，是牙龈病的常见症状之一，也可发生于牙疳及全身性疾病。

【治疗】

1. 治疗原则　中医古方外治法以解毒凉血消肿、祛腐固齿止痛为原则。西医对牙周炎的治疗首先是彻底清除菌斑和牙石等病原刺激物，配合中西药治疗，使牙龈出血、疼痛、牙周袋等牙周组织的破坏停止发展；其次是对患者进行椅旁卫生宣教，指导患者保持口腔卫生，控制菌斑，定期复查复治，巩固疗效；最后要加强患者的依从性。

2. 中医辨证论治

（1）脾胃湿热证

证候：牙龈红肿，有深牙周袋，牙周袋溢脓，牙龈出血；口干，口渴喜饮，胃内嘈杂易饥，口臭，大便秘结，尿黄；舌苔黄厚，脉数。

治法：清泻胃火，消肿止痛。

方药：清胃汤加味。

方解：方中苦寒泻火之黄连（君），直折胃腑之热。甘辛微寒之升麻（臣），一取其清热解毒，以治胃火牙痛；一取其轻清升散透发，可宣达郁遏之伏火，达"火郁发之"之意。黄连得升麻，降中寓升，则泻火而无凉遏之弊；升麻得黄连，则散火而无升焰之虞。阳明乃多气多血之经，胃热伤及阴血，故以生地黄（臣）凉血滋阴，牡丹皮（臣）凉血清热。养血活血当归用（佐），合生地黄滋阴养血，合牡丹皮消肿止痛。升麻（使）兼以引经。诸药合用，共奏清胃凉血之效，以使上炎之火得降，血分之热得除，热毒内彻而解。

加味：牙龈红肿甚者，加蒲公英、牛蒡子、金银花、连翘、天花粉等；渗血溢脓多者，加马勃、墨旱莲草、栀子炭、茜草炭等。

（2）肾阴亏损证

证候：牙龈微红肿，齿牙疏豁、动摇，齿根外露，咀嚼无力，牙周袋深，袋内溢脓、渗血；头晕目眩，耳鸣，腰膝酸软，五心烦热，溲黄便燥；舌红，苔少，脉细数。

治法：滋阴补肾，益髓固本。

方药：知柏地黄汤加味。

方解：熟地黄（君）滋肾阴，益精髓。山茱萸（臣）滋肾益肝；山药（臣）滋肾补脾。泽泻（佐）泻肾降浊；牡丹皮（佐）泻肝火；茯苓（佐）渗脾湿；知母、黄柏清肾中伏火，清肝火。因此，知柏地黄汤具有滋阴降火的作用。故阴虚火旺而致的骨蒸劳热、虚烦盗汗、遗精、腰酸腿软、头晕目眩、耳鸣耳聋、牙痛、咽喉肿痛等，均可使用该方。

加味：加骨碎补、龟甲、枸杞、杜仲。

（3）气血不足证

证候：齿龈萎缩、淡白，牙根宣露，牙松动，龈缝间偶有少量脓血溢出，咀嚼无力；面色无华，失眠多梦；舌质淡，苔薄白，脉沉细。

治法：益气补血，养龈健齿。

方药：八珍汤加味。

方解：本方益气补血、养血。人参、熟地黄（君）益气养血。白术、茯苓（臣）健脾渗湿，助人参益气补脾；当归、芍药（臣）养血和营，助熟地黄滋养心肝。川芎（佐）活血行气。炙甘草（使）益气和中，调和诸药。

加味：牙龈渗血不止者，加阿胶、血余炭、藕节炭；齿牙松动者，加黄精、何首乌、补骨脂、狗脊。

3. 西医治疗 牙周炎的治疗一般分为四个阶段进行。

（1）第一阶段基础治疗

①常规检查口腔卫生状况：菌斑指数（PLI）、软垢（DI）、牙石指数（CI）。

②牙龈状况：牙龈指数（GI）、出血指数（BI）、龈沟出血指数（SBI）、探诊出血（BOP，

常用）。

③牙周探诊：牙的松动度及咬合检查等，并认真填写牙周检查记录表。目前牙周探诊多采用压力敏感探针进行检查，其特点：a.可恒定地控制探针的力量，以保证每次探针检查均能使用统一的压力，减少误差，重复性好。b.探针结果可直接输入并储存在计算机内，便于保存和交流。c.有附着水平的参考标志。常用的有 Flonrida 探针和 Alabama 探针，其误差小于 1mm，准确率可达 99%，这种探针已经在临床和科研中逐步使用。

仔细阅读 X 线片及 CT 片，保留治疗前及治疗过程的完整资料。

《外台秘要》云："附齿有黄色物，如烂骨状，名为食床，凡疗齿看有此物，先以钳刀略去之，然后依方用药。"那时医家就已认识到牙石对治疗牙宣的影响。基础治疗包括龈上洁治术、龈下刮治术、根面平整术，松牙固定术、咬合调整，尽早拔除不能保留的患牙，指导患者自我控制菌斑，如采用正确的刷牙方法。关于刷牙方法，现多用龈沟刷牙法，该法亦称"水平颤动法（Bass 法，1948）"，如果有牙龈退缩者应采用竖转动法刷牙（Rolling 法）。正确使用电动牙刷、锥形橡皮尖、牙签、牙线和牙缝刷，建立良好的口腔卫生习惯。

依病情采用药物辅助治疗，其用药原则：①以循证医学原则为依据，合理使用药物。一般情况下，牙龈炎和轻、中度牙周炎不使用抗生素。②用抗生素前应清除菌斑、牙石。③有针对性地使用抗生素。④尽量采用局部给药途径。进行规范的牙周基础治疗，严格执行临床治疗路径是治疗牙周炎的重要措施。

（2）第二阶段牙周手术治疗：在第一阶段治疗 4 周后，牙周炎症基本消退，如仍有 5mm 以上牙周袋、探诊出血等其他症状，应行牙周手术治疗。手术包括翻瓣术、膜龈手术、植骨术、牙周组织引导再生术（GTR）。牙周牙髓联合病变、根分叉病变患牙行 RCT 和翻瓣术、牙半切术、截根术或分牙术等。目前，牙周组织工程修复牙槽骨缺损、拔牙位点保存术及牙周美容手术的临床应用研究备受广大学者关注。

（3）第三阶段修复治疗：牙周手术后 2～3 个月时，牙周炎症已消除，牙龈外形、龈缘位置稳定，对于牙列缺损或缺失者宜进行永久性修复。除活动义齿修复外，还可采用种植牙修复，目前种植牙修复已经被多数患者接受。对于咬合异常、牙列不齐的牙周炎患者应进行正畸治疗，以恢复咀嚼功能，建立咬合平衡。

（4）第四阶段维护期：主要是定期复查并进行评估。疗效维护很重要，要贯穿在每个阶段中。每 3～6 个月临床复查 1 次，每年 X 线检查 1 次，进行病情比较和监测。检查患者菌斑控制情况、牙石的量、牙龈炎症情况、牙周袋深度、牙松动度、咬合情况等，根据发现的问题进行必要的治疗。

牙周炎的治疗是否成功，既与医生周密、细致、正确的治疗密切相关，同时又与患者的依从性也密切相关，此二者结合才能取得预期的效果，缺一不可。

4. 其他治疗 是牙周基础治疗的辅助治疗，不能代替牙周基础治疗。

（1）含漱疗法：①《外科大成》中的蒺藜汤用单味白蒺藜治疗牙宣，可散风活血、止痛固齿。②《仁斋直指方》中的齿痛通用方治疗包括牙宣的多种口齿科的疾病，其由荜茇、生地黄、当归须、荆芥穗、白芷、桑白皮（炒）、露蜂房（炒）、赤芍、姜黄、细辛、藁本、甘草组成。③《御院药方》中的地黄散，滋阴降火以生地黄为主，防风、细辛、藁本、薄荷叶、荆芥穗祛风散邪，地骨皮、当归凉血退热，用于治疗牙龈炎、牙周炎之牙痛伴心烦口臭者。④宋代的医方巨著《太平圣惠方》中载有枸杞根散可滋阴凉血祛风，用于治疗牙宣脓血多口臭者；当归散可凉血活血补血，用于治疗牙宣齿疏龈肿牙痛者；蔓荆子散以疏风清热为主，辅以滋阴凉血、清退虚热，治疗牙宣牙根露挺者；胡桐泪散清热凉血、解毒消肿、固齿止痛，治疗牙宣齿疏龈肿牙痛者。⑤山豆根、嫩菊花、薄荷、黄连、金银花等煎汤漱口，以清热解毒，除秽祛污。⑥西帕依固龈液（主要成分为没食子）健齿固龈，清血止痛，辅助用于治疗牙周炎、牙龈炎牙龈出血，口臭及烟臭。中药漱口水的制法有药物研末后适量水煎、中药直接水煎、中药闷泡和直接制成水剂。总之，含漱疗法患者自我治疗比较方便，但药物在口腔停留时间短，作用部位表浅。

（2）涂布药物疗法

①中药：a.《医宗金鉴》之一字散：可祛腐消肿，由朱砂、硼砂、龙脑、朴硝组成。b.《御院药方》之密陀僧散：可消肿止痛，由密陀僧、雄黄、石胆、麝香组成。c.《世医得效方》之小蓟散：可凉血止血，由百草霜、小蓟、香附子、蒲黄组成。d.《外科十三方考》之治牙泄方：可解毒祛腐生肌，由青黛、食盐、五倍子、枯矾、百草霜、真京墨、红褐子灰组成。e.《太平圣惠方》之青黛散：解毒祛风固齿，由青黛、桦皮灰、虾蟆灰组成。f. 自拟固齿散：可清热解毒、凉血止血、消肿止痛，由大黄、石膏、细辛、白芷组成，出血者加仙鹤草、蒲黄、大蓟、小蓟，肿胀者加辛夷、夏枯草、芒硝、马鞭，疼痛者加薄荷、冰片。

②常用西药：a.聚维酮碘（碘伏）：是一种低度、安全、刺激性小的消毒剂。据研究报道，0.5%聚维酮碘用于牙周冲洗，可使龈下微生物组成向有益的方向转化，其效果与氯己定相似。b.碘甘油：含碘化钾、碘、甘油，具有一定的抑菌、消炎收敛作用。c.复方碘甘油：含碘化锌、碘片和甘油，其收敛和杀菌作用比碘甘油强。涂布药物疗法终因口水冲刷等原因不能使药物较长时间的停留患处，而不能达到满意的疗效。

（3）中药膏剂敷贴疗法：①《太平圣惠方》之地黄膏：可滋阴凉血、清热散结、止痛敛疮，由生地黄汁加胡桐泪末、麝香、白矾灰制成膏，贴患处。②《御院药方》之牙宣膏：可消肿止痛，将龙骨、淀粉、麝香研匀，加黄蜡制成膏药条，贴患处及齿龈间。③《外科大成》之固齿白玉膏：可滋阴固肾、解毒祛腐、止痛固齿，将龙骨、阳起石、铅粉、珍珠、象牙末、麝香研匀，加黄蜡制成膏药条，贴于患处牙龈表面。④其他：将仙人掌洗净去刺捣烂呈稀糊状，加入适量冰片，均匀地涂在纸张上，贴于炎症部位，每日换药1次，可促进炎症吸收和消退，有清热解毒、活血化瘀的作用。中药膏剂敷贴在口腔内无吸附作用，容易移动位置而脱离患处。

（4）冲洗疗法：常用冲洗药有3%过氧化氢溶液、0.12%～0.2%氯己定溶液和5%聚维酮碘溶液。①用水或抗菌药液在龈上（龈缘的冠方）冲洗，此法需家庭用电动加压冲洗器自行完成。其是近几年兴起的家庭个人口腔卫生保健方法，但不能替代刷牙清除菌斑。②使用抗菌药物进行龈下（龈袋或牙周袋）冲洗。此法需注射器和弯曲钝针头，应由专业人员操作。③带冲洗系统的超声洁牙机是近年来用于临床的一种新型超声洁牙系统，可在超声洁治和刮治的同时给予抗菌药物冲洗，延长了冲洗药物的作用时间。

（5）牙周袋内放置药物疗法：①将等量的冰片、细辛、花椒末在器皿中加热取其升华粉，用探针蘸少许丁香油后再蘸其粉末送入患牙的牙周袋内，具有解毒镇痛、散热化腐的作用。②将成药六神丸放置于牙周袋中，以消肿止痛。③将银黄注射液（金银花和黄芩的提取物）、甲硝唑、冰片等制成药膜，放置于患牙的牙周袋内，可清热解毒、滋阴泻火，抗菌、抗病毒。④牙周缓释抗菌制剂是将活性药物置入牙周袋内，缓慢且有控制地将活性药物释放出来，直接作用于病变组织。常用药物有2%盐酸米诺环素软膏，不可吸收的5%米诺环素薄片（日本生产），甲硝唑药棒，25%甲硝唑凝胶（国内生产）。国外常用其他抗菌缓释剂国内市场无销售，如四环素药线、四环素纤维、氯己定薄片（periochip）和多西环素等。⑤牙周抗菌药物控释系统，是将通过物理和化学等方法改变了结构的抗菌制剂放置在牙周袋内，使药物在预定时间内自动按某一速度从剂型中恒速（0级速度）释放于病变组织中，使药物浓度较长时间恒定地维持在有效浓度范围内。目前该系统国内尚处于研制阶段，国外有一种不可降解的四环素控释系统，目前国外上市的10%多西环素凝胶为可吸收型控释系统。

（6）针灸疗法：选合谷、内庭、颊车、下关等穴。实证者，加二间、曲池、足三里，用泻法；虚证者，加太溪、阴谷、行间，用补法。每次选2～3穴，每日针灸1次，5～7天为1个疗程。

【预防与调护】

1. 注意牙的卫生，养成饭后漱口、早晚刷牙的习惯。有条件者，可每半年或一年定期检查，及时清除牙石和软垢。

2. 吸烟是牙周炎患病的高危因素，戒烟对牙周炎治疗效果有直接关系。

3. 坚持叩齿，按摩牙龈，以促进牙龈血液循环，增强牙龈的抗病能力。

4. 对有食物嵌塞者，提倡使用牙线，指导其以正确方法刷牙。具体技能操作详见第十四章口腔疾病治疗常用技术相关内容。

【预后】

慢性牙周炎经早期正确诊断，彻底去除局部刺激因素，配合中西药治疗，预后较好。但若放弃复查和治疗，炎症反复发作，牙周组织遭到破坏，最终可造成牙脱落。此外，反复发作的牙周炎症还可能成为全身某些疾病的病灶，影响机体健康。侵袭性牙周炎的患者疗效较差，要如实告知，并要鼓励患者积极配合治疗。

第一节　复发性阿弗他溃疡

复发性阿弗他溃疡（recurrent aphthous ulcer，RAU），又称"复发性阿弗他口炎（recurrent aphthous stomatitis，RAS）""复发性口腔溃疡（recurrent oral ulcer，ROU）"，是最常见的口腔黏膜溃疡类疾病。调查发现，10%～25%的人群患有该病，在特定人群中RAU的患病率可高达50%，女性的患病率一般高于男性，好发于10～30岁。本病具有周期性、复发性、自限性特征，溃疡灼痛明显，故病名被冠以希腊文"Aphtha"（灼痛）。溃疡多为圆形或椭圆形，边缘整齐，周围有窄的红晕，可发生于口腔黏膜任何部位。目前该病的病因及致病机制仍不明确，并且没有确切的实验室指标可作为诊断依据。

本病属于中医学"口疮""口疳""口破""口疡"等范畴。

【病因病理】

1. 中医病因病机　口疮的病因病机复杂，与各脏腑、阴阳、气血、寒热、虚实均有关系。口疮可发生于口腔黏膜的任何部位。脾开窍于口，上唇属脾，下唇属肾，舌为心之苗，心开窍于舌。舌尖属心肺，舌背中央属脾胃，边缘属肝胆，舌根属肾。腭、颊、牙龈属胃。说明口疮的发生与心、肝、胆、脾、胃、肾等脏腑皆有联系。古今各家对口疮均以虚实来分，辨清虚实是口疮辨证的基本原则。

（1）实证：多见于年轻或体质较强的患者，溃疡表面呈黄色，周围充血发红明显，灼热疼痛。

①心火上炎：邪毒内蕴，心经受热，或思虑过度，情志之火内郁，心火亢盛，或心火移于小肠，循经上攻于口，均可致口舌溃烂生疮。

②胃肠积热：平素饮食不节，过食膏粱厚味、辛辣炙煿之品，以致运化失司，胃肠蕴热，热盛化火，循经上攻，熏蒸于口，而致口舌生疮。

③肝郁化火：多见于女性患者，内伤七情，情志不舒，肝失条达，肝郁化火，或经行之时，经气郁遏更甚，肝火旺盛，上灼口舌而致口疮。

（2）虚证：多见于老龄或衰弱的患者，溃疡表面呈灰黄色，周围红晕不明显，疼痛隐隐，病程较长，缠绵不愈。

①阴虚火旺：由于素体阴虚，或久病伤阴，或因思虑过度，睡眠不足，耗伤阴血，阴虚火旺，虚火上炎而发口疮。

②脾虚湿困：脾气虚损，而水湿不运，或湿邪困脾，脾失健运，导致脾阳不升，浊阴不降，化生湿热，上熏口腔而导致黏膜溃疡。

③脾肾阳虚：先天禀赋不足，或久用寒凉，伤及脾肾，脾肾阳虚，阴寒内盛，寒湿上渍口舌，寒凝血瘀，肌膜失却濡养，口疮经久不愈。

2. 西医病因病理

（1）病因：病因不明，但存在明显的个体差异。目前有遗传、环境和免疫"三联因素论"，即遗传背景加上适当的环境因素（包括精神神经体质、心理行为状态、生活工作和社会环境等）引发异常的免疫反应而出现 RAU 特征性病损。另外也有"二联因素论"，即外源性感染因素（病毒和细菌）和内源性诱导因素（激素的变化、精神心理因素、营养缺乏、系统性疾病及免疫功能紊乱）相互作用而致病。学术界的趋同看法是 RAU 的发生是多种因素综合作用的结果。

①免疫因素：近年对 RAU 的病因研究多集中在免疫学方面，其中又以细胞免疫为主。患者存在细胞免疫功能下降和 T 淋巴细胞亚群失衡。对 RAU 患者 T 淋巴细胞亚群的分析、功能测定和淋巴因子研究提示，T 淋巴细胞在 RAU 的发病中起重要作用。也有研究发现，RAU 患者的血液循环中存在抗口腔黏膜抗体，血清中循环免疫复合物（circulating immunocomplex，CIC）阳性率及依赖抗体的杀伤细胞在 RAU 早期阶段即有增加，但作为自身免疫病普遍存在的抗核抗体却未能找到，这说明体液免疫和自身免疫反应只是 RAU 发病的可能因素之一。

②遗传因素：家系研究发现，无论父母是否患 RAU，子女出现该病的概率不同。父母都患病，其子女的患病概率为 62.1%；父母一方患病者，其子女的患病概率为 43.2%；父母双方均无该病者，其子女的患病概率为 22.8%。进一步以遗传性疾病的单基因遗传、遗传标记物和遗传物质三方面对 RAU 的研究表明，RAU 的发病有遗传倾向。

一是单基因遗传研究。该类研究常采用家族系谱分析法作为遗传病的重要诊断依据。有人对六个家族四代人中 318 人的患病情况进行分析，发现 RAU 的发病第一代为 23.3%，第二代为 39.9%，第三代为 40%，第四代为 39.4%，有明显的家族性，但没有找到性连锁遗传等单基因遗传的证据。

二是 RAU 患者血液中的人类白细胞抗原（HLA）基因产物——HLA 研究。相关研究表明患者携带 HLA-A2、B12、B5 及 AW29、DR4 的频率明显高于正常人。利用 HLA-A、B、C 和抗 HLA-DR 的单克隆抗体对 RAU 局部病损组织的上皮细胞进行 HLA-Ⅰ、Ⅱ类抗原的研究，结果发现：溃疡前期 HLA-Ⅰ、Ⅱ类抗原只存在于基底细胞层，溃疡期大量出现于整个上皮层，愈合后 HLA 大大减少，其规律与 T 淋巴细胞亚群 $CD8^+Tc$ 的变化完全吻合，说明 $CD8^+Tc$ 对上皮的破坏与遗传标记物 HLA 基因产生的调控有极其密切的关系。

三是遗传物质研究。微核是染色体断片在细胞分裂过程中形成的一种核外遗传物质，微核的出现率反映染色体脆性的大小。研究发现，RAU 患者微核率较正常人高，且与溃疡数目有一定关系，外周血淋巴细胞姐妹染色单体交换率（SCE）也有增多现象。患者的染色体结构畸变率、分布及类型在亲子两代均与健康人有明显不同，说明染色体不稳定性结构和 DNA 修复缺损可能是遗传获得方式，对 RAU 发病有影响。

③系统性疾病因素：临床经验总结和流行病学调查发现，RAU 与消化道疾病（包括胃溃疡、十二指肠溃疡、溃疡性结肠炎、局限性肠炎、肝胆疾病及寄生虫感染等）和内分泌紊乱（例如月经紊乱）密切相关。

④感染因素：RAU 某些类型与单纯疱疹病毒引起的疱疹性龈口炎有相似的临床表现，有人从溃疡表面培养出 L 型链球菌，用分子生物学技术检出幽门螺杆菌且抗菌治疗效果较好。还有人对 283 例 RAU 患者行结核菌素试验，结果 73.5% 阳性，67.3% 抗结核抗体阳性，故认为 RAU 发病

与感染因素有关。另外，有人从病损中分离出腺病毒，然而大部分对病毒进行培养的研究都没能从 RAU 病损区直接分离到单纯疱疹病毒（HSV）、人类疱疹病毒（HHV）、EB 病毒（EBV）、人巨细胞病毒（HCMV）等病毒；而且有人认为，由于腺病毒在体内广泛分布，即使在 RAU 病损中检测出阳性结果，其临床意义也不大。因此大多数学者认为，这些感染证据是病因还是继发现象值得进一步探讨，感染是否作为 RAU 的发病因素或 RAU 是否属于感染性疾病目前仍有争议。

⑤环境因素：人格问卷调查结果表明，RAU 患者的 A 型行为类型得分高于正常人，回顾发病 1 年内多数人有明显的重要生活事件存在。有人发现，学生的 RAU 复发率在考试前明显上升，经常更换工作岗位的人在工作环境变化时期容易复发 RAU，男性 RAU 患者的好发月份与气候环境的急剧变化呈正相关，说明 RAU 与紧张刺激的心理反应密切相关。国外有人对 RAU 患者常用的 12 种食品添加剂，维生素 B_1、B_2、B_6、B_{12} 及叶酸等摄入情况，血清中缺锌、缺铁、高铜等进行研究，发现均与 RAU 的发生有一定的相关性。以上研究说明，生活节奏和生活习惯、工作、气候、食物、营养等生活工作环境和社会环境均对 RAU 的发生有一定的影响。

⑥其他因素：有关 RAU 的发病因素远远不止上述 5 个方面，尚有许多其他因素值得探讨，例如戒烟、牙膏成分十二烷基硫酸钠、氧自由基、微循环状态异常等。

（2）病理：早期黏膜上皮水肿，细胞内及细胞间均可发生水肿，上皮细胞间有白细胞，之后上皮溶解、破溃、脱落，形成非特异性溃疡。也有在上皮下方形成疱，然后上皮脱落而成溃疡。溃疡表面可有纤维素性渗出物所形成的假膜，有时表面覆盖坏死组织。溃疡部位为密集的炎症细胞浸润，以中性粒细胞及淋巴细胞为主。

黏膜固有层中胶原纤维水肿、玻璃样变性。结缔组织纤维弯曲紊乱、断裂，严重时胶原纤维破坏消失。炎症明显，大多为淋巴细胞，其次为浆细胞、中性粒细胞及嗜酸性粒细胞，溃疡底部炎症仍密集且多在血管周围。毛细血管扩张、充血，血管内皮细胞肿胀，管腔肿胀甚至闭塞。

病变组织周围上皮基底膜区可有免疫球蛋白和补体沉积。血清中可检测出抗口腔黏膜上皮抗体。唾液中的分泌型免疫球蛋白 A（SIgA）含量在发病期升高，缓解期降低。

【临床表现】

溃疡反复发作，呈圆形或椭圆形，具有"黄、红、凹、痛"的临床特征，即溃疡表面覆盖黄白色假膜，周围有红晕带，中央凹陷，疼痛明显。溃疡的发作周期长短不一，可分为发作期（前驱期 – 溃疡期）、愈合期和间歇期，且具有不治自愈的自限性。

根据临床特征，按 Lehner 分类，通常将 RAU 分为三种类型。

1. 轻型复发性阿弗他溃疡（minor aphthous ulcer，MiRAU） 初发患者多为此型，为最常见的一型，约占 80%。起初局灶性黏膜充血水肿，呈粟粒状红点，灼痛明显，继而形成圆形或椭圆形浅表溃疡，直径 5～10mm。溃疡数一般 3～5 个，最多不超过 10 个，散在分布。5 天左右开始在溃疡面有肉芽组织形成，疮面缩小，红肿消退，疼痛减轻。10～14 天溃疡愈合，不留瘢痕。复发间隙期从半月至数月不等，也有此起彼伏、迁延不愈的情况。一般无明显全身症状与体征（彩图 6-1）。

2. 重型复发性阿弗他溃疡（major aphthous ulcer，MaRAU） 重型复发性阿弗他溃疡亦称"复发性坏死性黏膜腺周围炎（Periadenitis mucosa necrotica recurrens）"或"腺周口疮"。此型好发于青春期。溃疡大而深，似"弹坑"，深达黏膜下层腺体及腺周组织，直径大于 10mm，周围组织红肿微隆起，基底微硬，表面有灰黄色假膜或灰白色坏死组织。溃疡期可持续 1～2 个月或更长。每次 1～2 个，疼痛剧烈，愈后有瘢痕形成或导致组织缺损，溃疡也可在先前愈合处再次复发，导致更大的瘢痕和组织缺损。溃疡影响语言及吞咽。其初始好发于口角，其后有向口腔后部移行的发病趋势，常伴低热、乏力等全身不适症状和局部区域淋巴结肿痛（彩图6-2）。

3. 疱疹型复发性阿弗他溃疡（herpetiform ulcers，HU） 疱疹型复发性阿弗他溃疡亦称"口炎型口疮"。其特点是溃疡小，直径1～2mm，但数目多，有数十个或更多，散在分布如"满天星"，以舌腹、口底多见。相邻的溃疡可融合成片，黏膜充血发红，疼痛加重，唾液分泌增加。患者可伴有头痛、低热等全身不适及局部淋巴结肿痛等症状（彩图6-3）。

【诊断与鉴别诊断】

1. 诊断要点 由于RAU没有特异性的实验室检测指标，因此RAU的诊断主要以病史特点（复发性、周期性、自限性）及临床特征（黄、红、凹、痛）为依据，一般不需要做特别的实验室检查以及活检。必要时可做三大常规、免疫功能检查、血液流变学测定、微量元素及内分泌测定，对及时发现与RAU关联的系统性疾病有积极意义。对于大而深、病程长的溃疡，应警惕癌性溃疡的可能，必要时可以做活检以明确诊断。

2. 鉴别诊断

（1）重型复发性阿弗他溃疡（MaRAU）与创伤性溃疡、癌性溃疡、结核性溃疡、坏死性涎腺化生的鉴别见表6-1。

表6-1　重型复发性阿弗他溃疡（MaRAU）与其他溃疡的鉴别

	MaRAU	创伤性溃疡	癌性溃疡	结核性溃疡	坏死性涎腺化生
年龄、性别	多见于中青年	不限	多见于老年	多见于中青年	多见于男性
好发部位	口腔后部	唇、颊、舌、磨牙后区	舌腹舌缘、口底、软腭复合体	唇、前庭沟、舌	硬腭、硬软腭交界
溃疡特征	深在，形状规则，边缘齐，无浸润性	深浅不一，形状不规则，与损伤因素吻合	深浅不一，边缘不齐，周围有浸润，质硬，底部菜花状	深在，形状不规则，周围轻度浸润，呈鼠噬状，底部肉芽组织	深及骨面，边缘可隆起，底部肉芽组织
周期性复发	有	无	无	无	无
自限性	有	无	无	无	有
全身情况	较好	好	弱或恶病质	肺结核体征	弱或较好
病理	慢性炎症	慢性炎症	细胞癌变	朗汉斯巨细胞	小涎腺坏死

（2）疱疹型复发性阿弗他溃疡（HU）与急性疱疹性龈口炎的鉴别见表6-2。

表6-2　疱疹型复发性阿弗他溃疡（HU）与急性疱疹性龈口炎的鉴别

	HU	急性疱疹性龈口炎
好发年龄	中青年	婴幼儿
发作情况	反复发作	急性发作
病损特点	1. 密集小溃疡，散在不融合，无发疱期 2. 损害一般限于口腔的非角化黏膜 3. 无皮肤损害	1. 成簇小水疱，水疱破裂后融合成大片浅表溃疡 2. 损害可发生于口腔黏膜各处，包括牙龈、硬腭、舌、颊、唇 3. 可伴皮肤损害
全身情况	反应较轻	较重

【治疗】

1. 治疗原则

（1）积极寻找 RAU 发生的相关诱因，并加以控制。

（2）加强心理疏导，缓解紧张情绪。

（3）优先选择局部治疗，其中局部应用糖皮质激素已成为治疗 RAU 的一线药物。对于症状较重及复发频繁的患者，采用中西医结合的局部和全身联合用药。

由于 RAU 的病因及发病机制尚未完全明确，目前国内外还没有根治 RAU 的特效方法，因此 RAU 的治疗以对症治疗、减轻疼痛、促进愈合、延长间歇期为主。中医辨证论治和外治法在改善患者全身脏腑气血功能状态和减轻局部症状方面疗效较好，中西医结合治疗对病情较重的患者具有优势。

2. 中医辨证论治

（1）心火上炎证

证候：溃疡多位于舌尖、舌前部或舌侧缘，数目较多，面积较小，局部红肿疼痛明显；伴口干口渴，心中烦热，小便黄赤；舌尖红，苔薄黄，脉略数。

治法：清心泻火，凉血利尿。

方药：泻心导赤散加味。

方解：方中黄连清心泻火；生地黄清心热，凉心血，滋心阴；茯苓健脾和胃，渗湿除热；木通清心降火，利水通淋；竹叶清心利水；生甘草清热解毒，缓急止痛。

加味：若心热口渴，加栀子、麦冬、玄参；尿赤者，加白茅根、竹叶、大蓟、小蓟；若大便干结，加大黄、芒硝。

（2）胃肠积热证

证候：溃疡多位于唇、颊、口底部位，基底深黄色，周围充血范围较大；伴口干口臭，大便秘结，小便黄赤；舌红绛，苔黄腻，脉滑数。

治法：清热泻火，凉血解毒。

方药：清胃散合凉膈散加味。

方解：黄连直泻胃腑之火。升麻清热解毒，升而能散，可宣达郁遏之伏火，有"火郁发之"之意。升麻与黄连配伍，则泻火而无凉遏之弊；升麻得黄连，则散火而无升焰之虞。胃热则阴血亦必受损，故以生地黄凉血滋阴，牡丹皮凉血清热，当归养血和血。栀子清利三焦之热，通利小便；大黄、栀子泻下通便。

加味：若苔腻，加薏苡仁、茯苓等；若口干，加麦冬、玄参等。

（3）肝郁化火证

证候：溃疡数目大小不一，周围黏膜充血发红，常随情绪改变或月经周期而发作或加重；可伴有胸胁胀闷，心烦易怒，口苦咽干，失眠不寐；舌尖红或略红，舌苔薄黄，脉弦数。

治法：疏肝理气，泻火解毒。

方药：丹栀逍遥散加味。

方解：丹栀逍遥散是在逍遥散的基础上加牡丹皮、栀子而成。方中柴胡疏肝解郁；当归养血和血；白芍养血敛阴，柔肝缓急；白术、茯苓健脾去湿；炙甘草益气补中，缓肝之急；牡丹皮清肝胆之火；栀子泻三焦之火。

加味：若口苦咽干重者，加龙胆；尿赤热者，加泽泻、车前草；大便燥结者，加瓜蒌子、大黄。

（4）阴虚火旺证

证候：溃疡数目少，分散，边缘清楚，基底平坦，呈灰黄色，周围绕以狭窄红晕，有轻度灼痛；常伴有头晕目眩，五心烦热，口干咽燥，唇赤颧红；舌红，脉细数。

治法：滋补心肾，降火敛疮。

方药：知柏地黄汤加味。

方解：方中熟地黄滋肾阴，益精髓；山茱萸滋肾益肝；山药滋肾补脾；泽泻泻肾降浊；牡丹皮泻肝火；茯苓渗脾湿；知母、黄柏清肾中伏火，清肝火。

加味：若口干渴明显者，加沙参、麦冬、天花粉；阴虚肝旺者，加夏枯草、决明子、龙胆、生龙骨、生牡蛎；出现失眠多梦、心肾不交之证，加黄连、肉桂，以引火归原。

（5）脾虚湿困证

证候：溃疡数目少，面积较大，基底深凹，呈灰黄或灰白色，边缘水肿，红晕不明显；常伴头身困重，口黏不渴，食欲不振，胃脘胀满，时有便溏；舌质淡，有齿痕，苔白滑腻，脉沉缓。

治法：健脾祛湿。

方药：参苓白术散加味。

方解：方中人参、白术、茯苓益气健脾渗湿；山药、莲子肉健脾益气，兼能止泻；白扁豆、薏苡仁助白术、茯苓健脾渗湿；砂仁醒脾和胃，行气化滞；桔梗宣肺利气，通调水道，又能载药上行，培土生金；炙甘草健脾和中，调和诸药。

加味：若口疮疼痛、覆盖黄色假膜者，加黄连、车前草；若口疮疼痛深在、经久不愈者，加生黄芪、丹参等。

（6）脾肾阳虚证

证候：溃疡量少，分散，表面紫暗，四周苍白，疼痛轻微，或仅在进食时疼痛，遇劳即发；可伴有面色㿠白，形寒肢冷，下利清谷，少腹冷痛，小便多；舌质淡，苔白，脉沉弱无力。

治法：温补脾肾，引火归原。

方药：附桂八味丸加减。

方解：熟地黄滋阴补肾，生血生精；山茱萸温肝逐风，涩精秘气；牡丹皮泻肝之伏火，凉血退蒸；山药清虚热于肺脾，补脾固肾；茯苓渗脾中湿热，而通肾交心；泽泻泻膀胱水邪，而聪耳明目；附子、肉桂能入肾命之间而补之，为补火之剂。

加味：若口疮边缘充血者，去附子，加黄柏；口干者去附子、熟地黄，加生地黄、麦冬。

3. 西医治疗

（1）局部用药：目的是消炎、止痛、防止继发感染、促进愈合，是改善 RAU 症状的有效方法，与此相关的研究报道最多。常用的药物如下：

①消炎类药物

a. 膜剂：用羧甲基纤维素钠、山梨醇为基质，加入金霉素、氯己定以及表面麻醉剂、皮质激素等制成药膜，贴于患处。也可用羟丙基甲基纤维素（HPMC）和鞣酸、水杨酸、硼酸制成霜剂，涂布于溃疡表面，通过脂化作用形成具有吸附作用的难溶性薄膜，起到保护溃疡表面的作用。

b. 含漱剂：用 0.1% 高锰酸钾液、0.1% 依沙吖啶液（利凡诺）、0.02% 呋喃西林液、3% 复方硼砂溶液、复方氯己定含漱液等含漱，每天 4～5 次，每次 10mL，含于口中 5～10 分钟后唾弃。但应注意，长期使用氯己定漱口有舌苔变黑、牙齿染色等副作用，停药后舌苔发黑会自行消除。

c. 含片：含服西地碘片，每日 3 次，每次 1 片，具有广谱杀菌、收敛作用；含服溶菌酶片，每日 3～5 次，每次 1 片，有抗菌、抗病毒和消肿止痛作用。

d. 超声雾化剂：将庆大霉素注射液 8 万单位、地塞米松注射液 5mL、2% 利多卡因或 1% 丁卡因 20mL 加入生理盐水到 200mL，制成合剂后用于雾化，每日 1 次，每次 15～20 分钟，3 日为 1 个疗程。

②止痛类药物：包括利多卡因凝胶、喷剂，苯佐卡因凝胶，苄达明喷雾剂、含漱液等。该类药物仅限在疼痛难忍、严重影响进食和生活质量时使用，以防成瘾。擦干溃疡面后可用棉签蘸取少量止痛药液涂布于溃疡处，有迅速麻醉止痛的效果。

③促进愈合类药物：包括重组人表皮生长因子凝胶、外用溶液，重组牛碱性成纤维细胞生长因子凝胶、外用溶液。

④糖皮质激素类药物：包括曲安奈德口腔糊剂，地塞米松软膏、喷雾剂、含漱液，强的松龙软膏，倍他米松含漱液，氢化可的松黏附片，氟轻松乳膏，丙酸倍氯米松喷雾剂、乳膏等。

⑤局部封闭：对经久不愈或疼痛明显的 MaRAU，可做溃疡黏膜下封闭注射，每个封闭点局部浸润注射 0.5～1mL，有止痛和促进愈合的作用。常用曲安奈德混悬液加等量的 2% 利多卡因液，每 1～2 周局部封闭 1 次；或醋酸泼尼松龙混悬液加等量的 2% 利多卡因液，每周局部封闭 1～2 次。

⑥其他局部制剂：氨来呫诺糊剂、口腔贴片，甘珀酸钠含漱液，环孢素含漱液，5- 氨基水杨酸乳膏，双氯芬透明质酸酯凝胶，硫糖铝混悬液。

（2）全身用药：目的是对因治疗、减少复发、争取缓解。全身治疗有望在消除致病因素、纠正诱发因子的基础上，改变 RAU 患者的发作规律，延长间歇期，缩短溃疡期，使病情得到缓解。常用的药物和方法如下：

①糖皮质激素：包括泼尼松、地塞米松、泼尼松龙等。该类药物有抗炎、抗过敏、降低毛细血管通透性、减少炎性渗出、抑制组胺释放等多重作用，但长期大剂量使用可出现类似肾上腺皮质功能亢进症、向心性肥胖、痤疮、多手、闭经、乏力、低血钾、血压升高、血糖尿糖升高、骨质疏松、胃肠道反应、失眠、血栓症等不良反应，已有感染或胃溃疡者可能加重，长期使用后骤然停药可能引起撤药反应。

用药方法以泼尼松片为例，每片 5mg，开始时每日 10～30mg，每日 3 次等量服用；或采取"晨高暮低法"，即早晨服用全日总剂量的 3/4 或 2/3，午后服用 1/4 或 1/3；或采用"隔日疗法"，即将 2 日的总剂量在隔日早晨机体肾上腺皮质激素分泌高峰时 1 次顿服，可提高药效。待溃疡控制后逐渐减量，每 3～5 日减量 1 次，每次按 20% 左右递减，维持量为每日 5～10mg。当维持量已减至正常基础需要量（每日 5～7.5mg）以下，病情稳定即可停药。

②免疫抑制剂：包括沙利度胺、硫唑嘌呤、环磷酰胺、甲氨蝶呤、环孢素、己酮可可碱等。这类药物有非特异性地杀伤抗原敏感性小淋巴细胞、抑制其转化为淋巴母细胞、抑制细胞 DNA 合成和细胞增殖等作用。长期大量使用有骨髓抑制、粒细胞减少乃至全血降低、肾功能损伤等副作用，可见恶心、呕吐、皮疹、皮炎、色素沉着、脱发、黄疸、腹水等不良反应，故使用前必须了解肝肾功能和血常规情况。例如沙利度胺片原是抗晕药和抗麻风反应药，后发现有免疫抑制作用，临床应用于 MaRAU 等顽固性溃疡有较好疗效。该药每片 25mg，开始剂量为每日 100mg，分 2 次服用，1 周后减为每日 50mg，连续 1～2 个月。该药的严重副作用为致畸胎（海豹婴

儿），故生育期的 RAU 患者慎用，孕妇禁用。其他副作用有过敏性皮炎、干燥、头晕、嗜睡、恶心、下肢水肿、腹痛等，停药后一般均能消失。又如硫唑嘌呤片，每片 50mg，每日 2 次，每次 25mg，口服，一般疗程应控制在 2 周之内，最长为 4 ～ 6 周。

③免疫增强剂：包括转移因子、胸腺素、丙种球蛋白等。其中，主动免疫制剂有激发机体免疫系统产生免疫应答的作用。例如，转移因子注射液（TF）注射于上臂内侧或大腿内侧皮下淋巴组织较丰富的部位，每周 1 ～ 2 次，每次 1 支，每支 1mL。胸腺素每支 2mg 或 5mg，每日或隔日肌内注射 1 次，每次 1 支。卡介苗（BCG），每支 0.5mg，每周 2 ～ 3 次，每次 1 支，肌内注射，20 天为 1 个疗程。被动免疫制剂如丙种球蛋白，对免疫功能降低者有效，可肌内注射，每隔 1 ～ 2 周注射 1 次，每次 3 ～ 6mL。

④生物治疗：包括干扰素 α–2a、粒–巨噬细胞集落刺激因子、前列腺素 E_2、阿达木、依那西普、英夫利昔单抗。

⑤其他治疗药物：包括针对系统性疾病、精神神经症状、营养状态等内科用药，以及民间不少有效的单方、验方。

4. 其他治疗

（1）外治法

①外用散剂：使用时撒敷或吹敷患处。锡类散：适用于各型口疮，有祛腐解毒生肌之功效。冰硼散：适用于实火口疮，有清热解毒止痛之功效。珠黄散：适用于实火口疮，有清热解毒止痛之功效。西瓜霜：适用于实火口疮，有消肿止痛之功效。珍珠散：适用于疮面深大、经久不愈之溃疡，有清热消肿解毒之功效。

②含漱药液：选用金银花、竹叶、白芷、薄荷等量，或黄柏、菊花、决明子、桑叶等量，煎煮过滤，含漱，有清热解毒、消肿止痛的作用。

（2）针灸疗法

①体针：选用廉泉、足三里、合谷、曲池、颊车、内关穴。上唇溃疡加水沟，下唇溃疡加承浆，颊部溃疡加地仓，舌体溃疡选廉泉。针刺单侧或双侧，针法采用平补平泻，或强刺激，不留针。5 ～ 10 次为 1 个疗程。穴位交替选用。

②耳针：常用穴位有口、舌、神门、胃、皮质下、内分泌、肾上腺、脾、心等。每次可选 3 ～ 4 个穴，用王不留行籽贴压于穴位，每日稍加压力按摩 3 次，每次 10 分钟。隔日或每 3 日治疗 1 次，双耳交替治疗。

③穴位封闭：采用维生素 B_1、维生素 B_{12}、当归注射液等行穴位封闭。选取足三里、牵正、曲池、颊车穴，每日 1 ～ 2 穴，每次 0.2 ～ 0.5mL，隔日或 3 日 1 次。

（3）单方、验方

①吴茱萸粉末 12g，用醋调成糊剂，晚睡前敷于两足涌泉穴处，次日晨取下，连敷 3 日，亦可换以附子粉 10g 外敷。

②细辛研末，用蜂蜜调成糊状，晚睡前敷以伤湿止痛膏，贴于双侧天枢穴处和脐部，次日晨取下，连敷 3 日。

【预防与调护】

1. 加强体育锻炼，提高机体对疾病的抗御能力。

2. 保持乐观精神，避免焦虑情绪。保证充足睡眠，提高睡眠质量。

3. 避免过食辛辣、肥甘厚腻等刺激之品，以免伤及脾胃。防止粗糙、硬性食物（膨化、油炸食品）和过烫食物对黏膜的创伤。营养均衡，保持有规律的进餐习惯。

4. 注意生活起居规律，避免过度劳累。

5. 去除口腔局部刺激因素，避免口腔黏膜损伤，保持口腔环境卫生。

【预后】

本病预后良好，很少有严重的并发症。但因其具有迁延反复、缠绵不愈的特点，给患者带来痛苦和不便。

附：复发性阿弗他溃疡疗效评价试行标准

该标准于 2000 年 12 月由中华口腔医学会口腔黏膜病专业委员会第一届第三次全体会议讨论通过。

1. 全身治疗疗效评价试行标准——IN 分级法

1.1 评价指标

总间歇时间（天）（interval，I）：评价时段无溃疡时间总和。

总溃疡数（个）（number，N）：评价时段溃疡复发数目总和。

1.2 评价指标分级

I_1——总间歇时间延长（t 检验，$P < 0.05$）。

I_0——总间歇时间无改变（t 检验，$P > 0.05$）。

N_1——总溃疡数减少（t 检验，$P < 0.05$）。

N_0——总溃疡数无改变（t 检验，$P > 0.05$）。

1.3 评价标准

痊愈：口腔溃疡终止复发 1 年以上。

显效：I_1N_1。

有效：I_1N_0 或 I_0N_1。

无效：I_0N_0。

2. 局部治疗疗效评价试行标准——DP 分级法

2.1 评价指标

平均溃疡期（天）（duration，D）：评价时段各溃疡持续时间总和除以溃疡总数。

疼痛指数（分）（pain，P）：采用视觉类比量表（visual analog scale，VAS）记录溃疡每天的疼痛分值。VAS 的含义是采用 10cm 的直线，直线的 0 端表示"无痛"，10cm 端表示"最剧烈的疼痛"，患者根据疼痛的感觉程度不同，在直线的响应尺度进行记录，每天 1 次。

2.2 评价指标分级

D_1——平均溃疡期缩短（t 检验，$P < 0.05$）。

D_2——平均溃疡期无改变（t 检验，$P > 0.05$）。

P_1——疼痛指数减小（t 检验，$P < 0.05$）。

P_0——疼痛指数无改变（t 检验，$P > 0.05$）。

2.3 评价标准

显效：D_1P_1。

有效：D_1P_0 或 D_0P_1。

无效：D_0P_0。

3. 疗效评价对象的确定

3.1 样本含量

治疗组和对照组样本含量符合统计学原理。

3.2 入选标准

全身治疗：至少有 2 次 RAU 发病史，且病史 1 年以上；溃疡每月发作 1 次以上。

局部治疗：溃疡发生时间不到 48 小时。

3.3 排除标准

局部治疗：重型 RAU、白塞综合征；全身性疾病背景：贫血、消化性溃疡、克罗恩病、急性感染性疾病、自身免疫病等；24 小时内使用镇痛药，1 个月内使用抗生素，3 个月内全身使用皮质类固醇、免疫抑制剂；3 个月内吸烟者、嗜酒者；肿瘤患者。

全身治疗：妊娠期妇女，其余同局部治疗。

4. 疗效评价时段

4.1 全身治疗

治疗 6 个月以上。评价短期疗效（治疗期疗效），或远期疗效（治疗后疗效）。远期疗效可表述为"治疗后半年疗效""治疗后 1 年疗效"或"治疗后更长时间疗效"。

4.2 局部治疗

经本次治疗，溃疡愈合后即可评价疗效。

5. 对照方法

自身对照、两两对照及其他对照方法符合统计学原理。

第二节　口腔单纯性疱疹

口腔单纯性疱疹是由单纯疱疹病毒（herpes simplex virus，HSV）引起的急性口腔黏膜及口周皮肤以疱疹为主的感染性疾病。本病有自限性，可复发，是口腔临床上最常见的病毒感染性疾病。流行病学资料表明，30% ～ 90% 的居民血清中有抗单纯疱疹病毒抗体，说明曾发生过或正在发生单纯疱疹病毒感染。一般认为，人类是单纯疱疹病毒唯一的自然宿主，口腔、皮肤、眼、阴部、神经系统是易感染部位。临床上根据是否首次感染可将其分为原发性疱疹性口炎（primary herpetic stomatitis）和复发性疱疹性口炎（recurrent herpetic stomatitis）两大类。前者以口腔黏膜充血、水疱、浅表性溃疡为临床特征，多发于儿童；后者是因潜伏于体内的病毒在感冒、发烧、疲劳等条件下发生的复发性损害，以口唇及口周成簇小水疱、溃破、渗出、结痂为临床特征，多发于成年人。

中医学对原发性疱疹性口炎的名称不一，有"口疳""口舌生疮""热毒口疮""口糜"等命名，对复发性疱疹性口炎则称之为"热疮""热气疮"。

【病因病理】

1. 中医病因病机　可归纳为以下四个方面：

（1）外邪侵袭：外感风寒，或风热邪毒侵袭，灼伤口腔黏膜，溃破成疮而致本病。

（2）心脾积热：素体心脾蕴热，复感外邪，外邪引动内热，循经上攻，熏灼口舌而成本病。

（3）阴虚火旺：素体阴虚，或温热病后期余热未尽，气阴两伤，阴津不足，虚火上炎于口而致本病。

（4）脾经湿困：嗜食肥甘，膈肠难化，水湿内生，膀胱湿热，上溢脾经，热气熏蒸于口而发病。

2. 西医病因病理

（1）病因：病原体为单纯疱疹病毒（HSV）。HSV 有两种血清型，即 HSV-1 和 HSV-2，其基因组机构相似，具有约 83% 的同源性，但通过序列分析或限制性内切酶谱分析可区分，具有特异性抗原。两种血清型 HSV 的传播途径不同，HSV-1 主要通过飞沫、唾液及疱疹液直接接触感染，也可以通过食具和衣物间接感染，而 HSV-2 则主要通过性接触传播或新生儿经母体生殖道感染。过去认为 HSV-1 主要引起口腔黏膜、口周皮肤、面部等腰以上皮肤黏膜及脑的感染，HSV-2 主要引起腰以下皮肤黏膜及生殖器的感染，但目前很多研究表明在口腔单纯疱疹感染中，甚至健康人群的口腔中可分离到 HSV-2 病毒，这可能与生活方式的变异有关。

原发性疱疹性口炎由 HSV-1 引起，HSV 感染的患者及无症状的带病者为感染源，通常在 20 岁之前第一次感染该病毒，多数人群无症状表现，其中只有约 25% 的患者表现出临床症状。病毒通过黏膜或受损皮肤进入宿主，之后该病毒常潜伏于神经节或泪腺、唾液腺，在情绪烦躁、重病、暴晒、外伤、疲劳、激素水平改变等因素刺激下，潜伏的病毒沿感觉神经干向外迁移到神经末梢，重新被激活，并在邻近的上皮细胞复制，开始转录和翻译，引起复发性损害。

（2）病理：有特殊的细胞学改变，包括病毒侵入宿主易感上皮细胞后产生的细胞核包涵体、细胞气球样变性和因胞浆水肿而出现的网状变性、多核巨细胞、上皮内疱或上皮下疱。上皮下方结缔组织中有水肿、血管扩张充血和炎症细胞浸润。受害细胞坏死脱落后形成溃疡和糜烂，多个相邻的损害相互融合则形成边界不规则的浅溃疡。病理涂片取疱疹的基底物直接涂片可发现被病毒损害的上皮细胞，如气球样变性水肿的细胞，以及多核巨细胞、核内包涵体等。

【临床表现】

1. 原发性疱疹性口炎（primary herpetic stomatitis） 患者初次感染 HSV-1 而发本病，多数原发感染的临床症状并不显著。本病以 6 岁以下儿童较多见，尤其是 6 个月至 2 岁更多，因为多数婴儿出生后即有来自母体的对抗单纯疱疹病毒的抗体，4～6 个月时即行消失，2 岁前不会出现明显的抗体效价，成人亦可见。该病分为以下四期：

（1）前驱期：感染单纯疱疹病毒后经潜伏期 4～7 日，患者全身症状明显，儿童出现发热、流涎、拒食、烦躁不安，成人则有发热、头痛、肌肉疼痛、乏力、咽喉疼痛等症状。再经 1～2 日后口腔黏膜广泛充血水肿，附着龈和龈缘也常出现急性炎症。

（2）水疱期：口腔黏膜任何部位可出现成簇小水疱，疱壁较薄，不久即溃破，形成浅表溃疡，邻近乳磨牙（成人是前磨牙）的上腭和龈缘尤为明显。部分患者可于口周皮肤、鼻翼、颏下等处并发疱疹。

（3）糜烂期：病情严重者水疱可融合成大面积糜烂，并能造成继发感染，上覆黄色假膜。

（4）愈合期：整个病程 7～10 日，糜烂面逐渐缩小，自限性痊愈。但未经适当治疗者，恢复较缓慢。

原发感染可能在体内广泛扩散，引起脑炎、脑膜炎以及其他危及生命的并发症，但临床较少见，多发生于严重营养不良和免疫力严重低下的患者。

2. 复发性疱疹性口炎（recurrent herpetic stomatitis） 患者初次感染后 30%～50% 患者可复发，多见于成年人。一般复发感染的部位在口唇或接近口唇处，故又称"复发性唇疱疹"。复发时间一般间隔数月，但也可数周、数日后再次发作，这取决于诱使复发的刺激因素。复发前驱阶段病损局部先有灼热疼痛、肿胀发痒感觉，通常持续约 6 小时；继之出现红斑发疱，常为多个成簇的疱，单个疱少见，发疱一般持续约 2 天，复发部位一般多在原先发作过的位置或邻近；3 ～ 4 天后水疱逐渐扩大融合，疱破后糜烂或干涸结痂。病程有自限性，8 ～ 10 日愈合，不留瘢痕，但可有色素沉着，疱疹继发感染常延缓愈合过程。

　　复发的诱因包括情绪烦躁、重病、暴晒、外伤、疲劳、感冒发热等。对于免疫功能正常的患者，复发性口腔内单纯疱疹病毒感染实际上很少见，且由于机体的免疫性使病损受限，复发时的症状比初次发作时的症状轻。然而有免疫缺陷的患者口腔面部感染较重，且易播散。

【诊断与鉴别诊断】

　　1. 诊断要点　大多数病例根据临床表现即可做出诊断，根据患者年龄、全身症状、水疱形状和位置、病程自限性等临床特点可对大多数病例做出诊断。实验室诊断一般只是用于最终确诊，病毒分离培养是诊断单纯疱疹的"金标准"，其他实验室诊断方法还有原位核酸杂交法和聚合酶链反应（PCR）等。

　　2. 鉴别诊断

　　（1）球菌性口炎：球菌性口炎小儿、成人均可发病，无季节性；可发生于口腔任何部位，起病较急，病损局部充血、潮红、糜烂，但界限清楚；可融合成片，上覆光滑致密的灰白色或黄褐色假膜，不易拭去，涂片培养可找到致病性球菌。

　　（2）带状疱疹：带状疱疹由水痘 - 带状疱疹病毒引起，疱疹病损沿三叉神经的分支走向分布于颜面皮肤和口腔黏膜。水疱较大，疱疹聚集成簇，排列呈带状，但不超过中线。疼痛剧烈，愈合后原损害处仍持续疼痛较长时间。本病任何年龄都可发生，愈合后不再复发。

　　（3）手 - 足 - 口病：手 - 足 - 口病由柯萨奇病毒 A16 感染引起。前驱症状有低热、困倦与局部淋巴结肿大，其后口腔黏膜、手掌、足底出现散在水疱、丘疹与斑疹，数量不等。斑疹周围有红晕，中央为小水疱，无明显压痛，口腔损害遍布于唇、颊、舌、腭等处，疱破成为溃疡，经5 ～ 10 日后愈合。

　　（4）疱疹性咽峡炎：疱疹性咽峡炎因感染柯萨奇病毒 A4 引起。其以口腔后部疱疹性损害为主，不累及皮肤，牙龈不受损害。临床表现似急性疱疹性龈口炎，但前驱症状和全身反应较轻，病损限于软腭、悬雍垂、扁桃体等处，初起为丛集成簇的小水疱，不久溃破成溃疡。

　　（5）多形红斑：多形红斑为口腔黏膜突发性广泛糜烂性急性疾病，常涉及唇部，有糜烂、结痂、出血，但弥散性龈炎非常少见，皮肤损害为特征性靶形红斑或虹膜状红斑。诱发的因素包括感染、药物的使用，但也可无明确诱因而发病。

【治疗】

　　1. 治疗原则

　　（1）以抗病毒药物治疗为首选。

　　（2）使用免疫调节制剂如胸腺素、转移因子等调节和增强免疫功能。

　　（3）中医辨证施治可以减轻局部和全身症状，缩短病程。

　　（4）局部使用抗病毒药物可以预防单纯疱疹复发，并防止继发性感染。

　　2. 中医辨证论治　现代中医学认为单纯疱疹常因体内蕴热，外感时邪疫毒，热毒相结，上蒸头面或下注二阴所致，结合单纯疱疹的症状特征和反复发作之性，体虚湿毒之气内染是产生该病的关键所在，治疗以清热利湿解毒、补虚为主。

（1）外邪侵袭证

证候：口腔黏膜或有成簇、散在小水疱；伴有恶寒发热，口渴心烦，小儿有夜间啼哭不休、拒食、烦躁不安等；舌质淡或红，舌苔薄白或薄黄，脉浮数有力。

治法：疏散外邪。

方药：银翘散加味。

方解：方中金银花、连翘清热解毒，薄荷、牛蒡子、荆芥疏风散邪，蝉蜕、白鲜皮祛风止痒，白茅根凉血止血，大蓟、小蓟、藕节炭凉血止血，诸药共奏清热凉血之功。

加味：咳嗽、咽炎，加黄芩、板蓝根；口渴心烦，加生地黄、栀子、麦冬；便秘者，加大黄。

（2）心脾积热证

证候：口腔黏膜及牙龈红肿，疱破溃成糜烂面，可相互融合成片；伴发热面赤，口渴，心烦不安，大便秘结，小便黄赤；舌质红，舌苔黄，脉洪数。

治法：清心泻脾，凉血解毒。

方药：凉膈散加味。

方解：方中连翘清热解毒，为君药。黄芩、栀子、大黄、芒硝清热泻火，为臣药。薄荷、竹叶外散内清，为佐药。甘草、白蜜益胃生津润燥，为佐使药。

加味：口渴烦躁者，加生石膏；小便短赤者，加生地黄；溃烂不敛者，加人中白、五倍子。

（3）阴虚火旺证

证候：病程缠绵，反复发作，口唇起疱，病损范围小，不甚疼痛，但久不愈合；可伴有咽干口燥，五心烦热，精神困倦；舌质红，苔少，脉细数。

治法：滋阴降火，凉血解毒。

方药：知柏地黄汤加味。

方解：方中知母、黄柏清热泻火，生津润燥；熟地黄滋阴补血，益精填髓；山茱萸补益肝肾，涩精固脱；牡丹皮清热凉血，活血化瘀；山药补脾养胃，生津益肺，补肾涩精；茯苓利水渗湿，健脾宁心；泽泻利小便，清湿热。

加味：若病损久不愈合，加生黄芪、人中白。

（4）脾经湿困证

证候：口舌糜烂，上覆黄白色假膜，口周皮肤小疱溃烂流黄水；伴纳呆口臭，脘腹闷胀，尿少尿赤尿痛，便溏肢软，身重困倦；舌苔厚腻，脉滑。

治法：清热利湿，健脾化浊。

方药：导赤散加味。

方解：方中生地黄清热凉血养阴；木通、竹叶清心降火利水；甘草清热泻火。

加味：舌苔厚腻，加藿香、苍术、佩兰；脘腹闷胀，加焦山楂、谷芽、麦芽、神曲。

3. 西医治疗

（1）抗病毒药物治疗：①阿昔洛韦：口服，200mg，每日5次，5日为1个疗程。②伐昔洛韦：口服，300mg，每日2次，7日为1个疗程。

（2）免疫增强剂：对于单纯疱疹病毒感染复发较严重而频繁者，除抗病毒药物外，还应选用免疫增强剂。①聚肌胞：肌内注射，每次2mg，每3日1次，共5次。②胸腺素：肌内注射，每次5mg，隔日1次。③左旋咪唑：口服，每次50mg，每日3次，每周服用2天，停5天。

（3）局部治疗

①口腔黏膜局部用药：5%碘苷（疱疹净）的二甲基亚砜液，或5%无环鸟苷膏，局部涂抹，每日4～6次；新霉素或杆菌肽软膏涂搽局部，每日2次，可治疗单纯疱疹。若唇疱疹继发感染，可用温生理盐水或0.01%硫酸锌湿敷患处，每日2次。

②物理疗法：氦氖激光治疗，局部照射点功率密度100mW/cm²，每处照射60秒，照射3～5处，每次共照射3～5分钟，每日1次，共治疗6～7次。重型复发性疱疹治疗10次。

4. 其他治疗

（1）外治法

①含漱：板蓝根30g，煎水含漱；金银花、竹叶、白芷、薄荷各适量，水煎，含漱；金银花、紫花地丁、侧柏叶各15～30g，水煎，含漱。

②涂擦：可选用冰硼散、锡类散、青吹口散油膏等涂擦患处，每日5～6次，可清热解毒、消肿止痛，促进糜烂愈合。

③湿敷：马齿苋30g煎水待凉，用纱布湿敷口唇，每次20分钟，每日2～3次，用于唇疱疹初起或糜烂渗出者。

④敷贴：吴茱萸60g，研磨加面粉，醋调做饼，贴于足心，以布扎之，治口疮及咽喉肿痛。

（2）针刺疗法：取地仓、颊车、承浆、合谷等穴，每次取1～2穴，平补平泻，每日1次。

（3）单方、验方

①口炎颗粒剂。将生石膏、知母、生地黄、木通、淡竹叶、板蓝根、玄参、青蒿、芦竹根、孩儿茶、甘草等煎煮加工成冲剂，即为口炎颗粒剂。每剂生药做成颗粒剂90g，成人每日服90g，分3次；儿童根据公斤体重酌情给药。该颗粒剂用于治疗单纯疱疹，效果良好。

②竹叶合剂。竹叶、山楂、大青叶、金银花各9g，生石膏30g，黄连、甘草、薄荷各4.5g。每日1剂，5剂为1个疗程。并用犀黄散每日0.3g分4次吹患处，治疗小儿口疮，效果好。

③板蓝根30g，桑叶6g，灯心草15g，竹叶10g。水煎，每日3次，口服。

④马齿苋30g，板蓝根15g，紫草10g，败酱草10g。每日1剂，水煎服。

【预防与调护】

1. 增强体质，预防感冒，避免疲劳，消除导致复发的刺激因素。
2. 不宜过食膏粱厚味及辛辣之品。
3. 对原发性疱疹性口炎患者应予以隔离休息，特别要避免与其他儿童、婴儿接触。
4. 感染患者应注意保持口腔卫生，以防继发感染。

【预后】

HSV-1引起的口腔单纯疱疹预后一般良好，但有极少数播散性感染的患者或幼儿可引起疱疹性脑膜炎。

第三节　口腔念珠菌病

口腔念珠菌病（oral candidiasis）是由念珠菌的某些种群引起的原发或继发性感染。念珠菌是一种常见的条件致病菌，属于酵母样真菌。迄今为止人们已发现200余种念珠菌。引起人类念珠菌病的主要是白念珠菌、热带念珠菌和高里念珠菌，占60%～80%。随着广谱抗菌药物的使用、留置静脉导管、肿瘤放化疗、血液干细胞及器官移植、免疫抑制剂使用增多、艾滋病的出现和蔓延，口腔念珠菌病的发病率持续升高。近年来有报道称，念珠菌感染菌种存在变迁趋势，引起念珠菌感染中非白念珠菌增多，且在病灶中可存在多种致病性念珠菌的混合感染。同时由于耐药菌的增多，使得口腔念珠菌病的治疗难度上升。因此，提高对口腔念珠菌病的认识，防止因漏诊、误诊延误治疗十分重要。

本病相当于中医学的"鹅口疮""雪口"范畴。

【病因病理】

1. 中医病因病机

中医认为本病主要是由于口腔不洁或破碎，感染邪毒所致。口为脾之窍，舌为心之苗，脾脉又络于舌，故发病以口腔黏膜及舌上为多。

（1）心脾积热，饮食失调：素嗜炙煿，或热病邪毒稽留，以致热积心脾。或婴儿胎中伏热，蕴积心脾。心脾积热，循经上蒸口腔，复因口腔不洁，或哺养不当而感受邪毒，内外合邪，积附于口舌而发生本病。

（2）脾虚湿热：饮食不节，或大病之后，脾胃受伤，脾虚运化失职，湿浊停聚，胃气受伤，腐熟无权，蕴积化热，湿浊夹热邪循经上蒸口腔，与外邪相合，着附于口舌而发生本病。

（3）阴虚火旺：婴儿先天禀赋不足，或久病久泻损伤肾阴，致使阴虚火旺，虚火上炎，熏蒸口舌而致本病。

2. 西医病因病理

（1）病因：白念珠菌为单细胞酵母样真菌，不耐热，喜酸恶碱，室温或37℃生长良好。作为条件致病菌，健康人可带有念珠菌，但并不发病。因而念珠菌引起的感染又称为"机会性感染"或"条件感染"。病原体入侵机体后能否致病取决于其毒力和机体的抵抗能力。念珠菌的毒力与菌体形态、黏附力、侵袭酶，以及表面受体有关。下述诱因可使机体致病：

①患者原发性或继发性免疫缺陷：年老体弱或长期患病，特别是干燥综合征、消化道溃疡、恶性疾病放疗后、大手术后致使身体抵抗力极度低下时；先天免疫功能低下，如胸腺萎缩；X线的大量照射；无 α - 球蛋白血症以及影响免疫功能的网状内皮系统疾病，如淋巴瘤、霍奇金病、白血病等。获得性免疫缺陷综合征（艾滋病）也可引起本病发生。

②代谢或内分泌疾病：铁代谢异常，血中铁含量降低；血清中锌离子缺乏；糖尿病引起糖代谢异常，血糖升高；甲状腺功能低下、艾狄森病、脑垂体功能低下、内分泌功能低下易合并念珠菌病；妊娠妇女孕激素水平升高而致阴道念珠菌病，分娩时易感染婴儿。新生儿出生半年内，特别是未满月的婴儿，以及肝病、糖尿病、肿瘤及白血病患者，血清白念珠菌抑制因子下降，从而促使白念珠菌感染的发生。

③维生素缺乏：维生素A缺乏、上皮细胞角化变性、角化层增厚导致白念珠菌大量繁殖从而致病；B族维生素包括叶酸缺乏引起黏膜的退行性病变，机械屏障作用下降，使白念珠菌易于侵入，导致感染。

④医源性因素：医治疾病过程中使用抗生素、肾上腺皮质激素、免疫抑制剂、化疗、放疗等，使宿主防御功能下降，体内生态平衡遭到破坏，导致菌群失调，而利于念珠菌的感染。

⑤其他因素：环境因素和工作条件均与白念珠菌发病有关。如在低温潮湿的条件下工作易发生皮肤念珠菌病；慢性局部刺激，如义齿、矫形器、过度吸烟等均可为白念珠菌感染的因素；接触传染也是致病的重要因素。

（2）病理：口腔白念珠菌病的病理以上皮不全角化增生为特征。PAS 染色可见白念珠菌菌丝垂直侵入棘层细胞上方的角化层，棘层增厚，基底层以及固有层大量炎性细胞聚集可有微脓肿形成。

【临床表现】

口腔念珠菌病临床分型并不统一，目前比较公认的是按主要病变部位的分类法，包括念珠菌性口炎、念珠菌性唇炎与口角炎、慢性黏膜皮肤念珠菌病。本节主要介绍念珠菌性口炎（candidal stomatitis）的临床表现类型。

1. 急性假膜型　又称"新生儿鹅口疮""雪口病"，因该型好发于出生后 2～8 日的新生婴儿而名之，发生率达 4%。好发部位为颊、舌、软腭及唇。损害区先黏膜充血、水肿，有灼热、干燥、刺痛感；之后出现散在的色白如雪的柔软小斑点，状如凝乳略高出黏膜；不久相互融合为白色或蓝白色丝绒状斑片，斑片稍用力可擦去，暴露出红的黏膜糜烂面和轻度出血。患儿烦躁不安、啼哭、哺乳困难，有时有轻度发热，全身反应较轻。极少数病例可能病变蔓延至咽、食管、肺或进入血液循环，引起心内膜或脑膜念珠菌病，可危及生命。

2. 急性萎缩型　又称"急性红斑型口炎""抗生素性口炎"。其好发于舌背黏膜，两颊、腭部及口角亦可见，唇部亦偶有发生。损害表现为外形弥散的口腔黏膜红斑，严重者舌乳头萎缩消失，舌背黏膜呈光滑鲜红状或糜烂充血，损害周围丝状乳头增生。在后牙前庭沟等不易摩擦的部位可伴鹅口疮样损害。同时患者常有味觉异常或丧失，口干，黏膜灼痛。涂片不易见到典型念珠菌菌丝。该型常见于广谱抗生素长期应用者，或患者原患消耗性疾病、白血病、营养不良、内分泌紊乱或为肿瘤化疗后等。

3. 慢性萎缩型　又称为"慢性红斑型口炎""义齿性口炎"，多见于义齿佩戴者。临床表现为义齿基托承托区黏膜形成鲜红色界限弥散的广泛红斑。严重者腭黏膜水肿和牙槽嵴边缘水肿，上颌义齿基托后缘线腭部病损区与正常区间分界清晰。基托组织面和承托区黏膜密合状态不佳者，红斑表面可有颗粒形成。患者自觉灼痛、不适感。该型患者多数为日夜戴义齿的老年人，女性多于男性。

4. 慢性增生型　又称为"念珠菌性白斑"，是口腔黏膜的一种慢性增生性念珠菌病。该型病程长、病情较重，有癌变危险，多见于颊、舌背及腭黏膜、颊黏膜病损，常对称地位于口角内侧三角区，呈结节状或颗粒状增生，或为固着紧密的白色角质斑块。腭部病损可由"义齿性口炎"发展而来，黏膜呈乳头状增生或肉芽肿样增生。

【实验室及其他检查】

1. 直接镜检法　轻刮损害表层，将刮取物置于载玻片上，滴 10% 氢氧化钾数滴，覆盖玻片，在微火焰上加热以溶解角质，于低倍或高倍镜下直接观察菌丝和孢子。

2. 唾液培养法　收集非刺激性混合唾液 1～2mL，接种于沙氏平皿上，常规培养，记录每毫升唾液形成的念珠菌菌落数。

3. 病理学检查法　活检标本光镜下可见前述病理特征。

4. 其他方法　包括免疫法、基因检测法等，因假阳性率高或操作不便，而未能在临床上大量使用。

【诊断与鉴别诊断】

1. 诊断要点　根据各型典型的临床症状、病史、全身情况，可以判断有无念珠菌感染以及可能的诱因。病损区涂片直接镜检及唾液念珠菌培养阳性可以确诊。慢性增生型白念珠菌病属癌前病变，应引起重视，必要时需行病理学检查做出疾病程度的诊断。

2. 鉴别诊断

（1）球菌性口炎：球菌性口炎是由金黄色葡萄球菌、溶血性链球菌、肺炎双球菌等球菌感染引起的口腔黏膜急性感染性炎症，可发生于口腔黏膜的任何部位，病损区充血、水肿明显，有大量纤维蛋白原从血管内渗出，凝结成灰白色或灰黄色假膜，表面光滑致密，略高于黏膜面，可伴有全身反应，区域淋巴结肿大，涂片检查或细菌培养可确定病原菌。

（2）白喉：白喉为明显的灰白色假膜覆盖于扁桃体，不易擦去，若强行剥离则疮面渗血。患者局部无明显炎症反应，但全身中毒症状明显，淋巴结肿大，涂片可见白喉杆菌。

（3）口腔扁平苔藓：口腔扁平苔藓呈白色网纹状病损，可交替出现糜烂，病程较长。

【治疗】

1. 治疗原则

（1）尽可能去除致病诱因，如积极治疗慢性病，对长期用广谱抗生素或免疫抑制剂者应停药或改用他药。

（2）全身应用抗真菌药物。

（3）局部使用抗真菌药或口腔含漱液改善口腔环境，以预防念珠菌感染或复发。

（4）因细胞免疫功能低下而反复感染者可使用免疫增强剂。

2. 中医辨证论治

（1）心脾积热证

证候：口腔黏膜充血发红，初期出现散在白色斑点，之后融合成片，呈白色绒状斑膜，迅速满布；伴见面赤唇红，口臭流涎，烦躁不安，便秘尿赤；舌尖红赤，苔黄或腻，指纹紫滞。

治法：清泻心脾积热。

方药：导赤散合清热泻脾散加味。

方解：导赤散方中生地黄、木通滋阴制火，利水通淋；竹叶淡渗利窍；生甘草清热解毒。清热泻脾散方中石膏、栀子清心脾积热；黄芩、黄连、金银花、连翘清热解毒；生地黄清热养阴；灯心草、茯苓、薏苡仁健脾利湿。

加味：便秘者，加大黄；烦躁不安者，加钩藤、蝉蜕。

（2）脾虚湿盛证

证候：口腔黏膜充血不甚，上布白屑，范围广泛，且较湿润；伴见面色萎黄无华，形体消瘦，倦怠无力，纳呆食少，大便溏薄；舌体肥胖，舌质淡白，苔白腻，脉沉缓无力，指纹淡红。

治法：健脾燥湿，芳香化浊。

方药：参苓白术散加味。

方解：方中人参、白术、茯苓益气健脾渗湿，为君药；山药、莲子肉、白扁豆、薏苡仁健脾益气止泻，为臣药；砂仁醒脾和胃，行气化滞，为佐药；桔梗宣肺利气，炙甘草健脾和中，为佐使药。

加味：口干者，加黄连、麦冬；恶心、呕吐者，加生姜、半夏；四肢不温，脉沉微者，加附子、干姜。

（3）阴虚火旺证

证候：口腔黏膜暗红无光，或见白屑散在、稍干；伴有形体消瘦，潮热盗汗，两颧发红，倦怠乏力，口干；舌质光红，苔少，脉沉细数无力，指纹淡紫。

治法：滋阴清热降火。

方药：六味地黄汤加味。

方解：方中熟地黄滋肾填精，山药补脾固精，山茱萸养肝涩精，泽泻清泻肾火，茯苓淡渗脾湿，牡丹皮清泻肝火。

加味：津苔正常的舌质红、失眠患者，可加黄连、肉桂；舌质光红无苔者，加沙参、麦冬、石斛等；脾气虚者，加党参、生黄芪。

3.西医治疗

（1）局部治疗

①2%～4%碳酸氢钠溶液：含漱或清洗局部，每1～2小时1次，每次5分钟。

②西地碘含片：1.5mg，每次1片，每日3～5次。

③硝酸咪康唑：散剂可用于口腔黏膜，霜剂适用于舌炎及口角炎，一般10日为1个疗程。

④制霉菌素甘油：10万U/mL，每日3～4次，轻者4～5日，重者10日。

（2）抗真菌药物治疗

①酮康唑：口服，0.2g，每日1次，2～4周为1个疗程。

②氟康唑：口服，首次剂量0.2g，以后每次0.1g，每日1次，疗程至少2周。

③伊曲康唑：当一线药物不适用或无效时，可用本品治疗。口服，0.1g，每日1次，15日为1个疗程。

（3）免疫治疗：对身体衰弱，有免疫缺损病或与之有关的全身疾病及慢性念珠菌感染的患者，常需辅以增强免疫力的综合治疗。可选用：

①转移因子：淋巴结周围皮下注射，每次3U，每周1～2次。

②胸腺素：肌内注射，每次2～10mg，每周1～2次。

③脂多糖：肌内注射，每次2mL，每日1次，20次为1个疗程。

④其他：补充铁剂、维生素A、多次少量输血等。

（4）手术治疗：是非常规治疗方法，用于慢性增殖型念珠菌病经治疗3～4个月疗效不显著者，以防止癌变为目的。

4.其他治疗

（1）含漱或清洗局部：黄连、金银花、甘草各适量，煎水含漱；儿茶、青黛适量，煎水漱口。

（2）外用散剂：冰硼散、锡类散、青吹口散、柳花散、养阴生肌散等撒患处，每日3次。

【预防与调护】

1.哺乳期婴儿、久病患儿应注意保持口腔清洁卫生，可选用淡盐水或2%碳酸氢钠溶液搽洗口腔。

2.乳母哺乳前洗净乳头，奶瓶要经常消毒。

3.注意义齿卫生，义齿性口炎患者在治疗的同时需行义齿重衬。

4.合理应用抗生素及免疫抑制剂，有系统性疾病需长期应用者，应经常用1%～2%碳酸氢钠溶液漱口。

5.冬季防止口唇干裂，可应用甘油等护肤品，纠正舔唇习惯。

6.避免产房交叉感染，接生工具以及分娩过程注意消毒。

【预后】

预后一般良好。急性假膜型损害通过正确的治疗可以得到痊愈。但据报道，慢性增殖型白念珠菌病有 4% 的癌变可能，故应引起高度重视。

第四节　口腔扁平苔藓

口腔扁平苔藓（oral lichen planus，OLP）是一种非感染性慢性浅表性炎症。病变可于口腔黏膜和皮肤先后或同时发生，也可以单独发生。口腔黏膜表现为珠光白色条纹交织成条索状、网状、树枝状、环状及斑块状等多种形态，也可以先后出现或重叠发生丘疹、水疱、糜烂、萎缩、色素沉着等病损。该病的发病率不超过 1%，好发年龄为 13～80 岁。男女比例为 1：1.5，患者伴皮肤损害的概率约有 54%，因有恶变可能，有人将其归于癌前状态。

本病属于中医学"口藓""口蕈""口破"等范畴。

【病因病理】

1.中医病因病机

（1）脾胃湿热：外感热邪、入里化火或偏食辛辣、恣食肥甘，损伤脾胃而致湿热内蕴，风热湿毒之邪侵袭口腔留滞不去，或脾失健运，湿浊内生，郁而化热，湿热上蒸于口，邪毒蓄积于局部而引起糜烂、充血。

（2）气滞血瘀：情志不遂，肝郁气滞，气郁化火，上灼于口，或气滞血瘀，气血失和，元气久虚，营血久亏不能载毒外出，必停留为瘀，湿热久蕴又使毒瘀胶着而形成黏膜斑纹及疼痛。

（3）阴虚内燥：肝肾阴虚，阴虚火旺，虚火上炎于口，或血虚黏膜失于濡养，发生黏膜粗糙、萎缩或增厚。

（4）气血亏虚：先天薄弱，或饮食不节、劳逸过度使损伤脾胃，运化失司，导致气血不足，而脉络空虚，则气血两亏。气虚则推动无力，失其温煦，血虚则不能上荣，引起黏膜失于濡养，局部出现充血、糜烂。

2.西医病因病理

（1）病因：尚未明确，可能与下列因素有关：

①感染因素：病毒感染可能是致病因素之一。有人在病损上皮细胞中发现类似病毒的核内小体，目前大部分研究认为丙型肝炎病毒（Hepatitis C virus，HCV）与 OLP 的发病有关，也有人提出与幽门螺杆菌感染有关，但都需要更多的研究和更直接的证据证实。

②神经精神因素：临床可以发现很多口腔扁平苔藓患者有精神紧张、精神抑郁、精神创伤病史，并在精神神经功能紊乱时病情加重。有人做临床调查，结果发现有 50% 的患者存在精神紧张和焦虑。

③内分泌因素：流行病学调查发现，中年女性 OLP 发病率较高。有人报道，本病与雌二醇（E_2）以及睾酮（T）水平下降有关。

④免疫因素：日益增多的对口腔扁平苔藓免疫状态的研究发现，本病与病损部位的淋巴细胞

浸润带直接相关。进一步的研究表明，口腔扁平苔藓很可能是一种 T 淋巴细胞介导的机体免疫应答。临床上使用糖皮质激素及氯喹等免疫抑制剂治疗有效，也证明本病与免疫因素有关。

⑤遗传因素：有人发现，本病有家族集聚现象，进一步进行基因研究发现了一些出现频率较高的白细胞抗原位点。也有人提出不同意见，如认为该病与干扰素 – γ（IFN-γ）内显子基因多态性、肿瘤坏死因子 – α（TNF-α）等位基因出现增多等有关。

⑥系统性因素：有报道称，有超过 30% 的患者同时存在肝病、消化道疾病、高血压病、糖尿病、移植物抗宿主病等。但不能证明本病是由这些系统性疾病引起的。也有学者报道镁、碘、锌等微量元素的异常，以及微循环障碍等也与 OLP 的发病有关。

⑦创伤因素：某些情况下，OLP 病损可发生于受到机械性创伤的部位。

（2）病理：本病的特征性病理表现为上皮不全角化、基底层液化变性、固有层密集的淋巴细胞浸润带。

【临床表现】

1. 口腔病损特征性表现　为口腔黏膜珠光白色条纹，以颊部、舌部、下唇、附着龈、移行部黏膜多见，病损可累及口腔黏膜的任何部位。珠光白色条纹的形状、范围、轻重程度可不相同，并可转变为糜烂、充血、萎缩等损害。多种病损可重叠发生，病损消退后留有色素沉着。颊部病损最具典型性，左右对称，黏膜柔软，弹性正常。患者有异物感、粗糙感、牵拉感、疼痛感。病情迁延，反复发作。根据临床表现，口腔扁平苔藓可分为以下三型（彩图 6-4 至彩图 6-6）：

（1）斑纹型：与上述典型临床表现相同，多见于颊、舌、唇、附着龈及移行部黏膜。

（2）糜烂型：在白色斑纹的基础上出现剥脱状充血糜烂面，上覆淡黄色假膜，糜烂面形状不规则，多见于颊黏膜、舌背、舌腹。发生于软腭的病损可有上皮菲薄的水疱，疱破后呈糜烂面。

（3）萎缩型：常见于舌背、硬腭部。舌背表现为圆形、椭圆形的乳头萎缩斑片，呈稀疏云雾状白色损害，表面平伏。硬腭部呈不规则星状萎缩斑，略红，周围有乳白角化斑点。

2. 皮肤病损　本病的皮肤损害特点为扁平而有光泽的多角形扁平丘疹，微高出皮肤表面，绿豆大小，浅紫色，融合后状如苔藓。病损区粗糙，用石蜡油涂在丘疹表面在放大镜下可观察到细白纹。指（趾）也可受累，多见于拇指（趾）。病损表现为甲增厚，有甲板纵沟及变形。

【实验室及其他检查】

1. 病理学检查可见典型表现如上述。

2. 血液流变学测定如全血比黏度、红细胞电泳时间、细胞聚集指数、血小板黏附率、全血还原比黏度、血小板聚集率、血浆纤维结合蛋白率、纤维蛋白原等指数均增高。

3. T 细胞亚群（OKT 单克隆抗体）测定 OKT3 下降，OKT4 下降或升高，OKT4/OKT8 比例下降。

4. 血清干扰素（IFN-γ）、白介素（IL-2）检查二者均增高。

5. 幽门螺杆菌检测　部分患者病损区幽门螺杆菌检测阳性。

【诊断与鉴别诊断】

1. 诊断要点　口腔颊、舌、唇、龈等黏膜有白色斑纹，呈条索状、网状、树枝状、环状等，间或有糜烂、充血。反复发作，病程迁延不愈。

2. 鉴别诊断

（1）皮脂腺异位：皮脂腺异位呈淡黄色颗粒状，而非条纹，分布密集或散在，表面光滑，质地柔软，多发于颊黏膜与唇红。

（2）口腔白斑：单独发生于舌背部的口腔扁平苔藓需与白斑区别。舌背扁平苔藓病损灰白而透蓝色，舌乳头萎缩微凹，质地较软，平滑润泽。白斑多为白色斑块，有裂隙，界限清楚，触之较粗糙，病程进展缓慢，无自觉症状。

（3）口腔红斑：口腔红斑临床表现特征为持续存在的鲜红色斑，边缘清楚，触诊柔软，类似"天鹅绒"样，无明显疼痛或不适。

（4）盘状红斑狼疮：盘状红斑狼疮多发于下唇唇红缘与皮肤黏膜交界处，病损中央萎缩如盘状，周围有白色放射状条纹，可有糜烂、出血、结痂。

【治疗】

1. 治疗原则 目前尚无特效疗法。西医治疗本病以肾上腺皮质类固醇和磷酸氯喹为主，对改善黏膜充血糜烂有一定效果，但对过度角化无作用，长期服用有副作用。中医药治疗具有安全、持久、稳定的特点，对糜烂充血及白纹均有一定的改善作用。临床应根据患者病情采取中西医结合治疗。

2. 中医辨证论治

（1）脾胃湿热证

证候：两颊、舌、唇部白色斑纹，间有形状不规则糜烂，并有黄色渗出物覆盖，局部疼痛明显；伴有口干或口苦，便结溲赤；舌红，苔薄黄或腻，脉滑数。

治法：清热解毒，健脾祛湿。

方药：平胃散合二妙散加味。

方解：平胃散方中苍术气味芳香辛苦，性温而燥，为燥湿运脾之要药。气能化湿，厚朴理气化湿，且与苍术相须为用，增强芳化燥湿、行气调中之力；湿得气而化，陈皮理气和胃醒脾，助苍术燥湿化湿。生姜醒脾和胃，降逆止呕。大枣、甘草益气和胃，并调和药性。诸药相互为用，以奏燥湿运脾、理气和胃之效。二妙丸方中黄柏苦寒，清热燥湿，苍术苦燥祛湿，合用既增燥湿之力，又具清热之功，加入姜汁调服，用以和胃气、散湿气。诸药共奏燥湿清热之功。

加味：便秘者，加瓜蒌子；咽干甚者，加北沙参。

（2）气滞血瘀证

证候：口腔颊、舌、唇、龈等出现白色斑纹，中间夹有充血红斑，轻度疼痛不适，进食时局部敏感；往往伴有性情急躁或抑郁，胸胁胀满，月经不调；舌紫暗有瘀点，苔薄黄，脉弦涩。

治法：疏肝理气，活血化瘀。

方药：柴胡疏肝散加味。

方解：方中柴胡功善疏肝解郁。香附理气疏肝而止痛，川芎活血行气以止痛，二药结合，助柴胡以解肝经之郁滞，并增行气活血止痛之效。陈皮、枳壳理气行滞。芍药、甘草养血柔肝，缓急止痛。甘草调和诸药。诸药相合，共奏疏肝行气、活血止痛之功。

加味：充血红斑明显者，加牡丹皮、生地黄。

（3）阴虚内燥证

证候：黏膜呈白色损害，表面粗糙、萎缩或增厚，无光泽，充血糜烂明显；伴口干目涩，五心烦热，腰酸乏力，头晕耳鸣，夜寐盗汗；舌质红或绛，多裂纹，舌苔薄或光剥，脉细弱无力或细带数。

治法：滋阴清热，养血润燥。

方药：知柏地黄汤。

方解：方中熟地黄入肾经，味厚纯阴，重用以滋阴补肾，填精益髓。山茱萸入肝经，滋补肝肾，固涩精气；山药入脾胃经，双补脾肾，养阴固精。肾肝脾三阴并补，是为"三补"，但熟地黄用量是山茱萸与山药之和，故以补肾为主。泽泻利水湿而泄肾浊，可制熟地黄滋腻之弊；牡丹皮清泻虚火，并制山茱萸之温涩；茯苓渗湿健脾，配山药补脾而助健运，配泽泻共泄肾浊，引虚热下行，则真阴得复其位。是为"三泻"。知母、黄柏清肾中伏火，清肝火，合用有滋阴降火之功。

（4）气血亏虚证

证候：口腔黏膜有白色网纹；伴面色苍白或萎黄，心悸气短，纳少乏力；舌淡嫩，脉细弱。

治法：益气补血。

方药：桃红四物汤加减。

方解：方中以强劲的破血之品桃仁、红花为主，力主活血化瘀；以甘温之熟地黄、当归滋阴补肝、养血调经；芍药养血和营，以增补血之力；川芎活血行气、调畅气血，以助活血之功。

3. 西医治疗

（1）病情稳定者可选用维生素 B_1、维生素 B_{12}、维生素 E、维生素 A、维生素 B_6 等口服。

（2）糜烂病损长期不愈者，可考虑应用肾上腺皮质类固醇及免疫抑制剂，但细胞免疫功能低下者应以免疫增强剂治疗。幽门螺杆菌检测阳性者可选用抗幽门螺杆菌药物。

①肾上腺皮质类固醇：如泼尼松，每次 15mg，每日 3 次，共服 1～2 周。可用角炎舒松注射液等激素类药物局部注射。

②免疫抑制剂：羟基氯喹，每次 0.1g，每日 2 次，1 个月为 1 个疗程，需定期检查白细胞计数。雷公藤片，每日 2 次，每次 3～4 片。昆明山海棠片，每日 3 次，每次 2 片，需定期检查肝功能。

③免疫增强制：转移因子皮下注射，每次 1mg，每周 1～2 次，10 支为 1 个疗程。

④抗幽门螺杆菌药物：三钾二枸橼酸铋剂，每次 110mg，每日 4 次，2 个月为 1 个疗程。配合甲硝唑，每次 200mg，每日 3 次；羟氨卞青霉素，每次 250mg，每日 3 次。

⑤抗真菌药物：伴真菌感染者，参照相关章节适当选用抗真菌药物治疗。

4. 其他治疗

（1）外治法

①中药含漱：金银花、黄芩、白鲜皮等量煎水含漱。

②中药外敷：养阴生肌散、锡类散等涂敷糜烂面。

（2）针刺疗法

①体针：取双侧侠溪、中渚，留针 15 分钟，每日 1 次，2 周为 1 个疗程。

②耳针：神门、交感、皮质下及压痛点，每次留针 20～30 分钟，隔日 1 次，10 次为 1 个疗程。

【预防与调护】

1. 生活有规律，适当进行体育锻炼，保持精神愉快。

2. 避免酸、辣、烫、麻、涩等刺激性食物，戒烟酒。

3. 保持口腔卫生，消除口腔内的局部刺激物，例如去除不良修复体、残根残冠、牙结石等。

【预后】

本病一般预后良好，患者可长期处于稳定状态。但对于反复急性发作而充血、糜烂经治不愈或基底变硬的患者，应提高警惕，需要及时进行活体组织检查，防止癌变。

第五节　口腔黏膜下纤维变性

口腔黏膜下纤维变性（oral submucosa fibrosis，OSF）是以病理特征为主要依据命名的一种口腔黏膜慢性疾病，属于癌前病变，可侵犯口腔黏膜的各个部位，但以颊、腭部多见。本病多发生于东南亚、印度，我国主要见于台湾地区以及湖南的湘潭、长沙，海南，云南等地，20～40岁成人多见，性别差异不大，患病率约为1%。本病与咀嚼槟榔、过食辣椒等有关，也有报道与免疫、遗传、维生素缺乏等其他因素有关。

中医古籍中无与本病相应的记载，与此相近的有"噤口""口禁""嗫口""沈唇""口糜"等。

【病因病理】

1. 中医病因病机

（1）内伤湿热：脾胃有热，郁热上炎，或膀胱移热于小肠，膈肠不便，上为口糜。或过食膏粱厚味与辛辣，损伤脾胃，心火妄动，发为口糜。

（2）气滞血瘀：外邪侵袭，毒邪郁积于局部，引起局部气机不畅，血运受阻，气血失和，瘀血滞留，导致本病。

（3）气血不足：素体禀赋不足或后天失养，气血亏虚，肌肉黏膜失于濡养，加之外邪毒气（烟草、槟榔、辣椒及局部慢性理化刺激）乘虚而入，导致气血失调，发为本病。

2. 西医病因病理

（1）病因：确切病因尚不明，可能与以下因素有关：

①咀嚼槟榔：细胞培养显示，槟榔中的生物碱能促进黏膜成纤维细胞增殖及胶原的合成，其所含鞣酸能抑制胶原纤维的降解。研究发现，槟榔含有高浓度铜，氯化铜作用于体外培养的人口腔成纤维细胞，能使成纤维细胞合成胶原明显增加，而且铜可介导OSF基因畸变。

②刺激性食物：喜食辣椒、吸烟、饮酒等因素可能加重黏膜下纤维化。

③其他因素：研究发现，OSF还可能与维生素缺乏、免疫功能异常、遗传、微循环障碍、微量元素缺乏、血液流变学异常等因素有关。

（2）病理：以结缔组织胶原纤维出现变性为主要表现。在病程不同时期，其特点有所不同。

早期：有一些细小的胶原纤维，并有明显水肿。血管有扩张充血和中性粒细胞浸润。继而上皮下方出现一条胶原纤维玻璃样变性带，再下方的胶原纤维间水肿，伴淋巴细胞浸润。

中期：胶原纤维玻璃样变逐渐加重，有淋巴细胞、浆细胞浸润。

晚期：胶原纤维全部玻璃样变，结构完全消失，折光性强。血管狭窄或闭塞。上皮萎缩，钉突变短或消失。有时有上皮增生，钉突肥大，棘层增生肥厚，上皮各层内有细胞空泡变性，并以棘细胞层较为密集。张口度严重受损的患者，可见大量肌纤维坏死。上皮有时可见异常增生。上皮下结缔组织弹力纤维变性，并有慢性炎性细胞浸润。

电镜检查可见上皮细胞间隙增宽，有大量游离桥粒或细胞碎片，线粒体数量减少，部分线粒体肿胀，伴有玻璃样变的胶原纤维呈束状分布。

【临床表现】

最常见的症状为口腔黏膜灼痛感，尤其在进刺激性食物时更明显，也可表现为口干、味觉减退、唇舌麻木、黏膜水疱、溃疡等自觉症状。其可发生于口腔黏膜的任何部位，以颊、咽、软腭多见。初起为反复发生的小水疱与溃疡，灼痛，后渐形成淡黄、不透明、无光泽的条索样损害，损害区色泽与周围正常组织有明显差别，患者张口受限，甚至吞咽及进食困难、语言障碍。指检可于苍白的黏膜下触及质地坚韧、无痛的条索状物，但在舌背常表现为舌乳头萎缩。病损区黏膜可出现混杂分布的不规则的苍白、淡黄、鲜红与黑色素沉着等色泽改变，如大理石样。部分患者口腔黏膜可并存有扁平苔藓、白斑、良性黏膜过角化、癌性溃疡等，但本病不会累及内脏或身体其他部位（彩图6-7）。

【实验室及其他检查】

病理学检查的典型表现如上所述。

【诊断与鉴别诊断】

1. 诊断要点　患者来自高发地区，临床表现为口腔黏膜变白、发硬、张口受限，纤维组织增生，扪诊有明显的条索感。病理学检查可帮助确诊。

2. 鉴别诊断

（1）白斑：口腔白斑的外形多见斑块状，触之柔软，无僵硬的纤维条索感。白斑可无症状或轻度不适，但不会有张口受限、吞咽困难等症状。病理学检查有上皮增生或异常增生。

（2）扁平苔藓：斑块型扁平苔藓触之柔软，无板块状或纤维条索。黏膜有白色条纹，可有充血、糜烂，伴刺激性疼痛。有时因咽部病损溃疡、糜烂而影响吞咽，但不会出现张口受限、牙关紧闭、吞咽困难等严重症状。病理学检查有助于诊断。

（3）硬皮病：某些硬皮病患者可见口腔表现，如张口受限，形成苍白纤维化"鸡"舌，口腔毛细血管扩张，吞咽困难。某些患者X线片显示牙周间隙增宽，但牙齿不松动。皮肤变紧且呈蜡样。

【治疗】

1. 治疗原则　目前尚无特效疗法，禁食槟榔、辣椒、烟草等刺激物是首要措施。局部治疗可缓解病情发展。早期以中药或西药扩张血管治疗为主，后期有严重功能障碍者可选择手术治疗。

2. 中医辨证论治

（1）内伤湿热证

证候：为早期表现，口腔黏膜有水疱、充血、破溃、糜烂、渗出、疼痛等病损；伴泛呕便溏，纳呆，肢重，身热，头裹，汗出不解，小便短赤，全身皮肤瘙痒；舌红苔黄，脉濡数。

治法：清热利湿。

方药：除湿胃苓汤加味。

方解：方中厚朴、陈皮、苍术、甘草燥湿和中；泽泻、猪苓、茯苓、白术健脾利水；赤芍、黄柏、滑石清热利湿；枳壳行气以助水湿之运化。

加味：若热象重者，加黄芩、栀子；膀胱热重者，加导赤散。

（2）气滞血瘀证

证候：口腔黏膜苍白或灰白、发硬，张口受限；伴情绪不畅，口苦咽干；舌质偏暗或偏紫，舌旁或见瘀点，苔薄白，脉弦或涩。

治法：理气活血，化瘀软坚。

方药：桃红四物汤加味。

方解：方中以强劲的破血之品桃仁、红花为主，力主活血化瘀；以甘温之熟地黄、当归滋阴补肝、养血调经；芍药养血和营，以增补血之力；川芎活血行气、调畅气血，以助活血之功。

加味：若口苦咽干，加柴胡、龙胆、玄参；若伴水疱、糜烂，加薏苡仁、土茯苓。

（3）气血失和证

证候：口腔黏膜苍白，质地较韧，或见舌背质地变薄光滑；伴面色白，乏力；舌质淡，苔薄白，脉细缓。

治法：补益气血，调和营卫。

方药：八珍汤加味。

方解：方用人参、熟地黄为君，两药均味甘性温，合用以益气补血。白术、当归为臣，白术助人参补气之功，当归增熟地黄养血之效。白芍养血敛阴，川芎活血行气，茯苓渗湿健脾，且川芎、茯苓可使气血双补而不呆滞。炙甘草益气补中，调和药性，为佐使药。煎加生姜、大枣，调养脾胃，以助生化气血。诸药共奏气血两补之功。

加味：若伴糜烂、疼痛，加白扁豆、薏苡仁。

3. 西医治疗

（1）选用维生素 A、维生素 E、烟酰胺类药物治疗。

（2）扩张血管如硝苯地平，每次 10mg，每日 3 次；地巴唑，每次 10mg，每日 3 次；烟酸，每次 100mg，每日 3 次。

（3）抗代谢药物如硫唑嘌呤，每次 50mg，每日 2 次。

（4）选用依曲替酸、类固醇制剂、透明质酸酶、干扰素等病损下局部注射。

（5）高压氧治疗，每日 1 次，10 次为 1 个疗程，一般 1～2 个疗程。

（6）雷公藤多苷片，每次 10mg，每日 3 次。

（7）手术切断纤维条索，疮面植皮。

【预防与调护】

1. 戒除咀嚼槟榔的不良习惯，戒烟酒，避免辛辣食物。

2. 口腔黏膜糜烂阶段要保持口腔环境清洁，防止继发感染，促进破溃愈合。口腔黏膜条索化阶段要加强面部肌肉锻炼和局部按摩，减缓硬化过程。

3. 饮食清淡，起居有节，心情愉悦。

【预后】

本病属于癌前病变，印度的统计资料表明：1/3 的 OSF 会发展为口腔鳞癌，有 40％的口腔鳞癌患者伴发 OSF，在 OSF 病损区常会发生白斑的叠加性病损。因此，早期诊断、及时治疗、制止发展对于防止发生癌变具有重要意义。

第六节 白塞综合征

白塞综合征（Behcet syndrom，BS）又称"贝赫切特综合征""口－眼－生殖器综合征"，因 1937 年土耳其皮肤病医师 Hulusi Behcet 首先报道而得名，是一种以细小血管炎为病理基础的慢性进行性、复发性、系统损害性疾病。内科学将其归于风湿性疾病。口腔溃疡为该病最基本的病损，发生率接近 100%；关节以及心血管、神经、消化、呼吸、泌尿等多系统的病变虽发生概率较小，但后果严重，可危及生命。

本病有明显的地域分布特点，主要分布在我国的河西走廊至地中海的古"丝绸之路"沿途，其中以土耳其的发病率最高，达 8～38 人／万，有人称之为"丝绸之路病"。本病好发于 25～35 岁年龄段，男女比为 0.77∶1。据统计，我国患病率为 1.4 人／万。

中医学对于本病没有相应的病名，根据临床症状，多数医家都将其归于中医学之"狐惑"病，名为狐疑惑乱之意，形容该病出没无常，病证繁多，变化莫测，不可捉摸，是以取类比象定名，其相关的论述可见于诸多医籍中。狐惑病名始见于东汉张仲景的《伤寒杂病论》，晋代王叔和在撰仲景遗著时辑入《金匮要略》中。书云："狐惑之为病，状如伤寒，默默欲眠，目不得闭，卧起不安，蚀于喉为惑，蚀于阴为狐，不欲饮食，恶闻食臭，其面目乍赤、乍黑、乍白。蚀于上部则声喝，甘草泻心汤主之……蚀于下部则咽干，苦参汤洗之……蚀于肛者，雄黄熏之。"对其病因病机及治法、方药做了较详细的论述，时至今日仍有临床指导意义。

【病因病理】

1. 中医病因病机　本病的中医病因病机较为复杂。古代医家认为狐惑为伤寒之后，余热未尽，湿热邪毒内蕴所致。近代医家通过大量临床实践，对白塞综合征的病因病机进行了新的探讨，认为其发病与嗜食辛辣肥甘、感受湿热外邪、产后郁热、劳倦过度、体质素虚等因素有关，而病机涉及肝、脾、胃、心、肾各脏器，可归纳为以下四个方面：

（1）肝肾阴虚：肝藏血，肾藏精，肝肾同源，精血互生。先天禀赋不足，肝肾阴虚，或忧思过度，久病失调，致肝肾皆虚，虚热内生，热邪充斥上下而成本病。

（2）湿热内蕴：感受湿热毒邪，或过食肥甘厚味，酿湿生热；或热病之后，余毒未尽，湿热相搏。湿热循经上蒸，则见口腔、咽部生疮，甚则目赤如鸠眼；循经下注，则二阴溃烂。

（3）肝经湿热：情志过激，肝失疏泄，气郁化火，加之脾失健运，湿邪内生，郁而化热，湿热之邪熏蒸肝胆，循经上乘下犯而致本病。

（4）脾肾阳虚：久病耗气伤阳，或汗、吐、下太过，过服寒凉，以致脾阳受损，久延不愈，运化失职，不能化生精微以养肾；或水湿内阻，肾阳蒸化无力，至肾阳不足，水不化土，不能温煦脾阳；或肾虚水源，土不制水，反为所克，脾阳受伤。脾肾阳衰，阴寒内盛，流注经络，气血凝滞而致本病。

2. 西医病因病理

（1）病因：确切病因尚不明确。因该病有比较明显的家族血缘性分布趋向，国内外研究者对白塞综合征的遗传因素极感兴趣。其他因素还包括免疫、纤溶系统、微循环系统障碍，以及病毒、细菌、梅毒螺旋体等感染，微量元素缺乏等。目前认为该病是多种因素综合作用的结果。

①遗传因素：国外有人观察到一个家族四代人中有 5 个人反复发生口、眼、生殖器溃疡。我国也发现多个患病家系。通过家系分析发现，儿童 BS 家族的数据符合常染色体隐性遗传，而成

人 BS 综合征家族则不符合，为白塞综合征的遗传异质性提供了证据。此外，白塞综合征的分子遗传学特征研究已经发现，HLA–B51 与白塞综合征的发病呈高度正相关。还有人发现，ICAM–1G/R241 多态性与 BS 易感性有关，白塞综合征的临床表现与 MCP-1 基因多态性位点有一定相关性。

②感染和免疫因素：BS 患者往往同时存在体液免疫和细胞免疫异常。有人认为，白塞综合征的自身免疫始于某些病毒、链球菌及结核菌等病原微生物感染。已有研究证明，HSP 病毒与 BS 发病有关，推测该病毒能激活 T 淋巴细胞产生迟发型变态反应导致组织损伤。有研究证实，60% 的 BS 患者血清中有循环免疫复合物（CIC）沉积于血管壁，引起局部补体激活、肥大细胞释放组胺、中性粒细胞积聚等连锁反应，造成血管炎症、栓塞、坏死和出血。这一过程与主要损害血管的Ⅲ型复合物介导的变态反应的病理变化基本相同。在 40% 的 BS 患者中还发现抗人黏膜抗体和抗口腔黏膜抗体，并在 BS 活动期增高。有研究发现，抗动脉壁抗体、组织损伤因子等其他抗体，其增减与 BS 的严重程度呈正相关。有学者用免疫荧光研究发现，BS 患者受累的血管壁有 IgM、IgA、IgG 沉积。有学者应用免疫印迹技术发现，α–原肌球蛋白可能是 BS 的自身抗原，说明 BS 与体液免疫异常有关。

还有研究表明，细胞免疫在 BS 发病中也起着重要作用，包括 B 细胞和 T 细胞。在病变活跃期，T 细胞和 B 细胞对热反应蛋白（HSP）反应性上升，嗜中性粒细胞的活性增强，IgM、IgA、IgG 轻微增高，补体成分 3（C3）、补体成分 4（C4）浓度正常，但有高效价的补体成分 9（C9）和 C 反应蛋白（CRP）。

③纤维蛋白溶解系统缺陷因素：有人发现，白塞综合征活动期的血浆纤维蛋白原增加，优球蛋白溶解时间延长，纤维蛋白溶解原减少，血小板功能亢进，呈明显的低纤溶高凝状态，而增进纤维蛋白溶解的药物可以缓解白塞综合征。

④其他因素：包括循环障碍、过度劳累、情绪紊乱及内分泌异常等因素。

（2）病理：基本病理特点是非特异性血管周围炎。与其他血管炎疾病不同，BS 累及全身各大、中、小血管，其中以静脉受累最多。组织病理学改变是血管周围淋巴单核细胞及多形核白细胞浸润，血管壁可有 IgG、IgM 和 C3 沉积，大静脉血栓形成，大动脉由于变性、坏死而形成血管瘤，管周类纤维素沉积。血管炎有渗出和增生两种病变。渗出性改变为血管腔出血、管壁水肿、内皮肿胀、纤维蛋白沉积等，管内有玻璃样血栓；增生性改变为内皮细胞和外膜细胞增生，管壁增厚，有时有肉芽肿形成，结缔组织内大量淋巴细胞、浆细胞浸润。

【临床表现】

本病以先后出现多系统、多脏器病损，且反复发作为特征。常见体征包括口腔、生殖器、皮肤、眼等症状；少见体征包括关节、心血管、神经、消化、呼吸、泌尿等系统病变。早期一般仅出现口腔、生殖器溃疡，出现眼部病变时则提示已形成微血管炎症损害，并将逐渐出现动脉血栓、破裂、出血，以及中枢神经系统损害，可危及生命导致死亡。本病按损害的组织系统和脏器分为血管型、神经型、胃肠型；按病程分为急性和慢性；按病损和体征出现的概率分为常见体征和少见体征。

1. 常见病损和体征

（1）口腔溃疡：症状和发作规律类似复发性阿弗他溃疡，表现为轻型或疱疹型，亦可出现重型。口腔溃疡占首发症状的 70%～99%，最终 100% 必发（彩图 6-8）。

（2）生殖器溃疡：常反复发作，发生率约占患者的 75% 左右，但间歇期远大于口腔溃疡。溃疡多见于大小阴唇、阴茎、龟头、阴囊，亦可发生于阴道、子宫颈，累及小动脉时可引起阴道大出血，发生在生殖器周围、肛门或直肠内可引起男性附睾炎。其溃疡形态与口腔溃疡相似，数目少，大而深，愈合慢，疼痛剧烈，局部淋巴结肿大，有自愈倾向，留有瘢痕（彩图 6-9）。有患者可因溃疡深而致大出血或阴囊静脉壁坏死破裂出血。

（3）皮肤损害：发生率仅次于口腔溃疡，可高达 80%。病损形态可多样，以结节性红斑、毛囊炎及针刺反应为常见特征性损害。同一患者可有 1 种以上的皮损。

①结节性红斑：发生率约为 65%，多发生在四肢，尤其下肢多见。其通常多发，新发病损直径 1～2cm，中等硬度，有触痛，周围有 1cm 宽的鲜红色晕围绕，这种红晕现象有较高的辅助诊断意义。1 周后皮损自愈，有色素沉着，无瘢痕，7～14 天后可能再次出现。同一患者可见大小、颜色和病期不同的损害。

②毛囊炎：又名痤疮样皮疹，发生率约为 40%。其主要分布于头面和胸背上部，常见脓疱性结节。其顶端有小脓疱，但无毛发穿过，基底部为浸润性硬结，周围亦可出现红晕现象。

③针刺反应（skin pricked reaction）：约占 65%，是有诊断意义的特征性表现。患者接受肌内注射后，进针处可见红疹并有化脓倾向者即为针刺反应阳性，是静脉注射后的血栓性静脉炎，3～7 天内会消退。临床试验可用 75% 乙醇消毒皮肤后，将无菌注射针头直接刺入或抽取生理盐水 0.1mL 注入前臂皮内，24～48 小时后观察进针点。

④其他皮肤病损：有痤疮样损害、多形红斑样损害、Sweet 病样皮损、坏死性结核疹样皮疹、浅表性游走性血栓性静脉炎等。

（4）眼部病变：出现较晚，在第一年出现者约占 15%，5 年内出现的概率约为 85%。其分为眼球前段病变和眼球后段病变。眼球前段病变包括虹膜睫状体炎、前房积脓、结膜炎和角膜炎，眼球后段病变包括脉络膜炎、视神经乳头炎、视神经萎缩和玻璃体病变、继发性白内障、青光眼、视网膜剥离、黄斑区变性、眼球萎缩。病初往往是单眼和眼球前段病变，后逐渐发展为双眼和眼球后段病变。有报道显示，出现眼部损害 4～8 年内有 40% 的患者失明（彩图 6-10）。

2. 少见病损和体征

（1）关节炎：发生率为 30%～60%，大小关节均可发病，但主要累及大关节，以膝关节最多见。表现为相对轻微的局限性、非对称性关节炎，症状类似风湿性关节炎，有红、肿、热、痛，甚至关节腔积液，但不发生化脓性关节炎，也无关节强直和畸形。X 线检查一般无异常表现。

（2）心血管损害：发生率为 10%～37%，男性多发，以血管病变为主，心脏也可受累。

①血管病变：包括静脉炎、静脉血栓、静脉闭塞，动脉炎、动脉狭窄闭合和动脉瘤。深层静脉炎和静脉血栓后果较严重，也可因动脉瘤破裂严重出血而导致死亡。

②心脏病变：表现为心肌炎、心包病变、心肌梗死、心瓣膜脱垂等，罕见但后果严重。

（3）消化系统损害：以腹痛、恶心、呕吐及消化道出血伴发热为主。回盲部肠道黏膜溃疡多见，严重者可致肠穿孔、大出血甚至死亡。

（4）神经系统损害：出现较晚，但预后差。因脑局灶性软化而出现脑膜炎、脑干综合征、器质性精神错乱及周围神经损害等病变。患者有头晕、头痛、意识或感觉障碍、复视、眼肌麻痹、肌肉萎缩、肢体水肿、不全截瘫、尿潴留等症状。

（5）呼吸系统损害：表现为发热、胸痛、咳嗽、咯血。肺部大咯血抢救不及时会危及生命。部分患者还可能发生胸膜积液、肺门淋巴结病。

（6）泌尿系统损害：肾炎，出现蛋白尿、血尿等症状。

【实验室及其他检查】

1. 实验室检查 活动期患者可有红细胞沉降率（ESR）增快、CRP 升高、血清球蛋白升高、免疫荧光抗体阳性，以及免疫球蛋白、淋巴细胞转化率、血液流变学测定等异常，但均无特异性诊断价值。

2. 特殊检查 神经白塞综合征常有脑脊液压力增高，白细胞计数轻度升高。脑 CT 及 MRI 检查对脑、脑干、脊髓病变有一定帮助，急性期 MRI 检查的敏感性高达 96.5%，可以发现在脑干、脑室旁白质和基底节处的增高信号。胃肠钡剂造影及内镜检查、血管造影、彩色多普勒超声（CDS）有助于诊断病变部位及范围。肺 X 线片可表现为单或双侧大小不一的弥漫性渗出或圆形结节状阴影，肺栓塞时可表现为肺门周围的密度增高的模糊影。高分辨的 CT 或肺血管造影、核素肺通气 / 灌注扫描等均有助于肺部病变诊断。

3. 舌尖微循环形态学观察 患者舌背菌状乳头数目和微血管丛总数减少，毛细血管管径变细，祥数稀疏，血流缓慢。

4. 病理学检查 病理学表现如前所述。

【诊断与鉴别诊断】

1. 诊断标准 因缺乏特异性实验室检测指标及病理性特点，临床症状和体征是主要诊断依据，故应注意详尽的病史采集及典型的临床表现。我国的西医诊断依据：口腔溃疡、阴部溃疡、眼部炎症、皮肤损害四项中出现三项者，即可诊断为不完全型白塞综合征；若出现四项者，诊断为完全型白塞综合征。但关于 BS 的诊断标准，多年来，世界各国众说纷纭。1990 年白塞综合征国际研讨会提出的诊断标准是：①复发性口腔溃疡（1 年内反复发作 3 次，有医师观察到或有患者诉说有阿弗他溃疡）。②复发性阴部溃疡（有医师观察到或有患者诉说外阴部有阿弗他溃疡或瘢痕）。③眼部病变（前或后葡萄膜炎，裂隙灯检查时玻璃体内有细胞出现，或由眼科医师观察到视网膜血管炎）。④皮肤病变（由医师观察到或有患者诉说出现结节性红斑、假性毛囊炎或丘疹性脓疱；未服用糖皮质激素的青春期后患者出现痤疮样结节）。⑤针刺反应试验阳性（试验后 24 ～ 48 小时由医师查看结果）。具有第①项加上②～⑤四项中的两项以上者，即可诊断本病，但需除外其他疾病。其他与本病密切相关并有助于诊断的症状有关节痛或关节炎、皮下栓塞性静脉炎、深部静脉栓塞、动脉栓塞或动脉瘤、中枢神经病变、消化道溃疡、附睾炎和家族史。

2. 鉴别诊断

（1）与口腔溃疡的鉴别：包括与 RAU、疱疹性口炎的鉴别。这些疾病均以反复发作的口腔溃疡为基本特征，病损形态相似，但白塞综合征累及多系统、多脏器，且有先后出现的口腔外其他病损和症状。

（2）与多系统损害的鉴别：包括与克罗恩病、斯 – 约综合征、Reiter 综合征等的鉴别。这些疾病均有多脏器、多系统病损和口腔病损表现，其鉴别要点见表 6–3。

表 6–3 白塞综合征与多系统损害的鉴别要点

类别	BS	斯 – 约综合征	Reiter 综合征	克罗恩病
年龄	20～40 岁	各年龄段	多见于青年	青壮年
性别	男性多见	男女相等	男性多见	男性多见
发热	偶有微热	偶在病初有高热	常以高热发病	午后低热乏力

续表

类别	BS	斯－约综合征	Reiter 综合征	克罗恩病
口腔	反复发作的单个或多个溃疡，界清，不融合	大疱和广泛糜烂面，渗出多	偶发溃疡	颊：溃疡较深。唇：小结节。龈：肉芽肿样颗粒状增生
生殖器	阴茎、阴囊、阴唇溃疡多见	阴茎、包皮、龟头溃疡多见	明显尿道炎	无
眼	虹膜睫状体炎、虹膜炎、视网膜脉络膜炎多见	虹膜炎少见，结膜炎、角膜炎多见	结膜炎多见	无
皮肤	下肢结节性红斑、面部痤疮样皮疹、毛囊炎、脓疱疹、针刺反应（+）	面部多形性红斑、丘疹、水疱、糜烂、虹膜样损害，针刺反应（－）	无	无
关节	轻度红肿痛	轻度肿痛	显著多发性关节炎	无
其他	偶见消化、心血管、泌尿、神经系统等症状	少见	少见	腹痛、腹泻、便血

【治疗】

1. 治疗原则　因白塞综合征的确切病因尚不明了，故缺乏特效疗法。其治疗目标以控制现有症状、减少复发、延长间歇期、缩短发作期、防止严重并发症、减缓疾病发展为主。可采用中西医结合的综合疗法，特别要注意全身症状的治疗，例如西医的调整"全身免疫和微循环状态"及中医的调整"脏腑气血功能"。

2. 中医辨证论治

（1）肝经湿热证

证候：口腔溃疡数目较多，疡面黄白，周围充血红肿，灼痛；或阴部溃疡，疼痛剧烈；或视物不清，白睛混赤（混合充血），瞳神紧小，神水混浊（房水混浊），黄液上冲（前房积脓），眼眵多；皮肤红斑结节；或有发热，烦躁不安，小便短赤；舌质红，苔黄腻，脉弦数。

治法：清肝泻火，利湿化浊。

方药：龙胆泻肝汤加味。

方解：方中龙胆大苦大寒，入肝胆经，专泻肝胆之火，善清下焦湿热，泻火、除湿两擅其功。黄芩、栀子清上导下，苦寒泻火燥湿。湿热壅滞下焦，故用泽泻、木通、车前子寒凉通利，导湿热下行，使邪有出路。肝体阴而用阳，肝乃藏血之脏，肝为实火所伤，阴血亦随之消耗，加之方用苦燥、渗利之品又伤其阴，故配以当归、生地黄养血滋阴以为佐药，使邪去而阴血不伤；火郁易使肝气不舒，苦寒降泄又恐折伤肝胆升发之机，故用柴胡疏肝调气，以顺遂肝木条达、升发之性，且能"引诸药归于肝经"。甘草协调诸药，以缓肝急，又甘缓和中，防止苦寒太过伤脾败胃。诸药配伍，共奏清泻肝胆实火、清利下焦湿热之功。

加味：火热较盛者，加金银花、蒲公英、玄参、板蓝根、人中白等；目赤肿痛者，加菊花、青葙子、决明子、墨旱莲等；皮肤红斑结节者，加桃仁、丹参、红花、夏枯草等；外阴痒痛者，加茵陈、蛇床子、苦参、白鲜皮等。

（2）脾胃湿热证

证候：口颊腭咽部散在溃疡，疡面黄浊，周围充血红肿；或阴部溃疡，有腐臭味，疼痛明显；或目赤，眼眵多；皮肤结节或脓疱；或有口内流涎，口臭；苔黄厚腻，脉滑数。

治法：清热泻火，利湿化浊。

方药：清胃散合五味消毒饮加味。

方解：清胃散方中黄连苦寒泻火，清胃中积热。升麻甘寒，清热解毒，升而能散，可宣达郁火。二药相配，苦寒清热与升散郁火并进，有清热不凉遏、散不助热之妙，使上炎之火与内郁之热随升降并投而火降热消。生地黄凉血以清血中之热，养阴以补灼伤之津。牡丹皮凉血以泻血中伏热。当归养血和血，以助消肿止痛。升麻引药入胃经。诸药合用，共奏清胃凉血之功。五味消毒饮方中金银花清热解毒，消散痈肿；紫花地丁、蒲公英、野菊花、紫背天葵子清热解毒，凉血消肿散结；少加酒以通血脉，有利于痈肿疔毒之消散。诸药配合成方，共奏清热解毒、散结消肿之功。

加味：湿邪较重者，加薏苡仁、茯苓、佩兰等；外阴溃疡腐臭者，加黄柏、败酱草、苍术等。

（3）肝肾阴虚证

证候：溃疡数目少而散在，形小如粟，表面灰黄，周围有红晕，灼痛；或阴部溃疡久不愈合，病损彼起此伏，缠绵不断；或见皮肤红斑结节；或目赤涩痛，视物昏花，抱轮微红（睫状充血），瞳神干缺不圆（瞳孔后粘连）；并伴有头晕耳鸣，失眠多梦，口舌干燥，五心烦热，盗汗乏力，便干尿黄；舌红少津，苔黄，脉细数。

治法：滋补肝肾，清热养阴。

方药：知柏地黄汤加味。

方解：方中熟地黄入肾经，味厚纯阴，重用以滋阴补肾，填精益髓。山茱萸入肝经，滋补肝肾，固涩精气。山药入脾胃经，双补脾肾，养阴固精。肾肝脾三阴并补，是为"三补"。但熟地黄用量是山茱萸与山药之和，故以补肾为主。泽泻利水湿而泄肾浊，可制熟地黄滋腻之弊；牡丹皮清泻虚火，并制山茱萸之温涩；茯苓渗湿健脾，配山药补脾而助健运，配泽泻共泻肾浊，引虚热下行，则真阴得复其位。是为"三泻"。知母、黄柏清肾中伏火，清肝火。诸药合用，有滋阴降火之功。

加味：若溃疡久不愈合者，加黄芪、党参、天花粉等；口干、心烦、失眠者，加炒栀子、百合、酸枣仁、夜交藤等；目赤涩痛者，加菊花、密蒙花。

（4）脾肾阳虚证

证候：口腔溃疡稀疏量少，疡面灰白，周围及基底黏膜水肿，疼痛轻微，久治不愈；或见外阴溃疡，流水清稀，久不敛口；并伴有形寒肢冷，倦怠食少，腹胀便溏，关节肿痛；舌质淡胖，或有齿痕，苔白滑，脉沉细无力。

治法：温补脾肾。

方药：右归丸合金匮肾气丸。

方解：右归丸方中除用肉桂、附子外，还增入鹿角胶、菟丝子、杜仲，以加强温阳补肾之功；又加当归、枸杞子，配合熟地黄、山药、山茱萸以增益滋阴养血之效。金匮肾气丸以附子、桂枝为主药，意在补亏虚的肾中阳气，补命门之火；再辅以地黄等六味药物滋补肾阴，促生阴液；此外还配伍了牛膝、车前子以清热利尿、渗湿通淋、引血下行，治疗肾阳虚水肿症状。

3. 西医治疗　根据不同的伴随症状、病情程度、实验室检查结果，选择不同的治疗方案。

（1）局部治疗

①口腔溃疡的治疗：参照复发性阿弗他溃疡的治疗方案。

②外阴溃疡的治疗：可用1∶5000高锰酸钾坐浴，每晚1次，再用四环素可的松眼膏涂于溃疡面。

③眼部轻型炎症的治疗：可按眼科的常规处理，例如0.5％醋酸氢化可的松液或用其他抗生素类滴眼药滴眼。

④皮肤损害的治疗：可按皮肤科的常规处理。例如，有破损或继发感染时应用过氧化氢溶液清洁，红斑性结节可用0.1％醋酸氟氢化可的松软膏涂布。

（2）全身治疗

①肾上腺皮质激素：能迅速控制、缓解症状，是治疗本病的主要药物，尤其是对累及眼、皮肤、神经的病变及血栓性静脉炎的患者。但停药或减量后易复发。给药途径及剂量按病情轻重而定，分为短期疗法和长期疗法。急性发作时可服泼尼松60mg/d，轻型患者20～30mg/d。应注意激素使用的适应证和禁忌证，定期复查血常规，注意大便隐血及血压情况等。

②非甾体类抗炎药：如保泰松，0.1g，每日3次。吲哚美辛（消炎痛肠溶片），25mg，每日3次，饭后服用。如果与泼尼松合用，有协同作用。该类药物有胃肠道反应，可影响肝肾功能和造血系统，故不作为首选药物。使用1周无效者不宜继续。孕妇、哺乳者禁用。

③生物碱类和细胞毒类药物：秋水仙素，每日0.5mg，分2次口服，2个月为1个疗程。环磷酰胺冲击疗法对后色素膜炎和视网膜血管炎最为有效。口服：2～3mg/（kg·d），分2～3次服用，4～6周为1个疗程。静脉：每天或隔天100～200mg，溶于20mL生理盐水中，缓慢注入，4～6周为1个疗程。这些药物长期使用可能发生生殖系统及造血器官损害，需慎用。

④免疫增强剂：可参照复发性阿弗他溃疡治疗方案。

⑤沙利度胺（thalidomide）：又名反应停，有中枢镇静、免疫调节、激素样作用，能稳定溶酶体膜，减弱中性多形核粒细胞趋向性。治疗白塞综合征及较重的复发性阿弗他溃疡，建议剂量为100～200mg/d，10～15天为1个疗程；病情好转后可用25～50mg/d剂量，维持一段时间以巩固疗效。该药严重副作用为致畸性，因此禁用于有生育可能的妇女。累计剂量达40～50g后有可能导致不可逆的多发性神经炎，因而不宜长期服用。因服药后常致困倦、头晕，故驾驶员及高空作业者慎用。

⑥异烟肼：成人每日300mg，晨间1次顿服。同时服用维生素 B_6 40～60mg，1～2个月为1个疗程，对伴有ESR升高、乏力、低热者有效。

⑦其他药物：如干扰素、英利昔单抗、某些抗凝剂等。

⑧手术治疗：重症肠白塞综合征并发肠穿孔时可行手术治疗，但复发率较高。眼失明伴持续性疼痛者可手术摘除眼球。手术后应继续使用免疫抑制剂治疗，以减少复发。

4. 其他治疗

（1）外治法

①含漱液：参照复发性阿弗他溃疡治疗方法。

②外敷：养阴生肌散、珍珠散、锡类散涂布口腔溃疡面。青黛散、青黛膏敷阴部溃疡。炉甘散外搽。

③外洗：苦参30～60g煎汤，或蛇床子30～45g煎汤熏洗外阴，洗后再用青黛散、青黛膏敷阴部溃疡。

（2）针灸疗法

①体针：取穴合谷、百会、肺俞、膀胱俞、肾俞、少冲、风池。每次留针15分钟，12次为1个疗程。

②灸法：取百会、足三里、神阙等穴位灸之。

（3）点刺放血：常规消毒，以毫针或三棱针在溃疡面上点刺放血，适用于个数少、面积大的实证溃疡，出血以达覆盖疮面为度。舌部溃疡可针刺金津、玉液、廉泉穴。

【预防与调护】

通过改变生活习惯、清淡饮食、戒除烟酒、增强体质、预防感冒、保持心情舒畅、注意休息、加强营养等措施减少发病概率。发病后的护理关键在于及时发现和治疗可能引起严重后果的多系统、多脏器病损，警惕系统性疾病的可疑症状；出现生殖器溃疡者应注意阴部卫生，防止继发感染；有肺部病损者应注意防止大咯血；消化系统病变者应保持大便通畅，防止肠穿孔；心血管病变者应注意动脉栓塞和动脉瘤破裂。

【预后】

因病损部位不同而预后不同。

1. 口腔病损　预后一般较好，但频发的深在溃疡可以造成组织缺损，瘢痕挛缩，影响咀嚼功能。

2. 眼部损害　病损轻者预后尚好，病损严重者可导致失明。

3. 皮肤损害　预后尚好。

4. 生殖器损害　预后尚好，但深溃疡愈后留有瘢痕。

5. 其他脏器损害　神经系统病变预后较差，死亡率高。即使症状缓解，也有记忆障碍、失语等后遗症。发生呼吸系统咯血、消化系统肠出血穿孔、心血管病损的动脉瘤破裂或发生动脉栓塞均可引起严重后果，抢救不及时可危及生命。

第七节　口腔白斑

口腔白斑（oral leukoplakia，OLK）是口腔黏膜斑纹类疾病中最常见的癌前病变之一，癌变率为3%～5%。虽然该病临床表现以"白色斑块"为特点，但并非所有口腔黏膜上出现的白色斑块均可诊断为白斑。OLK 最早于20世纪70年代由世界卫生组织（WHO）首次统一定义，随后又有两次比较重要的修订。WHO 最近对它的定义为："口腔白斑是口腔黏膜上以白色为主的损害，不具有其他任何可定义的损害特征；一部分口腔白斑可转化为癌。"可见，OLK 的定义越来越突出临床特征、病理特点以及癌变倾向。

口腔白斑的癌变率因调查者掌握标准不同而从0.4%到26%皆有报道。其患病率各国调查报告不一致。我国曾于20世纪70年代末开展过关于口腔白斑和口腔扁平苔藓的"两病"专项调查，发现我国口腔白斑的患病率为10.47%。口腔白斑多发生于40岁以上的中年人，并随年龄增加而增高，男性患者多于女性。

中医典籍中未发现"口腔白斑"的病名，但有一些可以参考的提法与现代关于口腔白斑的临床描述相近。例如，隋代巢元方《诸病源候论》中提及"斑点成大片，面赤斑斑如锦文，抚之不碍手者谓之斑"。明代薛己在《口齿类要》中曾描写道："若唇肿起白皮皱裂如蚕茧，名曰茧唇。""若患者忽略，治者不察，反为翻花败症矣。"因此，有关本病的中医学认识虽可参考"茧唇""斑疹"等病症，但更多的认识和诊治是基于现代中西医结合的。

【病因病理】

1.中医病因病机

（1）气滞血瘀：感受风热邪毒，或长期不良刺激，经络气血运行不畅，气血不和，邪毒蕴积不散，气滞血瘀导致口腔白斑。

（2）湿聚痰凝：饮食不节，损伤脾气，脾失健运，水湿内停，湿聚成痰，痰浊上聚，浸渍于口而发生口腔白斑。

（3）阴虚内热：思虑过度，劳伤心脾，阴液暗耗，虚火上炎，或肝肾阴亏，相火偏亢，循经上炎，灼伤肌膜而致口腔白斑。

（4）脾肾阳虚：久病及肾，肾阳不足；或因饮食不节，伤及脾阳。先天之本与后天之本受损而致脏腑功能失常，阳不制阴，阴水上泛，肌膜失养而致口腔白斑。

（5）正气虚亏：因先天禀赋不足、后天调养不善、久病体力不支、外邪久留不去等原因造成正气衰败，邪气滞留肌肤而成口腔白斑。

由此可见，口腔白斑之发病不外乎风邪、湿邪外侵，气滞、血瘀、痰湿内生，脾、胃、肾、肺不健所致，局部刺激因素使之加剧。

2.西医病因病理

（1）病因：口腔白斑的发病与局部因素的长期刺激及某些全身因素有关。目前仍有相当数量的口腔白斑未能查及明显的病因。

①局部刺激因素

a.吸烟：烟草是口腔白斑患者发病的最重要因素。调查证明，吸烟与口腔白斑的发生呈正相关，包括吸烟史的长短、每日吸烟数量和吸烟种类，香烟种类致口腔白斑发病率由高到低依次为旱烟、纸烟、水烟。吸烟引起口腔白斑的原因可能是吸烟对口腔黏膜产生物理、化学刺激，引起口腔黏膜发生病理性变化。烟草和烟草燃烧时产生的烟雾中含有尼古丁、焦油、二苯蒽等致癌物质，这些有害的物质可直接进入口腔黏膜上皮，破坏黏膜上皮。通过长期慢性刺激，口腔黏膜局部形成慢性炎症，机体产生防御性的增生反应。这些致癌物还可以直接作用于上皮细胞的遗传物质，通过长期作用使遗传物质的损伤达到质的变化，使上皮细胞的分化失去控制，分化失去极性，发生癌变。此外，吸烟产生的高温对口腔黏膜有灼伤作用，亦与口腔白斑形成有关。

b.不良饮食习惯：饮酒和嗜食辛辣、烫、酸、麻食物会损伤黏膜而形成白斑。咀嚼槟榔会对口腔黏膜造成直接损害，在黏膜长期刺激和反复修复过程中产生白斑。

c.其他：不良修复体或残根残冠的机械刺激，以及两种不同金属修复材料同处口腔所带来的微电流影响，都有可能诱发口腔白斑。

②全身因素

a.微量元素：研究发现，机体中的微量元素如锰（Mn）、锶（Sr）和钙（Ca）的含量与白斑发病呈显著负相关，其中锰的含量与口腔白斑关系更为密切。

b.微循环障碍：临床微循环观察见到白斑处有微循环障碍，活血化瘀治疗改善微循环状况后白斑有所改善。

c.遗传因素：有人研究了口腔白斑患者、正常人和口腔癌患者的姊妹染色单体交换率（SCE），结果发现，口腔白斑与口腔癌患者 SCE 频率高于对照组，提示染色体不稳定性增加可能是某些口腔白斑患者的发病因素之一。

d. 营养代谢因素：维生素 A 缺乏可引起黏膜上皮过度角化。维生素 E 缺乏能造成上皮的氧化异常，对刺激敏感者易患口腔白斑。另外，缺铁性贫血、维生素 B_{12} 和叶酸缺乏、梅毒、射线、口干症等均与口腔白斑相关。

③生物刺激因素：念珠菌感染主要是白念珠菌感染与口腔白斑发生有密切关系。流行病学研究表明，有 10.8% ～ 35.6% 的口腔白斑患者伴有念珠菌的感染。国外有研究发现，31% 的口腔白斑患者有念珠菌感染存在，其中约 40% 的口腔白斑有上皮异常增生。动物实验研究表明，伴有念珠菌感染的口腔白斑其癌变的可能性明显增加。念珠菌促进其癌变的机制可能是念珠菌具有亚硝基化的潜能，能形成内源性致癌的氮 – 亚硝基 – 苯甲基甲胺（NBMA），促使口腔白斑癌变。

临床还发现口腔白斑患者若同时有人乳头瘤病毒（HPV）、人类免疫缺陷病毒（HIV）等病毒感染，或在病损区有反复的糜烂和继发感染，其恶变的可能性均会增加，显示两者间有一定的关联。

（2）病理：对于口腔白斑的诊断，特别是对其恶变倾向的判断，在组织化学、组织免疫学、脱落细胞学等方面均有研究，但目前最可靠和简易易行的方法仍是光镜观察的组织病理形态变化。口腔白斑的主要病理变化是上皮增生伴上皮过度正角化或过度不全角化；粒层明显，棘层增厚；上皮钉突增大；固有层和黏膜下层中有炎细胞浸润。

上皮增生主要分为两类：①上皮单纯性增生：为良性病变，表现为上皮过度正角化。②上皮异常增生：是指上皮增生在细胞排列、细胞核、细胞形态等方面都有一系列变化，这种变化预示着口腔白斑有较大的恶变倾向，其病理学特征如下：a. 基底细胞极性改变。b. 基底层增生，出现多层基底细胞。c. 胞核与胞浆比率增大。d. 上皮钉突呈滴状。e. 上皮分层不规则，排列紊乱。f. 核分裂象，有时可见异常有丝分裂。g. 一半浅表上皮内可见核分裂象。h. 细胞多形性、异形性。i. 核浓染。j. 核仁增大。k. 细胞间黏合性丧失。l. 棘层内出现单个细胞或细胞团角化。具备以上改变中的 2 项者为轻度异常增生，具备 3 ～ 4 项者为中度异常增生，具备 5 项及 5 项以上者为重度异常增生。

WHO 建议在口腔白斑病的病理诊断报告中，必须注明是否伴有上皮异常增生。

【临床表现】

口腔白斑病好发于 40 岁以上的男性，但近年来女性患者有增多的趋势。病变部位以颊黏膜最多见，唇、舌（包括舌背、舌缘、舌腹）、腭较多见，牙龈及口底较少见。需要注意的是，发生在舌腹和舌侧缘的白斑癌变可能性大，应积极治疗。此外，特发性白斑（idiopathic leukoplakia），即找不到病因的白斑也是癌变可能较大的危险信号。典型临床症状表现为口腔黏膜一处或多处白色斑块状损害，也可表现为红白相间的损害。白斑病损面积可局限或广泛，色泽乳白或灰白，周围黏膜可有充血发红，犹如炼乳滴于红色绸布面上。白斑质地紧密，界限清楚，稍高出黏膜表面，黏膜弹性及张力降低。患者口腔可有不适感、粗糙感、木涩感、味觉减退、局部发硬，伴有溃烂时可有自发痛及刺激痛。

口腔白斑大致可以分为均质型和非均质型两大类，斑块型、皱纹纸型属于均质型，颗粒型、疣状型、溃疡型属于非均质型。

1. 斑块型　口腔黏膜呈白色或灰白色均质型斑块，外形呈圆形、椭圆形或不规则。斑块表面可有皲裂，平或稍高出黏膜表面，边界清楚，触之柔软，不粗糙或略粗糙，周围黏膜多正常。患者多无自觉症状或略有粗糙感。

2. 皱纸型 多发生于口底及舌腹。病损呈灰白色或垩白色，边界清楚，表面略粗糙呈皱纹纸状，触之柔软，周围黏膜正常。患者除粗糙不适感外，继发感染后有刺激痛症状。

3. 颗粒型 亦称"颗粒–结节状白斑"，口角区黏膜多见。此型实质上是红、白相间的红白斑（speckled leukoplakia），或称"斑点型黏膜红斑"，与黏膜红斑不易区别。白色损害呈颗粒状突起，稍硬，黏膜表面不平整，病损间黏膜充血，似有小片状或点状糜烂，患者可有刺激痛。该型常伴白念珠菌感染，癌变的可能性比斑块型、皱纸型大。

4. 疣状型 白斑乳白色，粗糙呈刺状或绒毛状突起，明显高出黏膜，质稍硬。其多发生于牙槽嵴、口底、唇、上腭等部位，常可找到明显的局部刺激因素（如义齿基板、残根、残冠等）。该型癌变危险性大。

5. 溃疡型 在增厚的白色斑块基础上出现糜烂或溃疡，常常是各型白斑的继发感染期，而非独立的分型。该型有局部刺激因素或感染因素，有反复发作史，疼痛明显，长期不愈者癌变可能性大。

【诊断与鉴别诊断】

1. 诊断要点 根据临床表现，综合运用组织病理学检查、脱落细胞学检查、甲苯胺蓝染色检查等，做出口腔白斑的诊断并不难。组织病理学检查是口腔白斑诊断的金标准，后两者可辅助判断口腔白斑癌变情况。组织病理学检查光镜典型如前述。脱落细胞学检查是刮取病损区脱落细胞，光镜下可见细胞核增大 4～5 倍、核浆比例增加、细胞核脓染、细胞异形性、胞浆空泡形成、核膜模糊等现象。甲苯胺蓝染色检查：擦干病损表面，以棉签蘸甲苯胺蓝涂于病损处，30 秒后再以 1% 的醋酸洗去，着深蓝色的部位是可疑癌变的部位，也是组织活检的最佳部位。

因口腔白斑属于癌前病变，因此在白斑的临床诊断中，对其癌变危险性的评估占有极为重要的位置，许多研究提示有以下 8 种情况者癌变倾向较大，需予密切观察：

①年龄：60 岁以上者。

②性别：不吸烟的女性，特别是年轻女性患者。

③吸烟：吸烟史长，吸烟量大。吸烟年数 × 每天支数 > 40 者。

④病损部位：位于舌缘、舌腹、口底及口角部位的白斑。

⑤病损类型：疣状型、颗粒型、溃疡型或糜烂型及伴有念珠菌感染的白斑。

⑥病理特点：检查发现伴有上皮异常增生者，其癌变危险性随异常增生程度加重而加大。

⑦患病时间：病程时间越长越危险。

⑧自觉症状：有刺激性疼痛或自发性痛的白斑。

口腔白斑的诊断和治疗流程：1994 年瑞典乌普萨拉的口腔白色损害会议就本病的诊断和治疗流程原则达成共识，并得到了 WHO 的承认，将诊断分为暂时性（provisional）诊断和肯定性（definitive）诊断两个阶段。暂时性诊断是指口腔黏膜上的白色损害在初次临床就诊时，不能被明确诊断为其他任何疾病的情况。肯定性诊断是指在鉴别或去除可能的病因因素后，通过 2～4 周的观察，病变没有任何好转的迹象和（或）经由病理活检明确诊断的病例。诊断流程见下图（图 6-1）。

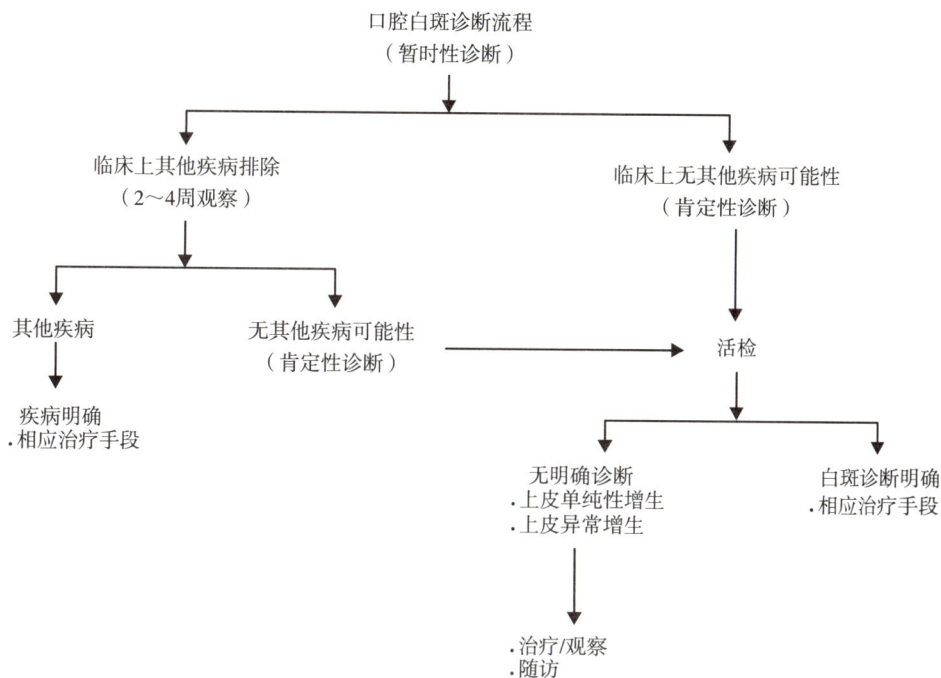

图 6-1　口腔白斑诊断流程

由此可见，口腔白斑病的诊断具有不同层次的确定性，因而现建议采用一种类似于癌的 TNM 分期体系中使用的确定性因子（Certainty factor，C factor）来衡量诊断的准确性。确定性（C）因子分为 1 ～ 4 级，分级越高，其诊断愈肯定（表 6-4）。

表 6-4　口腔白斑病诊断中的确定性（C）因子

确定性因子分级	诊断依据
C1	据初诊时通过视诊和触诊所获得的证据而做出的诊断（暂时性临床诊断）
C2	去除可疑致病因子 2 ～ 4 周后，得到阴性结果（损害无改善，肯定性临床诊断）
C3	同 C2，但治疗前有活检资料，组织病理上未发现其他可定义病损（组织病理证实诊断）
C4	外科切除损害，并通过组织病理学检查而做出的诊断

2. 鉴别诊断　根据口腔白斑的临床特征，应与黏膜上可能发生白色斑块的疾病相鉴别。由于口腔白斑有癌变的可能，因此与其他相对良性的白色病损的鉴别就格外重要。

（1）白色角化症：白色角化症是长期受到机械或化学因素刺激而引起的黏膜白色角化斑块，刺激因素包括不良义齿、不正确刷牙方式、食物压力摩擦。临床表现为灰白色或白色的斑块或斑片，边界不清，不高于或微高于黏膜表面，平滑而柔软。去除刺激因素后，病损可完全消退。组织病理学检查有上皮过度正角化或不全角化，但无异常增生。因其不易癌变，而被称为"良性过角化症"。

（2）烟草引起的白色角化病损：①腭部尼古丁白色角化症：或称"尼古丁口炎"，多见于用烟斗吸烟者，与烟草的化学刺激和热刺激有关。初期黏膜充血，渐变为灰白色。晚期黏膜增厚，软硬腭交界处呈现很多小突起，其中央凹陷并有红色小点。组织病理学检查有上皮过度角化，棘层增厚，小涎腺导管扩张，导管上皮有时发生鳞状化生，上皮下及小涎腺处有炎性细胞浸润。②颊和唇黏膜的白色角化病损：多见于吸香烟或雪茄者。颊部病损多见于双颊咬合线处，表面可见细胞白色棘状突起，呈指纹样浮石状。唇部病损在上下唇对称分布，与吸烟的部位一致，表面可见白色细条纹。组织病理学可见条纹状的不全角化，条纹可延伸至下方的细胞层，形成人字形。人字形的两峰状突起之间，细胞有空泡形成。上皮下轻度炎性细胞浸润。上述病变均可逆，除去刺激因素后病损会消退。

（3）由微电流刺激引起的病损：多发生于金属修复体附近的颊黏膜或舌侧缘，黏膜充血，周围有白色角化斑纹，有如扁平苔藓或白斑样。组织病理学显示，上皮表层有过度角化或不全角化或有上皮萎缩，结缔组织有炎性细胞浸润。病损可逆，拆除金属修复体可以消退。

（4）白色水肿：为透明的灰白色光滑膜，但在晚期则表面粗糙有皱纹，部分可以刮去，多见于前磨牙和颊侧磨牙咬合线部位。组织病理学特征为上皮增厚，上皮细胞内水肿，胞核固缩或消失，出现空泡性变。该病不会癌变，预后良好。

（5）白色海绵状斑痣：又称"白皱襞病"，是一种原因不明的遗传性家族性疾病。表现为灰白色病损，呈水波样皱襞或沟纹，有特殊的珠光色，表面有形似海绵的小滤泡，扪诊与正常口腔黏膜同样柔软、有弹性。白色皱襞可以刮去或揭去，无痛，不出血，疮面类似正常上皮的光滑面。病理变化为过度角化和不全角化，棘细胞增大，层次增多，可达 40 ～ 50 层。结缔组织有少量炎性细胞浸润。该病为良性病损。

（6）口腔扁平苔藓：见表 6-5。

表 6-5　口腔扁平苔藓与口腔白斑病鉴别表

	口腔白斑病	口腔扁平苔藓
发病部位	多为单一部位	常具有对称性
病损颜色	白色或灰白色	珠光白色
病损形态	不规则斑块；边缘突起于黏膜表面	主要为白纹；在舌背可呈圆形或椭圆形斑块，但其周围仍有白纹
病损质地	弹性降低、质地改变	弹性、质地无改变
皮肤损害	无	可伴有
病理学特点	角化层较厚 粒层明显，棘层肥厚 基底细胞无液化变性 基底膜清晰 无上皮下疱 炎细胞散在于固有层和黏膜下层 常见上皮异常增生	角化层较薄 棘层增生轻或萎缩 基底细胞液化变性 基底膜界限模糊 上皮下疱可见 炎细胞在固有层呈带状浸润 偶见上皮异常增生

（7）黏膜下纤维变性：有明确的长期咀嚼槟榔或吸烟习惯史。中后期可出现云雾状淡白色斑纹，并可触及黏膜下纤维性条索，伴舌活动和张口受限、吞咽困难。病理学检查可见过度不全角化，上皮萎缩，钉突消失，有时上皮增生及萎缩同时存在。部分患者伴有上皮异常增生、上皮下胶原纤维增生及玻璃样变。该病与白斑均属于黏膜癌前病变。

（8）黏膜梅毒斑：见于Ⅱ期梅毒，颊黏膜多见，称为"梅毒斑"。患者有明确的不良性接触史，梅毒螺旋体测试阳性。黏膜乳白色或黄白色斑块状损害，稍高出黏膜表面，中间凹陷，表面柔软，基部较硬。患者可同时伴有皮肤梅毒玫瑰疹。

（9）毛状白斑：是艾滋病患者常见的口腔症状之一，多发生于两面舌侧及口角。病损呈白色或灰白色，类似疣状白斑。

【治疗】

1. 治疗原则

（1）去除任何可能的刺激因素作为治疗的第一步，包括：①纠正不良生活习惯，例如戒烟戒酒，不吃刺激性食品和过烫、粗糙的食物等。②去除局部刺激因素，如拔除残根残冠。③淘汰陈旧的全口义齿或局部义齿和不良修复体，重装义齿等。

对均质型白斑如诊断确定，无明显症状，临床上可定期观察。对非均质型白斑必须做组织病理学检查，注意有无上皮异常增生，并区分轻度、中度、重度。轻度者可暂不处理，或做一般性治疗，密切观察。中度及重度上皮异常增生者，需手术切除。

（2）有充血、糜烂、溃疡等急性发作情况时应加强局部治疗措施，同时加强内治措施，消除症状，争取病情稳定。

（3）进入稳定期应抓紧时机做组织活检，明确诊断和有无异常增生及其程度。

（4）有中度以下异常增生者，应加强内治，但必须注意保护肝肾功能。可采用中西医结合的治疗方案，改善微循环，改善上皮的异常角化。

（5）有重度异常增生者应抓紧手术或采用其他理疗方法；有原位癌变者应立即手术切除。

（6）无异常增生者或病情长期稳定白斑不消退者，可用中西医结合治疗，并根据病情进行3～12个月不等的终生定期随访。

2. 中医辨证论治

现代中医学观点认为，对口腔白斑的治疗以理气活血、清热解毒、健脾化湿、扶正祛邪为主要治则。

（1）气滞血瘀证

证候：白斑粗糙较硬，病损局限；烦躁不安；舌质暗红或偏紫，有瘀斑，舌下静脉瘀血紫暗，脉涩。

治法：理气活血，化瘀消斑。

方药：柴胡疏肝散合桃红四物汤加味。

方解：柴胡疏肝散方中柴胡疏肝解郁，为君药；香附理气疏肝，川芎行气活血，共为臣药；陈皮、枳壳理气行滞，芍药、甘草养血柔肝，共为佐药；甘草兼调诸药，亦为佐使药。桃红四物汤方中桃仁、红花活血化瘀；熟地黄、当归滋阴补肝、养血调经；芍药养血和营。

加味：白斑硬厚，可加制乳香、制没药、丹参等；局部胀痛，加路路通、全虫等；若表面溃烂，可加山慈菇、重楼、白花蛇舌草等。

（2）湿聚痰凝证

证候：白斑厚而凸起，多伴有糜烂；并见胸脘痞闷，纳差食少，大便溏薄；舌质淡红，苔腻，脉滑。

治法：健脾化湿，祛痰化斑。

方药：二陈汤加味。

方解：方中半夏燥湿化痰，为君药；橘红理气化痰，为臣药；茯苓健脾渗湿，为佐药；甘草和中健脾，为佐使药。

加味：口腔白斑伴糜烂者，加佩兰、藿香、厚朴、海桐皮等；病情进一步发展，有癌变征兆者，加白花蛇舌草、半边莲。

（3）阴虚火旺证

证候：白斑，或黏膜红白相间，干燥、皲裂；伴形体消瘦，口干舌燥，失眠多梦，腰膝酸软，五心烦热；舌质红，苔少，脉细数。

治法：滋阴养血，清热解毒。

方药：知柏地黄汤加味。

方解：方中知母、黄柏清热泻火，生津润燥；熟地黄、山茱萸补益肝肾，涩精填髓；牡丹皮清热凉血，活血化瘀；山药、茯苓健脾利湿；泽泻泻肾之虚火。

加味：阴虚较甚、口干舌燥者，加北沙参、麦冬、天花粉、石斛、火麻仁、何首乌等。

（4）脾肾阳虚证

证候：白斑色泽淡，周围黏膜色淡无津，扪诊感觉僵硬，多见皱纹纸状或斑块状白斑；伴面白肢冷，腰膝酸疼，腹中不温，完谷不化；舌淡胖，苔白滑，脉沉微或沉迟无力。

治法：温补肾阳，健脾助阳。

方药：右归丸合归脾汤加味。

方解：右归丸方中附子、肉桂、鹿角胶温补肾阳，填精补髓，为君药；熟地黄、枸杞子、山茱萸、山药滋阴益肾，养肝补脾，为臣药；菟丝子补阳益阴，固精缩尿，为佐药；杜仲补益肝肾，强筋壮骨；当归养血和血，助鹿角胶以补养精血。归脾汤方中以人参、黄芪、白术、甘草补脾益气；当归、龙眼肉补血养心；茯苓、酸枣仁、远志宁心安神；木香理气醒脾。

加味：腰酸重，加狗脊、续断；泄泻甚，加诃子、山楂炭；舌肿齿痕多、气促，加黄精、党参。

（5）正气虚亏证

证候：白斑色泽暗淡，表面有糜烂、浅表性溃疡，经久不愈，疼痛不明显，周边不充血，病程长而反复；常伴乏力倦怠，头晕目眩，自汗盗汗，动则气促，面色苍白，形寒肢冷；亦有伤风感冒、发热不高等全身症状；舌质淡胖，色白无华，脉沉细无力，或沉迟弱。

治法：益气补血，气血双补。

方药：当归补血汤合四君子汤加味。

方解：当归补血汤方中黄芪补气生血，当归养血和营。四君子汤方中党参益气补中，为君药；白术健脾燥湿，为臣药；茯苓渗湿健脾，为佐药；炙甘草甘缓和中，为使药。

加味：气促甚，加党参、太子参、黄精；胸闷、腹中寒，加附子、细辛、佛手柑、青皮；头晕目花，加赤芍、牛膝、阿胶。

3. 西医治疗

（1）药物治疗

①维生素A酸：维生素A酸是维生素A的代谢中间体，简称维A酸，具有促进上皮细胞增生分化及较明显的角质溶解作用，以防止上皮过度角化。维A酸在提高机体甲酸受体水平，激活肿瘤细胞凋亡进程及拮抗肿瘤细胞增殖活性等方面的作用亦被广泛证实。临床上对非充血、糜烂的病损，可以局部用0.1%～0.3%维A酸软膏，或1%维A酸的衍生物——维胺酸局部涂搽，每日1～2次。由于该药有一定的刺激性，涂搽时必须注意药液不能搽到白斑周围的正常黏膜上。1周至数周可见白斑逐渐消退，但停药后易复发。

②维生素A和维生素E：维生素A可参与糖蛋白的合成，这对于口腔黏膜上皮的正常形成、发育与维持十分重要。当维生素A不足或缺乏时，可导致糖蛋白合成中间体的异常，低分子量的多糖－脂的堆积，引起上皮基底层增生变厚，细胞分裂加快、张力原纤维合成增多，表面层发生

细胞变扁、不规则、干燥等变化。故服用维生素 A 可抑制口腔黏膜上皮异常增生。维生素 E 有抗氧化作用，可抑制维生素 A 被氧化，减轻维生素 A 的毒性，增强维生素 A 的功效。因此两者有协同作用，可使上皮过度角化得以纠正。口服维生素 A，每次 2.5 万 U，每日 3 次。维生素 E，每次 50mg，每日 3 次。

③酮康唑或氟康唑：对伴念珠菌感染的口腔白斑患者应作为常规治疗措施。酮康唑片，每日 200mg，1 次口服；氟康唑，口服，首日 200mg，其后每日 100mg。口服 1 ~ 2 周为 1 个疗程。因抗真菌药物可能引起肝功能受损，故使用时间不宜过长，一般以不超过 2 周为宜。

④其他抗感染、消水肿、促愈合的药物：在白斑患者出现黏膜水肿、糜烂、充血等继发感染的急性发作症状时，可用抗生素或有消炎、消肿、促进愈合的各种漱口剂、散剂等，必要时可短期使用糖皮质激素。

⑤抗上皮异常增生的药物：包括维 A 酸及其衍生物（retinoids）、β - 胡萝卜素（β -carotene）、博来霉素（bleomycin）、环氧合酶 -2（Cox-2）抑制剂和大豆提取物 Bowman-Birk 抑制剂（Bowman-Birk inhibitor，BBI）等。中药作为一种具有"低毒、有效、安全、价廉"等特点的药物，现代研究发现，活血化瘀类药物有促进良性血管的生成、维护血管内皮的完整性和连续性的作用，如灯盏细辛。扶正祛邪类药物具有调节细胞免疫、体液免疫，稳定细胞膜性结构，阻断细胞异常增生、演变的功效，如绞股蓝和山豆根。

（2）手术治疗：手术治疗是治疗口腔白斑的传统手段，主要适用于一些已有上皮重度异常增生及癌变危险区的白斑，特别是当除去可能的刺激因素及保守治疗 3 ~ 6 周后仍未见明显好转者，应行手术治疗；病损范围小的均质型白斑也是手术治疗的适应证。但术后复发以及对于多发性白斑如何处置仍然是困扰学界的问题，从而限制了手术疗法的应用范围。

（3）其他治疗手段：对于有重度上皮异常增生和原位癌倾向的 OLK，除药物治疗外，采用非药物治疗措施非常必要。

①冷冻治疗：虽然短期效果显著，但是由于操作时的深度和时间比较难把握，患者术后术区疼痛、水肿明显，标本不能用作其他组织病理学检查等缺点，目前逐渐被二氧化碳激光治疗所取代。

②二氧化碳激光治疗：可通过切除病变组织和部分潜在病变组织或者气化异常增生上皮来治疗白斑，这种方法直达正常黏膜下层结构，不残留病变组织。此外，二氧化碳激光的红外光束对 5mm 以内的血管有封闭凝固作用，操作时出血少。同时由于激光的物理性质，上皮可再生愈合，最大程度减少了伤口收缩程度和由于瘢痕形成而造成的机体功能损伤。有文献报道，二氧化碳激光治疗后白斑的复发率为 9% ~ 22%，手术切除后复发率在 20% ~ 35%，由于这方面缺乏严谨的随机对照试验作为参照，因此二氧化碳激光治疗上皮增生的效果目前无明确结论，但对于去除局部斑块损害疗效确切。

4. 其他治疗

（1）外治法

①冰硼散用蜂蜜调，涂于患处。

②糜烂有渗出者，可用柏石散、青吹口散吹之。

③蜂胶局涂，不可涂于白斑之外的正常黏膜上。

④含漱：用金银花 15g，生地黄 15g，地肤子 12g 煎水，漱口。或用苦参 9g，白鲜皮 9g，白芷 6g 煎汤，含漱。

（2）针灸疗法

①体针：取双侧侠溪、中渚，留针 15 分钟，每日 1 次，2 周为 1 个疗程。

②耳针：取神门、交感、皮质下及压痛点，每次行针 20～30 分钟，每日或隔日 1 次，7～10 日为 1 个疗程。

（3）单方、验方

①润肌膏：麻油 120g，当归 15g，紫草 3g 同煎，药渣捞出，将油再熬，加黄蜡 15g，熔化待冷，擦患处，可治白斑作痒、秃疮干枯、脱发等，口腔白斑亦可用之。

②鱼腥草 500g，蜂蜜适量，做蜜丸，每次服 10g，每日 2 次，14 日为 1 个疗程，可治疗白斑周围发红，毒热明显者。

③土茯苓 120g，蒲公英 60g，生地榆 60g，珍珠母 60g，每日 1 剂，水煎含漱，每次含 10 分钟左右，每日数次，可治疗热毒夹湿之白斑。

【预防与调护】

1. 去除一切刺激因素，如残根、残冠、不良修复体等，禁止滥用腐蚀剂。

2. 戒烟戒酒，忌食辛辣刺激之品。

3. 定期复查，争取长期稳定。

【预后】

1. 痊愈　一般来说，初发病时活检报告无上皮异常增生的患者痊愈的可能性大。痊愈的标准是口腔黏膜上的白色损害完全消失；疼痛、粗糙、紧绷感等不良感觉消失；病理证实上皮结构和细胞正常。

2. 稳定/缓解　多数口腔白斑患者经治疗能够处于这种状态，表现为临床检查见口腔白色斑块长期处于稳定，无扩大或略有缩小，色泽不变或略变浅淡，周围黏膜无充血、水肿、溃疡、糜烂等急性发作症状，患者自觉症状轻微。病理证实上皮结构和细胞为白斑典型表现，无上皮异常增生，或异常增生程度无加重。这类患者常为初诊时上皮轻度异常增生或无异常增生者。

3. 无效/癌变　少数口腔白斑患者因不及时就诊，或依从性差，或因去除局部刺激因素不到位，或因不适当的理疗等，治疗无效甚至出现癌变。主要表现为白斑粗糙、僵硬，快速增大，表面隆起伴溃疡，扪诊有基底浸润感；有/无局部淋巴结肿大；病理证实有鳞状上皮细胞和上皮结构的恶变等癌变典型表现。有一些口腔白斑患者，因查不出明显致病因素而被确定为特发性白斑，其癌变率高，预后亦差。

第八节　地图舌

地图舌（geographic glossitis）是一种原因不明的浅表性非感染性舌部炎症，舌背丝状乳头剥脱，因其表现类似地图标示的蜿蜒国界而得名。其病损的形态和位置多变，又称"游走性舌炎（migratory glossitis）"。儿童多发，尤以 6 个月～3 岁多见，亦发生于中青年，成人中女性多于男性。该病患病率有报道达 0.1%～14.1%。

本病类似于中医学的"花斑舌"，属"剥舌"或"花剥舌"范畴。

【病因病理】

1. 中医病因病机

（1）脾胃湿热：过食辛辣或膏粱厚味，生湿化热，湿热蕴结中焦，阻滞气机，津液不得上承，舌失濡养而致舌苔花剥呈地图状。

（2）气阴两虚：脾胃为后天之本、气血生化之源，脾胃虚弱则生化不足，气虚津少，舌失气津濡养而发为本病。

2. 西医病因病理

（1）病因：确切病因尚不清楚，可能与下列因素有关：

①遗传因素：有学者认为该病是一种多基因遗传病。

②精神心理因素：情绪波动、精神压抑、失眠、劳累等。

③内分泌因素：女性患者常有伴随月经周期发病的现象。

④局部因素：乳牙萌出、龋齿等对舌部的刺激。

⑤全身因素：银屑病、糖尿病、脂溢性皮炎、变态反应性疾病、感染性病灶等。

⑥营养因素：消化不良、B族维生素缺乏、贫血、儿童缺锌等。

（2）病理：为非特异性炎症表现。萎缩区丝状乳头消失，上皮表层剥脱，棘层可变薄，上皮有明显的白细胞移出，接近表层处有微脓肿形成。结缔组织中血管扩张充血，伴有淋巴细胞、浆细胞浸润。损害的白色边缘为过度角化或不全角化，棘层增生，上皮细胞内水肿，白细胞浸润，甚至有微脓肿形成。

【临床表现】

地图舌好发于舌背、舌尖、舌缘，有时伴有腭、颊黏膜及牙龈相似的病损。病损部位由周边区和中央区组成。中央区表现为舌丝状乳头萎缩微凹、黏膜充血发红、表面光滑的剥脱样红斑。周边区表现为舌丝状乳头增厚，呈黄白色条带状或弧线状分布，宽约数毫米，与周围正常黏膜形成明晰的分界。病损多突然出现，初起为小点状，逐渐扩大为地图样，持续1周或数周内消退，同时又有新病损出现，使病损位置和形态不断变化，似在舌背移动游走。病损多在舌背前2/3区域，一般不超过人字沟。患者一般无疼痛等不良感觉，如合并真菌或细菌感染，进食刺激性饮食会出现烧灼样疼痛或钝痛。地图舌往往有自限性，发作一段时间后可有间歇缓解期，此时黏膜恢复如常，经过一段间歇期后会再次复发。

【实验室及其他检查】

病理学检查特点见前所述。

【诊断与鉴别诊断】

1. 诊断要点　依据舌背不规则圆形红斑、中间低陷光滑、边缘有珠光白色或淡黄色带状隆起等病损特征，以及病损位置不断改变不难做出诊断。一般不需要进行病理学检查。

2. 鉴别诊断

（1）舌扁平苔藓：舌扁平苔藓主要发生在舌背前2/3和边缘，表现多样，可有网纹状或白色斑块状病损，患处有牵拉感或紧绷感，但无昼夜间"游走"变位的特性。

（2）红斑型念珠菌病：该病多见于长期大量应用广谱抗生素者。临床表现为黏膜充血，色鲜红，舌背乳头斑块状萎缩，伴口干、疼痛及烧灼感，常伴发口角炎。

【治疗】

1. 治疗原则 本病无症状者一般不需要治疗。中医治疗有助于改善症状。

2. 中医辨证论治

（1）脾胃湿热证

证候：舌苔花剥，中间色红，边缘黄白，稍凸隆起呈地图状；口干不欲饮，肢体困倦，腹胀纳差，大便干或不畅，小便短赤；舌质红，舌苔黄腻，脉濡数。

治法：清热利湿，健脾和胃。

方药：三仁汤合四君子汤加味。

方解：方中杏仁宣利上焦肺气，气行则湿化；白蔻仁芳香化湿，行气宽中，畅中焦之脾气；薏苡仁、茯苓渗湿利水而健脾，使湿热从下焦而去。三仁合用，三焦分消。滑石、通草、竹叶甘寒淡渗，加强利湿清热之功。半夏、厚朴行气化湿，散结除满。党参甘温益气，健脾养胃。白术健脾燥湿。炙甘草益气和中。

加味：若腹胀、纳差较甚，加木香、砂仁、焦谷芽、焦麦芽、焦六曲；小便短赤不利，加白通草、车前草；大便不畅，加火麻仁、枳实。

（2）气阴两虚证

证候：舌苔剥脱呈地图状，中间色红光亮，周围边缘色白或黄白稍隆起；身体消瘦，面色无华，倦怠无力，纳差食少，大便溏薄，畏寒怕冷；舌质淡白，脉细数无力。

治法：益气滋阴，健脾养胃。

方药：沙参麦冬汤加味。

方解：方中沙参、麦冬清养肺胃，玉竹、天花粉生津解渴，生扁豆、生甘草益气培中、甘缓和胃，配以桑叶轻宣燥热，合而成方，有清养肺胃、生津润燥之功。

加味：若胃脘隐隐作痛明显，加白芍、石斛；若饥不欲食，加山楂、神曲；若大便溏薄，加薏苡仁、山药。

3. 西医治疗

（1）局部治疗：可用 0.5% 氯己定、2% 碳酸氢钠液等漱口，以防继发感染。

（2）全身治疗：可口服 B 族维生素、菸酰胺、锌制剂等，有继发感染者可同时应用抗生素。

4. 其他治疗

（1）外治法：①金银花、淡竹叶、甘草适量，水煎含漱，每日多次。②用养阴生肌散吹敷患处。

（2）其他：如体针、耳针、推拿等。

【预防与调护】

1. 消除对本病的恐惧心理。

2. 注意保持口腔卫生，每天用小苏打水和淡盐水交替漱口。

3. 注意饮食卫生，忌食辛辣。

4. 避免过劳，保持心情舒畅。

5. 及时治疗诱发本病的其他疾病。

【预后】

本病预后良好，无并发症，有自限性。

第九节　慢性唇炎

慢性唇炎是唇炎中最常见的一种，是指发生在唇部的慢性炎症性疾病，因不能归入腺性唇炎、良性淋巴组织增生性唇炎、浆细胞性唇炎、肉芽肿性唇炎、光化性唇炎等特殊类型，故又被称为"慢性非特异性唇炎（chronic cheilitis）"。本病的临床特征是唇部长期而持续的肿胀、糜烂、渗出、干燥、脱屑等，患者自觉灼热、疼痛，或有不同程度的痒感。病程迁延，反复发作。男女均可发病，青少年较多见，老年人少见。全身性疾病的唇部表现及其他口腔黏膜病在唇部的病损均不包括在本节内。

本病相当于中医学的"唇风"范畴。

【病因病理】

1. 中医病因病机　口唇与脾胃关系密切，脾开窍于口，其华在唇，阳明胃经环唇夹口，脾胃失健则唇病。

（1）脾胃湿热：饮食不节，脾失健运，湿浊内生，湿郁生热，湿热相搏，上犯于唇而致本病。

（2）脾虚血燥：脾气虚弱，外感燥热之邪或温热病后，伤阴化燥，燥热循经上熏而成本病。

（3）气滞痰凝血瘀：多因情志所伤，气机失调，血行不畅，痰凝内结，气血痰郁结于唇，致使本病发生。

（4）胃经风火：过食辛辣或膏粱厚味，胃火炽盛，复感风寒，风热之邪，入里化热，引胃腑积热上冲，导致阳明胃经风火相搏，风火循经上灼口唇皮肤而发。

2. 西医病因病理

（1）病因：确切病因尚不明了，以下因素可能与发病有关：

①气候干燥，风吹，身处高原寒冷地区，高温作业。

②烟酒和烫食、化妆品长期刺激。

③舔唇、咬唇等不良习惯，唇外伤或唇部感染处理不当。

④慢性根尖周炎、鼻咽部炎症等感染性病灶引起的迟发性变态反应与发病有关。

⑤郁闷、烦躁、愤怒、多虑等精神因素。

（2）病理：为非特异性炎症表现，黏膜上皮角化不全或过度角化，有剥脱性缺损，上皮内细胞排列正常或有水肿变性。上皮层内有少量中性或嗜酸性粒细胞浸润。棘层可增厚。固有层和黏膜下层可见血管扩张充血，并见有大量密集的淋巴细胞、浆细胞浸润。

【临床表现】

慢性唇炎可分为以脱屑为主的慢性脱屑性唇炎和以渗出为主的慢性糜烂性唇炎。

（1）慢性脱屑性唇炎：常累及上下唇红部，以下唇为重，全唇红可见轻度脱皮或细鳞屑。鳞屑可为单层或层层叠加。患者自觉干燥难忍，常自觉或下意识地撕剥鳞屑，撕脱鳞屑的唇部可有渗血面或充血面，由此易发生继发感染，此时患者有疼痛感、胀痒感。慢性脱屑性唇炎常反复发作，数年迁延不愈（彩图 6-11）。

（2）慢性糜烂性唇炎：唇红部糜烂、渗出，形成黄色薄痂，有出血后会凝结为血痂，有继发感染时会结为脓痂。痂皮脱落后形成出血性疮面，继之又结痂，反复发生，使唇红部肿胀或慢性轻度增生，局部刺痛或灼痛，颌下淋巴结肿大。其也可由慢性脱屑性唇炎发展而来，唇部干裂出现细小或深的纵裂沟，继发感染后有脓性分泌物，有明显疼痛感。唇红部以糜烂为主，但不超出唇红缘。患部可有暂时愈合，但常复发。病程持续数月至数年经久不愈。

【实验室及其他检查】

慢性唇炎无特殊实验室检查指标，必要时做血常规、血糖等检查可为治疗措施的选择提供依据。病理学检查表现见前述，可帮助确诊，但一般不需要进行病理学检查。

【诊断与鉴别诊断】

1. 诊断要点　临床根据病变反复、时轻时重、寒冷干燥季节好发、唇红干燥脱屑、疼痛胀痒、渗出结痂等特点可以做出诊断。慢性唇炎诊断时要注意分清慢性脱屑性唇炎和慢性糜烂性唇炎。

（1）慢性脱屑性唇炎：唇红部以干燥、脱屑为主，并有纵沟纹和沟裂，灰白色的鳞屑可布满整个唇部。

（2）慢性糜烂性唇炎：唇红部反复发作糜烂及结痂，继发感染则形成脓血痂。需注意区别单纯糜烂性唇炎和光化性唇炎，后者常因日光照射诱发或加重病损，多见于高原地区或户外工作者，经久不愈者有癌变倾向。

2. 鉴别诊断　慢性非特异性唇炎需与有特殊病理表现的腺性唇炎、肉芽肿性唇炎等鉴别，还需与黏膜良性淋巴组织增生病、慢性盘状红斑狼疮、糜烂型扁平苔藓、血管神经性水肿等可能发生唇部损害的疾病鉴别。

（1）腺性唇炎：唇部弥散性肿胀，翻开唇黏膜内侧可见脓性分泌物，唇部扪诊可及粟粒状肿大的唇腺。病理表现为小涎腺的慢性炎症。

（2）肉芽肿性唇炎：口唇与口周皮肤出现渐进性、持久性肿胀，口周皮肤有特征性暗红色，但不出现唇部的炎性症状，以此可作为鉴别诊断。

（3）黏膜良性淋巴组织增生病：该病可发生于头、面部皮肤及口腔黏膜的其他部位，但主要发生在唇部，尤以下唇正中部为好发区。唇部损害与光化性唇炎相似，患者可以有难以忍受的瘙痒，在用手搔揉后局部变硬，之后即可复原。病理表现为大量淋巴细胞增生并形成淋巴滤泡，有助于鉴别诊断。

（4）慢性盘状红斑狼疮：唇红部呈局限性盘状损害，损害表面呈红斑或糜烂、血痂，周围可见白色短条纹，围绕盘状损害呈放射状排列，损害可超出唇红缘，使唇红与皮肤界限消失。面颊部皮肤的典型病损为蝶形红斑。病理学检查光镜下可见上皮内角质栓塞，基底细胞液化变性，上皮下结缔组织内有淋巴细胞浸润，PAS 染色呈阳性。慢性非特异性唇炎无白纹表现。

（5）糜烂型扁平苔藓：唇部也可出现糜烂面，但往往范围小，其周围有明显的白色条纹。

（6）血管神经性水肿：该病是一种超敏反应性疾病，有明确的诱发因素，急性病程，好发于唇部，表现为突然水肿，唇部高翘，但无压痛。患者有明显的肿胀感，肿胀发生和消退都比较迅速。

【治疗】

1. 治疗原则 慢性唇炎反复迁延，缺乏特殊的有效疗法。中医辨证施治与西医辨病治疗相结合是目前比较好的治疗方法，正确的局部处理具有重要的临床意义。

2. 中医辨证论治

（1）脾胃湿热证

证候：口唇肿胀糜烂，流黄水，或表面腐物覆盖；口干不欲饮，腹胀纳差，大便秘结，小便赤热；舌质红，苔黄腻，脉滑数。

治法：清胃泻火，健脾除湿。

方药：清脾除湿饮加味。

方解：方中泽泻、赤茯苓、茵陈利湿清热；苍术、白术、枳壳燥湿健脾清热；生地黄、麦冬滋阴清热；栀子、黄芩、连翘清热解毒；枳壳理气和中；玄明粉苦寒清热，荡阳明湿热积滞；甘草调和诸药。

加味：尿赤者，加白茅根、竹叶；若大便干结，加大黄、芒硝。

（2）脾虚血燥证

证候：唇肿干燥，皲裂脱屑，缠绵难愈，寒冷季节加重；头晕目眩，面白无华，纳差，口干；舌质淡，脉细无力。

治法：健脾益气，养血润燥。

方药：四君子汤合四物消风饮加味。

方解：四君子汤方中党参甘温益气，健脾养胃；白术健脾燥湿，加强益气助运；茯苓健脾渗湿，与白术相配则健脾祛湿之功益著；炙甘草益气和中。四物消风饮方中生地黄、当归、赤芍、川芎、大枣养血润燥；荆芥、防风、白鲜皮、蝉蜕、独活祛风止痒；薄荷、柴胡消风散热，透疹解毒。

加味：若唇部干裂或白屑多，加沙参、阿胶；兼有湿热，加滑石、薏苡仁；日久不愈者，加石斛、玉竹。

（3）气滞痰凝血瘀证

证候：病程较长，唇肿肥厚，唇色暗红，扪之有颗粒样结节，或唇部裂沟，渗液结痂；舌质暗紫或有瘀斑，脉涩。

治法：理气豁痰，化瘀消肿。

方药：二陈汤合桃红四物汤加味。

方解：方中半夏燥湿化痰，和胃降逆；橘红理气燥湿，醒脾化痰；茯苓健脾渗湿；生姜降逆理气，和胃化痰；乌梅敛阴生津；甘草健脾和中；桃仁、红花力主活血化瘀；熟地黄、当归滋阴补肝养血；芍药养血和营；川芎活血行气，调畅气血。

加味：如苔黄，加黄芩、黄连；如苔腻，加薏苡仁。

（4）胃经风火证

证候：口唇发痒，色鲜红，皲裂，灼热疼痛，或见口唇眴动；口渴欲饮，口苦、口臭，大便秘结；舌红，苔黄，脉浮数或洪数。

治法：疏风清热，表里双解。

方药：双解通圣散加味。

方解：方中防风、荆芥、薄荷、麻黄轻浮升散，解表散寒，使风热从汗出而散之于上；栀子、滑石降火利水，使风热从便出而泄之于下。风淫于内，肺胃受邪，桔梗、石膏清肺泻胃。风之为患，肝木受之，川芎、当归、芍药和血补肝。黄芩清中上之火，连翘散结血凝，甘草缓峻而和中，白术健脾而燥温。

加味：大便干燥者，加大黄、芒硝；若口干，加麦冬、玄参等。

3. 西医治疗

（1）局部处理：禁止舔唇、撕剥鳞屑；不使用容易引起过敏的润唇膏；用生理盐水、小苏打水、复方硼砂溶液于唇部湿敷。

（2）维生素类药物：维生素 A 每日 2.5 万 U，可改善上皮代谢，减少鳞屑。

（3）皮质激素：病情严重者可口服皮质激素，如泼尼松。局部注射曲安奈德液（确炎舒松）等有助于促进愈合，减少渗出，每周注射 1 次，每次 0.5mL。

（4）物理疗法：唇部湿敷联合毫米波、微波、氦 – 氖激光等局部照射，有助于增加局部血运，促进药物吸收。

4. 其他治疗

（1）外治法

①外敷：黄连膏、青吹口散油膏、紫归油等外敷。前者用于唇红肿溃烂，后两药用于唇干裂。

②湿敷：鲜马齿苋、大青叶、鲜芙蓉叶、鲜三七叶搓汁外敷患处。

（2）针灸疗法

①体针：地仓透颊车，留针 30 分钟。

②耳针：取口、唇、神门、肾上腺，每次选 3 ～ 4 穴，留针 30 分钟。

【预防与调护】

1. 戒除舔唇、咬唇，或揭唇部皮屑等不良习惯。

2. 避免烈日暴晒、风吹、寒冷刺激，保持唇部湿润。

3. 少食肥甘厚味和辛辣食物，多食新鲜蔬菜、水果，补充水分。

第七章
涎腺疾病

涎腺（salivary gland）包括腮腺、下颌下腺、舌下腺三对大唾液腺及位于口腔、咽部、鼻腔、上颌窦黏膜下层的小涎腺。口腔小涎腺按其解剖部位分别称为唇腺、颊腺、腭腺、舌腺、磨牙后腺等。所有腺体均能分泌唾液，与吞咽、消化、语言、味觉、口腔黏膜防护及龋病的预防有密切关系。

涎腺常见的疾病包括炎症、创伤、舍格伦综合征、涎腺肿瘤和瘤样病变等。涎腺肿瘤和瘤样病变在"口腔颌面部常见肿瘤"一章中讨论。

第一节　流行性腮腺炎

流行性腮腺炎（epidemic parotitis mumps）是由腮腺炎病毒引起的一种急性呼吸道传染病。人是腮腺炎病毒唯一的宿主，病毒主要通过飞沫传播，接触病患后 2～3 周发病。该病好发于儿童和青少年，以 2～14 岁最为常见，2 岁以下的婴幼儿极少发生；有明显的接触史，全年均可发病，冬、春两季易于流行；以发热、头痛、腮腺肿大为特征。腮腺炎病毒除侵犯腮腺外，尚能引起脑膜脑炎、睾丸炎和卵巢炎等。感染本病后可获终生免疫。

本病属于中医学"痄腮""蛤蟆瘟""鸬鹚瘟"范畴。

【病因病理】

1. 中医病因病机　痄腮的病因为外感时邪；主要病机为邪毒壅阻足少阳经脉，与气血相搏，郁而不散，结于腮部。常见以下两种情况：

（1）外感风温：小儿为纯阳稚阴之体，时邪病毒从口鼻而入，壅阻足少阳经脉。邪入少阳，经脉壅滞，气血运行受阻，凝滞于耳下腮部而致病。

（2）热毒壅盛：饮食不节，或嗜食膏粱辛辣刺激之品，脾胃受损，湿热内生。复感时令邪毒，外邪引动内热，结聚少阳经脉不散，以致热毒炽盛。若受邪较重，邪毒内传，引睾窜腹，可并发腹痛、睾丸肿痛等变证。

2. 西医病因病理　腮腺炎病毒属于副黏液病毒，系核糖核酸（RNA）型。该病毒主要侵犯腮腺，但也可侵犯各种腺组织、神经系统及肝、肾、心脏、关节等几乎所有的器官。潜伏期 2～3 周，早期患者及隐性感染者均为传染源。在腮腺肿大前 7 天至肿大后 9 天能从唾液中分离出病毒，有脑膜炎症状者可从脑脊液中分离出病毒。

腮腺炎病毒通过呼吸道侵入人体后进行复制，然后通过血液循环播散至腮腺和中枢神经系统，引起腮腺炎和脑膜炎。其病理特征是非化脓性炎症，腮腺导管壁细胞肿胀，有渗出物，导管周围有淋巴细胞浸润，间质组织水肿可造成腮腺导管的阻塞、扩张和淀粉酶排出受阻，血和尿中淀粉酶增高。病毒所致脑膜炎的病理变化包括神经细胞变性、坏死和炎性浸润。本病病毒易侵犯成熟的睾丸，幼年患者很少发生睾丸炎。它使睾丸曲精管的上皮显著充血，有出血斑点和淋巴细胞浸润，在间质中出现水肿和浆液纤维蛋白性渗出物。部分患者在病程中可始终无腮腺肿胀，而脑膜脑炎、睾丸炎等可出现于腮腺肿胀之前。侵犯胰腺，则胰腺呈充血、水肿，胰岛有轻度退化和脂肪性坏死，附近淋巴结充血肿胀。唾液成分的改变不多，但分泌量则较正常减少。孕妇感染本病可通过胎盘传染胎儿，导致胎儿畸形或死亡，流产的发生率也增加。

【临床表现】

有流行性腮腺炎接触史，潜伏期 2～3 周，平均 18 天，接触后 2 周左右发病。初病时有头痛、发热、全身乏力、食欲不振等前驱症状，随之出现腮腺肿大，以耳垂为中心向前、后、下扩大，状如梨形，边缘不清，局部皮肤紧张发亮但不发红，疼痛明显。常一侧先肿大，2～3 天后累及对侧。语言、咀嚼（尤其进酸性饮食）时刺激唾液分泌，导致疼痛加剧。双侧肿大者占 75% 左右，腮腺导管口红肿。腮腺肿大 2～3 日达高峰，持续 4～5 日后逐渐消退。颌下腺、舌下腺、颈淋巴结可同时受累。重症者腮腺周围组织高度水肿，使容貌变形，并可出现吞咽困难。腮腺导管开口处早期可有红肿，挤压腮腺始终无脓性分泌物自开口处溢出。部分病例可不出现临床症状，仅有轻微乏力、头痛等症状，不发生腮腺肿大，常被忽视。

儿童中约有 15% 的病例合并脑膜炎症状。患者常有高热、谵妄、抽搐、昏迷等症状，严重者可致死亡。部分成年人可发生睾丸炎，约占 1%，多为单侧，约 1/3 的病例双侧受累。部分患者可出现不同程度的睾丸萎缩，但很少引起不育症。约 5% 的女性患者并发卵巢炎，出现下腹疼痛，可触及肿大的卵巢，一般不影响生育。胰腺炎的发生率不足 10%，有恶心、呕吐、上腹部疼痛及压痛等症状。

【实验室及其他检查】

1. 血常规检查白细胞计数一般正常，继发细菌感染者白细胞计数和中性粒细胞比例均升高。
2. 血清及尿淀粉酶测定大部分病例有血清及尿淀粉酶增高。血清淀粉酶增高有助于胰腺炎的诊断。
3. 脑脊液检查能从脑脊液中分离出腮腺炎病毒。
4. 应用特异性抗体或单克隆抗体来检查腮腺炎病毒抗原、应用 PCR 检测腮腺炎病毒 RNA 均可早期提高对可疑患者的诊断。

【诊断与鉴别诊断】

1. 诊断要点
（1）腮腺炎流行期间有与患者的接触史。
（2）可有发热、头痛、乏力、食欲不振等前驱症状。
（3）出现以耳垂为中心的腮腺区肿大，或同时有颌下腺或舌下腺肿大。
（4）可并发脑膜脑炎、睾丸炎、卵巢炎等。

2. 鉴别诊断
（1）与化脓性腮腺炎的鉴别：化脓性腮腺炎常为一侧性局部红肿，压痛明显，晚期有波动感，挤压腮腺时腮腺管口有脓液溢出。白细胞计数和中性粒细胞比例升高；不伴有睾丸炎或卵巢炎。

（2）与其他病毒性腮腺炎的鉴别：流感A病毒、副流感病毒、肠道病毒中的柯萨奇病毒、艾滋病毒等均可以引起腮腺肿大，可根据血清学检查和病毒分离加以鉴别。

（3）与颈部及耳前淋巴结炎的鉴别：颈部及耳前淋巴结炎的肿大不以耳垂为中心，局限于颈部或耳前区，为核状体，较坚硬，边缘清楚，压痛明显，位置表浅者可活动。可发现与颈部或耳前区淋巴结相关的组织有炎症，如咽峡炎、耳部疮疖等。白细胞计数和中性粒细胞比例升高。

【治疗】

1. 治疗原则 流行性腮腺炎的治疗以抗病毒、抗炎、对症治疗为基本原则。抗病毒多用清热解毒、消肿散结的中药内服，并与外治法结合，以助于腮腺肿胀的消退。抗感染治疗可预防继发性细菌感染，减轻全身症状。

2. 中医辨证论治

（1）外感风温证

证候：一侧或两侧腮部漫肿疼痛，咀嚼不便；伴发热，头痛，咽痛，不思饮食；舌质红，苔薄白或薄黄，脉浮数。

治法：疏风清热，散结消肿。

方药：银翘散加味。

方解：本方为"辛凉平剂"，适用于风温初起。该方重用金银花和连翘为君以辛凉透表，清热解毒；薄荷、牛蒡子疏散风热，清利头目；淡豆豉辛温助君药发散表邪，透热外出；芦根、竹叶清热生津；桔梗宣肺载诸药上行，直达头面。

加味：热盛者，加石膏；咽喉肿痛者，加马勃、玄参；纳少、呕吐者，加陈皮、竹茹。

（2）热毒壅盛证

证候：一侧或双侧腮部肿痛剧烈，坚硬拒按，张口咀嚼困难；全身壮热寒战，头晕头痛；或伴烦躁不安，口干，咽痛，纳少，尿赤便秘；舌质红，苔黄，脉滑数。

治法：清热解毒，软坚散结。

方药：普济消毒饮加味。

方解：本证型为感受风热疫毒之邪，壅于上焦。黄连、酒黄芩清热泻火，去上焦热毒；牛蒡子、连翘、薄荷、僵蚕辛凉疏散头面风热；玄参、马勃、板蓝根清热解毒；陈皮理气而疏通壅滞。

加味：热盛者，加生石膏、知母；硬结不散者，加夏枯草、蒲公英；呕吐者，加竹茹；大便秘结者，加大黄、玄明粉；若并发睾丸肿痛者，加龙胆、牡丹皮、赤芍、川楝子等。

3. 西医治疗

（1）抗病毒治疗

①阿昔洛韦：口服，50～150mg/（kg·d），分3～4次服；注射液，每次5mg/kg加入输液中，1小时内滴完，2岁以上儿童按体重每次20mg/kg，每日4次。肾功能不全者慎用。用药时间一般不超过10天。

②炎琥宁：a. 肌内注射：每次40～80mg，每日1～2次（用灭菌注射用水溶解肌）。b. 静脉滴注：用5%葡萄糖注射液或5%葡萄糖氯化钠注射液溶解稀释后静脉滴注，每次0.4～0.6g，每日1～2次。或遵医嘱。儿童10mg/（kg·d），静脉滴注5～7日。孕妇禁用。

成人腮腺炎合并睾丸炎者应用干扰素治疗，可使症状较快消失。

（2）肾上腺皮质激素治疗：对病情较重或并发脑膜脑炎、睾丸炎的患者，抗病毒治疗的同时，再予地塞米松每日 5 ～ 10mg，静脉滴注。

4. 其他疗法

（1）专病专方

① 腮腺炎片，每次 4 ～ 6 片，每日 3 次，适用于外感风温证。

② 板蓝根、夏枯草各 60g，紫花地丁 30g，每日 1 剂，水煎温服，适用于腮腺肿胀期。

（2）药物外敷：如意金黄散以醋或水调匀，外敷患处，每日 2 次。新鲜仙人掌每次 1 块，去刺洗净后捣泥敷患处，每日 2 次。

（3）物理疗法：用氦氖激光照射少商、翳风、合谷、阿是穴。每穴照射 5 ～ 10 分钟，每日 1 次。有报道使用频谱仪治疗流行性腮腺炎效佳。

（4）针灸疗法：取穴翳风、颊车、合谷、外关、少商、足三里，热甚配曲池、大椎，睾丸肿痛配太冲、曲泉、三阴交、血海，用泻法，每日 1 次。

【预防与调护】

1. 流行性腮腺炎流行期间应少去公共场所，保持室内空气清新流畅。有接触史的可疑患者，应进行隔离观察，板蓝根 30g，水煎服，每日 1 次，连服 3 ～ 5 天。

2. 患者需按呼吸道传染病隔离，自发病日起隔离 3 周。

3. 患者需卧床休息，多饮开水。

4. 宜进清淡、易消化的流质或半流质饮食，忌吃酸、硬、辣等刺激性食物。保持口腔清洁。

5. 睾丸炎患者，局部可给予冷敷，用布兜托起睾丸。

【预后】

本病一般预后良好。个别伴有严重并发症，如重型脑膜脑炎及心肌炎、肾炎等必须慎重处理，积极抢救。

第二节　化脓性腮腺炎

化脓性腮腺炎（pyogenic parotitis）是以腮腺部肿胀、疼痛，日久穿溃出脓，反复发作为特征的腮腺感染性疾病。临床上又分为急性化脓性腮腺炎和慢性复发性腮腺炎，以慢性为多见。慢性复发性腮腺炎和慢性阻塞性腮腺炎以前统称为"慢性化脓性腮腺炎"。该病任何年龄均可发生，以成年人，特别是体弱者多见。

本病属于中医学"发颐"范畴。

【病因病理】

1. 中医病因病机

（1）急性化脓性腮腺炎的病因病机

① 风热蕴结：外感风邪，汗而未解或解而未透，余邪化热不能外泄，热毒结于少阳、阳明之络，蕴于颐颌；或温热病后余邪未清，热毒伤阴，津液亏耗，涎液减少，邪毒乘虚侵入蕴结腮颊。

② 热毒炽盛：饮食不节，或嗜辛辣煎煿，阳明热盛，脾胃受损，运化失司，湿热内生，循经

上攻聚于腮部，结为颐肿；气血瘀滞而成腮部红肿；日久热毒炽盛，蒸灼血肉，化腐成脓。

（2）慢性复发性腮腺炎的病因病机

①肝胃不和：肝气郁结，日久化火，横逆犯胃，脾胃气机不畅，湿热上蒸，气血凝结于腮颊，涎液闭阻，郁久成脓。

②气血两虚：久病缠绵，耗气伤血，或素禀气血虚弱，颐颌失养，又复感外邪，遗毒于内，壅阻腮颊，致腮部反复肿痛。

2. 西医病因病理 急性化脓性腮腺炎以前多见于腹部大手术后，称为"手术后腮腺炎"。现在由于加强了手术前后的处理，手术后并发腮腺炎已经很少见。病原菌主要是金黄色葡萄球菌，其次为链球菌，肺炎双球菌、文森螺旋体少见。该病现多发生于严重的全身疾病，如急性传染病、脓毒血症、慢性消耗性疾病的患者，原因在于机体抵抗力及口腔生物学免疫力降低，涎腺分泌功能减退或停止，唾液分泌减少，机械性冲洗作用减弱，加之患者口腔卫生不佳，细菌逆行感染。这表明手术后腮腺炎并非单纯细菌感染，唾液流量减少在发病中起重要作用。另外，腮腺区损伤及邻近组织急性炎症扩散等均可引起急性化脓性腮腺炎。腮腺淋巴结的急性化脓性炎症，破溃扩散后波及腺实质可引起继发急性化脓性腮腺炎。

有研究报道表明，慢性复发性腮腺炎有遗传倾向，有的患者有典型的家族史，祖孙三代家族发病或同胞姐妹兄弟发病。儿童发病病因较复杂，先天性腮腺结构异常或免疫缺陷成为潜在的发病因素，加之上呼吸道感染及口腔内炎性病灶，细菌可通过腮腺导管逆行感染。成人复发性腮腺炎为儿童复发性腮腺炎延期痊愈而来。

慢性阻塞性腮腺炎大多为局部原因引起，如智齿萌出时导管口黏膜被咬伤，或不良义齿修复后局部黏膜损伤，瘢痕愈合后引起导管口狭窄；少数由导管结石或异物阻塞引起。这些均使唾液分泌减少及瘀滞，导管扩张，腺泡萎缩，导管内分泌物潴留，导管周围炎性细胞浸润，管腔内可有浓缩的分泌物，并伴有絮状分泌物及微小结石。

【临床表现】

1. 急性化脓性腮腺炎 常为单侧受累，双侧同时发生者少见。初期腮腺区有轻微疼痛、肿大、压痛；导管口轻度红肿、疼痛。进入化脓、腺组织坏死期，腮腺区以耳垂为中心肿胀、疼痛加剧，可出现持续性疼痛或跳痛。局部皮肤灼热，呈硬性浸润，触痛明显。有轻度开口困难，导管口红肿明显，轻轻按压腺体可见脓液自管口溢出。如不及时穿刺或切开引流，脓液可穿破包膜在口腔黏膜或外耳道等处穿溃，形成涎瘘，短期内可自愈，也可能形成慢性涎瘘。脓液排出后，疼痛缓解，热势下降，症状减轻。若脓出不畅，邪毒走散，可引起周围蜂窝组织炎或脓肿，甚至脓毒血症。患者全身中毒症状明显，可有高热，脉率和呼吸加快，头痛，便秘，白细胞计数升高，中性粒细胞比例显著上升，核左移。颅内扩散的机会虽然不多，一旦发生，则病情严重而危险。

2. 慢性复发性腮腺炎 可发生于任何儿童期，以5岁左右的男童最为常见。间隔数周至1～2年发作一次不等，年龄越小越易复发，且间隔时间短。随年龄增长，间隔时间加长，青春期后逐渐自愈，极少数病例仍延续发作。临床表现为腮腺反复肿胀，单侧或双侧均可发，但常为单侧肿胀。挤压腺体可见导管口有脓液或胶冻状液体溢出，少数有脓肿形成。

3. 慢性阻塞性腮腺炎 以中年人多见，男性多于女性，常为单侧受累，也可为双侧。患者因腮腺反复肿胀、疼痛就诊，发病时间不确定。肿胀发作有时与进食有关，并伴有轻微疼痛。不少患者腮腺肿胀与进食无关，仅觉晨起腮颊部胀感，自己稍加按摩后即有"咸味"液体自导管口溢出，局部随之松软，一般无全身症状。检查腮腺稍肿大，轻微压痛。导管口轻微红肿，挤压腮腺可见导管口有"雪花样"或黏稠的蛋清样"咸味"液体流出，有时可见黏液栓子。病程较长久的患者，可扪及呈条索状粗硬的腮腺导管。

【实验室及其他检查】

1. 血常规 急性化脓性腮腺炎可见白细胞计数升高，中性粒细胞比例显著上升，核左移。

2. 涎腺造影 慢性复发性腮腺炎发生于儿童者，大多显示腮腺末梢导管呈点状、球状扩张，排空延迟，主导管及腺内导管无明显异常。成年后，原来所见的末梢点状扩张消失。慢性阻塞性腮腺炎，造影显示主导管、叶间、小叶间导管部分狭窄，部分扩张，呈腊肠样改变。

【诊断与鉴别诊断】

1. 诊断要点 腮腺肿胀、疼痛，导管口红肿，轻按腺体可见导管口溢脓等。慢性腮腺炎病程长，患处反复肿胀，造影显示腮腺改变。

2. 鉴别诊断

（1）急性化脓性腮腺炎与流行性腮腺炎的鉴别：流行性腮腺炎大多发生于5～15岁儿童，有传染接触史，常双侧腮腺同时或先后发生，一般一次感染后可终生免疫。临床表现为腮腺肿大、充血、疼痛，但腮腺导管口无红肿，唾液分泌清亮无脓液。血液中白细胞计数正常，分类中淋巴细胞比例增高，急性期血清及尿淀粉酶可能升高。

（2）急性化脓性腮腺炎与咬肌间隙感染的鉴别：咬肌间隙感染主要为牙源性感染，如下颌阻生智齿冠周炎，有牙痛史。部分患者一开始即表现为咬肌间隙感染而无牙痛，与急性化脓性腮腺炎非常相似，所不同的是，其肿胀中心及压痛点位于下颌角部，张口受限明显，腮腺导管口无红肿，唾液分泌清亮。

（3）慢性阻塞性腮腺炎与舍格伦综合征继发感染的鉴别：后者多见于中年女性；常有口干、眼干及自身免疫病；造影显示以末梢导管点、球状扩张为特征，排空功能减退，主导管出现特征性改变；组织病理学表现明显不同。

【治疗】

1. 治疗原则 急性化脓性腮腺炎一经确诊，需纠正机体脱水、电解质紊乱，选用有效的抗生素，全身支持疗法。脓肿形成后需切开引流。儿童慢性复发性腮腺炎因具有自愈性，治疗以增强抵抗力、防止继发感染、减少发作为原则。成人慢性复发性腮腺炎治疗原则与儿童慢性复发性腮腺炎相同。慢性阻塞性腮腺炎在去除病因（如结石等）的基础上，可向导管内注入抗生素等药物。治疗无效者，可以考虑手术治疗。清热解毒、活血消肿等中药对本病的治疗具有确切可靠的效果，可随证选用。

2. 中医辨证论治

（1）急性化脓性腮腺炎

①风热蕴结证

证候：起病急，一侧腮部肿胀疼痛，皮色如常；全身见发热恶寒，头痛口渴，咽痛便干；舌质红，苔薄黄，脉浮数。

治法：疏风清热，解毒消肿。

方药：连翘败毒散加味。

方解：金银花、连翘清热解毒；羌活、防风、荆芥、薄荷疏散上焦风热；川芎、柴胡行气祛风，疏散解肌；枳壳降气；甘草调和诸药。

加味：肿痛明显者，加牡丹皮、夏枯草；便秘者，加大黄、芒硝；口渴，加天花粉、芦根。

②热毒炽盛证

证候：腮腺区肿胀疼痛剧烈，皮肤灼热，局部跳痛不止，触之痛甚，挤压腮腺有脓液自管口溢出，肿及同侧眼、颊、颈等处，张口困难；全身见高热烦渴，小便短赤，便干；舌质红，苔黄腻，脉洪数。

治法：清热泻火，排脓消肿。

方药：仙方活命饮合五味消毒饮加味。

方解：仙方活命饮和五味消毒饮均可治疗阳证疮疡。方中重用金银花辅以菊花、蒲公英、紫花地丁、天葵子清热解毒，消散疔疮；当归、赤芍、乳香、没药、橘皮行气通络，活血散瘀；白芷、防风疏风解表，散结消肿；皂角刺通行经络溃坚决痈，使脓成即溃；天花粉、贝母清热化痰排脓；酌加甘草调和诸药。

加味：高热烦渴者，加石膏、知母；咽痛者，加板蓝根、马勃；便秘者，加大黄、芒硝。本病后期，脓溃不敛口者，加黄芪、党参；或用托里消毒散或八珍汤以达托脓之效。

（2）慢性复发性腮腺炎

①肝胃不和证

证候：腮腺反复肿胀、酸痛，口有咸味，晨起挤压腮腺有黏稠涎液或脓液溢出；全身见脘胁胀闷、疼痛，口干口苦，烦躁易怒；苔薄黄，脉弦。

治法：疏肝清热，活血排脓。

方药：逍遥散合消瘰丸加味。

方解：柴胡疏肝散方中柴胡疏肝解郁使肝气条达；白芍养血敛阴，柔肝缓急；当归养血理气；茯苓、白术、甘草健脾益气；玄参滋阴降火；贝母化痰消肿，解郁散结；牡蛎育阴潜阳，软坚散瘰。

加味：涎液黏稠，加薏苡仁、佩兰；流脓不畅，加天花粉、皂角刺；日久不愈，加黄芪、党参。

②气血两虚证

证候：腮腺肿胀，反复发作，酸痛，触之较硬，挤压腮腺多有稀薄脓液；面色不华，少气懒言，腰膝酸软，便干或溏；舌淡，苔薄白，脉沉细。

治法：气血双补，托毒排脓。

方药：八珍汤加味。

方解：八珍汤由四君子汤合四物汤组成。方中人参配熟地黄益气养血；白术、茯苓健脾益气；当归、白芍养血和营；川芎行气活血，使补而不滞。

加味：漫肿无头加皂角刺、白芷；心悸加炙甘草；失眠加远志、柏子仁。

3. 西医治疗

（1）急性化脓性腮腺炎

①针对病因，纠正机体脱水及电解质紊乱，维持体液平衡。

②选用有效的抗生素。因病原菌主要为金黄色葡萄球菌，应用大剂量的青霉素或头孢菌素类等对革兰氏阳性球菌有效；从腮腺导管口取脓性分泌物做细菌培养和药敏试验，据此调整用药。

③腮腺炎已发展至化脓时，必须切开引流。

腮腺的包膜致密脓肿形成后不易扪得波动感，因此不能以扪及波动感作为脓肿切开引流的指征。

手术指征：局部皮肤呈暗紫红色，有明显的凹陷性水肿；局部跳痛并有局限性压痛点；穿刺抽出脓液，腮腺导管口有脓液排出；全身中毒症状明显。

手术方法：局麻下从耳屏前沿耳垂向前下，距下颌支后缘及下颌角下缘 1.5～2cm 处做切口，切开皮肤、皮下组织及腮腺咬肌筋膜，即可引流脓液。如无脓液流出，可用弯血管钳插入腮腺实质，因常为多个脓腔，应向不同方向分离，引流各个腺小叶的脓腔，冲洗后置橡皮引流条。

（2）儿童慢性复发性腮腺炎：由于该病有明显随年龄增大而自愈的倾向，治疗上以保守治疗、对症处理为原则。若有急性炎症，可用抗生素。腮腺造影也有一定的治疗作用。有学者认为，患儿存在全身体液及细胞免疫缺陷，建议用免疫调节剂，如胸腺肽，以增强体质，提高全身免疫力。

（3）慢性阻塞性腮腺炎：因该病多由局部原因引起，故以去除病因为主。有涎石者先去除涎石。导管口狭窄的可扩张导管口。也可导管内灌注抗生素，以扩通导管及抗菌抑菌。使用唾液腺内镜，直视下观察导管病变，进行腮腺导管冲洗灌注药物，作用直接效果较好。

病情迁延，反复加重，上述治疗无效者，可考虑手术治疗。手术治疗主要为保留面神经的腮腺腺叶切除术。手术时注意腺体与周围组织及面神经粘连分离，手术时应将腮腺导管完全切除，否则术后在残存导管部位可能会形成潴留脓肿。一旦出现术后面神经损伤，可行针灸、康复、理疗，同时给予营养神经药物治疗。

4. 其他疗法

（1）中药外敷：早期外敷如意金黄散、玉露膏；疼痛不明显者可用冲和膏外敷。

（2）中药含漱：用金银花、黄芩、白芷等量煎汤含漱。

（3）手法按摩：慢性腮腺炎患者可用手法按摩，自后向前按摩腮部，以利于分泌物排出。

【预防与调护】

1. 术后及患全身性疾病者，需注意口腔卫生，每日做口腔护理。

2. 高热患者需卧床休息，多饮水。

3. 进食营养丰富的流质或半流质饮食，忌食辛辣炙煿、肥甘燥硬食物。

4. 慢性腮腺炎患者可咀嚼无糖口香糖，促使唾液分泌。

【预后】

本病如果抗生素使用及时恰当，一般预后良好。个别伴有颅内扩散者必须慎重处理，积极抢救。

第三节　下颌下腺炎

下颌下腺炎（submaxillaritis）是指腺体或导管内因涎石阻塞，或口底因损伤引起瘢痕挛缩，导管狭窄，唾液排出受阻，继发感染引起的急性或慢性炎症。其以慢性下颌下腺炎最为多见。临床表现为下颌下腺肿大，质地较硬，不能完全消退。另有部分患者表现为下颌下腺反复肿胀，进食时肿大，进食后缓慢消退。该病好发于 20～40 岁的青壮年，男性稍多于女性，病期短则数日，长者数年甚至数十年。

本病属于中医学"颈痈""喉痈"范畴。

【病因病理】

1. 中医病因病机

（1）热毒上攻：脾胃素有积热，又外感风热之邪，内外合邪，热毒循经上攻，结于颌下而致肿核。

（2）痰热蕴积：内有痰湿，外感风热之邪，痰热相搏，蕴结颌下而发病；或因口内不洁，或致导管损伤，或异物堕入，涎液排出不畅，郁久生痰化热，痰热煎熬，凝结成石，结石阻塞导管，水道不通而致肿痛，日久则化腐成脓。

2. 西医病因病理 慢性下颌下腺炎约半数以上由涎石阻塞引起，另有少数患者因口底导管损伤、周围组织炎症或手术产生的瘢痕挛缩等导致导管狭窄而引起。下颌下腺为混合性腺体，分泌的唾液富含黏蛋白，唾液较黏滞；下颌下腺导管的走行是自下向上，唾液流动呈逆重力方向，流速缓慢；导管细长且有一弯曲部。随着病变的发展，唾液排出受阻，引起逆行性感染，造成腺体炎症改变，腺体变性，实质破坏，腺实质渐萎缩，最后大部分由增生纤维组织代替。

【临床表现】

下颌下腺炎有急、慢性之分，临床以慢性下颌下腺炎居多。急性下颌下腺炎较少见，多为慢性过程中的急性发作。其可单侧发病，也可双侧发病，少数双侧颌下腺、腮腺均可受累。多数患者在进食时颌下区肿大及疼痛，停止进食后肿胀渐消退，疼痛亦随之消失。有些患者肿胀持续时间较长，甚至不能完全消退。导管口红肿，挤压腺体可见稀脓或胶冻状分泌物自导管口溢出。双合诊可触及颌下腺主导管呈条索状增粗，导管内有结石的可触及硬块。炎症扩散至邻近组织，可引起下颌下间隙感染。慢性下颌下腺炎的临床症状较轻，主要表现为进食时颌下区反复肿胀，自述口底有异味，检查腺体呈硬结性肿块。

【实验室及其他检查】

1. 血常规 急性发作期可见白细胞计数及中性粒细胞比例升高。

2. X 线检查 怀疑主导管前段结石者拍下颌横断片，后部拍下颌下腺侧位片，一般均可显现阳性涎石。

3. 造影检查 在急性炎症消退后进行。造影常表现为主导管呈腊肠状扩张不整，局部可狭窄，在导管系统可见造影剂充盈缺损，这种充盈缺损即所谓的阴性涎石。对于已确诊为涎石病者，不宜做唾液腺造影，以免将涎石推向导管后部或腺体内。

【诊断与鉴别诊断】

1. 诊断要点 进食时颌下腺肿胀及伴发疼痛，导管口红肿、溢脓，触诊下颌下腺肿大、质硬，双合诊可扪及导管内结石，X 线平片示阳性结石或下颌下腺造影导管系统扩张不整及阴性结石表现。

2. 鉴别诊断

（1）与下颌下腺肿瘤的鉴别：下颌下腺肿块呈渐进性增大，无进食肿胀或排出涎石的病史，挤压腺体分泌多清亮，B超、造影检查显示占位性改变。

（2）与下颌下淋巴结炎的鉴别：下颌下淋巴结炎表现为反复肿大，但与进食无关，挤压腺体分泌正常。下颌下淋巴结位置表浅，易扪及，活动、压痛，原发病灶清除后下颌下淋巴结炎亦消退。

（3）与下颌下间隙感染的鉴别：下颌下间隙感染的患者常有牙痛史并能查出病原牙，颌下区肿胀呈硬性浸润，皮肤潮红并可出现凹陷性水肿，下颌下腺导管分泌可能减少，但唾液正常，无涎石阻塞症状。

【治疗】

1. 治疗原则 病变早期经确诊的较小涎石可用按摩法促使其排出，病变可痊愈。位于主导管前段的涎石，可经口底切开摘除涎石后痊愈。对于导管后端近腺体或腺体内涎石、多发性涎石、导管涎石摘除后下颌下腺仍反复肿胀及慢性纤维化的患者，常需切除下颌下腺治疗。中医药治疗本病，对肿胀、疼痛的消除有较好的作用，对小涎石的排出也有一定的疗效，并能改善全身症状。

2. 中医辨证论治

（1）热毒上攻证

证候：颌下区肿胀明显、疼痛，进食后肿痛渐消；全身或见发热，口渴；舌红，苔黄，脉数。

治法：清热解毒，活血消肿。

方药：普济消毒饮加味。

方解：方中黄芩、黄连清热泻火，祛上焦热毒。牛蒡子、连翘、薄荷、僵蚕辛凉疏散风热；玄参、马勃、板蓝根清热解毒；甘草、桔梗清利咽喉；陈皮理气；升麻、柴胡疏散风热。

加味：热盛，加生石膏；便秘，加大黄、芒硝；若已成脓，加皂角刺；若颌下硬痛，加夏枯草、贝母等。

（2）痰热蕴结证

证候：颌下区肿核，触之稍硬，疼痛，灼热，进食后肿痛不能消退；全身或见发热，便秘；舌质红，苔黄腻，脉滑数。

治法：清热化痰，活血消肿。

方药：仙方活命饮。

方解：方中金银花清热解毒，消散疔疮；当归、赤芍、乳香、没药、橘皮行气通络，活血散瘀；白芷、防风疏风解表，散结消肿；皂角刺通行经络；天花粉、贝母清热化痰排脓；酌加甘草调和诸药。

3. 西医治疗

（1）保守治疗：很小的涎石可采取保守治疗。适量服用一些酸性饮料，或进食一些酸性水果，或口含蘸有柠檬酸的棉签或果味维生素 C 片，或口服 1% 毛果芸香碱 3～5 滴等促使唾液分泌，小的涎石有望自行排出。

（2）手术治疗

①切开取石术：适用于能扪及，相当于下颌第二磨牙以前部位的涎石。术后可用催唾剂，以促进唾液分泌，使导管畅通。

②下颌下腺切除术：适用于导管后端接近腺体或腺内涎石、多发性涎石、下颌下腺反复感染或继发慢性硬化性下颌下腺炎，需切除下颌下腺。

4. 其他治疗

（1）排石验方：金银花、连翘、蒲公英、山豆根、玄参、麦冬、僵蚕、大青叶、板蓝根、生甘草。每日 1 剂，煎汤饮服。

（2）局部按摩：对于涎石较小，或涎石位置在下颌第二磨牙以前者，可用局部按摩法，促使涎石从导管口排出。

【预防与调护】

1. 养成良好的饮食习惯和口腔卫生习惯。
2. 急性感染时需注意休息，多饮水，给予流食或半流质饮食。
3. 平时局部按摩，以利涎石排出。
4. 适量服用一些酸性食物，以利唾液分泌和涎石排出。

【预后】

本病的预后随病变的部位、程度、下颌下腺功能状态和有无邻近组织感染而不同。

第四节　涎石病

涎石病（sialolithiasis）是指发生在唾液腺导管和腺体内的结石，它可导致唾液排出受阻，继发炎症改变的一系列病变。该病常见于下颌下腺，约占整个涎石病的 80% 以上；其次为腮腺，约占 10%；舌下腺和小涎腺极少发生。

涎石病可见于任何年龄，以中青年为多见，40～50 岁年龄组约占 40%，30～40 岁年龄组约占 30%，20～30 岁年龄组占 20%，儿童少见。男性略多于女性，男女之比约 1.5∶1。病史短者数日，长者几年甚至几十年。涎石多为单发，也有多发，大小悬殊较大，小者如细砂粒，甚至肉眼难辨，大者如枣核。

【病因病理】

涎石形成的原因目前尚不十分清楚，经有些学者研究认为，可能与以下因素有关。

1. 与某些局部因素有关　如异物、炎症、脱落上皮细胞等各种原因造成的唾液滞留。

2. 与机体无机盐代谢紊乱有关　临床上可见部分涎石病的患者同时患有全身其他部位的结石。

下颌下腺为混合腺体，分泌的唾液富含黏蛋白较腮腺分泌液黏滞，钙的含量也高出 2 倍，钙盐容易沉积；下颌下腺导管自下向上走行，腺体分泌液逆重力方向流动，且导管长，全程较曲折，该解剖结构使唾液易于淤滞，导致结石形成。

涎石主要由无机盐和有机物组成。无机盐主要为磷酸钙、碳酸钙和少量的镁、铁、铜、锌。有机物占 1/3，主要由糖蛋白、黏多糖、上皮细胞碎屑、胆固醇等组成。涎石形成后阻塞导管，可致管壁糜烂，上皮增生，唾液滞留，并继发感染。

【临床表现】

小的涎石一般不造成涎腺导管阻塞，无任何症状。当导管阻塞时则可出现唾液排出障碍，并可出现继发感染的一系列症状及体征。最常见的症状是进食性肿胀，进食时短时间内腺体肿大，患者自觉胀感及疼痛。疼痛有时剧烈，呈针刺样痛，称为"涎绞痛"，可反射性引起同侧舌或舌尖痛，并放散至同侧耳内，导管后部的涎石合并感染时可引起咽痛。停止进食后，腺体肿胀开始消退，疼痛也随之消失，反复发作。但有些涎石阻塞严重的患者，腺体肿胀可持续存在，腺体变硬，导管口黏膜红肿，挤压腺体可见少量脓性或胶冻状的分泌物自导管口溢出。肿胀消退时导管口的分泌物呈混浊状。双手触诊可及肿大的腺体，顺导管走行方向可扪到小硬块，有压痛感。舌下腺结石临床可见口底舌下腺肿大伴疼痛，急性炎症化脓时可形成口底脓肿，触及时有波动感。

【实验室及其他检查】

对涎石病的确诊应做 X 线检查。涎石由于钙化程度高，可阻挡 X 线，X 线片上常能显示涎石发生的部位及形态大小，称为"阳性结石"。当钙化程度低时，X 线则能够透射结石，由此不能显示出的结石称为"阴性结石"。

临床上对疑似有结石的患者拍 X 线片而不能显示阳性结石的，可做唾液腺造影检查。

【诊断与鉴别诊断】

1. 诊断要点

（1）有进食时反复肿胀史。

（2）可扪及主导管内结石。

（3）X 线检查显示出阳性结石。

（4）造影检查显示出阴性结石。

2. 鉴别诊断

（1）与其他原因引起的阻塞性唾液腺炎的鉴别：因主导管狭窄及异物引起的阻塞性唾液腺炎（慢性下颌下腺炎或慢性腮腺炎），临床表现及唾液腺造影与涎石病很相似，但 X 线检查无阳性结石。

（2）与舌下腺肿瘤的鉴别：舌下腺肿瘤无进食肿胀史，绝大多数无导管阻塞症状，但亦有极少数患者因肿瘤压迫而出现导管不完全阻塞症状，X 线检查无阳性结石，造影检查可能有主导管受压移位，但无阴性结石。

（3）与下颌下淋巴结结核的鉴别：淋巴结结核可出现钙化，X 线片上可见阻射影，但位置多不在主导管走行区，造影显示无主导管扩张，无进食时反复肿胀史，往往有肺结核病史，拍胸片可见结核钙化灶。

【治疗】

1. 治疗原则　涎石病的治疗原则，除很小的结石用保守疗法如进酸性饮料或食物以促进唾液分泌、局部按摩促使涎石排出外，大多需手术摘除。

2. 手术疗法

（1）下颌下腺导管涎石摘除术：适用于能扪及、相当于下颌第二磨牙以前部位的唾液腺结石。患者取坐位，舌神经局部阻滞麻醉，在结石后方用缝线穿过并牵拉提起主导管，以防结石向后滑。沿主导管方向切开黏膜及黏膜下组织，钝性分离显露主导管，切开导管取出涎石，冲洗缝合。也可行导管再通术。部分患者术后又形成新的涎石，这可能与涎石形成的原因未被阻断有关，再次手术需切除腺体。

（2）腮腺导管涎石摘除术：位于主导管前段的涎石，局麻下口内颊黏膜做切口，用缝线阻断结石后方以防结石向后推移，摘除结石。位于主导管后部的结石，在相应的皮肤做切口，摘除结石。对于腺体内的结石需做保留面神经的腺体切除术。

目前在临床已使用唾液腺内镜于腺体涎石摘除术中，属于一种微创手术。

（3）腺体切除术：涎石位于腮腺腺体或下颌下腺腺体内，继发慢性唾液腺炎，反复发作，腺体萎缩，功能低下者，需做腺体切除术。

（4）超声碎石治疗：超声碎石已广泛应用于肾及尿道结石。根据相同原理应用于唾液腺涎石的治疗已有临床报道，效果良好。

【预防与调护】

1. 保持口腔卫生，多饮水。
2. 饮食多样化，注意荤素搭配。
3. 手术患者，注意面神经、舌神经的功能恢复。

【预后】

本病及时处置并保持良好的生活习惯，一般预后良好。个别患者手术后可能出现神经功能缺损。

第五节　舍格伦综合征

舍格伦综合征（sjögren's syndrome）也称干燥综合征，是一种以外分泌腺高度淋巴细胞浸润的自身免疫病。其特征表现为外分泌腺的进行性破坏，导致黏膜及结膜干燥，涎腺肿大，并伴有各种自身免疫病。病变限于外分泌腺本身者，称为"原发性舍格伦综合征"；同时伴有其他自身免疫病，如类风湿关节炎、系统性硬皮病、系统性红斑狼疮等，称为"继发性舍格伦综合征"。本病90%发生在中老年女性，病程长，恶变率极低。

本病在中医学中尚无与之相对应的病名，属中医学"燥证"范畴。

【病因病理】

1. 中医病因病机　该病以口鼻、双目干燥为主症，阴虚内热、气虚失运、血瘀津亏、燥盛成毒是本病的致病因素，虚、瘀、毒相互交结是病理关键，燥的发生与内伤脏腑有关。

（1）阴津亏虚：先天不足，或失治误治均可导致津伤燥热，阴液亏虚，精血不足，津不上承，清窍失于濡养而发为本病。

（2）气虚血瘀：情志所伤，劳倦过度，或久病失养，正气被耗，气虚体弱，病久瘀血阻络，血脉不通而发为本病。

2. 西医病因病理　本病确切病因和发病机制尚不十分明确，根据一些研究结果表明，与以下因素有关：

（1）免疫系统的异常：舍格伦综合征患者体内可检测出多种自身抗体如抗核抗体、类风湿因子、抗 RNP 抗体、抗 SSA 抗体、抗 SSB 抗体等，反映了 B 淋巴细胞本身的功能高度亢进和 T

淋巴细胞的抑制功能低下。

（2）病毒性疾病改变细胞表面的抗原性：近年研究发现，EB 病毒、柯萨奇病毒和反转录病毒在该病的发病概率明显增高，50% 舍格伦综合征患者的腮腺液中可培养出 EB 病毒（正常人 EB 病毒为 20%），病毒感染后激活 B 细胞活化，产生抗体，引起本病发生。

（3）遗传因素：有研究认为，本病有遗传倾向性。原发性舍格伦综合征患者的家庭成员较正常人群更易患自身免疫病或出现血清学上的异常。

【临床表现】

1. 主要症状

（1）口腔干燥：患者表现为唾液量少，口腔黏膜干燥，口腔检查时口镜与口腔黏膜黏着不能滑动，口底唾液池消失，舌背丝状乳头萎缩。进干食需水送下，腮腺导管口几乎无分泌或仅有少量混浊黏稠液体分泌，影响说话、进食、吞咽等动作。较重者感舌、颊及咽喉部灼热，口腔发黏，味觉异常。唾液分泌减少后口腔自洁作用下降，龋齿泛发，唇干，舌燥，乳头萎缩，口腔内白色念珠菌增殖。

（2）眼部症状：眼干少泪或无泪，眼内持续性异物感，干涩烧痛，羞明畏光，视力下降，刺激眼部及情绪反应时均不能流泪，球睑结膜充血，睑缘干红脱屑，眼眵多，泪腺时有肿大。

（3）涎腺肿大：以腮腺变化最为常见，也可伴见下颌下腺、舌下腺肿大。腮腺反复肿大或持续性肿胀，呈局限性、弥漫性、中等硬度，有的呈结节状，边界不清，表面光滑与周围组织无粘连。部分患者因涎腺导管口逆行感染而红肿流脓。

（4）关节疼痛：关节疼痛肿胀变形，以小关节为主，约占 50% 的患者伴有类风湿关节炎，病变多从 1 ～ 2 个关节开始，渐而累及其他关节，主要侵犯膝和肘关节，为自限性，不引起关节畸形。

2. 其他症状

（1）高热（持续高热 38 ～ 40℃）或不规则低热。

（2）其他黏膜干燥。如鼻干出血结痂；咽干音哑影响发声说话；阴道干燥影响正常性生活。

（3）皮肤干燥。由于汗腺分泌不足，皮肤干燥脱屑，毛发干枯无光泽。

（4）由于食管、支气管黏液腺萎缩，出现胃酸缺乏性胃炎、肺炎、肺不张、肺纤维化。

（5）其他脏器异常，包括肝、肾功能异常，末梢神经炎，多发性肌炎，桥本甲状腺炎等。

【实验室及其他检查】

1. 泪腺功能检查 施墨试验，用 5mm×35mm 的滤纸两条，置于睑裂内 1/3 和中 1/3 交界处，闭眼夹持 5 分钟后检查滤纸湿润长度，低于 5mm 则表明泪液分泌减少。

2. 唾液分泌检查 可用收集器专门收集腮腺唾液或简单地收集全唾液，最简单的方法是取 5g 白蜡请患者咀嚼 3 分钟，全唾液量低于 3mL 为分泌减少。

3. 免疫学检查 可见 ESR 加快，γ 球蛋白增高，血清 IgG 明显增高，IgM 和 IgA 可能增高，自身抗体，如类风湿因子、抗核抗体、抗 SSA、抗 SSB 抗体可能阳性。

4. 腮腺造影 为舍格伦综合征主要诊断方法之一。主要表现为唾液腺末梢导管扩张，排空功能减退。

5. 唇腺活检 主要表现为腺小叶内淋巴、浆细胞浸润，腺实质萎缩，导管扩张，导管细胞化生。

【诊断与鉴别诊断】

1. 诊断要点

（1）口干，影响进食。腮腺导管口几乎无分泌或仅有少量混浊黏稠液体分泌。

（2）眼干，无泪或少泪，结膜充血发红，裂隙灯检查角膜荧光着色。

（3）类风湿关节炎，以四肢末端小关节肿大、变形为主。

（4）组织学检查与功能测定证实，唾液腺受侵，分泌功能低下。

2. 鉴别诊断

（1）与慢性化脓性腮腺炎的鉴别：慢性化脓性腮腺炎表现为一侧或双侧腮腺反复肿大，急性发作时局部可有红肿疼痛，导管口可有脓性分泌物，X线表现与舍格伦综合征近似。

（2）与嗜伊红细胞淋巴肉芽肿的鉴别：嗜伊红细胞淋巴肉芽肿好发于腮腺，伴有局部皮肤瘙痒，皮肤变硬变粗，潜在淋巴结肿大。涎腺造影显示为良性肿瘤，末梢导管无点状扩张。末梢血中嗜酸性粒细胞增加。

【治疗】

1. 治疗原则　本病目前尚无有效的根治方法，中医药针对本病致燥的根本原因，拟订治疗方案，可缓解病情，阻止疾病进程，缩短病程。西医在治疗上根据患者不同的症状、病情的严重程度、实验室检查结果，选择性应用免疫调节剂、免疫增强剂，以改善微循环及对症治疗等。

2. 中医辨证论治

（1）阴津亏虚证

证候：口干咽燥，口渴不欲多饮，或饮不解渴，进干食需水送下，夜间尤甚，面色潮红，视物昏花，声音嘶哑，干咳少痰，五心烦热，失眠头晕，大便干结；舌体瘦干，少苔或无苔，或有裂纹，脉细数。

治法：滋阴生津。

方药：一贯煎合杞菊地黄汤加人参、黄芪。

方解：人参、黄芪、山药补脾益气生津；生地黄滋阴、补肾、填精、养血，补益肝肾；山茱萸补养肝肾；北沙参、麦冬、当归、枸杞子益阴养血；川楝子、泽泻行气利湿泄浊，防补益之品滋腻恋邪；牡丹皮清泻相火。

加味：眩晕者，加天麻、珍珠母；涎腺肿大者，加夏枯草、浙贝母、丹参；关节疼痛者，加木瓜、鸡血藤、牛膝；咽干、咽痛者，加玄参、桔梗、天冬；骨蒸潮热者，加地骨皮、青蒿、鳖甲。偏于肺阴虚者，百合固金汤加减；偏于脾胃阴虚者，益胃汤合玉女煎加减。

（2）气虚血瘀证

证候：两颊肿大，口干咽燥，饮不解渴，头晕目眩，目干涩无泪，畏光眼红，皮肤发斑色暗，肢体末端遇寒后发白青紫；舌质青紫或淡暗，有瘀点，少津，脉细涩。

治法：益气活血化瘀。

方药：补阳还五汤加味。

方解：方中重用黄芪大补脾胃之元气，令气旺血行；当归尾活血化瘀；川芎、赤芍、桃仁、红花助当归活血化瘀；地龙通经活络。

加味：手足心热加地骨皮、玄参；两胁胀痛加郁金、川楝子；咽干加射干、桔梗、葛根。

3. 西医治疗　本病尚无有效的根治办法，主要是对症治疗。

（1）全身用药

①适量应用免疫抑制剂，如氯化喹啉、泼尼松、雷公藤多苷等。

②有文献报道用胸腺素 4mg，隔日肌内注射 1 次，2～3 个月为 1 个疗程，可取得较好疗效。

③也可选用生脉散、丹参注射液静脉滴注。

（2）局部用药

①人工泪液（3% 甲基纤维素溶液）：点眼，每日 4 次。

②人血浆纤维蛋白眼液：将人血浆纤维蛋白粉 1 支稀释于 1 支氯霉素眼药水中摇匀备用，注意 1 周内用完，每次用后放入冰箱内保存。

③人工唾液（1% 甲基纤维素溶液）：涂布口腔，可增加口腔表面湿润和润滑作用，缓解不适，每日 4 次。

④4% 碳酸氢钠液：口腔含漱。

（3）手术治疗：涎腺肿大呈结节状需手术切除，以防恶变。

4. 其他治疗

①眼干：用珍珠明目液滴眼，每日 3～4 次。

②眼红：用复方黄芩眼药水滴眼，每日 3～4 次。

【预防与调护】

1. 该病起病隐袭，易被忽视，因此要早发现、早诊断、早治疗。

2. 避免劳累，预防感冒，勿使诸症加重。

3. 注意口腔卫生，预防龋病发生；应用抗菌药物漱口，以防继发感染。

【预后】

本病病程长，难以根治，但属良性疾病，大多能够控制而得到缓解，极少数可恶变，注意防范。

附：2002 年舍格伦综合征国际分类（诊断）标准

（一）口腔症状

3 项中有 1 项或以上：①每日持续口干 3 个月以上。②成人后腮腺反复或持续肿大。③吞咽干性食物需用水帮助。

（二）眼部症状

3 项中有 1 项或以上：①每日感到不能忍受的眼干持续 3 个月以上。②感到反复的沙子进眼或沙砾感。③每日需用人工泪液 3 次或 3 次以上。

（三）眼部体征

下述任何 1 项或 1 项以上阳性：①施墨试验（≤5mm/5min）。②角膜荧光染色（＋）（≥4，Van Bij sterveld 积分法）。

（四）组织学检查

唇腺淋巴细胞浸润灶 ≥ 1（指 4mm 组织内至少有 50 个淋巴细胞聚集于唇腺间质者为一灶）。

（五）唾液腺受损

下述任何 1 项或 1 项以上阳性：①未刺激唾液流率阳性（ ≤ 1.5mL/5min）。②腮腺造影阳性。③唾液腺同位素检查阳性。

（六）自身抗体

抗 SSA、抗 SSB 阳性（双扩散法）。

舍格伦综合征在无任何潜在疾病的情况下，有下述 2 条即可诊断：①符合上述分类标准项目中的 4 项以上，但必须含有第四项（组织学检查）和（或）第六项（自身抗体）。②第三、四、五、六项中任 3 项阳性。

继发性舍格伦综合征患者有潜在的疾病（如任一种结缔组织病），而符合上述标准项目中第一、二项中的任何 1 项，同时符合第三、四、五项中的任何 2 项即可诊断。

第八章
口腔颌面部感染

扫一扫，查阅本章数字资源，含PPT、音视频、图片等

口腔颌面部感染（infection of maxillofacial region）是因致病微生物侵入颌面部软、硬组织并繁殖，而引起的机体一系列炎症反应。口腔颌面部的生理解剖结构特点，感染的发生、发展和预后有其特殊性。

口腔颌面部位于消化系统与呼吸系统的起始部，有丰富的淋巴和血液循环；口腔、周围各腔隙以及口腔组织固有的特殊解剖结构和温湿度环境，均有利于细菌的滋生与繁殖。牙齿发生龋病、牙髓病、根尖病及牙周病时，如未得到及时、有效的控制，病变继续发展，会引起与之相连的牙槽骨、颌骨及周围软组织的炎性改变。另外，面部皮肤大量的毛囊、皮脂腺、汗腺也有利于细菌的寄居和繁殖，口腔颌面部还存在许多潜在的、相连的、富含疏松结缔组织的筋膜间隙，其上达颅底，下至纵隔。此外，面颈部有丰富的淋巴结，当机体受到内、外因素的影响，导致全身抵抗力下降时，容易造成颌面部感染、颌面部蜂窝织炎以及区域性淋巴结炎的发生，严重的可经血液循环引起颅内感染（颌面部的静脉缺少瓣膜或瓣膜不全，感染可与颅内海绵窦相通）。儿童由于其淋巴结发育尚未完善，感染易穿破淋巴结被膜，形成结外蜂窝织炎。口腔颌面部感染的途径主要有以下几个方面：

1. 牙源性 病原菌通过病变牙或牙周组织病变进入人体内发生感染者，称为牙源性感染。其中以牙体病、牙周病、智齿冠周炎引起的较常见。因此，临床上牙源性感染是引起口腔颌面部感染的主要来源。

2. 腺源性 病原菌通过口腔、呼吸道的感染，引起面颈部淋巴结的炎症改变，淋巴结感染又可穿过淋巴结被膜向周围组织扩散，引起筋膜间隙的蜂窝织炎。

3. 损伤性 损伤使病原菌侵入，从而引起感染。

4. 血源性 机体其他部位的化脓性病灶，通过血液循环引起口腔颌面部感染。

5. 医源性 口腔医务人员在临床操作过程中，由于消毒不严或违反临床操作规程而引起继发感染。

第一节　智齿冠周炎

智齿冠周炎（pericoronitis of third molar）是指智齿（第三磨牙）萌出不全或阻生时，牙冠周围软组织发生的炎症。临床上以下颌智齿冠周炎最常见，上颌第三磨牙也可发生，但症状一般较轻。本病多发于 18 ～ 25 岁的青年。初期表现为磨牙后区胀痛不适，咀嚼、吞咽、开口活动时加重，继续发展时疼痛可放射至颞部神经分布区，甚至炎症可直接蔓延或由淋巴管扩散，引起邻近组织器官或筋膜间隙的感染，严重时形成骨膜下脓肿、下颌第一磨牙区黏膜瘘、面颊瘘以及骨坏死。

本病属于中医学"牙痈""合架风""尽牙痈""角架风"范畴。

【病因病理】

1. 中医病因病机 中医学认为，智齿冠周炎系内有胃火，加之外有毒热，外热引动内火，循经集聚于牙咬处，气血壅塞，热盛化腐成痈而致。

（1）风热外袭：牙龈分属于足阳明胃经和手阳明大肠经，阳明经风火凝结，加之内热灼津，风热之邪循经上行，集聚牙咬处而致本病发生。

（2）胃肠蕴热：平素饮食不节，过食辛辣炙煿厚味，胃肠蕴热，循经上炎，气血壅滞，热灼血腐，化脓成痈而致本病发生。

2. 西医病因病理

（1）人类种系在发生和演化过程中，随着食物种类的变化，带来咀嚼器官的退化，造成颌骨长度与牙列所需长度的不协调。下颌第三磨牙是牙列中最后萌出的牙，因萌出时位置不足，可导致程度不同的阻生，引起牙列中最后萌出的下颌第三磨牙位置异常。

（2）智齿萌出不全时，牙冠部分外露，部分为牙龈所覆盖，牙冠与龈瓣之间形成一个狭窄的袋形间隙——盲袋。盲袋成为滞留食物残渣、渗出物及细菌的天然场所，且很难通过漱口及刷牙将其清除（图8-1）。

（3）智齿牙冠部覆盖牙龈在咀嚼食物时易损伤，咀嚼食物时对牙龈组织造成创伤，局部防御屏障被破坏，引起冠周感染。此外，上呼吸道感染、睡眠不足、过度疲劳、妇女月经期及其他原因使机体抵抗力下降时，均易引起冠周炎急性发作。致病菌多为葡萄球菌和链球菌及其他口腔细菌，特别是厌氧菌。

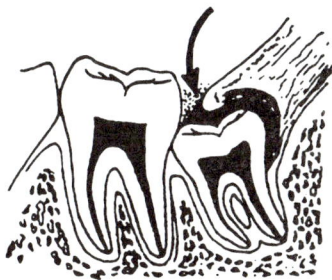

图8-1 智齿阻生引起的盲袋

【临床表现】

1. 早期 在急性炎症早期一般没有全身症状，局部龈瓣充血，轻度肿胀。患者自觉局部疼痛，咀嚼时刺激冠周肿胀的牙龈可引起疼痛，因而不敢用患侧咀嚼。

2. 炎症肿胀期 炎症迅速发展，患者可以出现发热寒战、食欲不振、便秘等全身反应。智齿冠周牙龈和软组织红肿疼痛明显，疼痛剧烈时可反射到耳颞部。由于咀嚼肌受到炎症刺激可引起反射性疼痛而致开口困难，并见颌下淋巴结肿大，活动并有压痛。患侧面部肿胀明显，冠周牙龈和软组织形成脓肿，龈袋溢脓。

3. 炎症扩散期 如果炎症继续发展，当形成骨膜下脓肿后，炎症可直接向邻近软组织及颌周间隙扩散，一般多侵及翼颌间隙、咽旁间隙、嚼肌下间隙。有时会形成颊部皮下脓肿，穿透皮肤形成经久不愈的慢性瘘管（图8-2）。

4. 慢性期 急性智齿冠周炎末期未彻底治愈可转变为慢性过程，临床表现为冠周软组织轻度水肿，龈袋内可有少量脓性分泌物。如果发生在面颊部可有慢性瘘管形成，瘘管口会有红色的肉芽组织，全身可伴有低热。有些患者可发生下颌骨边缘性骨髓炎。

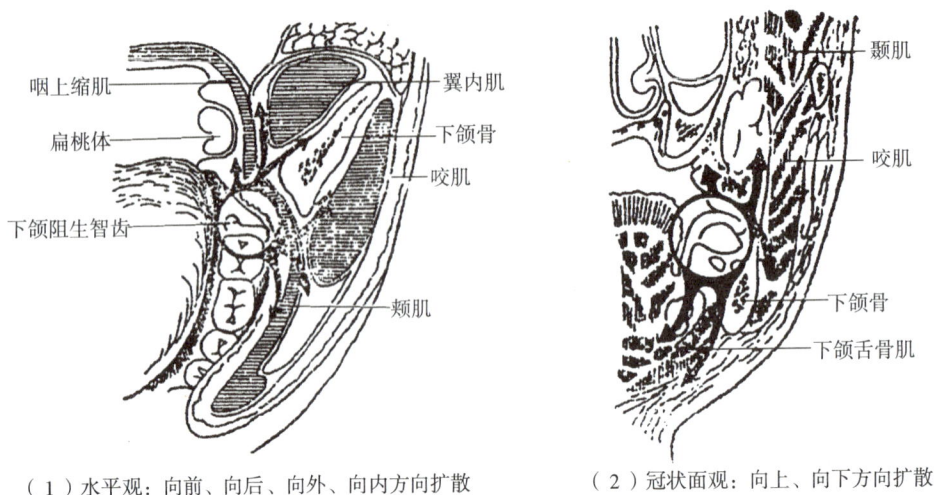

（1）水平观：向前、向后、向外、向内方向扩散　　　（2）冠状面观：向上、向下方向扩散

图 8-2　智齿冠周炎感染扩散途径

【实验室及其他检查】

1. 血常规检查　一般实验室检查无明显异常，有时会出现白细胞计数略有升高以及中性粒细胞比例的升高。

2. X 线检查　X 线检查可见智齿未完全萌出或位置异常，有些慢性智齿冠周炎的 X 线片可见骨质透射区，为病理性骨袋影像。

【诊断与鉴别诊断】

1. 诊断要点

（1）患者有局部疼痛并向耳颞部放射、张口受限、咀嚼困难等病史和临床体征。

（2）局部检查或结合 X 线检查有阻生智齿或智齿未完全萌出的情况。

（3）检查牙冠周围软组织有红肿，牙龈有溃烂、出血，盲袋压之溢脓，患侧淋巴结肿大、压痛等。

2. 鉴别诊断

（1）与邻近牙的牙髓炎疼痛的鉴别：牙髓炎有自发痛、冷热刺激痛，夜间疼痛加重，其疼痛经对症治疗后可减轻。

（2）与第一、第二磨牙急、慢性根尖炎及牙周组织病变形成的牙龈肿胀与瘘的鉴别：第一、第二磨牙的急、慢性根尖炎及牙周组织病变引起的肿胀或瘘，病灶牙叩诊疼痛或牙齿有松动，X 线检查可见病灶牙根尖部局限阴影。智齿冠周炎导致的脓肿或瘘，X 线片可见智齿冠周至下颌第一、第二磨牙区骨质透射区或病理性骨袋的存在。

（3）与下颌第三磨牙区软组织及骨组织的良、恶性肿瘤的鉴别：良、恶性肿瘤为实性肿块，并且经全身及局部抗感染治疗后，肿胀不见消退。智齿冠周炎经对症治疗后，肿胀可消退。

【治疗】

1. 治疗原则　智齿冠周炎急性期以消炎、镇痛、建立引流及对症处理为主。慢性期以去除病因为主，切除盲袋或拔除患牙。采取局部与全身治疗相结合、内治与外治相结合的原则，特别要重视局部治疗。

2. 中医辨证论治

（1）风热外袭证

证候：多见于病发初期，全身及局部症状均较轻。智齿周围软组织轻微红肿，探痛，盲袋内可有少许溢脓或有咀嚼疼痛，头痛低热，全身不适，口渴；舌质微红，舌苔黄，脉数。

治法：疏风清热，消肿止痛。

方药：银翘散合清胃散加味。

方解：金银花、连翘辛凉透表、清热解毒；薄荷、牛蒡子疏散风热、清利头目；升麻、荆芥、淡豆豉辛温发散助诸药发散表邪，宣达郁遏之伏火；竹叶、芦根清热生津；黄连清泻胃热；生地黄、牡丹皮凉血滋阴；当归养血和血。

加味：口渴者，加天花粉、芦根；疼痛严重者，加川芎、白芷。

（2）胃肠蕴热证

证候：牙龈肿痛剧烈，牵涉耳颞部及腮颊，盲袋内溢脓，舌根及咽部肿痛，甚至吞咽困难，张口受限，颌下淋巴结肿大、压痛，口渴，便秘；舌红，苔黄腻，脉滑数。

治法：清泻胃火，凉血消肿。

方药：清胃散合仙方活命饮加味。

方解：黄连、金银花清热解毒，消散疔疮；当归、赤芍、乳香、没药、橘皮行气通络，活血散瘀；白芷、防风疏风解表，散结消肿；穿山甲（现用代用品，下同）、皂角刺通行经络；天花粉、贝母清热化痰排脓；生地黄、牡丹皮凉血滋阴；当归养血和血；酌加甘草调和诸药。

加味：大便秘结者，加大黄、芒硝；肿痛甚者，加蒲公英、紫花地丁、夏枯草、栀子；脓流不畅者，加皂角刺。

3. 西医治疗

（1）冠周盲袋冲洗上药：局部用生理盐水、1%～3% 过氧化氢溶液、0.1% 洗必泰液冲洗盲袋。拭干后，以探针蘸 2% 碘酒、碘甘油上入盲袋内，每日 1～3 次；或使用盐酸米诺环素（派丽奥软膏）均匀涂布在盲袋内壁。也可给予复方氯己定、朵贝尔氏液等口腔含漱剂漱口。

（2）局部炎症及全身反应较重：给予足量、有效的抗生素口服或静脉滴注治疗，疼痛较剧烈者给予镇痛药物。

（3）脓肿切开引流：对已形成的脓肿，波动感明显或穿刺抽出脓液的需切开引流，脓腔较大的，切开后放置引流条引流。

（4）切除龈瓣：智齿位置正常或能够正常萌出，并且有对牙者，待炎症消退后，可以采用牙龈切除术或调磨对牙等处理办法。

（5）拔除智齿：智齿位置不正，并且不能正常萌出的阻生智齿，需拔除。伴有面颊瘘者，在拔除病灶牙的同时，需对瘘管进行切除，皮肤瘘口进行修整缝合。

4. 其他治疗

（1）外治法

①外敷药：取金黄散加芒硝和匀，水调适量敷患处，有清热解毒、消肿止痛之功效。

②含漱剂：菊花、金银花、玄参、紫花地丁、花椒、冰片、白芷等，或白矾、食盐、风化硝等水煎，取汁漱口，有清热解毒、消肿止痛之功效。

③局部吹药：患处吹入冰硼散或六神丸（研末）以消肿止痛。

（2）针灸疗法

①体针：选取合谷、颊车、地仓、大迎、下关、翳风、内庭、听会等穴位。每次选 2 穴，泻

法，留针 20 分钟。

②耳针：选取神门、下颌等穴位，强刺激，留针 20 分钟。

【预防与调护】

1. 注意口腔卫生，饭后要漱口，睡前要刷牙。

2. 智齿萌出时要进软食或流质食物，并用淡盐水漱口，避免辛辣食物与硬质食物对病灶部位的不良刺激。

3. 阻生智齿消炎后及时拔除。

【预后】

智齿冠周炎如能及时治疗，一般 5 ～ 7 天可痊愈。如果治疗不及时或采取措施不当，炎症扩散，可造成严重后果。阻生智齿在急性炎症控制后如不能尽早拔除，可使炎症反复发作，迁延不愈。

第二节　口腔颌面部间隙感染

口腔颌面部间隙感染（facial space infection of maxillofacial region）是指颌面部、面颈部、口咽部各筋膜间隙内所发生的化脓性炎症的总称。这些感染均为继发性的，局限于某一局部的称为"脓肿"，弥散于某一间隙中的称为"蜂窝织炎（celluitis）"。口腔颌面部临床意义较大的间隙有颞间隙、颞下间隙、眶下间隙、嚼肌间隙、颊间隙、下颌下间隙、翼下颌间隙、咽旁间隙、舌下间隙、颏下间隙和口底多间隙，共 11 大间隙。这些被筋膜包裹、富含疏松结缔组织和脂肪组织的潜在间隙相互连通，致病菌引起感染后，很容易在其间发展，造成炎性浸润，致软组织肿胀隆起。当间隙内的脂肪组织发生变性后，可形成脓肿或蜂窝织炎。蜂窝织炎或脓肿常波及数个间隙，导致多间隙感染，引起张口受限、吞咽及呼吸困难等临床症状。严重时，炎症会沿组织内的血管、神经束扩散，引起海绵窦血栓性静脉炎、败血症、脓毒血症、脑脓肿等并发症，并可危及患者的生命。口腔颌面部间隙感染常为混合性感染，多为溶血性链球菌、金黄色葡萄球菌引起的化脓性感染，或为厌氧菌引起的腐败坏死性感染。

本病属于中医学"痈""疽"等范畴。

【病因病理】

1. 中医病因病机

（1）风热外袭：外感风、火、暑、燥等阳邪，热毒蓄积于局部，留于经脉，邪正相搏，郁久化毒而成本病。

（2）脾胃积热：过食膏粱厚味、醇酒辛辣，久必化生积热，脏腑蕴热，积热循经上行，凝聚局部，气血失和，血败肉腐而致本病。

值得注意的是，头为诸阳之会，面部血管丰富，妄加挤压或过早切开挑刺均可助火炽甚，邪毒入于营血，而易引起走黄危证。

2. 西医病因病理

（1）口腔颌面部间隙感染的病原菌主要为口腔内的正常菌群，通常为金黄色葡萄球菌、溶血性链球菌、大肠杆菌等，这些细菌可以导致龋病、龈炎和牙周病等疾病。临床上最常见的是牙源性感染（牙体病、根尖周病、牙周病、智齿冠周炎、牙槽脓肿、颌骨骨髓炎等）；其次为腺源性感染（面颈部淋巴结炎、扁桃体炎、腮腺炎、舌下腺炎、下颌下腺炎等），婴幼儿较多见。牙源性感染的临床症状表现较为剧烈，多继发于牙槽脓肿或骨髓炎之后，早期即有脓液形成；腺源性感染炎症表现较缓，早期为浆液性炎症，然后进入化脓阶段，称为"腺性蜂窝织炎"。损伤性、血源性、医源性感染则少见。

（2）几乎所有的口腔颌面部间隙感染均是由多种细菌引起的。牙源性感染大多由需氧和厌氧菌混合感染造成。绝大多数口腔颌面部间隙感染起初由链球菌引起，随着厌氧菌的加入，感染变得持续并且复杂。近来发现，耐药菌株引起的感染日趋增多，如耐甲氧西林金黄色葡萄球菌（MRSA）、耐万古霉素肠球菌（VRE）、耐万古霉素葡萄球菌（VRSA）等。

（3）口腔颌面部各间隙内为疏松结缔组织和脂肪组织，内含血管、神经，外被致密筋膜包裹，各间隙之间互相连通，感染易于发生和扩散。

（4）机体免疫功能低下也是此病发生、发展的重要因素。

【临床表现】

1. 局部症状

（1）化脓性炎症的急性期，局部表现为红、肿、热、痛和功能障碍，以及区域淋巴结肿痛等典型症状。炎症累及咀嚼肌可导致不同程度的张口受限；如病变位于口底、咽旁可有进食、吞咽、语言障碍，甚至呼吸困难。

（2）腐败坏死性蜂窝织炎的局部皮肤呈弥漫性水肿、紫红或灰白色、无弹性，有明显的凹陷性水肿，由于有气体存于组织间隙，故可触及捻发音。

（3）感染的慢性期，由于正常组织破坏后被增生的纤维组织所代替，因此局部可形成较硬的炎性浸润块，并出现不同程度的功能障碍。有的脓肿形成后未及时治疗而自行溃破，则形成脓瘘。

2. 全身症状

（1）全身症状因细菌的毒力及机体的抵抗力不同而有差异，局部反应的轻重不同，全身症状的表现也不同。全身症状包括发热、头痛、全身不适、乏力、食欲减退、尿量减少、舌质红等。

（2）病情较重而时间长者，由于代谢紊乱，可导致水与电解质平衡失调、酸中毒，甚或伴肝、肾功能障碍。

（3）严重感染者，伴有败血症或脓毒血症，可发生中毒性休克。

由于间隙和解剖部位各异，其临床表现也各具特征，颌面部各间隙感染的临床表现见表8-1。

表 8-1　颌面部各间隙感染的临床表现

间隙名称	肿胀部位	症状特点
眶下间隙	上至眼睑，下至上唇，内至鼻翼，外至颧颊部	犬齿凹部突出，剧烈疼痛，鼻唇沟消失，下睑水肿，眼裂变窄
颊间隙	上至颧弓，下至下颌骨下缘，前口唇部，后至嚼肌前缘	张口受限，颊黏膜肿胀明显，向口内突出，常有牙齿咬痕
嚼肌间隙	前至颊部，后至耳垂，上至颧弓，下至下颌骨下缘	下颌角上部肿胀最突出，严重牙关紧闭，不易扪及波动感，常需借助穿刺诊断脓肿形成
翼颌间隙	翼下颌皱襞处明显，下颌角后下轻度肿胀	局部跳痛及牙关紧闭

续表

间隙名称	肿胀部位	症状特点
颞下间隙	上至颞部，下至下颌骨升支上段，前至颧颊部，后至耳前	深在跳痛，牙关紧闭，可发生错殆，肿胀严重时可有眼裂变窄。表面不易扪及波动感，常需穿刺诊断脓肿形成
颞间隙	上至颅顶，下至颧弓，前至额骨侧方，后至耳郭上方	颞部肿胀最突出，开口困难，咀嚼疼痛
咽旁间隙	咽侧壁区肿胀，上至软腭，向前可至臼后区	吞咽疼痛，张口受限，悬雍垂向健侧推移，软腭有时下垂
颌下间隙	上至下颌骨下缘，下至颈上部，后至胸锁乳突肌，前至颈中线	颌下三角区肿胀突出，下颌骨下缘消失，有时张口受限
舌下间隙	舌下口底区肿胀	口底肿胀突出，舌向上抬高，舌活动受限，言语障碍，严重者可影响呼吸与吞咽
颏下间隙	上至下颌骨颏部，下至舌骨，两侧与颌下区相连	颏下三角区肿胀明显，可有吞咽困难，严重者可伴呼吸困难
口底蜂窝织炎	颏下、舌下间隙甚至两侧颌下部位肿胀并向下扩散至会厌及颈下部	颈前上部肿胀，常有呼吸困难、吞咽困难、张口受限，全身症状严重，如为厌氧菌或产气菌感染可扪及木板样硬或捻发音

【实验室及其他检查】

1. 血常规检查　可见白细胞、淋巴细胞计数升高，中性粒细胞比例上升，核左移。

2. 细菌学检查　通过脓液涂片和细菌培养，可见金黄色葡萄球菌、溶血性链球菌、产气荚膜杆菌、厌氧菌、产气梭形芽孢杆菌、溶解梭形芽孢杆菌等致病菌。

3. 超声波检查　可见脓腔形成的无回声区或低回声区的存在。

4. 穿刺检查　通过穿刺抽取脓液可帮助临床明确诊断。

5. X 线、CT 检查　可发现局部病灶及骨破坏情况。

【诊断与鉴别诊断】

1. 诊断要点　口腔颌面部间隙感染都具有一定的感染源和致病菌，大多表现为受累及部位的红、肿、热、痛，淋巴结肿大、压痛，以及脓肿形成后的疼痛、凹陷性水肿、功能受限等症状。因受累部位、受累程度、累及范围和全身情况的不同，其所表现的临床症状各不相同。根据病史、临床症状和体征，结合局部解剖、白细胞计数及分类计数检查，配合穿刺抽脓等方法，可以做出正确诊断。一般化脓性感染，抽出的脓液呈黄色且稠脓；腐败坏死性感染，脓液稀薄呈暗灰色，常有腐败坏死性恶臭。各间隙感染的诊断要点见表 8-1。

2. 鉴别诊断

（1）与一些生长迅速的颜面部恶性肿瘤，如恶性淋巴瘤、未分化癌的鉴别：这些恶性肿瘤有类似炎症的表现，但其肿胀不固定在某一解剖间隙内，不形成脓肿，且对消炎治疗无效。

（2）与涎腺内淋巴结炎、涎腺导管阻塞引起的潴留性下颌下腺炎和下颌下腺炎鉴别：涎腺内淋巴结炎，超声检查可见腺体内单个或多个肿大的淋巴结影像。涎腺导管阻塞时，X 线或造影检查可见导管内结石。下颌下腺炎无涎石阻塞症状。

【治疗】

1. 治疗原则　根据感染病因的不同、时期的不同，采取全身治疗与局部治疗相结合的方法，主要以中西医结合、内外兼治为治疗原则。其中，西医以提高机体免疫力和针对病原菌采取抗生素治疗；中医以中药外敷配合中药内服进行治疗。

2. 中医辨证论治

（1）风热外袭证

证候：局部红肿，坚硬，麻木，疼痛；全身伴恶寒发热，头痛，口渴；舌红，舌苔薄白而干或薄黄，脉数。

治法：疏风清热，消肿止痛。

方药：五味消毒饮加味。

方解：金银花清热解毒为疮家圣药；蒲公英、紫花地丁、天葵子助君药增加清热解毒之功效；菊花清利头目，疏散风热。

加味：肿硬者，加夏枯草、防风；口渴者，加麦冬、天花粉、生石膏；痛甚者，加延胡索、川楝子。

（2）脾胃积热证

证候：局部见红肿、溃烂，黄白腐物增多，脓液增多，局部灼热或口臭；畏寒高热，食欲不振，大便秘结；舌质红，苔黄腻，脉洪数。

治法：清热凉血，泻火排毒。

方药：仙方活命饮加味。

方解：金银花清热解毒，消散疔疮；当归、赤芍、乳香、没药、橘皮行气通络，活血散瘀；白芷、防风疏风解表，散结消肿；穿山甲、皂角刺通行经络；天花粉、贝母清热化痰排脓；酌加甘草调和诸药。

加味：高热不退，加生石膏、羚羊角；便秘者，加大黄、栀子；疮口不敛、流脓清稀者，加黄芪、茯苓、白术。

3. 西医治疗　早期采用抗生素治疗，以达到控制感染发展和扩散的目的。脓肿形成后，及时切开引流，保持引流通畅。炎症痊愈后，尽早去除感染源。

（1）全身治疗

①抗生素的选择：根据细菌培养和药敏试验选择抗生素，常选择青霉素和链霉素联合应用。大环内酯类、头孢霉素类和喹诺酮类也是常选的药物。合并厌氧菌感染时可加用甲硝唑等药物。

②其他治疗：对于重症患者，应纠正水和电解质失衡，必要时给予氧气吸入，或静脉输入全血或血浆。

（2）局部治疗：注意保持局部清洁，减少局部活动度，避免不良刺激，特别对面部的疖、痈应严禁挤压，以防感染扩散。急性期局部可外敷中草药。

（3）切开引流：口腔颌面部间隙感染脓肿形成后，需及时切开引流，以达到迅速排脓和建立通畅引流的目的。口底多间隙感染病情发展迅速，会出现全身中毒及窒息症状，需早期切开引流，必要时行气管切开，以确保呼吸道通畅，控制病情继续发展。

①切开引流指征：局部疼痛加重，并呈搏动样跳痛；炎症肿胀明显，皮肤表面紧张、发红、光亮；局部有明显压痛点、波动感，呈凹陷性水肿；或深部脓肿经穿刺有脓液抽出。口腔颌面部急性化脓性炎症，经抗生素控制感染无效，同时出现明显全身中毒症状。儿童蜂窝织炎（包括腐

败坏死性），如炎症累及多间隙，出现呼吸困难及吞咽困难者，可以早期切开减压，以迅速缓解呼吸困难，防止炎症继续扩散。结核性淋巴结炎经局部及全身抗结核治疗无效，皮肤发红已近自溃的寒性脓肿，必要时也可行切开引流术。

②切开引流要点：切开时需注意按体位形成自然引流，以使引流道短、通畅。切口尽量位于口腔内部或瘢痕隐蔽处，如切口必须位于颜面部时，需沿皮纹方向切开。切口范围不应过大，以引流通畅为度。切口深度以切开黏膜下和皮下为最佳，以避免损伤血管、神经或涎腺导管。口腔内切开时，需同时吸引脓液，以免发生误吸。引流过程中，切忌手法粗暴，以免引起炎症的扩散。

③引流的放置：一般的感染引流放置碘仿纱条、橡皮条引流，引流条 24 ～ 48 小时更换 1 次。对多间隙感染或腐败坏死性感染，用多孔橡皮管或负压引流。每日更换敷料 1 ～ 2 次，同时使用 3% 双氧水、生理盐水、1 ∶ 5000 高锰酸钾液或抗生素液冲洗脓腔和创口。

④各间隙感染引流切口的设计

颞间隙感染：在发际内颞部皮肤处切开或沿颞肌束分布方向切开。

颞下间隙感染：切口在口腔内，上颌结节外侧黏膜转折处。

眶下间隙感染：切口在口腔前庭，上颌龈颊沟近尖牙和双尖牙区。

嚼肌间隙感染：切口在下颌角下 2cm 处，平行下颌下缘皮肤处。

颊间隙感染：切口在口腔前庭，下颌龈颊沟脓肿位置较低处；或皮肤表面脓肿波动处，沿皮纹切开。

下颌下间隙感染：在下颌下缘下 2cm 处，近下颌下腺区，沿皮肤平行切开。

翼下颌间隙感染：切口可在口内或口外进行。在口腔内，切口位于下颌支前缘稍内侧（受张口限制，目前较少采用）；在口外，沿下颌下缘 2cm 近下颌角皮肤处切开。

咽旁间隙感染：在口内，翼下颌皱襞稍内侧，沿近脓肿波动处纵向切开；在口外，沿下颌下缘 2cm 近下颌角皮肤处切开。

舌下间隙感染：在口腔内，口底黏膜肿胀明显处，沿下颌骨体平行切开。

颏下间隙感染：在下颌骨颏下肿胀明显的皮肤处切开。

口底多间隙感染：在舌骨上、下颌骨颌下区至下颌骨颏下区皮肤处，做倒 T 形广泛切口。

4. 其他治疗

（1）外治法

①中药含漱：金银花、黄芩、薄荷、细辛等煎水含漱。

②外敷：红肿热痛者，外敷金黄散。脓肿破溃久不收口者，可外用生肌玉红膏。

（2）单方、验方：野菊花适量，水煎服；或取鲜品捣烂外敷患处。或鱼腥草适量，水煎服或取鲜品捣烂外敷患处。

（3）针灸疗法

①体针：选取合谷、内庭、足三里、手三里、颊车、外关、曲池等穴。每次选 2 穴，泻法，留针 20 分钟。

②耳针：选取上颌、下颌、屏尖、胃、肾上腺等穴，强刺激，留针 20 分钟。

【 预防与调护 】

1. 保持口腔卫生，增强口腔的保健意识，尽早治疗病源牙，避免挤压、触碰口腔颜面部的疖肿或痈。

2.避免过食辛辣、油腻等刺激性食物，食物以清淡为主。

3.加强锻炼，以增强机体的抵抗力。

【预后】

口腔颌面部间隙感染，通过早期的明确诊断，及时、正确而有效的治疗，一般预后良好。如延误治疗会引起颌骨骨髓炎、全身中毒症状，甚至窒息、肺脓肿和颅内感染等严重并发症，可危及患者生命。

第三节　颌骨骨髓炎

颌骨骨髓炎（osteomyelitis of the jaws）是由细菌感染以及物理和化学因素所引起的颌骨的炎症性病变，临床表现为骨膜、骨密质、骨髓以及骨髓腔内的血管、神经等整个骨组织的炎症改变。颌骨与全身其他部位的骨骼所不同的是颌骨内有牙齿，牙病引起的化脓性炎症常波及颌骨，因而颌骨骨髓炎的发病率在全身骨骼系统中最高。随着我国口腔卫生保健事业的发展，近年来，化脓性颌骨骨髓炎的发病率明显下降，但用放射线治疗口腔癌和鼻咽癌所致的放射性颌骨骨髓炎有所增加。

颌骨骨髓炎按照致病菌划分，可分为化脓性颌骨骨髓炎和特异性颌骨骨髓炎（包括结核、梅毒等）；按照放射线、冷冻、砷等物理、化学因素划分，可分为物理性颌骨骨髓炎和化学性颌骨骨髓炎（近10年来，双磷酸盐应用治疗骨髓瘤、转移性骨肿瘤，致发生化学性骨坏死并发骨髓炎者日趋增多趋势）；按照病变部位划分，可分为下颌骨骨髓炎和上颌骨骨髓炎；按照颌骨内病变部位划分，可分为中央性颌骨骨髓炎和边缘性颌骨骨髓炎。本节重点介绍临床上最常见的化脓性颌骨骨髓炎（pyogenic osteomyelitis of jaws）。

化脓性颌骨骨髓炎为颌骨骨髓炎中最常见的感染疾患，可发生于任何年龄，但以青壮年最为多见，男性与女性的发病率约为2∶1。成年人多发生于下颌骨，儿童则上颌骨骨髓炎比较多见。

本病属于中医学"骨槽风""附骨""穿腮"等范畴。

【病因病理】

1.中医病因病机

（1）热毒蕴结：口腔不洁，残浊余秽龋蚀，经久不愈而致本病；或饮食不节，过食肥甘厚味之品而生内热，更兼外感风热，邪毒乘虚而入，火热之邪循经上袭，深袭筋骨，热盛肉腐成脓，穿腮而出。

（2）肾虚骨弱：先天禀赋不足，肾虚体弱，又外感风寒，寒邪直中筋骨，寒凝阻滞，阻于肌骨血脉之中，致牙槽腐蚀而成此证。该证多见于小儿。

2.西医病因病理　化脓性颌骨骨髓炎主要致病菌为金黄色葡萄球菌，其次为溶血性链球菌、肺炎双球菌和大肠杆菌，临床上常见的是混合性细菌感染。其病因和感染途径主要如下：

（1）牙源性感染：临床上最为多见，约占全部颌骨骨髓炎的90%。在机体抵抗力下降、细菌毒力增强的情况下，牙体及牙周组织的感染可直接扩散至颌骨内，引起颌骨骨髓炎。由于下颌骨皮层骨骨质致密，周围有肥厚肌肉及致密筋膜附着，髓腔脓液积聚、不易穿破引流等因素致使下颌骨骨髓炎的发生率高于上颌骨骨髓炎。

（2）损伤性感染：因口腔颌面部皮肤黏膜损伤，以及与口内相通的开放性颌骨粉碎性骨折损伤，导致病原菌直接进入颌骨内，引起损伤性颌骨骨髓炎的发生。

（3）血源性感染：临床上多见于婴幼儿。由于牙齿及牙周疾患，皮肤、黏膜创伤（人工喂养奶嘴创伤、拔除"马牙"、清洗口腔等），呼吸道感染及皮肤疖肿等导致细菌侵入上颌骨骨髓腔内滋生繁殖，通过血液循环，扩散至颌骨内，尤其是上颌骨内，从而导致颌骨骨髓炎的发生。

【临床表现】

根据感染的病因与病变特点，化脓性颌骨骨髓炎分为中央性颌骨骨髓炎和边缘性颌骨骨髓炎两种。

1. 中央性颌骨骨髓炎　多发生于下颌骨，多由急性化脓性根尖周炎及根尖周脓肿引起。炎症由颌骨中央部的骨髓腔内向四周扩散，可累及骨密质和骨膜，并导致死骨的形成。中央性颌骨骨髓炎临床发展过程可分为急性期和慢性期。

（1）急性期

①局部表现：炎症初期，炎症局限于牙槽突或颌骨体部骨髓腔内，因为炎症由致密骨板包围，不易向外扩散，患者自觉病变区牙有剧烈疼痛。疼痛可向半侧颌骨或三叉神经分布区放散，患部红肿压痛。受累区除病源牙外，还有相邻多数牙松动，牙龈沟溢脓。炎症继续发展，破坏骨板，溶解骨膜后，脓液由口腔黏膜或面部皮肤溃破。若骨髓腔内的感染不断扩散，可在颌骨内形成弥漫性骨髓炎。中央性下颌骨骨髓炎可沿下牙槽神经管扩散，波及一侧下颌骨。下牙槽神经受到损害时，可出现下唇麻木症状。中央性下颌骨骨髓炎还可波及颞下颌关节区和翼内肌、咬肌，造成不同程度的张口受限。中央性颌骨骨髓炎波及上颌者极为少见，一旦发生，炎症可波及整个上颌骨体，引起上颌窦、鼻窦、眶下、眶周及球后等部位的化脓性感染。

②全身表现：炎症初期，患者可出现畏寒，高热，体温可达40℃，全身不适，食欲减退，嗜睡，白细胞计数明显升高，中性粒细胞比例上升。进入化脓期，感染向各部位扩散，全身出现中毒症状，有时会引起脓毒血症或败血症。

（2）慢性期：急性中央性颌骨骨髓炎如治疗不及时，发病2周后会转为慢性中央性颌骨骨髓炎。

①局部表现：病源牙外的牙齿松动度减低，口腔内黏膜及颌面部皮肤形成多数瘘口，大量的炎性肉芽组织生长，触之易出血，长期排脓，有时从瘘口排出死骨片。如有大块死骨形成或多数死骨形成，在下颌骨可发生病理性骨折，造成咬合关系错乱与面部畸形，儿童可出现牙胚组织破坏、牙齿不能萌出、颌骨发育异常等情况。

②全身表现：患者体温正常或低热，全身轻度不适，因局部疼痛缓解，饮食和睡眠得到明显改善。病情迁延不愈，造成机体慢性消耗与中毒等。脓液进入消化道，会引起胃肠道不良反应。

2. 边缘性颌骨骨髓炎　边缘性颌骨骨髓炎系指继发于骨膜炎或骨膜下脓肿的骨密质外板的炎性病变，常在颌骨间隙感染的基础上发生。下颌骨为好发部位，其中又以升支及下颌角居多。边缘性颌骨骨髓炎的发病过程也有急性与慢性之分。病变也可以是局限型或弥散型。

（1）急性期

①局部表现：与颌周间隙及翼下颌间隙感染的表现相似。炎症累及下颌骨骨膜，造成骨膜炎和骨膜下脓肿。脓肿侵犯骨膜及骨密质，引起骨膜溶解，骨密质坏死，骨面粗糙，有小块死骨形成。如不及时治疗，炎症会向骨髓腔内发展。

②全身表现：身体不适，伴发热、白细胞计数升高等。

（2）慢性期

①局部表现：腮腺咬肌区呈弥漫性肿胀，局部组织坚硬，轻微压痛，无波动感。病情持续较长而不缓解，或缓解后再反复发作。由于炎症侵犯咬肌，多有不同程度的张口受限、吞咽困难。

②全身表现：多不明显。

根据骨质破坏的临床特点，边缘性颌骨骨髓炎又可分为增生型和溶解破坏型。增生型以骨质的增生硬化及骨膜反应活跃为主，骨的溶解破坏不明显，多见于青年人。溶解破坏型则骨皮质损害以溶解破坏为主，常在骨膜或黏膜下形成脓肿，骨的增生反应不明显。

【实验室及其他检查】

1. 血常规检查　颌骨骨髓炎急性期血常规检查，白细胞计数明显升高，中性粒细胞比例上升。

2. X 线检查　X 线检查在早期常看不到有骨质破坏。一般在发病 2～4 周进入慢性期，颌骨有明显破坏后 X 线检查才具有诊断价值。

（1）中央性颌骨骨髓炎的 X 线片表现：可分为以下四个阶段。

①弥散破坏期：可见骨小梁脱钙或斑点状破坏，骨膜有炎性增厚反应。

②病变局限期：可见边界清晰的骨破坏及游离的死骨，有时可见病理性骨折。

③骨生成期：可见死骨分离移位，周围骨小梁增多，皮质骨外有新骨增生。

④痊愈期：可见病变部位新骨与颌骨融为一体。

（2）边缘性颌骨骨髓炎增生型和溶解破坏型的 X 线片表现

①增生型：可见明显骨质增生影像。

②溶解破坏型：可见圆形或卵圆形密度减低区，界限清晰，有些病例可见周围有一圈密度增高的骨质硬化区。

3. CT、MRI 检查　下颌骨骨髓炎在肌筋膜间隙内蔓延时，CT 平扫可见咀嚼肌肿胀、增厚，肌间脂肪间隙密度增高，筋膜间隙变得不清晰；增强扫描可见病变肌和肌筋膜间隙内出现不均匀强化。MRI 具有较高的组织对比度，炎症扩散表现为，T_1WI 示上肌肿胀，信号减低，肌间脂肪的高信号内见有不均匀的条带状低信号；T_2WI 示病变肌和肌间脂肪呈高信号；增强扫描可见病变组织呈不均匀强化。

【诊断与鉴别诊断】

1. 诊断要点

（1）中央性颌骨骨髓炎急性期：发病急骤，有明显的局部症状及全身中毒症状，病源牙和波及牙松动，疼痛呈放射性，牙周溢脓。随着病情的逐步发展，可出现口腔黏膜、面部皮瘘及口唇麻木等神经损害症状。如炎症向周围骨组织、肌肉组织、各间隙扩散，则颌面部可出现不同程度的症状表现。

（2）边缘性颌骨骨髓炎急性期：不易明确诊断，一般脓肿形成后，在做脓肿切开引流时发现粗糙的骨面，并结合 X 线检查后才能确诊。

（3）中央性和边缘性颌骨骨髓炎慢性期：主要表现为长期不愈的瘘口形成，以及瘘口溢出脓液，有时瘘口有小块死骨排出。探针检查，可见骨缺损及粗糙骨面。X 线检查可见骨小梁排列紊乱、死骨形成等骨破坏表现，或骨膜反应性增厚等骨质增生表现。

因此，化脓性颌骨骨髓炎根据病史、临床表现、局部检查，配合 X 线、CT、MRI 检查一般不难做出正确诊断。

2. 鉴别诊断

（1）与眶下间隙感染的鉴别：眶下间隙感染 X 线片上无明显改变，抗生素治疗后可治愈。上颌骨骨髓炎 X 线片上可见骨结构的改变或骨破坏。

（2）与上颌窦癌的鉴别：上颌窦癌和上颌骨骨髓炎早期 X 线片上都无明显的骨破坏，对疑为上颌窦癌者，需早期做 X 线体层摄片、CT 检查或做上颌窦探查术，以便早发现，早治疗。

（3）与骨肉瘤和纤维骨瘤的鉴别：骨肉瘤和纤维骨瘤通过 X 线、CT 检查，以及根据是否有淋巴结、肺部、脑部的远端转移等情况，可以帮助确诊。

（4）与下颌骨中央性癌的鉴别：下颌骨中央性癌和中央性下颌骨骨髓炎的早期临床表现从 X 线片上常易混淆，如有怀疑，可早期切除部分组织做病理学检查，以明确诊断。

【治疗】

1. 治疗原则　化脓性颌骨骨髓炎临床上采取以西医治疗为主、中医治疗为辅的治疗原则。急性期首先采用全身抗生素药物治疗和支持疗法，同时配合局部外科手术治疗。慢性期以死骨摘除术和病灶清除术为主，结合中医治疗，可提高疗效，促进瘘口愈合和死骨分离，使新骨生长。

2. 中医辨证论治

（1）热毒蕴结证

证候：起病急骤，症见牙龈和腮颊红肿，龈沟溢脓，牙齿松动，跳痛难忍，不敢咬，骨槽溃烂，流脓不止，可触及骨骼粗大或粗糙死骨，并有腐骨排出；高热畏寒，口焦渴，头痛纳呆；舌质红，苔黄厚，脉滑数。

治法：清热解毒，凉血消肿排脓。

方药：托里消毒饮加味。

方解：人参、白术、茯苓健脾益气托毒外出；川芎、白芍、当归养血和血；金银花清热解毒；白芷、皂角刺行气破瘀透脓；桔梗清热，载诸药上行；甘草调和诸药。

加味：大便秘结者，加酒大黄、芒硝；疼痛严重者，加乳香、没药、延胡索；肿胀严重者，加天花粉、皂角刺。

（2）虚骨弱证

证候：禀赋不足，寒邪入骨，病起缓慢，腮颊之处隐隐作痛，肿胀坚硬，牙关开合不利，肿胀经久不退，溃口经久不愈，脓液清稀腥臭；头晕头沉，耳鸣；舌质淡胖，苔白，脉沉缓细弱。

治法：温肾散寒，排脓祛腐。

方药：阳和汤合二陈汤加味。

方解：熟地黄滋阴补血填精益髓；鹿角胶补肾助阳，强壮筋骨；姜炭、肉桂温通血脉，破阴通阳；麻黄、白芥子祛寒痰湿滞，宣通经络气血；半夏、橘红燥湿化痰；茯苓健脾渗湿；甘草调和诸药，助茯苓健脾益气，使痰无由生。

加味：气虚者，加黄芪；血虚者，加当归、赤芍。

3. 西医治疗

（1）急性颌骨骨髓炎

①药物治疗：急性期需根据患者的临床表现、细菌培养、药敏试验，选择并应用足量有效的抗生素，以控制感染的发展。

②支持疗法：纠正酸中毒，吸氧，输血，镇痛，保证患者睡眠，以提高患者的机体抵抗力。

③外科治疗：目的是引流排脓及去除病灶。早期可考虑及时拔除病源牙，使脓液从拔牙窝内流出，以减轻剧烈疼痛。如脓肿已形成，则需及时切开引流。

（2）慢性颌骨骨髓炎：颌骨骨髓炎进入慢性期有死骨形成时，主要采用手术的方法除去已形成的死骨和病灶，促进骨髓炎痊愈。

由于中央性和边缘性骨髓炎的颌骨损害特点不同，故手术方法和侧重点也不一样。慢性中央性颌骨骨髓炎常常病变范围广泛并形成较大的死骨块，病灶清除以摘除死骨为主；慢性边缘性颌骨骨髓炎受累区骨密度变软，仅有散在的浅表性死骨形成，故常用刮除方式清除。

（3）儿童颌骨骨髓炎：儿童颌骨骨髓炎一般多由血源性感染而致，早期即表现为全身的脓毒血症或败血症，治疗时需应用足量的抗生素。脓肿形成后，应及时切开引流。死骨形成后，需摘除死骨，刮净瘘口、瘘管，并对颌面部畸形进行整形手术治疗。

4. 其他治疗

（1）外治法

①牙龈红肿疼痛者，冰硼散吹敷患处，每日 5 ～ 6 次。

②腮颊红肿者，外敷金黄散；色白漫肿不热者，外敷阳和解凝膏。

③溃口坚硬、肉暗紫黑者，以七三丹药线引流。

④内有死骨，可内吹推车散；死骨排出后，以养阴生肌散收口。

（2）单方、验方：合欢皮适量，水煎洗患处或捣烂敷患处；或紫花地丁根适量，水煎洗患处或捣烂敷患处。

【预防与调护】

1. 锻炼身体，增强自身的免疫力。

2. 及时治疗牙体病、根尖周病、智齿冠周炎以及颌面部损伤，去除病源因素。

3. 加强口腔卫生保健，保持口腔清洁，合理安排饮食，避免过食辛辣油腻的食物。

【预后】

该病经过及时、有效的治疗，预后良好。如治疗延误，致使病情迁延不愈可引起脓毒血症、败血症、颌骨坏死、颜面畸形等多种严重并发症。

第四节 面颈部淋巴结炎

面颈部淋巴结炎（faciocervical lymphadenitis）是指口腔颌面部及牙源性感染引起的面部、耳部、颌下、颏下及颈深上群等区域淋巴结的炎症性反应。面颈部具有丰富的淋巴组织，具有过滤和吞噬进入淋巴液中微生物及颗粒物质的功能，而且还有破坏毒素的作用。因此，它是防御炎症侵袭和阻止肿瘤细胞扩散的重要屏障。口腔颌面部许多疾病，特别是炎症和肿瘤，常出现相应区域淋巴结的肿大。临床上面颈部淋巴结炎根据感染源可分为化脓性淋巴结炎和结核性淋巴结炎两大类。

急性化脓性淋巴结炎属于中医学"夹喉痈""颈痈""痰毒"范畴；慢性淋巴结炎相当于中医学的"臖核"；颈部结核性淋巴结炎相当于中医学的"瘰疬"。

【病因病理】

1. 中医病因病机化

（1）化脓性淋巴结炎

①风热痰凝：外感风热毒邪，内有湿痰互结，热毒夹湿痰结于少阳、阳明，气血瘀滞而发为本病。

②热毒炽盛：邪热入里，夹湿痰结聚于经络，阻于颈部成核，引致本病。

③正虚毒恋：脾虚失运，生湿生痰，痰湿蕴结，毒邪流注结于颈部而发为本病。

（2）结核性淋巴结炎：其发病主要有两个方面：一为外因感染；二为肝郁脾虚，或正气亏虚，抗病力弱，痨"虫"经血脉流注于颈项所致。

2. 西医病因病理　面颈部淋巴结炎以继发于牙源性及口腔感染为最多见，也可来源于颜面皮肤的损伤、疖痈等。小儿大多数由上呼吸道感染及扁桃体炎引起。病原菌多为金黄色葡萄球菌、溶血性链球菌（引起化脓性淋巴结炎），以及结核杆菌（引起结核性淋巴结炎）。

【临床表现】

1. 化脓性淋巴结炎　临床上一般分为急性和慢性两种。

（1）急性化脓性淋巴结炎：主要表现为由浆液性逐渐向化脓性转化。浆液性炎症的特征是局部淋巴结肿大变硬，自觉疼痛或压痛。病变主要为淋巴结内出现充血、水肿。因此，淋巴结尚可移动，边界清楚，与周围组织无粘连。全身反应甚微或有低热，体温一般在38℃以下。此期易被忽视而不能及时治疗。感染迅速发展成化脓性后，局部疼痛加重，淋巴结化脓溶解。破溃后，病变侵及周围软组织则出现炎性浸润块。皮肤发红、肿、硬，此时淋巴结与周围组织粘连，不能移动。脓肿形成时，皮肤表面有明显压痛点，表面皮肤软化，有凹陷性水肿。浅在的脓肿可有明显的波动感。此期全身反应加重，高热寒战，头痛，全身无力，食欲减退，小儿可烦躁不安。白细胞计数急剧增高。如不及时治疗，可并发静脉炎、败血症，甚至出现中毒性休克。

（2）慢性化脓性淋巴结炎：多发生在抵抗力强而细菌毒力较弱的情况下，病变常表现为慢性增殖性炎症。临床特征是淋巴结内结缔组织增生形成微痛的硬结，全身无明显症状，如此可持续较长时间。一旦机体抵抗力下降，可以突然转变为急性发作。

2. 结核性淋巴结炎　常见于儿童及青少年。较轻者仅有淋巴结肿大而无全身症状。重者可因体质虚弱、营养不良或贫血而见有低热、盗汗、疲倦等症状，并可同时有肺、肾、肠、骨等器官的结核病变或病史。局部临床表现最初可在颌下、颏下或颈侧发现单个或多个成串的淋巴结，缓慢肿大、较硬，但无痛，与周围组织也无粘连。病变继续发展，淋巴结中心因有干酪样坏死，组织溶解变软，逐渐液化而破溃。炎症波及周围组织时，淋巴结可彼此粘连成团，或与皮肤粘连。皮肤表面无红、热及明显压痛，扪及有波动感。此种液化现象称为"冷脓肿"，脓肿破溃后可形成经久不愈的窦或瘘。颈部淋巴结结核可发生于一侧或双侧，常位于胸锁乳突肌前、后缘或沿颈内静脉分布的淋巴结，故可形成颈深部冷脓肿。脓肿破溃后可形成经久不愈的窦或瘘。

【实验室及其他检查】

1. 血常规检查　急性化脓性淋巴结炎血常规示白细胞计数急剧升高。

2. 结核菌素试验　结核性淋巴结炎由于旧结核菌素（OT）试验的试剂纯度不够，试验结果常为阴性。因而主张采用结核杆菌纯蛋白衍生物（PPD）临床试验，有74%～96%的确诊率。

3. 放射线检查 胸透及 X 线胸片检查有助于结核性淋巴结炎的诊断。

【诊断与鉴别诊断】

1. 诊断要点

（1）化脓性淋巴结炎：好发于儿童，多有口腔颌面部、咽喉部感染病史。发病急骤，局部淋巴结肿大，压痛，可活动，与周围组织界限清晰。炎症波及周围组织时则肿胀广泛，受累淋巴结与周围组织界限不清，皮肤红肿热痛，压痛明显，可扪及波动及凹陷性水肿，全身反应严重。转为慢性期后，局部可触及一个或多个肿大的淋巴结，病情反复发作或迁延不愈。

（2）结核性淋巴结炎：多见于儿童及青少年，局部症状多不明显，一般可见病变区多个淋巴结肿大，无明显压痛；脓肿形成后，扪之有波动，皮肤无红肿热痛；形成冷脓肿，破溃后，皮肤可见长期不愈的瘘孔。全身症状多不明显，有时可见低热、盗汗或疲倦等体质虚弱的表现。

近年来，由于饲养宠物者渐多，临床可见由猫抓、咬、舔等造成皮肤或黏膜破溃而致的猫抓病（cat-scratch disease）病例。该病的病源是一种杆菌属的生物源性致病体，除引起发热等感染症状外，还可出现相应破损区域淋巴结的肿大，并呈慢性淋巴结炎表现，其中头颈部出现下颌下淋巴结肿大的概率最高。为此，如临床上出现慢性淋巴结炎症状而又原因不明时，询问有无与猫的亲密接触史对诊断十分重要。

2. 鉴别诊断

（1）与化脓性下颌下腺炎的鉴别：化脓性下颌下腺炎位置较深，在口内导管开口处可见红肿，并可挤出脓性液体。化脓性下颌下淋巴结炎初起为腺体内淋巴结的肿大，可触及。

（2）与牙源性间隙感染的鉴别：牙源性间隙感染有病源牙，肿胀弥漫。急性化脓性淋巴结炎早期可扪及肿大的淋巴结，炎症从中心向四周扩散。

（3）与恶性淋巴瘤的鉴别：恶性淋巴瘤发展迅速，质软，无压痛，组织活检可明确诊断。慢性淋巴结炎病情稳定，淋巴结质硬，有轻微压痛。

（4）与涎腺混合瘤和颈部转移癌的鉴别：临床需经手术及穿刺后做病理学检查方可诊断。

【治疗】

1. 治疗原则 对于化脓性淋巴结炎，临床上采用中西医结合的治疗原则。全身给予足量抗生素，结合中药内服；局部可采用去除感染源、切开引流、中药外敷、理疗等方法。结核性淋巴结炎采用全身抗结核治疗，结合中药改善患者全身营养状况，增强患者抵抗力。

2. 中医辨证论治化

（1）脓性淋巴结炎

①风热痰毒证

证候：颈侧或颌下等处淋巴结肿痛，皮肤灼热，初起活动，逐渐漫肿坚实；伴发热，恶寒，周身不适，头痛，咳嗽；舌质淡红，苔黄，脉浮数。

治法：疏风清热，化痰散结。

方药：牛蒡解肌汤加味。

方解：牛蒡子、薄荷、荆芥疏散风热；连翘、夏枯草清热解毒散结；栀子、玄参凉血解毒；牡丹皮、石斛养阴生津。

加味：热甚者，加黄芩、生石膏；便秘者，加瓜蒌子、枳实；成脓者，加炮山甲、皂角刺。

②热毒蕴结证

证候：患处红、肿、热、痛，肿势蔓延，疼痛加剧如鸡啄；伴高热口渴，小便黄赤，大便秘结；舌红，苔黄腻，脉弦数。

治法：清热解毒，托毒排脓。

方药：凉膈散合五味消毒饮加减。

方解：连翘、金银花、菊花、蒲公英、紫花地丁清热解毒；黄芩清胸膈郁热；栀子清泻三焦；大黄、芒硝泻火通；薄荷、竹叶清解头面郁热。

加味：高热加石膏；口干加北沙参、天花粉；痛巨加延胡索、皂角刺。

③正虚毒恋证

证候：淋巴结肿胀微痛，或瘘口久不收敛，流脓稀薄，疮面色暗；伴面色白，神疲乏力；舌淡，脉弱。

治法：补气养血，托毒透脓。

方药：托里消毒散加味。

方解：人参、白术、茯苓健脾益气托毒外出；川芎、白芍、当归养血和血；金银花清热解毒；白芷、皂角刺行气破瘀透脓；桔梗清热，载诸药上行；甘草调和诸药。

加味：久不收口者，加黄芪、党参、煅牡蛎、五味子、麦冬。

（2）结核性淋巴结炎

①初期（肝郁脾虚，气结痰凝）

证候：可见单个或数个硬结，按之坚实，推之可动，不热不痛，皮色不变；舌苔白，脉弦。

治法：疏肝解郁，理气散结。

方药：贝母瓜蒌散合二陈汤。

方解：半夏、橘红、贝母燥湿理气化痰；瓜蒌、天花粉润燥生津理气化痰；茯苓、甘草健脾渗湿以杜生痰之源；桔梗宣利肺气，令肺气宣降有权。

②中期（痰郁化热，腐肉成脓）

证候：硬结逐渐增大并与周围组织粘连，推之不移；或液化成脓，皮色暗红；全身伴有低热，盗汗；舌红，脉数。

治法：清热化痰，托毒透脓。

方药：贝母瓜蒌散合透脓散。

方解：生黄芪、茯苓益气托毒，鼓动血行；当归、川芎活血补血，养新血而破积宿血；穿山甲气腥而窜，贯彻经络而搜风；皂角刺、贝母、瓜蒌、天花粉、橘红、桔梗破气化痰引药上行，与穿山甲助黄芪消散穿透，直达病所，消散脉络中之积聚。

③后期（痰热伤阴，气血不足）

证候：局部破溃，脓水清稀，久则成瘘，经久不愈；伴低热盗汗，乏力纳差；舌质红，脉细数。

治法：补气养血，祛腐生肌。

方药：香贝养荣汤。

方解：白术健脾益气燥湿；人参、茯苓、陈皮、熟地黄助白术补益中焦脾气，以恢复其运化受纳之功；川芎、当归、香附、白芍养血活血理气通经；贝母、桔梗祛痰排脓消痈；甘草调和诸药。

加味：盗汗低热者，加银柴胡、地骨皮、鳖甲；咳嗽者，加沙参、桑白皮。

3. 西医治疗

（1）化脓性淋巴结炎

①急性化脓性淋巴结炎应选用足量、有效的抗生素或联合用药，必要时做细菌培养及药敏试验。另外，根据患者身体状况，酌情给予补液、输血、吸氧、补充多种维生素等治疗。

②炎症初期局部可采用湿热敷、超短波等物理疗法。

③脓肿形成后需及时切开引流。

④积极治疗原发病灶。

⑤淋巴结肿大明显或需进行鉴别诊断时，可采用手术摘除。

（2）结核性淋巴结炎

①抗结核药物：常用抗结核药物包括异烟肼、利福平等。

②手术摘除：对于局限、可移动的结核性淋巴结，或虽属多个淋巴结但经药物治疗效果不明显者，均需及早手术摘除。诊断尚不肯定，为了排除肿瘤，也可摘除淋巴结，送病理学检查。

③对已化脓的淋巴结核或小型浅在的冷脓肿，皮肤未破溃者可以试行穿刺抽脓，同时注入异烟肼 50～100mg，隔日 1 次或每周 2 次。每次穿刺时需从脓肿周围正常皮肤进针，以免造成脓肿破溃或感染扩散。

猫抓病引起的淋巴结肿大，急性期可给予抗生素治疗。由于本病有自限性，慢性淋巴结炎也不强求手术治疗。

4. 其他治疗

①急性者可外敷金黄散，以消肿，散瘀，止痛。

②肿破溃形成瘘管者，可用九一丹，以拔脓外出，祛腐生肌。

③脓尽可用生肌散、红油膏收敛疮口。

【预防与调护】

1. 增强体质，提高机体抵抗力，注意休息，加强营养。

2. 积极治疗原发病灶。

3. 对结核病患者的痰液做特殊处理，避免疾病传播。

4. 注意口腔清洁卫生，以免继发感染或复发。

【预后】

1. 该病若能及时诊断、有效治疗，则愈后良好。

2. 若治疗不及时，颜面部会形成瘘管，病情慢性迁延。

3. 病情如延误会导致全身中毒，危及生命。

第九章

口腔颌面部损伤

口腔颌面部位于人体暴露部分，在平时工伤、交通事故、运动和生活中的意外及战时火器伤等常常受到损伤。在致伤原因中，目前道路交通事故伤居首位。外界各种损伤作用于口腔颌面部，使该区域组织结构的完整性受到破坏，并引起相应的功能障碍，称为"口腔颌面部损伤（oral and maxillofacial injuries）"。由于口腔颌面部有其鲜明特点，处理方法也有别于全身损伤。因此，学习口腔颌面部损伤的特点及救治的基本技能，对于及时、准确地抢救和治疗伤员具有重要意义。

第一节　口腔颌面部损伤的特点与急救

一、口腔颌面部损伤的特点

1. 易形成血肿，但创口易愈合　由于颌面部血液丰富，皮下和黏膜组织疏松，伤后出血多，潜在的筋膜间隙易形成血肿，且组织肿胀反应迅速而严重，可因水肿、血肿压迫呼吸道，引起呼吸困难，甚至发生窒息。由于血运丰富，组织抗感染和再生修复能力较强，创口易于愈合。因此，清创中应尽量保留组织，争取初期缝合。

2. 易并发颅脑损伤及其他部位的损伤　颌面部上接颅脑，因此，上颌骨和面中1/3部位损伤容易并发颅脑损伤，最常见的损伤类型是脑震荡、颅底骨折，其次为颅骨骨折、脑挫伤和颅内血肿等。临床出现伤后昏迷、颅底骨折时可伴有脑脊液漏。

颌面部下连颈部，因此下颌骨损伤容易并发颈部损伤和感染，可有颈部血肿、颈椎创伤或高位截瘫等。颈部钝器伤及颈部大血管时，有可能在晚期形成颈动脉瘤、假性动脉瘤和动静脉瘘。

口腔颌面部有涎腺、面神经和三叉神经分布。如腮腺损伤，可并发涎瘘；面神经损伤，可并发面瘫；三叉神经损伤，其相应分布区域可出现麻木感。

3. 易发生窒息　口腔颌面部在呼吸道上端，损伤时可因组织肿胀、移位、舌后坠、血凝块和分泌物等异物堵塞而影响呼吸或发生窒息。救治时首先需注意保持呼吸道通畅，防止窒息。

4. 易发生感染　口腔颌面部窦腔多，有口腔、鼻腔、鼻窦及眼眶等，窦腔内存在大量的致病菌，如与创口相通，则易发生感染。因此，在清创处理时应尽早关闭与这些窦腔相通的创口，以减少感染的机会。

5. 常伴牙损伤　颌面部损伤常伴有牙损伤。被击碎的牙碎片可向邻近组织内飞溅，造成"二次弹片伤"，并可将牙附着的结石和细菌等带入深部组织，引起创口感染。颌骨骨折线上的龋坏牙可导致骨断端感染，影响骨折愈合。另外，牙齿错位和咬合紊乱常作为颌骨骨折的诊断依据，骨折段上存留的牙齿常被利用来进行骨折复位和固定。因此，恢复牙齿的正常咬合关系是治疗颌骨骨折的重要指标。

6. 易造成功能障碍和颜面畸形　口腔是消化道入口，具有呼吸、咀嚼、吞咽、语言、表情等重要生理功能，损伤后所引起的组织移位和缺损，或因治疗需要做颌间牵引可造成上述功能障碍，而面部畸形可造成伤员严重的心理伤害，因此，需尽可能保留有望存活的组织，尽量修复完整和恢复其外形，减少畸形。

二、口腔颌面部损伤的急救

口腔颌面部发生损伤时，常有一些危及生命的并发症，如窒息、出血、休克、颅脑损伤及胸腹伤等，应及时抢救或请相关科室协助抢救。"医乃仁术"，医者对伤员要有仁爱之心、高尚医德和精湛医术。

（一）防治窒息

1. 窒息的原因　窒息可分为阻塞性窒息和吸入性窒息两类。

（1）阻塞性窒息：①组织肿胀：口底、舌根、咽喉部及颈部损伤后，可发生血肿和组织水肿，压迫呼吸道而引起窒息。面部烧伤者，还需注意可能吸入灼热气体而使气管内壁发生水肿，导致管腔狭窄引起窒息。

②组织移位：常见于颏部粉碎性骨折，其使下颌弓缩窄、舌后坠而堵塞呼吸道。也见于上颌骨横断骨折，骨伤块因重力、撞击力作用和软腭肌牵拉等因素向后下方移位而堵塞呼吸道。

③异物阻塞：血凝块、呕吐物、碎骨片、游离组织块及其他异物等，均可堵塞呼吸道造成窒息，尤其是昏迷者更易发生。

④活瓣样阻塞：受伤的黏膜瓣盖住了咽门而引起吸气障碍。

⑤神经损伤：双侧喉返神经损伤，导致声带运动障碍引起窒息。

（2）吸入性窒息（inspiratory asphyxia）：主要见于昏迷者，因咳嗽和吞咽反射减弱或消失，伤后直接将血液、涎液、呕吐物或其他异物吸入气管、支气管或肺泡而引起窒息。

2. 窒息的临床表现　窒息的前驱症状为烦躁不安、出汗、鼻翼翕动、呼吸困难，或出现喉鸣；严重时在呼吸时出现三凹征（锁骨上窝、胸骨上窝、肋间隙凹陷），随之出现脉弱、脉数、血压快速下降及瞳孔散大、对光反射消失等危象，以致死亡。

3. 窒息的急救处理　窒息的急救关键在于准确预测、及早发现和及时抢救。首先需判明引起窒息的原因，即可进行急救。

（1）阻塞性窒息的急救：根据阻塞的原因采取相应的急救措施。

①清除异物：及早清除口腔、鼻腔及咽喉部异物。

②及时建立呼吸通道：对因咽部和舌根肿胀压迫呼吸道者，可经口或鼻插入通气导管，并根据伤情的发展行预防性气管切开。

③将后坠的舌牵出：用手指、舌钳或巾钳等把舌牵引出口外，即使在窒息缓解后，尚需在舌尖后约2cm处用粗丝线或别针等穿过舌组织全层，将舌拉出口外，并将牵拉线固定于绷带或衣服上，同时托下颌角向前，并使伤者的头偏向一侧，或采取俯卧位，便于涎液或呕吐物引流。

④悬吊下坠的上颌骨骨折块：当上颌骨骨折及软腭下坠，出血多，可能引起呼吸道阻塞或导致误吸时，可用夹板、压舌板、筷子等通过两侧上颌前磨牙，将上颌骨骨折块向上悬吊，并将两端固定在头部绷带上（图9-1）。

⑤插入通气导管保持呼吸道通畅：对于咽部和舌根肿胀压迫呼吸道者，可经口插入通气导管，或置入气管导管。如情况紧急，又无适当导管时，可做环甲膜穿刺，随后行气管切开术。

（2）吸入性窒息的急救：立即行气管切开术，通过气管导管充分吸出血液、分泌物及其他异物，解除窒息。需特别注意防治肺部并发症。

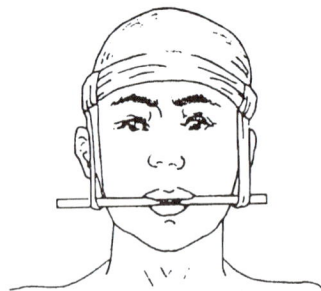

图 9-1　吊起上颌骨

（二）及时止血

出血的急救，要根据损伤的部位、出血的来源（静脉、动脉或毛细血管）和程度，以及现场条件采用相应的止血方法。止血时，根据出血的部位，先判断可能是什么血管损伤，并结合伤员的生命体征的观察，判断出血量，并及时补充血容量纠正出血性休克。

1. 指压止血　是用手指压迫出血部位供应动脉的近心端，起到暂时止血的应急手段，然后再改用其他确定方法做进一步止血。如在耳屏前，用手指压迫颞浅动脉于颧弓根部，以减少头皮及颞额部的出血；在咬肌前缘压迫面动脉于下颌骨上，以减少颌面部的出血；在胸锁乳突肌前缘、环状软骨平面压迫颈总动脉至第 5 或第 6 颈椎横突上，可减少头颈部大出血等，但持续时间一般不超过 5 分钟，禁止双侧同时压迫，否则可能引起心动过缓、心律失常，因而非紧急情况一般不采用（图 9-2）。

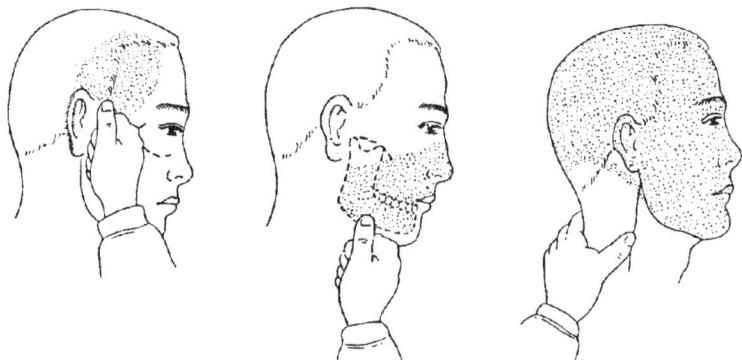

（1）压迫颞浅动脉　　　（2）压迫面动脉　　　（3）压迫颈总动脉

图 9-2　指压止血法

2. 包扎止血　适用于毛细血管、小动脉及小静脉的出血或创面渗血。方法是先清创，将软组织复位，然后在损伤部位覆以多层敷料，再用绷带加压包扎。注意包扎的力量要适中，以避免造成颈部皮肤过度受压缺血，也不要加重骨折块移位和影响呼吸道通畅（图 9-3）。

3. 填塞止血　适用于开放性和穿通性创口，也可用于窦腔出血。紧急情况时，可用纱布块填塞于创口内，再用绷带加压包扎，常规填塞时可用凡士林纱条、明胶海绵或碘仿纱条。对于深而窄的伤口或较大的静脉出血而难以结扎止血，或伤口有感染而无法结扎时，可用无菌纱布加压填塞于伤口内。填塞颈部或口底的伤口时，应注意保持呼吸道通畅，以免发生窒息。

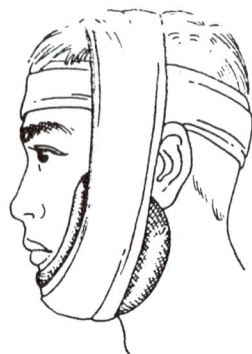

图 9-3　包扎止血法

4. 结扎止血　结扎止血是常用而可靠的止血方法。在创口内结扎出血的血管或在远处结扎出血动脉的近心端，止血效果确切可靠。如条件许可，对于创口内活跃出血的血管断端都需以血管钳夹住做结扎或缝扎止血。在紧急情况下，也可用止血钳夹住血管断端，连同止血钳一起妥善包扎并运送伤者。口腔颌面部较严重的出血，如局部不能妥善止血时，可结扎颈外动脉。

5. 药物止血　适用于组织渗血、小静脉或小动脉出血。局部应用止血粉、止血纱布或止血海绵等。可将药物直接置于出血处，外敷干纱布后加压包扎，全身使用止血药物如安络血、止血敏、6- 氨基己酸等作为辅助用药。

（三）抗休克

口腔颌面部损伤伤员发生休克者不多，常因伴发身体其他部位严重损伤而引起，是造成伤员死亡的重要原因之一。口腔颌面外科的休克多为失血性休克，其表现为：①代偿期：伤员轻度烦躁，口渴，呼吸、心率加快，皮肤苍白，此时一般血容量丢失在 15% 以下。②休克期：伤员脉搏细速，脉压变小，四肢湿冷，少尿或无尿，意识淡漠，反应迟钝或昏迷等，收缩压下降，表明失血量到达 20% 以上，是机体失代偿的表现。

抗休克治疗的目的是恢复组织灌流量。失血性休克的救治原则是完善止血，恢复有效血容量，合理使用药物治疗以改善组织灌注，保持呼吸道通畅，有效吸氧，防止感染。①如休克较轻或处于代偿期，或无条件输血者，可输中分子右旋糖酐或复方氯化钠溶液。②如休克较重，应以输血为主，适当补充其他液体。中度休克者以输全血为主，适当补充其他液体，第一小时可输血 1000mL 左右，然后根据患者的临床表现，对失血量的估计和血细胞比容等，补充其他液体。重度者（收缩压低于 70mmHg）要在 10 ～ 30 分钟内输血 1500mL，以后根据需要，调整输血、补液的量和速度。

（四）伴发颅脑损伤的急救

口腔颌面部紧邻颅脑，极易合并闭合性颅脑损伤。作为专科首诊医师，应会全面评估伤员的全身状态，并做出正确判断，充分估计合并颅脑损伤的可能，做到早期诊断、合理转诊、及时治疗。同时，首诊医师还应注意专科间的治疗衔接，危及生命的专科治疗后应及时转入其他专科治疗，防止由于其他专科治疗过久，耽误颌面伤处理的最佳时机，造成畸形愈合或关节强直。

颅脑损伤应详细了解伤情和前期处理情况，注意密切观察其意识状态、生命体征、眼部征象、运动障碍、感觉障碍、小脑体征、头部检查、脑脊液漏和眼底情况，并及时会同神经外科医师共同诊治。如鼻孔或外耳道有脑脊液漏出，禁止做耳道或鼻腔填塞和冲洗，以免引起颅内感染。对于昏迷者，要特别注意保持呼吸道通畅，防止误吸及窒息的发生。对于烦躁不安者，给予镇静剂时禁用吗啡，以免抑制呼吸，影响瞳孔变化，以及引起呕吐，增加颅内压。对于有脑水肿、颅内压升高者，应给予脱水治疗，可同时使用利尿剂与激素。如长时期使用脱水剂和利尿剂，应防止电解质紊乱。如昏迷一段时间，清醒后头痛加剧、不安，进而嗜睡，再次进入昏迷状态，瞳孔散大，对光反射消失，呼吸、脉搏变慢，血压升高等是硬脑膜外血肿的典型表现，应请神经外科医师会诊，通过手术清除血肿。

（五）防治感染

口腔颌面部损伤的伤口在与自然窦腔穿通，以及泥土污染、组织出血或血肿、异物存留等情况下易发生感染。防治感染是急救处理中的一个重要环节。因此，其中最重要的手段是尽早清创，无清创条件时，应尽早包扎伤口，以隔绝感染源，防止外界细菌继续侵入。伤后应尽早使用抗生素。平时创伤多以被动免疫为主，及时注射破伤风抗毒素可预防破伤风，动物咬伤后要预防性注射狂犬病疫苗以预防狂犬病。

（六）包扎与运送

1. 包扎　包扎有压迫止血、暂时性固定、保护并缩小创口、减少污染或涎液外流及止痛的作用。常用的方法有十字绷带交叉包扎法和四尾带包扎法（图9-4）。一些新型创面敷料和包扎材料也可选用。要注意包扎松紧度适当，不要压迫颈部以免影响呼吸，十字绷带包扎时颏部不要过紧，以免影响皮肤血液循环。

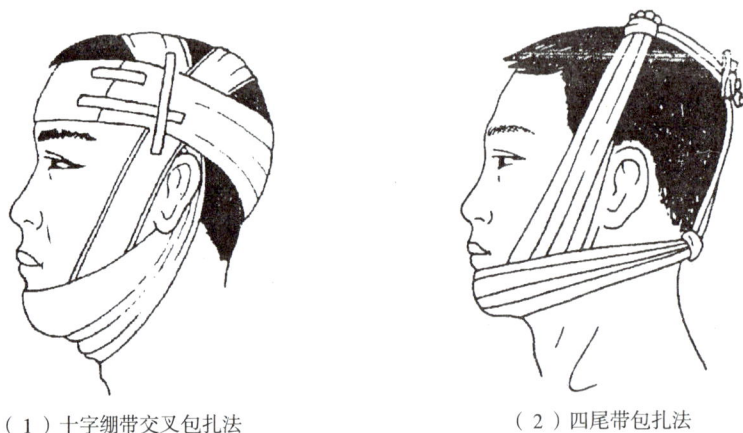

（1）十字绷带交叉包扎法　　　　　　（2）四尾带包扎法

图9-4　常用的包扎法

2. 运送　运送时应注意保持伤员呼吸道通畅。昏迷者可采用俯卧位，额部垫高，使口鼻悬空，以利于引流和防止舌后坠。一般伤员可采用侧卧位和头侧卧位，避免血凝块及分泌物堵塞咽部（图9-5）。运送途中，应密切观察病情变化，防止发生窒息和休克。搬动可疑颈椎损伤者时，应多人同时搬运，一人稳定头部并加以牵引，其他人以协调的力量将伤者平直整体移动，颈部应放置小枕，头部两侧固定，防止头部摆动。

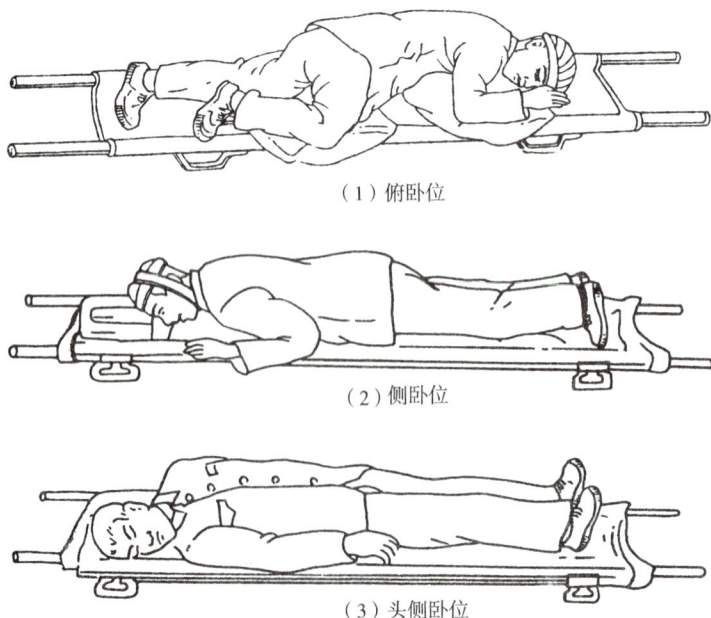

（1）俯卧位

（2）侧卧位

（3）头侧卧位

图9-5　颌面伤员运送时体位

第二节　口腔颌面部软组织损伤的处理

口腔颌面部血运丰富，伤口愈合快，因此对有可能存活的组织，早期缝合的适应证更广，甚至包括已游离的组织应予以保存和复位缝合。此外，颌面部损伤后初期处理的时间没有明确规定，主要根据伤口的状态确定，如果伤口没有严重感染，伤后 3 天都可以进行清创缝合，这与其他部位伤口的处理有明显不同。

一、闭合性损伤的处理

1. 擦伤　擦伤是皮肤与地面或粗糙物滑动摩擦产生的损伤。其临床特点是表皮破损或有深浅不一的平行线划痕，少量渗血，创面常附着泥沙或异物。由于皮肤感觉神经末梢暴露，疼痛明显。

处理：主要是清洗创面，防止感染。可用无菌凡士林纱布覆盖或任创面暴露而无需包扎，待其干燥结痂，自行愈合。如发生感染，应湿敷。

2. 挫伤　挫伤是皮下及深部组织遭受损伤而无开放性创口的损伤，其伤区的小血管和淋巴管破裂常有组织内瘀血，甚至发生血肿。其临床特点是局部皮肤变色、肿胀和疼痛。

处理：主要是止血、止痛、预防感染，促进血肿吸收及恢复功能。早期可冷敷和加压包扎止血。如血肿较大，可在无菌条件下用粗针头将瘀血抽出，然后加压包扎。已形成血肿者，先冷敷，2 天后可用热敷、理疗或中药外敷，以促使血肿吸收和消散。血肿如有感染，应予切开，清除脓液及腐败血凝块，建立引流，同时应用抗生素控制感染。

3. 蜇伤　蜇伤是指被蜂、蝎等昆虫毒刺刺到而引起的损伤。其临床特点是局部红肿明显，疼痛剧烈。

处理：先用镊子取出毒刺，局部用 5% ～ 10% 的氨水涂搽，以中和毒素。也可外敷清热解毒中药，或局部封闭，以减轻疼痛。

二、开放性创伤的处理

1. 刺伤、切割伤　刺伤、切割伤的皮肤和软组织有裂口。刺伤的创口小而伤道深，多为盲管伤，刺入物可将沙土和细菌带入创口深处。切割伤的创缘整齐，伤及大血管时可大量出血。如切断面神经，则发生面瘫。

处理：应早期行清创缝合术。清创时应注意探查面神经分支和腮腺导管有无断裂，防止漏诊。

2. 撕裂或撕脱伤　撕裂或撕脱伤为较大的机械力量将组织撕裂或撕脱而引起的损伤。撕脱伤伤情重，出血多，疼痛剧烈，易发生休克。创缘不整齐，皮下及肌组织均有挫伤，常有骨面裸露及组织缺损。

处理：撕裂伤时应及时清创，复位缝合。撕裂的组织如与正常组织相连，应及时清创，将组织复位缝合。与正常组织少量相连或基本脱落的组织，如位于像鼻翼、眼睑及耳垂等重要部位，仍不能放弃游离移植的可能，因为颌面部血运丰富，愈合能力强，仍有可能再植成功。撕脱伤如有血管可吻合者应即刻做血管吻合组织再植术；如无血管可供吻合，伤后 6 小时内可将撕脱的皮肤在清创后，切削成全厚或中厚皮片做再植术。如撕脱的组织瓣损伤过重，伤后已超过 6 小时，组织已不能利用时，需尽早清创及切取皮片游离移植，以消灭创面，并注意控制感染。

3. 砍伤　砍伤为较大机械力的利器如刀、斧等所致的损伤。伤口的特点是创口较多，深浅不等，多伴有挫伤、开放性粉碎性骨折等。

处理：仔细清创，尽量保留可保留的组织，复位缝合，抗感染治疗。

4. 咬伤　咬伤可由狗及其他宠物，或鼠、狼、熊等动物所致，或被人咬伤。大动物咬伤可造成面颊部或唇部组织撕裂、撕脱或缺损，常有骨面裸露，外形和功能障碍，污染较重。

处理：应根据伤情，清创后将卷翻移位的组织复位缝合。如有组织缺损则用邻近皮瓣及时修复。缺损范围较大时，先做游离植皮消灭创面，待后期再行修复。对狗咬伤的病例，应注射狂犬疫苗以预防狂犬病。

5. 烧伤　烧伤的类型有热力烧伤、化学烧伤、电烧伤和放射烧伤，口腔颌面部烧伤除具有一般烧伤的共性外，还具有如下特点：

（1）由于口腔颌面部烧伤血运丰富、皮下组织疏松，伤后组织反应较重。

（2）颌面部神经丰富，烧伤后疼痛剧烈，常伴高热和水、电解质紊乱。

（3）口咽鼻腔黏膜烧伤，常因快速而高度水肿影响呼吸，甚至窒息；容易合并上呼吸道、肺损伤；急性期容易气道痉挛、窒息，需要急救。

（4）创面易受到口鼻腔分泌物或进食时的污染而感染，不易护理。

（5）颌面部凸凹不平，烧伤深度常不一致，鼻、颧、耳、唇等突出部位伤情较重。

（6）颌面部为人体容貌的重要部分，如组织缺损、瘢痕挛缩、增生造成容貌的毁损，其造成伤员的精神创伤较其他部位的烧伤更为严重。

处理：治疗遵循全身与局部相结合的原则，并注意颌面部烧伤的特点。全身治疗与一般外科相同。面部烧伤应予以暴露，浅Ⅱ度以内者，急性期用冷水清洗、湿敷，创面可涂中药制剂。轻度烧伤一般在10天内愈合。深Ⅱ度烧伤愈合后瘢痕挛缩，可造成畸形和功能障碍，应考虑在10～14天内植皮。Ⅲ度烧伤在伤后10～14天时，可在麻醉下切除焦痂，并按照面部分区植皮。如有感染，术前应湿敷，使创面清洁后再植皮。

三、口腔颌面部特殊部位软组织损伤的处理

1. 舌损伤　处理时应遵循以下原则：

（1）舌部血运丰富，抗感染和再生能力较强，一般在清创处理中不做组织切除。

（2）舌的生理活动度大，舌的长度与功能关系密切，清创缝合时应按前后纵行方向缝合，勿将舌尖弯向后方与舌体的创缘缝合，以免造成功能障碍（图9-6）。

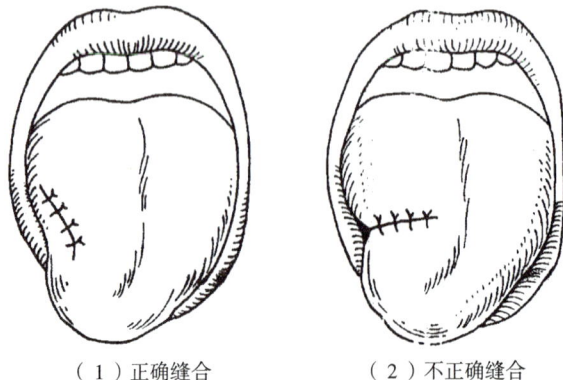

（1）正确缝合　　　　（2）不正确缝合

图9-6　舌损伤缝合法

（3）如舌的侧面与邻近牙龈或舌的腹面与口底黏膜都有创面时，应先缝合舌的创口，以免日后形成组织粘连而影响舌的功能。

（4）舌组织脆嫩，创伤后水肿明显，缝合时应采用粗线，远离创缘 5mm 以上，深度要深，最好加用褥式缝合，力争多带组织，打三叠结并松紧适度，以利于消灭死腔和避免发生创口裂开。

2. 颊部损伤 处理原则是尽量关闭创口和消灭创面，同时要预防张口受限。

（1）无组织缺损或缺损较少者，应将黏膜、肌肉和皮肤分层对位缝合。

（2）皮肤缺损较多而口腔黏膜无缺损或缺损较少者，应严密缝合口腔黏膜，关闭穿通创口。皮肤缺损在无感染的情况下应立即行皮瓣转移或游离植皮，或做定向拉拢缝合。遗留的缺损待后期修复。

（3）面颊部较大的全层洞穿型缺损，可将创缘的皮肤和口内的黏膜相对缝合（图 9-7）。遗留的洞穿缺损待后期整复。如伤情条件允许，也可在清创后用带蒂皮瓣、吻合血管的游离皮瓣及植皮术早期修复洞穿缺损。

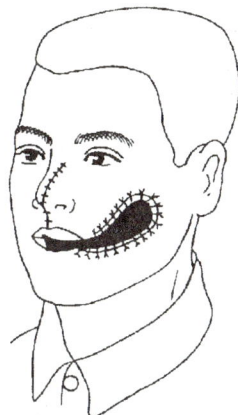

3. 腮腺损伤 腮腺损伤包括腮腺和导管的损伤。对于单纯腺体损伤，清创时应将损伤的腺体包膜缝合，并分层严密缝合皮下组织及皮肤。为了避免缝合口处因愈合不良而再度发生瘘口，可行 Z 形

图 9-7 颊部洞穿缺损缝合

皮瓣转移术，使腺体包膜缝合口位于转移的皮瓣下方。再配合局部加压包扎，控制感染，使用抑制腺体分泌的药物，以加快损伤的愈合。有导管损伤时，如发现导管断裂，可用 5-0 至 7-0 缝合线做端端吻合。如果有导管破损而不能拉拢缝合时，可在耳屏前做小切口，取一段颞浅静脉做移植重建。如未发现导管断裂或未行吻合，可形成涎瘘，应在后期进行处理。

4. 腭损伤 腭部损伤，如无组织缺损，清创后应立即对位缝合。较小的损伤也可不予缝合。如有组织缺损而致口鼻相通，不能直接缝合时，应转移邻近黏骨膜瓣以关闭通口，或在硬腭缺损两侧做松弛切口，从骨面分离黏骨膜瓣后，向缺损处拉拢缝合。如创伤面过大，不能立即修复者，可做暂时腭护板，隔离口、鼻腔，待后期修复。

5. 唇损伤 唇部表情功能活动丰富，具有显著的美观意义，唇损伤后常见的问题是唇红缘错位愈合、瘢痕或缺损，严重影响功能和美观。损伤一般包括撕裂伤、撕脱伤和穿通伤。

（1）对于撕裂伤，特别是在全层撕裂时，由于口轮匝肌收缩，致伤口明显暴露，易误诊为软组织缺损，清创后应特别注意缝合口轮匝肌，恢复其连续性，然后按正常的解剖形态准确对位缝合皮肤和黏膜。

（2）对于撕脱伤，如离体组织尚完好，且伤后时间不超过 6 小时，应尽量缝回原处。

（3）对于穿通伤，清创时应先缝合黏膜，然后再冲洗通道，最后缝合皮肤，以减少感染。

（4）术中唇弓及唇内部分尽量不用含肾上腺素的麻醉药物，避免因为血管收缩而使唇弓的白线不清楚，影响准确对位。

6. 面神经损伤 颌面部开放性损伤应检查面神经功能，如发现面瘫体征，清创时应探查面神经分支。如发现神经断裂而无神经缺损时，应在适当减张处理后行神经吻合术；如有神经缺损或神经对端吻合仍有张力时，可就近切取耳大神经做神经移植术，以免贻误治疗时机，造成后期修复困难。神经吻合和神经移植术的要点是无张力缝合和对位准确。

四、口腔颌面部软组织损伤的中医治疗

口腔颌面部软组织损伤的中医治疗宜在伤后病情稳定情况下进行。由于损伤性质不同，治疗方法各异。中医药对于消除软组织的肿胀、疼痛有独特优势，我们要传承、弘扬中医药传统文化，促进伤员早期康复。中医学认为，气血凝滞而肿胀，阻塞不通则疼痛，故治疗以活血化瘀、消肿止痛为主。

1. 初期

证候：伤后1周内，局部肿胀、疼痛剧烈，功能轻度障碍；创口出血，出现青紫瘀斑或皮下瘀血；舌质紫暗或有瘀斑，苔薄白，脉涩滞。

治法：祛瘀活血，消肿止痛。

方药：桃红四物汤加味。

方解：方中桃仁、红花、川芎活血化瘀，熟地黄补血养阴，当归尾补血、活血止痛，白芍缓急止痛。

加味：疼痛甚加大黄、牡丹皮、制乳香、制没药。

2. 中后期

证候：伤后2周左右，局部肿胀渐消或转为黄褐色，疼痛减轻，功能轻度障碍或恢复，损伤严重者活动受限；舌质暗，苔薄白，脉细涩。

治法：活血止痛，祛瘀生新。

方药：和营止痛汤加味。

方解：方中当归、川芎、赤芍、桃仁、苏木、乳香、没药活血祛瘀，痛经止痛；乌药、陈皮理气消滞；续断接骨续筋；木通通脉消肿；甘草调和诸药。

加味：如肿胀未消，局部灼热并发感染者，用五味消毒饮加味，以清热解毒；兼神疲乏力、气短懒言、面色淡白或萎黄、头晕目眩、心悸失眠、舌淡、脉弱等，加八珍汤，以补气养血。

第三节　牙与牙槽骨损伤

牙与牙槽骨损伤（injuries of teeth and alveolar process）在口腔颌面部损伤中较常见，尤其是前牙及上颌牙槽骨损伤的机会较多，多见于跌打损伤和意外损伤。

【临床表现与分类】

1. 牙损伤　可分为牙挫伤、牙脱位和牙折三类。

（1）牙挫伤：牙挫伤为牙在外力作用（受到碰撞、打击，或进食时无意间咬到沙石、碎骨片等硬物）下发生的钝性损伤，主要影响牙周膜和牙髓。伤后出现不同程度创伤性牙周膜炎的症状，如自觉伤牙伸长、松动、有咬合痛和叩击痛等。

（2）牙脱位：较大的外力撞击可致牙脱位。根据损伤程度的不同，其可分为部分脱位和完全脱位，其中部分脱位又有牙移位、半脱位和嵌入深部等。牙脱位时可见牙在牙槽中的位置有明显改变或脱落，局部牙龈可有撕裂和红肿，或并发牙槽突骨折。部分脱位的牙常有松动、伸长、移位和疼痛，并妨碍咬合；向深部嵌入者，牙冠外露变短，其位置低于咬合平面。完全脱位者牙已脱离了牙槽窝，或仅有软组织相连，甚至完全脱离。

（3）牙折：牙折可分为冠折、根折和冠根联合折。

①冠折：可不露髓或露髓，前者无感觉异常或有不同程度的牙本质过敏反应；后者则牙髓刺激症状明显。

②根折：表现为牙松动或触压痛。折线越接近牙颈部，松动度越大；若折线接近根尖部，牙也可无明显松动。

③冠根联合折：表现为伤牙触痛、压痛及咬合痛。

2. 乳牙损伤 乳牙损伤多见于前牙，损伤类型同恒牙，其中以嵌入、半脱位和冠折多见。

3. 牙槽骨骨折 牙槽骨骨折为外力直接作用于牙槽骨所致，多见于上颌前部。本病可以单独发生，也可与颌面部其他损伤同时发生。临床上牙槽骨骨折常伴有唇和牙龈的肿胀和撕裂伤。摇动损伤区某一牙时，可见邻近数牙及骨折片随之移动，骨折片移位可引起咬合错乱。牙槽骨骨折时常伴有牙折和牙脱位。

【实验室及其他检查】

X线检查可了解牙根根折和牙槽骨骨折的部位及移位情况，也可确定牙脱位的程度。

【治疗】

1. 牙损伤

（1）牙挫伤：轻度挫伤可不做特殊治疗，暂不用患牙咀嚼食物以利于恢复。如牙周膜损伤较重，牙松动者，可对患牙行简单的"∞"字结扎固定，或用粘接法固定，并适当调整对殆牙，以减少早接触。如牙髓受损，应做根管治疗。

（2）牙脱位：牙脱位的治疗以保留伤牙为原则。部分脱位者，应先将牙充分复位，然后结扎固定3周左右。如牙已完全复位，离体时间不长，可将脱位牙经专科处理后再植入并固定。

（3）牙折

①冠折：轻微冠折可不做特殊处理，若折缘锐利者应磨圆钝。如冠折有明显的刺激症状，并影响形态和功能者，应做牙冠修复。若冠折已穿髓，应尽早行牙髓或根管治疗，然后做桩冠修复。

②根折：近牙颈部的根折，应尽早行根管治疗，然后做桩冠修复；根中部的折断，应拔除伤牙；根尖1/3折断、牙松动者，应及时结扎固定，并行根管治疗。

③冠根联合折：冠根联合斜折牙，一般需拔除；冠根联合纵折牙，有条件者可行牙髓或根管治疗后全冠修复，但多数需拔除。

2. 乳牙损伤 对于半脱位的乳牙，若距相应恒牙萌出时间尚远者，可在局麻下完全复位后固定。乳牙损伤需拔除者，对于4岁以上患儿，应做间隙维持器，以防邻牙移位及恒牙错位萌出。

3. 牙槽骨骨折 局麻下将牙槽骨及牙复位到正常解剖位置，然后选用两侧邻牙做固位体，用金属丝牙弓夹板将骨折片上的牙结扎固定（图9-8），或采用正畸科用的托槽法固定（图9-9）。

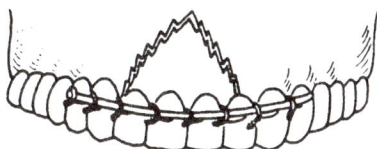

图9-8 牙弓夹板固定牙槽骨骨折

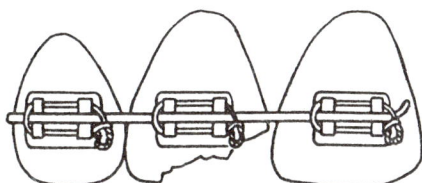

图9-9 托槽固定法

第四节 颌骨骨折

颌骨骨折（fracture of the jaws）的发生率约占颌面部损伤的 35% ～ 40%，平时多因交通事故（是颌骨骨折的主要原因）、工伤事故、跌打损伤及运动损伤等所致，少数由于医源性损伤，战时由于弹片或破片所致。颌骨骨折包括上颌骨骨折（maxillary fracture）和下颌骨骨折（mandibular fracture）。上颌骨骨折可以单独发生，但多数为与相邻组织同时遭受损伤。下颌骨面积较大，且是面部唯一的可活动骨，位置突出，故在面部诸骨中最易骨折。颌骨骨折除有一般骨折的共性外，由于颌骨解剖结构和生理功能的特点，其临床表现及处理原则又具有特殊性。

本病相当于中医学的"玉堂骨（上颌骨）骨折""地阁骨（下颌骨）骨折"，属于"骨折"范畴。

【临床表现与分类】

1. 上颌骨骨折

（1）骨折线：1991 年 Le Fort 按骨折线的高低位置，将上颌骨骨折分为三型（图 9-10）。

Le Fort Ⅰ 型骨折：又称"上颌骨低位骨折"或"水平骨折"。骨折线从梨状孔下方、牙槽突上方向两侧水平延伸至上颌翼突缝。此型骨折的创伤可包括鼻中隔、上颌窦和牙齿的创伤。

Le Fort Ⅱ 型骨折：又称"上颌骨中位骨折"或"锥形骨折"。骨折线自鼻额缝向两侧横过鼻梁、泪骨、眶内侧壁、眶底、颧上颌缝，再沿上颌骨侧壁至翼突。有时可波及筛窦达颅前凹，出现脑脊液鼻漏。

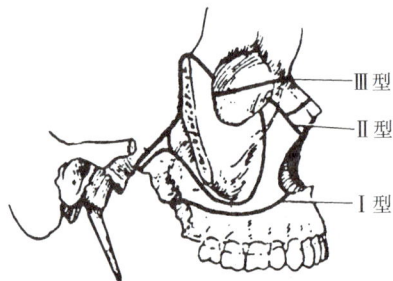

图 9-10　上颌骨薄弱线与骨折类型

Le Fort Ⅲ 型骨折：又称"上颌骨高位骨折"或"颅面分离骨折"。骨折线自鼻额缝向两侧横过鼻梁、眶部，经颧额缝向后达翼突，形成颅面分离，使面中部凹陷变长。此型骨折多伴有颅底骨折或颅脑损伤，出现耳、鼻出血或脑脊液漏。

（2）骨折块移位：常随外力方向而发生移位，或随颌骨本身的重力而下垂。

（3）咬合关系错乱：骨折块移位必然引起咬合关系错乱。

（4）眶及眶周变化：Ⅱ、Ⅲ型骨折时眶内及眶周常伴有组织内出血、水肿，形成"眼镜症状"，表现为眶周瘀斑，睑、球结膜下出血，眼球移位而出现复视等。

（5）颅脑损伤：Ⅱ、Ⅲ型骨折常发生颅脑损伤或颅底骨折，亦可波及鼻根部，出现鼻腔及外耳道溢血和脑脊液鼻漏或耳漏。

2. 下颌骨骨折

下颌骨骨折好发部位依次为正中联合部、颏孔区、下颌角区和髁突颈部等（图 9-11）。

（1）骨折段移位：影响下颌骨骨折后骨折段移位的因素有骨折的部位，外力的大小和方向，骨折线的方向和倾斜度，以及附着肌的牵拉作用等，其中咀嚼肌群的牵拉是主要因素。骨折段移位因骨折部位、肌牵引方向的不同而异。

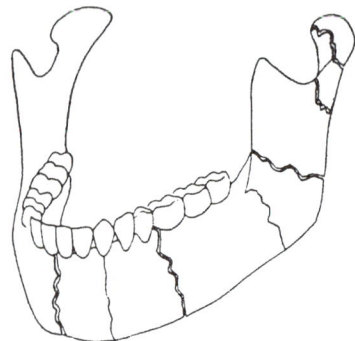

图 9-11　下颌骨骨折的好发部位

①正中联合部骨折：是指两侧尖牙之间的骨折。单发的正中联合部骨折，由于两侧肌牵引力相等，常无明显移位。如有双发骨折，正中骨折段可因降颌肌群的作用而向下后移位。如为粉碎性骨折或有骨质缺损，两侧骨折段可向中线移位，使下颌牙弓变窄。后两种骨折都可使舌后坠，有引起呼吸困难，甚至窒息的危险。

②颏孔区骨折：是指一侧双尖牙至第三磨牙间牙弓内的骨折。单侧颏孔区骨折多为垂直骨折，将下颌骨分成长短不同的两个骨折段。短骨折段因升颌肌群的牵引而向上内移位。长骨折段因降颌肌群的牵引而向下后方移位，并稍偏向患侧。同时又以健侧为支点，稍向内旋而使前牙出现开𬌗。双侧颏孔区骨折时，两侧后骨折段向上前方移位，前骨折段向下后方移位，致颏部后缩及舌后坠。

③下颌角部骨折：指第三磨牙至咀嚼肌附着之间的骨折。骨折线正位于下颌角时，两个骨折段上都有咬肌和翼内肌附着，骨折段可不发生移位。若骨折线位于这些肌附着处之前，则前骨折段向下内移位，后骨折段向上前方移位，与颏孔区骨折表现类似。

④髁突骨折：髁突颈部是下颌骨最细窄处，因此髁突骨折多发生于此处，约占下颌骨骨折的25%。

a.低位骨折：折断的髁突由于受翼外肌的牵引而向前、向内移位，但仍位于关节囊内。若关节囊破裂，髁突可从关节窝内脱位，个别向上进入颅中窝。

b.单侧髁突颈部骨折：可见患侧向外上方移位，不能做侧颌运动，后牙早接触，前牙及对侧牙可出现开𬌗。

c.双侧髁突颈部骨折：下颌不能做前伸运动，后牙早接触，前牙开𬌗。

d.高位骨折：若髁突骨折发生在翼外肌附着的上方，可不发生移位。

（2）咬合错乱：为颌骨骨折最常见的体征。其根据骨折部位的不同而出现早接触、反𬌗或开𬌗等，这对颌骨骨折的诊断和治疗均有很大意义。

（3）骨折段活动异常：在正常情况下，下颌骨的运动是整体活动，只有在发生骨折时才会出现分段活动。

（4）下唇麻木：下颌骨骨折伴下牙槽神经损伤时会出现下唇麻木。

（5）张口受限：由于疼痛和升颌肌群痉挛，多数下颌骨骨折患者存在不同程度的张口受限。

【实验室及其他检查】

影像学检查是诊断颌骨骨折最常用的方法，目的是了解骨折的部位、数目、方向、类型、骨折段移位情况及牙与骨折线的关系等。颌骨骨折一般通过 X 线平片即可了解骨折的上述情况。目前对诊断下颌骨骨折有价值的是全口牙位曲面体层片、CBCT 片等；髁突骨折可采用 CBCT 片加关节断层片。当上下颌骨甚至颅骨发生复杂的全面部骨折时，CT 是全面了解骨折信息的常用工具，尤其是 CT 二维重建，不仅对诊断有重要作用，而且对骨折的治疗也有辅助作用。

【诊断】

首先应了解受伤的原因、部位及临床表现，然后再做局部及全身检查。望诊重点观察颌骨骨折处是否有创口、肿胀、瘀斑等。行张闭口运动可看出张口受限程度、牙列及咬合错乱、颌骨异常活动等。咬合检查可见咬合无力或咬不住。扣诊时应用双手的指腹同时由上至下行两侧对比检查。骨折处常有压痛，骨折块移位时可扣及台阶。用手捏住上颌前牙轻轻摇动，可观察上颌骨有无活动。将双手拇指放在可疑骨折线两侧的下颌缘处，两手相反方向地移动，以了解下颌骨有无异常动度和摩擦音等。

【治疗】

为避免骨折错位愈合，应尽早进行骨折的精确复位。国际内固定研究学会（AO/ASIF）提出的治疗原则即骨折的解剖复位、功能稳定性固定、无创外科、早期功能性运动。一定要密切注意有无全身其他并发症的发生，需在全身情况稳定后方可进行局部处理。同时配合防治感染、镇痛、止血、消肿、合理营养等，为骨创的愈合创造良好条件，并正确处理软组织损伤。中西医结合治疗可提高疗效，如在西医治疗同时，可内服或外敷中药以活血化瘀、消肿止痛，以促使血肿消散和骨折愈合。

1. 颌骨骨折的复位与固定

（1）复位方法：颌骨骨折的复位方法标准是恢复伤者原有的咬合关系，根据不同的骨折情况可选择不同的方法复位。

①手法复位：用于颌骨骨折的早期病例，并且移位不大的线形骨折。方法是在局麻下，用手法推动骨折段到正确的位置，复位后做妥善的颌间牵引固定。

②牵引复位：用于手法复位不满意或已有纤维性愈合者，牵引复位又分为颌间牵引复位和颅颌牵引复位两种。

颌间牵引复位：方法为在上、下颌牙列上分别分段安置有挂钩的牙弓夹板，根据骨折段需要复位的方向，在上、下颌牙弓夹板的挂钩上套上小橡皮圈做牵引，使其逐渐恢复正常的咬合关系（图9-12）。此法一般用于下颌骨骨折。如用于上颌骨横断骨折，需先做颅颌固定后再加用颌间牵引。尽管颌间牵引和固定技术可以很好地恢复与维持咬合关系，但由于存在一些特殊情况，如颅脑损伤、癫痫、精神病患者，还存在长达4～6周固定器的不能张口，影响患者生活，口腔卫生也不易保持，继发龋齿、牙周炎等。随着坚固内固定技术的应用，单纯使用颌间牵引的模式逐渐被淘汰，目前，主要被用坚固内固定的辅助手段。

颅颌牵引复位：主要用于上颌骨骨折。如上颌骨向后移位较大，传统的石膏头帽颅颌牵引技术已经弃用，取而代之的是外牵张支架（图9-13）。

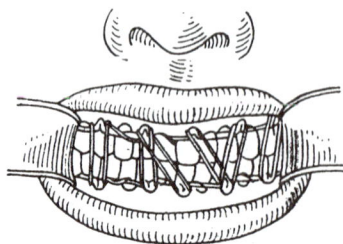

图9-12　颌间牵引复位示意图

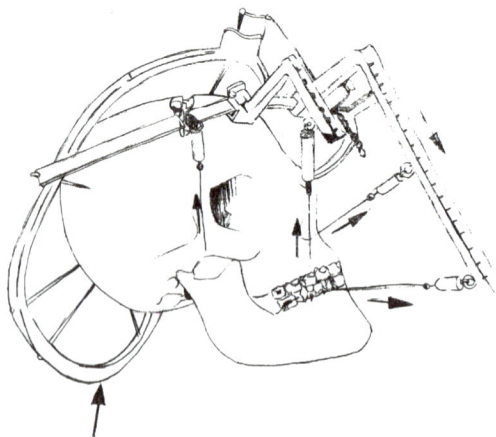

图9-13　颅颌牵引复位示意图

③手术切开复位：用于开放性骨折，不能用手法复位的复杂性骨折或已发生错位愈合的骨折。特别是开放性骨折，常可于清创术的同时行骨折复位和固定。随着内固定材料的发展和切口技术的完善，临床上手术复位越来越多地被采用。

（2）固定方法：坚实可靠的固定是保证骨折块在复位后的正常位置愈合，防止再移位的必要条件。一般下颌骨骨折应固定4周左右，上颌骨骨折应固定3周左右。

①单颌固定：指在发生骨折的颌骨上进行固定，而不是将上、下颌骨同时固定在一起。该法主要用于移位不多的线形骨折。

a.单颌牙弓夹板固定法：该法是将一牙弓夹板横越折断部位及其两侧健牙，用金属结扎丝将夹板与牙逐个结扎，依靠健牙来固定折断的颌骨（图9-14）。目前，该法多作为内固定的辅助方法。

b.切开复位、骨间固定法：多用于开放性、陈旧性或儿童的下颌骨骨折。通过创口或手术切口，显露骨折线两端的骨面，然后选用合适的固定器材，如医用不锈钢丝结扎固定（图9-15）、微型钢板及螺丝钉固定（图9-16）等。操作中注意勿损伤牙根、下牙槽神经血管束及儿童的恒牙胚。

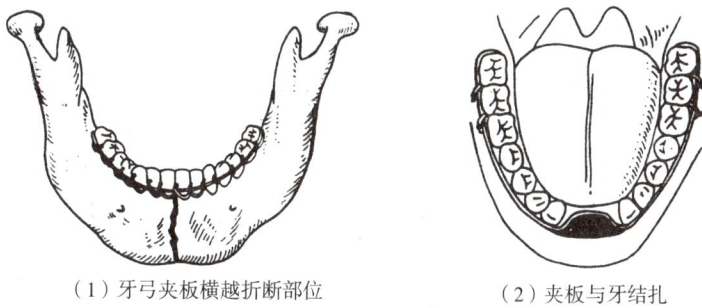

（1）牙弓夹板横越折断部位　　　　　　（2）夹板与牙结扎

图9-14　单颌牙弓夹板固定示意图

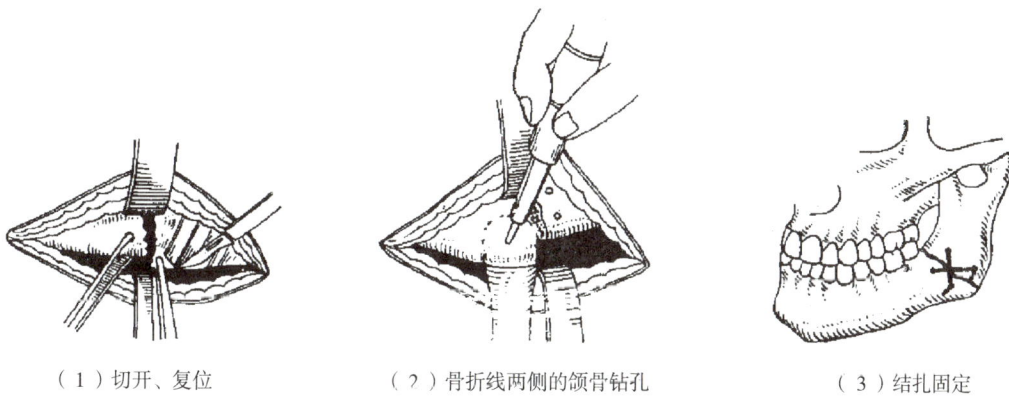

（1）切开、复位　　　　（2）骨折线两侧的颌骨钻孔　　　　（3）结扎固定

图9-15　切开、复位、骨间金属丝结扎固定示意图

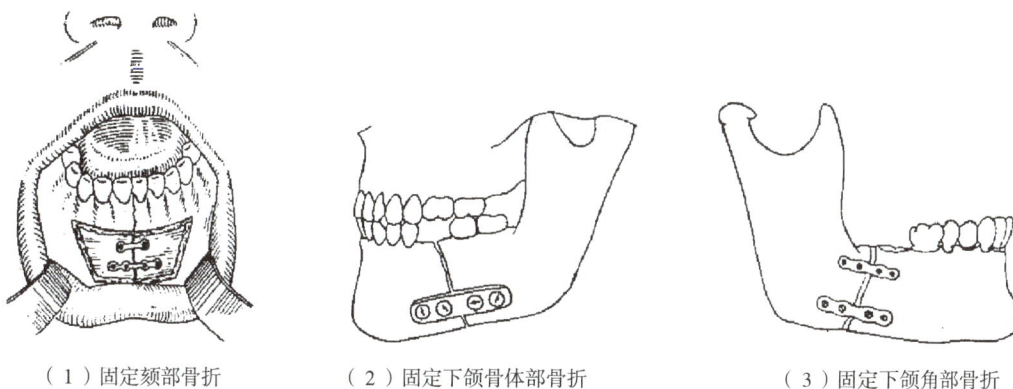

（1）固定颏部骨折　　　（2）固定下颌骨体部骨折　　　（3）固定下颌角部骨折

图9-16　微型钢板及螺丝钉固定示意图

②颌间固定：颌间固定的优点是使骨折的颌骨能在正常咬合关系的位置上愈合。但是由于上、下颌被固定在一起，伤者不能张口，只能进流质饮食，故不易保持口腔卫生。目前，其作用只是在术前牵引和手术中、手术后短期维持咬合关系。

a. 简单颌间结扎固定法：该法是将上、下颌相对的几组单个牙各自用不锈钢丝结扎后，再将各牙的结扎丝上、下相对扭结拧紧，以达到颌间固定的目的（图9-17）。

b. 带钩牙弓夹板颌间固定法：该法是用有挂钩的成品牙弓夹板，分别用结扎丝固定在上、下颌牙的唇颊侧牙面上，然后用橡皮圈套在上、下颌牙弓夹板的挂钩上，行牵引固定（图9-18）。

c. 正畸托槽颌间固定法：该法是取固定矫治器的带钩托槽，分别用牙釉质黏结剂黏结在每个牙面上，然后在托槽的钩上套上橡皮圈。这种方法比较舒适，口腔卫生容易保持。

d. 颌间牵引钉固定法：是近年来的新技术，使用简单方便，特别适合于多数牙缺失无法进行牙弓夹板牵引固定者。

③坚固内固定：是近年来发展起来的新技术，除了因钛的性能优异外，更重要的是它的理论基础支持。实践表明：坚固内固定技术比以往许多固定方法效果好，使用方便，术后可大大减少颌间固定的时间，甚至可以不用颌间固定，因此目前成为颌骨骨折的首选方法。

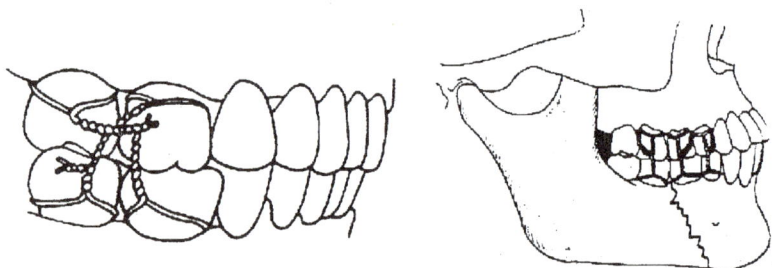

图 9-17　简单颌间结扎固定示意图

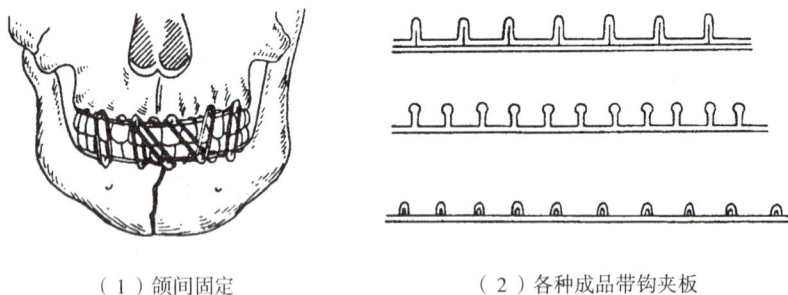

（1）颌间固定　　　　　　　　　（2）各种成品带钩夹板

图 9-18　带钩牙弓夹板颌间固定示意图

2. 髁突骨折的治疗　髁突骨折占下颌骨骨折的20%～30%，构成比为第二位。大多数髁突骨折可采用保守治疗，即在手法复位后行颌间固定，或在患侧磨牙区垫上2～3mm厚的橡皮垫，用颌间弹性牵引复位固定法，使下颌支下降，髁突复位，恢复正常咬合关系。保守治疗应重视早期开口训练，以防止关节内、外纤维增生导致的关节强直。对于保守治疗无效者，可采用手术切开复位坚固内固定，可辅助颌间牵引7～10天左右即应进行张口训练，以防日后关节强直。

3. 儿童颌骨骨折的治疗　儿童颌骨骨折发生率低，但治疗具有特殊性。儿童正值生长发育期，骨折或手术损伤可能影响颌骨发育；且由于此时期正值恒乳牙交替，在恒牙萌出后，其咬合关系还要自动进行调整，因此，对复位及咬合关系的恢复不必像成人那样严格。乳牙列的儿童，由于牙冠较短，牙根吸收，很难利用牙齿进行牙间或颌间结扎固定；颌骨内有众多恒牙胚，而且骨皮质较薄，采用内固定时易损伤牙胚，也不易固定牢靠。因此，儿童期的颌骨骨折应采取保守治疗，如颅颌绷带、牙面正畸带钩托槽黏结弹性牵引固定等。对于必须做手术切开复位的患儿，可采用可吸收接骨板固定。术中应尽量避免损伤恒牙胚。骨折愈合后应及时拆除钛板。

【预防与调护】

1. 加强安全防护教育，防止发生交通、工伤等意外事故。
2. 保持口腔卫生，防止伤口感染。
3. 固定期间进食营养丰富、易消化的流质或半流质饮食，拆除固定后改为软食。
4. 伤后 2 个月内勿咀嚼过硬的食物。

第五节　颧骨与颧弓骨折

颧骨和颧弓是面部比较突出的骨性支架，易受侧方或侧前方撞击而发生骨折。颧骨与上颌骨、额骨、蝶骨及颞骨相连接，其中与上颌骨的连接面最大，故颧骨骨折（malar fracture）常伴发上颌骨骨折。颧骨的颞突与颞骨的颧突连接构成颧弓，颧弓较细长而窄，似弓状，更易发生骨折，即颧弓骨折（zygomatic arch fracture）。

【临床表现】

1. 颧面部塌陷　颧骨、颧弓骨折后，骨折块移位方向主要取决于外力作用的方向，多发生内陷移位，也可因咬肌的牵拉而向下移位（图 9-19）。在伤后早期，可见颧面部塌陷；随后由于局部肿胀，塌陷畸形并不明显，易造成误诊。数日后肿胀消退，又出现局部塌陷。

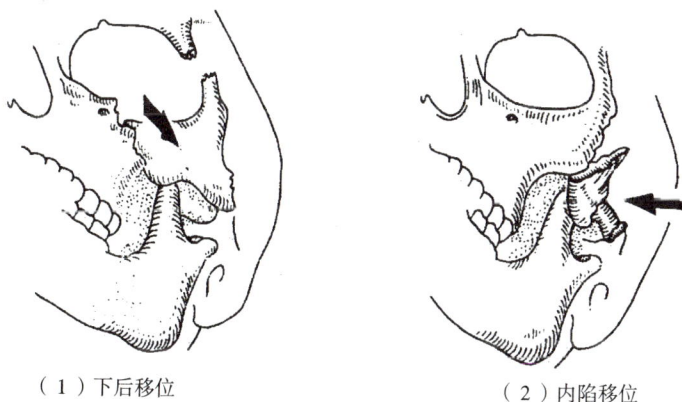

（1）下后移位　　　　　　　　　（2）内陷移位

图 9-19　颧骨、颧弓骨折的移位

2. 张口受限　由于骨折块内陷移位压迫颞肌和咬肌，阻碍喙突运动，导致张口疼痛和张口受限。

3. 复视　颧骨骨折移位或眶壁粉碎导致眼眶扩大，可继发眼球移位、外展肌渗血和局部水肿，以及撕裂的眼下斜肌嵌入骨折线中，限制眼球运动等，从而发生复视。

4. 瘀斑　颧骨眶壁发生闭合性骨折时，眶周皮下、眼睑和结膜下可有出血性瘀斑。

5. 神经症状　颧骨上颌突部骨折可能损伤眶下神经，致使该神经支配区有麻木感。如同时损伤面神经颧支，则可发生眼睑闭合不全。

【诊断】

颧骨、颧弓骨折可根据损伤史、临床特点和 X 线检查而明确诊断。视诊应注意两侧瞳孔是否在同一水平线上，观察是否有眼球运动受限，两侧颧骨是否对称。触诊骨折局部可有压痛、塌陷移位，颧额缝、颧上颌缝骨连接处以及眶下缘均可能有台阶形成。如自口内沿前庭沟向后上方触诊，可检查颧骨与上颌骨、喙突之间的空隙是否变小。这些均有助于颧骨骨折的诊断。影像学检查常用冠状和矢状 CT 断层扫描，最好是三维重建以明确诊断，可清晰看到骨折移位和颧弓的 M 形或 V 形骨折线，而且还可观察眼眶、上颌窦及眶下孔等结构有无异常。

【治疗】

颧骨、颧弓骨折后，凡有面部畸形、张口受限、复视者均应视为手术适应证。张口受限者均应行复位手术。虽无功能障碍而有显著畸形者，也可进行手术复位内固定。如仅有轻度移位，畸形不明显，无张口受限及复视等功能障碍者，可不行手术治疗。

【预防与调护】

同"颌骨骨折"。

第六节　全面部骨折

全面部骨折（panfacial fractures）主要指面中 1/3 与面下 1/3 骨骼同时发生的骨折，多由于严重的交通事故、高空坠落和严重的暴力损伤造成。由于面骨维持着面部轮廓，一旦发生骨折，面型则遭受严重破坏，且经常累及颅底、颅脑、胸腹脏器和四肢。

【临床表现】

1. 多伴有全身重要脏器伤　首诊时患者常有明显的颅脑损伤症状，如昏迷、颅内血肿及脑脊液渗漏；腹腔脏器如肝脾损伤导致的腹腔出血、休克等；颈椎、四肢和骨盆的骨折。

2. 面部严重扭曲变形　由于骨性支架破坏，面部出现塌陷、拉长和不对称等畸形，可有眼球内陷、运动障碍及鼻背塌陷等改变，严重者常有软组织的挫裂伤或撕裂伤。

3. 咬合关系紊乱　全面部骨折最明显的改变是咬合错乱，患者常呈开殆、反殆等状态，伴有张口受限。

4. 功能障碍　患者常伴有复视甚至失明，眶下区、唇部感觉障碍。

【诊断】

全面部骨折在首诊时必须早期对伤情做出正确判断，应首先处理胸、腹、脑、四肢伤以及威胁生命的紧急情况，优先处理颅脑损伤和重要脏器损伤。昏迷者需要注意保持呼吸道通畅，严禁做颌间结扎固定，密切观察瞳孔、血压、脉搏和呼吸等生命体征的变化。及时处理出血，纠正休克，解除呼吸道梗阻。

全面部骨折的诊断通过详细的检查与辅助检查不难做出，但由于涉及诸多骨骼骨折，普通平片和 CT 往往容易漏诊，因此，常选用三维 CT 重建，其优点是提供的信息更详细，骨折部位、数目、移位方向一目了然，结合平片可全面了解骨折的全貌。

【治疗】

1. 专科手术 在伤者全身情况稳定、无手术禁忌证后进行。手术以恢复患者正常的咬合关系及其他功能；尽量恢复面部的高度、宽度、突度、弧度和对称性；恢复骨的连续性和面部诸骨的连接，重建骨缺损。

2. 中医治疗 中医骨伤科历史悠久，源远流长，是中华各族人民长期与骨伤疾患做斗争的经验总结，具有丰富的学术内容和卓著的医疗成就。根据中医骨伤科损伤三期辨证治法，骨折早期以活血化瘀为主，中期以和营生新、接骨续筋为主，后期以补气养血、强筋健骨为主。

（1）早期

证候：骨折后 2 周内，局部肿胀、疼痛，功能障碍；舌紫暗或有瘀斑，苔薄白，脉涩滞。

治法：活血化瘀，消肿止痛。

方药：复元活血汤加味。

方解：方中酒浸大黄逐瘀通经，柴胡疏理肝气，使肝气条达舒畅，两药合用防止败血归肝，并使其得以排出体外；当归、桃仁、红花消肿止痛，活血化瘀，以增强活血、消肿止痛的功效；穿山甲、瓜蒌根破瘀通络，消肿散结，清热润燥；甘草调和诸药。

加味：伴发热者，加金银花、连翘、蒲公英、紫花地丁、栀子等。瘀重而痛甚者，加三七、乳香、没药、延胡索等增强活血祛瘀，消肿止痛之功；气滞重而痛甚者，可加川芎、香附、郁金、青皮等以增强行气止痛之力。

（2）中期

证候：伤后 3～4 周，肿胀消退，疼痛明显减轻，患处轻微压痛，或活动时痛；舌红，苔薄白，脉和缓。

治法：和营生新，接骨续筋。

方药：续骨活血汤加黄芪、党参、白术等。

方解：续骨活血汤方中骨碎补、续断补肝肾，强筋骨，续伤活血；乳香、没药活血止痛，消肿生肌；骨碎补、自然铜、土鳖虫在伤科中俗称"接骨三宝"，配以落得打，为接骨要药；当归尾与赤芍、红花同用，补血活血，消肿止痛；生地黄与白芍补血活血，缓急止痛。

加味：疼痛严重者，加三七粉；吐血者，加仙鹤草、藕节、茜草等。

（3）后期

证候：骨折 4 周后，肿胀、疼痛消失，无明显功能障碍，但形体消瘦，面色无华；舌红，苔薄白，脉细弱。

治法：调补气血，强筋壮骨。

方药：八珍汤加丹参、川续断、桑寄生、骨碎补等。

方解：八珍汤方中人参、熟地黄益气养血；白术、茯苓健脾渗湿，助人参益气补脾；当归、白芍养血和营，助熟地黄滋养心肝；川芎活血行气；炙甘草益气和中，调和诸药。

加味：眩晕心悸明显者，加大熟地黄、白芍用量；气短乏力明显者，加大人参、白术用量；不寐者，加酸枣仁、五味子。

【预防与调护】

同"颌骨骨折"。

第十章
神经系统疾病

第一节　三叉神经痛

三叉神经痛（trigeminal neuralgia，TN）是指在三叉神经分布区域出现的阵发性剧烈疼痛。其特征为疼痛历时数秒至数分钟，间歇期无症状，反复发作，病程顽固，以中老年人多见，多发生在单侧。TN 被认为是人类最痛苦的疾病之一。临床上通常将三叉神经痛分为原发性和继发性两种。原发性三叉神经痛系指无明确原因、无神经损害的阳性体征者；继发性三叉神经痛是指由于机体的其他病变压迫或侵犯三叉神经所致者。据文献报道，其患病率为 182/10 万人，年发病率为 4.7/10 万人。

本病属于中医学"面痛"范畴，又称"面风痛""面颊痛"。

【病因病理】

1. 中医病因病机　中医学认为，"面痛"病因多与外感寒邪、情志不调或外伤致瘀等因素有关。病机多为寒凝经脉、肝经实火、肝肾阴虚。其均可导致面部经络气血痹阻，产生剧烈疼痛。面痛以实证为主，亦有虚实夹杂之证。

（1）寒凝经脉：头面为诸阳之会，阳明脉虚，寒邪得以侵袭，积久不散，阻于经脉，致气血凝滞，不通则痛。

（2）肝经实火：情志不舒致肝失条达，肝气郁结，日久化火，或郁怒伤肝，肝阳上亢，肝经实火循经上扰清空，出现面痛。

（3）肝肾阴虚：先天禀赋不足，或年老体弱，或房劳过度而致肾阴亏损。肾藏精，肝藏血，肝肾同源，故肾阴虚可引起肝阴虚，因不能制约肝阳，以致阳亢于上而致面痛。

2. 西医病因病理　原发性三叉神经痛的病因和发病机制目前尚不明确，其主要的病因及发病机制包括周围病变学说和中枢病变学说。

（1）周围病变学说：目前多数认为三叉神经痛可能与颅内三叉神经感觉根受压、颌骨炎症性感染灶、局部缺血、后颅窝血管袢压迫三叉神经脑池段等有关。

①三叉神经感觉根和半月神经节受侵犯或受压：如感觉根处受到诸如肿瘤、异常血管的压迫、牵拉和扭曲等。

②解剖结构的异常：如三叉神经压迹内有尖锐的小骨刺、颞骨岩部肥厚、岩嵴过高、局部硬脑膜增厚等，均可导致对神经根和半月神经节产生压迫。颈内动脉管前端的骨质缺陷使该动脉与半月神经节十分接近，它的搏动长期影响着半月节和感觉根，使之发生脱髓鞘变而引起疼痛。

③其他：三叉神经分支所经过的骨孔因骨膜炎而变狭窄并压迫神经、面部遇过冷刺激使局部血管收缩痉挛、中老年人动脉硬化及脑缺血、三叉神经节的神经细胞因反复发生缺氧都可导致三叉神经痛。

（2）中枢病变学说：有学者在研究中发现，三叉神经痛发作时感觉神经中枢有癫痫样放电现象，可能是三叉神经系统的传出机制失控引起，且其神经周围支并未出现特有的病理变化，因此认为引起三叉神经痛的可能是中枢性病因。其可能的发病机制为：三叉神经生理性的传入刺激，可使处于兴奋状态的三叉神经脊束核发生病理性迟缓反应，此反应又向周围神经传出冲动，并因反复刺激三叉神经突触部，使其他神经元亦参与反应，直到不应期为止。也有人认为三叉神经痛病变在脑干内，三叉神经痛与脑干中三叉神经感觉核的兴奋性改变有直接关系。其兴奋性增高是由病理性刺激所引起。这些病理性刺激通常是由三叉神经周围支到达脑干的三叉神经感觉核和网状结构，对三叉神经痛的"扳机点"做轻微刺激，可在脑干内迅速"总和"起来，而引起一次疼痛发作，而这些刺激也能使三叉神经运动核和面神经运动核受到影响，所以三叉神经痛发作时，常伴有面肌抽搐和咀嚼肌的运动。还有人认为，丘脑和皮质的损害是引起三叉神经痛的中枢性原因。

继发性三叉神经痛的病因可为颅中窝和颅后窝的病变，特别是位于脑桥小脑角部的肿瘤（包括胆脂瘤、听神经瘤、脑膜瘤、血管瘤等）、三叉神经半月节肿瘤（神经细胞瘤、脊索瘤等）压迫引起三叉神经分布区的疼痛。颅底部恶性肿瘤，如鼻咽癌、各种转移癌等也可导致神经痛。病毒及病灶感染，如额窦炎、筛窦炎、上颌窦炎、骨膜炎、中耳炎、化脓性岩骨炎等都可引起继发性三叉神经痛。

也有学者提出家族性三叉神经痛，其最大的特点为有家族性或临床遗传性，且在同一家族患者中所表现的疼痛常发生在同一侧的同一神经分支分布区，同时常伴发其他疾病，如多发性硬化、腓骨肌萎缩症（又称 Charcot-Marie-Tooth 疾病）或双侧性 TN。

在免疫因素参与下发生的周围神经的脱髓鞘改变是 TN 的病理基础，而中枢因素三叉神经脊束核抑制作用的受损，以及血液中生化物质的作用是引起 TN 的重要条件。随着对神经肽、神经递质研究的深入，人们发现它们与神经痛关系密切。三叉神经系统内含有多种神经肽，与疼痛有关的包括 P 物质（SP）、谷氨酸（Glu）、降钙素基因相关肽（CGRP）、生长抑素（SS）、β-内啡肽（β-EP）、血管活性肠肽（VIP）等。

【临床表现】

本病的主要表现是在三叉神经某分支区域内突然发生闪电样、极其剧烈的疼痛，疼痛可自发，也可由轻微的刺激"扳机点"而引起。所谓"扳机点"，是指在三叉神经分支区域某个固定的局限的小块皮肤或黏膜特别敏感，对此点稍加触碰，立即引起疼痛发作。"扳机点"常位于牙龈、牙、上下唇、鼻翼、口角及颊部黏膜等处。疼痛先从"扳机点"开始，然后迅速扩散到整个神经分支区。"扳机点"为 1 个或 2 个以上，取决于罹患分支的数目。为避免刺激"扳机点"，患者常不敢洗脸、刷牙、剃须、微笑等。

疼痛为电击、针刺、刀割或撕裂样剧痛，故发作时，患者常用手掌紧按患侧面部，或用力揉搓痛处，致使局部皮肤粗糙、增厚和色素沉着；或做一连串的迅速咀嚼动作，甚至咬紧牙关或迅速摇头；还有的咬唇、伸舌、咂嘴等。有些患者疼痛牵涉牙时，常疑为牙痛而坚持要求拔牙，故不少三叉神经痛患者有拔牙史。疼痛发作时还常常伴有颜面表情肌痉挛性抽搐、口角牵向患侧。有时还可出现痛区皮肤潮红、结膜充血或流泪、出汗、流涎以及患侧鼻腔黏液增多等。阵痛发作多在白天，每次约持续数秒、数十秒或 1 ～ 2 分钟后又骤然停止，开始和停止都很突然。两次发作之间称为"间歇期"，间歇期内无任何疼痛症状。只有少数病例在间歇期面部有轻钝痛。

本病早期阵痛持续时间短，间歇期长，发作次数少。随着疾病的发展，发作逐渐频繁，间歇期亦缩短。由于剧痛难忍，少数患者有自杀倾向。

疼痛每次持续数周或数月，间歇期可为数天甚至数年。本病很少有自愈者，一般在春、冬季节容易复发。

原发性三叉神经痛患者无论病程长短，神经系统检查均无阳性体征发现，罹患分支区域内的痛觉、触觉和温度觉的感觉功能和运动支的咀嚼功能仍保持正常。

继发性三叉神经痛常呈持续性疼痛，临床上可伴有面部皮肤感觉减退、角膜反射减退、听力降低等神经系统阳性体征。

【实验室及其他检查】

检查的目的是确定病变累及的三叉神经分支。可采用轻拂、触压、揉搓等不同刺激强度的方法对各分支的常见"扳机点"进行检查。也可用 2% 普鲁卡因局部浸润或阻滞某一分支，以确定病变累及的准确部位。要明确是原发性三叉神经痛还是继发性三叉神经痛，必须同时检查伴随的其他症状及体征，如感觉、运动和反射的改变。

1. 感觉功能　用探针轻划（触觉）与轻刺（痛觉）患侧的三叉神经各分布区的皮肤与黏膜，并与健侧相比较。若痛觉丧失，需再做温度觉检查。试管分别盛冷水（0 ～ 10℃）和温水（40 ～ 50℃）交替地接触患者的皮肤，让其报出"冷"或"热"。如痛觉与温度觉均丧失而触觉存在，可能是脊束核损害。

2. 角膜反射　请患者向一侧注视，用捻成细束的棉絮轻触角膜，由外向内，反射作用为双侧直接和间接的闭眼动作。角膜反射可以受多种病变的影响。如一侧三叉神经受损造成的角膜麻痹，刺激患侧角膜则双侧均无反应，而做健侧角膜反射试验，仍可引起双侧反应。

3. 腭反射　用探针或棉签轻刺软腭边缘，可引起软腭上提。如一侧反射消失，表明该侧上颌神经的分支腭后神经或蝶腭神经损害。上颌神经损害时，还表现为嗅吸氨气、醋酸等时无灼痛感，以及用细软猪鬃刺激鼻腔下部黏膜时不发生喷嚏反射。

4. 运动功能　三叉神经运动支的功能障碍表现为咀嚼肌麻痹，咬紧牙时咬肌松弛无力。若下颌舌骨肌与二腹肌前腹麻痹，吞咽动作时患侧此两肌松弛。

凡出现上述神经功能性改变，说明神经路径上有损害，常见的为占位性病变，还应做进一步检查，以明确诊断。

【诊断与鉴别诊断】

1. 诊断要点　依据病史、疼痛的部位、疼痛的性质、发作表现和神经系统无阳性体征，一般可明确诊断原发性三叉神经痛。检查时找出"扳机点"是具有重要意义的方法。在初步确定疼痛的分支后，用 1% ～ 2% 的普鲁卡因于神经孔处做阻滞麻醉，以阻断相应的神经干，这属于诊断性质的封闭。

继发性三叉神经痛的疼痛可不典型，常呈持续性，一般发病年龄较小。检查时，在三叉神经分布区域内可出现神经功能性改变。

磁共振血管成像（magnetic resonance angiography，MRA）和磁共振断层血管成像（magnetic resonance tomographic angiography，MRTA）除提供清晰的神经血管图像外，还可分辨责任血管

的形态、来源及与神经压迫的关系。

2. 鉴别诊断

（1）与牙源性疾患引起的疼痛的鉴别：急性牙髓炎引起的疼痛为阵发性，夜晚加剧，对冷热刺激敏感，有病灶牙存在；急性牙周膜炎、急性智齿冠周炎、颌骨骨髓炎或拔牙后伤口感染等的颌面痛为持续性，口内有病灶存在，均无"扳机点"。

（2）与偏头痛的鉴别：偏头痛以反复发生的偏侧或双侧头痛为特征，为发作性神经－血管功能障碍，每次发作持续数小时或更长，痛区超出三叉神经分布范围，常伴有恶心、呕吐。

（3）与副鼻窦炎的鉴别：如急性上颌窦炎、额窦炎等，多在流行性感冒后发生，继急性鼻炎之后可有嗅觉障碍、流大量黏液脓性鼻涕、鼻阻塞，疼痛为持续性，局部有红肿、压痛及炎性表现。

（4）与舌咽神经痛的鉴别：舌咽神经痛为舌咽神经分布区域的阵发性剧痛，多见于男性。疼痛性质与三叉神经痛相似，但疼痛部位在咽后壁、舌根、软腭、扁桃体、咽部及外耳道等处。疼痛常因吞咽、讲话而引起，睡眠时也可发作，这种情况在三叉神经痛时少见。可用 1% ～ 2% 丁卡因喷雾喷于咽部、扁桃体及舌根部，如能止痛即可确诊。

需注意的是，舌咽神经痛与三叉神经痛可同时发病。当三叉神经第三支痛且伴有舌咽神经痛时，应特别注意与舌咽神经痛相鉴别。如当第三支完全麻醉后而疼痛仍不能缓解时，应考虑舌咽神经痛的可能；再用丁卡因喷雾喷于舌咽神经分布区域，如疼痛缓解即可做出诊断。

【治疗】

1. 治疗原则 原发性三叉神经痛由于病因不明，目前尚缺乏根治性的治疗手段。对本病的治疗，应本着循序渐进的原则。首先选择对机体无损害性或损害性最小的治疗方法，如西药和中医辨证用药等。治疗无效时，再依次选择神经撕脱术、半月神经节温控射频热凝固术等。只有当这些方法均无效时才考虑行颅内手术。继发性三叉神经痛则应针对病因治疗。

2. 中医辨证论治

（1）寒凝经脉证

证候：面颊疼痛，痛如闪电，痛后又如常人，遇寒则痛增，得热则痛减；畏寒，肢冷，面色白；舌质淡或淡红，舌苔薄白，脉浮紧。

治法：祛风解表，散寒止痛。

方药：川芎茶调散加味。

方解：本方祛风散寒止痛。方中川芎辛香走窜，上行头目，祛风止痛，为治头痛之要药；羌活、白芷、细辛、藁本发散风寒，散寒止痛；荆芥、防风、薄荷辛散上行，清利头目。

加味：疼痛日久，久病入络者，可加地龙、全蝎通经活络止痛；遇寒痛甚，加附子、麻黄加强祛风散寒之力。

（2）肝经实火证

证候：头面疼痛剧烈，面部灼热，情绪波动或发怒时易诱发疼痛；头晕目眩，急躁易怒，面红目赤，口苦咽干；舌质红，舌苔薄黄，脉弦数有力。

治法：清肝利胆，泻火止痛。

方药：龙胆泻肝汤加味。

方解：本方清泻肝胆实火，清利肝胆湿热。方中龙胆清泻肝胆实火；黄芩、栀子清热燥湿泻火；泽泻、木通、车前子清利湿热；生地黄、当归滋阴养血；柴胡舒畅肝胆气机，引诸药归经肝胆。

加味：若面赤、烦躁，加郁金、黄柏；大便秘结，加大黄、芦荟泻热通腑。

（3）肝肾阴虚证

证候：面颊疼痛，痛时患侧面部抽搐、痉挛，病程较长；眩晕，耳鸣，心烦少寐，腰膝酸软，口干咽燥；舌质红，少苔，脉弦细。

治法：补益肝肾，养阴止痛。

方药：杞菊地黄丸加味。

方解：本方滋阴补肾，养肝明目。方中枸杞子入肝养血明目，入肾补精生血；菊花清肝明目；熟地黄、山茱萸、山药滋阴补肾；泽泻、茯苓、牡丹皮清泻相火。

加味：烦热、盗汗，加知母、地骨皮、五味子清虚热，养阴敛汗；心悸、失眠，加酸枣仁、龙骨、珍珠母镇心安神。

3. 西医治疗

（1）药物治疗

①卡马西平（酰胺咪嗪、痛痉宁）：止痛效果明显。作用于网状结构–丘脑系统，可抑制三叉神经脊束核–丘脑的病理性多神经元反射。治疗时从小剂量开始。开始时，口服，每次100mg，每日2次；如不能止痛，逐渐增加剂量，每天增加100mg，直到能控制疼痛为止；维持2周以上，再逐渐减量，找出其最小的有效剂量作为维持剂量服用。最大剂量可用到每日1200mg，如果仍无效则需要考虑其他治疗手段。不良反应有眩晕、嗜睡、恶心、皮疹、消化障碍、白细胞减少等。用药前应查血常规和肝功能，用较大剂量时应定期复查血常规、肝功能。

②奥卡西平：止痛疗效明确，不良反应少。药理和临床作用与卡马西平相同，但易于耐受。用药方法是开始每日300mg，分2次服用；之后逐渐增加至600～2400mg，直到能控制疼痛为止。不良反应有乏力、眩晕、嗜睡、皮疹、消化障碍等，少见白细胞减少、肝功能异常等，慎用于肝功能异常、孕妇和哺乳期妇女。

③苯妥英钠（大仑丁）：对多数病例有一定疗效。一般剂量：口服，每次100mg，每日2～3次。极量为每次300mg，每日500mg。其中毒症状为头晕、步态不稳、震颤和视力障碍等。如出现这些症状，应减量直至中毒反应消失为止。如仍有效，即以此为维持量。该药可引起牙龈纤维增生。

④氯硝西泮：以上药物无效时可用此药。初始剂量每日1mg，2～4周逐渐增加至每日4～8mg，分3～4次服用。维持量一般为每天4～6mg。不良反应有嗜睡及步态不稳，还可引起呼吸抑制、呼吸道分泌物增加，有呼吸道疾病者慎用，肝病、青光眼患者忌用。

⑤山莨菪碱（654-2）：是一种胆碱能神经阻滞剂，其作用类似于阿托品，对各种神经痛有一定疗效。一般剂量：口服，每次5～10mg，每日3次。

（2）封闭疗法：用1%～2%普鲁卡因行疼痛神经支的阻滞麻醉，也可用1%～2%普鲁卡因0.5～1mL加维生素B_{12}200～500μg做神经干或穴位封闭，每日1次，10次为1个疗程。

（3）注射疗法：是将酒精或其他化学药物直接注射到三叉神经的周围支、神经干或半月神经节内，使注射部位的神经组织发生凝固性坏死，阻断神经传导，致使三叉神经分布区域内的感觉丧失，从而达到镇静、止痛的目的。

（4）手术治疗

①神经周围支撕脱术：采用手术的方法切断或截除一段经过"扳机点"等定位的三叉神经周围支，以中断痛觉的传导而达到止痛的目的。该方法简单易行，但有可能复发，主要适用于下牙

槽神经及眶下神经、颏神经、舌神经等。手术方法包括口内进路和口外进路。

②三叉神经感觉根部分切除术：手术在颅底翼腭窝或圆孔处切断神经并将周围支部分切除，阻断神经传导以达到止痛的目的。方法有经颞部入路和经枕下入路。该手术难度较大，有一定的危险性。

③病变骨腔清除术：根据病史、症状和所累及的三叉神经分支，在"扳机点"部位相应区域及以往拔牙部位的口内 X 线片上显示有病变骨腔，表现为界限清楚的散在透光区或界限不清的骨质疏松脱钙区时，按口腔外科手术常规，从口内途径行颌骨内病变骨腔清除术。

（5）温控射频热凝固术：射频热凝固术是利用在射频电流通过一定阻抗的神经组织时，在高频电流作用下离子发生振动，与周围质点发生摩擦，在组织内产热并形成一定范围蛋白凝固的破坏灶，利用不同神经纤维对温度耐受的差异性，在一定温度下有选择性地破坏半月神经节内传导痛觉的纤维，而保留对热抵抗力较大的传导触觉的纤维，从而达到止痛目的的技术。温控射频热凝固术治疗三叉神经痛的关键是穿刺部位准确、毁损适度。国内学者应用 X 线、CT 及导航卵圆孔定位技术，选择性行卵圆孔、眶上孔、眶下孔射频热凝固术治疗三叉神经痛，毁损参数掌握在温度 55～75℃，热凝固时间 2～5 分钟，通过程序温控的方法，选择性破坏三叉神经痛觉纤维，使触觉纤维得到部分或全部保留，进一步提高了穿刺的成功率和疗效，对复发者再次治疗仍有效，而且适应证广泛，对于不能耐受或者不愿接受手术的高龄患者尤其适用。

（6）立体定向放射神经外科治疗：立体定向放射神经外科治疗是利用 X 线、γ 射线、质子束及其他重粒子等治疗三叉神经痛的方法。对于特定的疾病，靶点的位置、照射剂量及照射范围是决定该疗法治疗效果最关键的因素。只要定位准确，剂量合适，均可获得满意的长期疗效。适应证：① 65 岁以上。②合并糖尿病、心脏病等全身性疾病。③不愿承受手术风险，如射频电切术中常出现面部感觉不良、角膜炎、三叉神经运动支障碍等。④其他无法施行手术的情况，包括对侧听力障碍、MRI 图像未见三叉神经血管接触或压迫、三叉神经脱髓鞘、曾接受过外科干预治疗、合并 MS 等。

（7）微血管减压术（microvascular decompression，MVD）：此方法最大的特点是不损伤神经的结构和功能，可以最大限度地保留三叉神经的功能，目的在于从解剖上解除血管的迂曲压迫。但开放性 MVD 因需开颅，并发症多且严重，存在一定的死亡率，不易被患者接受。随着内镜技术在神经外科的应用，其在治疗三叉神经痛方面显示出优越性。其特点是：①具有远程光源和全方位视角，不遗漏"死角"。②入口小，减少了颅内感染的概率。③不需要引流脑脊液。④对小脑和神经的牵拉明显减少，从而有效地提高了成功率，降低了并发症的发生率和死亡率。

4. 其他治疗

（1）针刺：针刺对三叉神经痛有较好的止痛效果，穴位可近取与循经远取相结合。

主穴：以局部穴、足太阳及手足阳明经穴为主，常用穴有攒竹、四白、下关、地仓、合谷、风池、三间、太冲、内庭、阿是穴。

配穴：疼痛以眼部为主者，加丝竹空、阳白、鱼腰、内庭；疼痛以上颌部为主者，加迎香、巨髎、颧髎；疼痛以下颌部为主者，加承浆、颊车、内庭。风寒外袭加风府、列缺；风热外袭加曲池、外关；气血不足加足三里、气海、关元；气滞血瘀加内关、三阴交；阴虚阳亢加太溪。

操作：用毫针持续捻转泻法。针刺时宜先远部取穴，重刺激。面部穴位宜浅刺、轻刺、久留针。风寒外袭者可加灸法。

（2）穴位注射：用维生素 B_{12}、灭菌生理盐水，注入选取穴位，每穴 0.5～1mL。每隔 2～3 日注射 1 次。10 次为 1 个疗程。取穴同针刺疗法。

（3）皮下埋针：寻找"扳机点"，将揿针刺入，以外胶布固定，埋藏 2～3 日后更换。

（4）耳针：取神门、面颊、额、交感等穴位，两耳轮流交替，隔日 1 次。

【预防与调护】

1. 饮食调护 饮食宜清淡，忌腥味与辛辣，少食膏粱厚味、刺激性食物，不喝酒，不抽烟，不饮咖啡。

2. 间歇期护理

（1）利用疼痛发作后的间歇期清洁颜面、口腔，保持个人卫生，避免其他疾病发生。

（2）用温水洗脸、刷牙，避免冷水刺激。

（3）注意气候变化，避免风吹、寒冷气候对颜面部的刺激。外出时戴口罩或头巾。

（4）尽可能避免诱发疼痛的机械动作。

3. 情绪调护 保持乐观情绪，避免急躁、焦虑等情绪诱发疼痛。三叉神经痛为慢性疼痛综合征，其发生、发展常与心理因素如抑郁、焦虑等情绪障碍同时存在，故有人主张用心理治疗（如放松）与生物反馈、认知与行为、催眠止痛、行为疗法、关怀模式等配合综合治疗，以利于改善患者的病情。

【预后】

本病病程呈周期性发作，自行痊愈的机会较少，但此病无直接危及生命之虞。

第二节　面神经麻痹

面神经麻痹（facial paralysis）是以颜面表情肌群运动功能障碍为主要特征的一种常见病。急性发作的、特发性的单侧周围性面神经麻痹是一种自限性、非进行性、可自发性缓解、不危及生命的疾病。根据引起面神经麻痹的损害部位不同，其可分为中枢型面神经麻痹和周围型面神经麻痹两种。本节重点讨论周围型面神经麻痹。

周围型面神经麻痹亦称"贝尔面瘫"或"贝尔麻痹（Bell's palsy）"，是一种不能肯定病因的不伴有其他体征或症状的单纯性周围型面瘫，一般认为是经过面神经管的面神经部分发生急性非化脓性炎症所致。据统计，本病患病率约为 425.7/10 万。任何年龄都可发病，男女发病率无差异，孕妇发病率较高。

本病属于中医学"面瘫"范畴，又称"口僻""口眼㖞斜"等。

【病因病理】

1. 中医病因病机 中医学认为，此病多因劳作过度，机体正气不足，脉络空虚，卫外不固，风寒乘虚入中面部经络而发病；或气血亏虚，或风痰阻络，致气血痹阻，经筋功能失调而发为本病。

（1）风邪侵袭：正气不足，脉络空虚，卫外不固，风寒之邪入中面部经络，致面部经络阻滞，筋脉拘急，而出现口眼㖞斜。

（2）气血亏虚：素体脾胃虚弱，气血生化无源，或平素气血亏损，导致筋脉失养，肌肉纵缓不收，因而出现口眼㖞斜。

（3）风痰阻络：素体气虚，伏有痰饮，或气机不畅，痰浊内聚，外遇风邪，风痰互结，上扰头面脉络，导致气血运行不利，筋脉失却濡养而发为面瘫。

2. 西医病因病理 目前病因难以确定，可能的发病因素包括以下几个方面：

（1）病毒感染因素：由于一部分贝尔面瘫患者发病时伴有发热、鼻塞、咽痛、口唇疱疹等类似上呼吸道病毒感染的症状，因此，学者们怀疑贝尔面瘫的发生可能与病毒感染有关。感染使神经鞘膜发生炎症、水肿，特别是在狭窄而曲折的面神经管内，使面神经干受压更为严重，并造成血液循环障碍、局部贫血，而使面神经发生麻痹。

（2）寒冷因素：面神经麻痹常在局部受冷风吹袭或着凉后发生，可能是因寒冷引起营养面神经的血管痉挛，导致神经的缺血、水肿、受压和毛细血管的损害而发生水肿；水肿可能继发于缺血和炎症，进一步加重神经受压和阻碍淋巴与血液的流通，形成恶性循环而导致面瘫。

（3）缺血因素：由于某种原因引起血管运动神经反射、神经营养血管收缩，致使供血区缺血，导致组织水肿，压迫神经引起面瘫。这些机制可相互联系，相互影响。寒冷、外伤、缺氧、CO_2 潴留、过敏体质、中毒、变态反应、过度疲劳等可作为复合的因素考虑。有糖尿病和血管硬化病史的患者，贝尔面瘫的发生率较高，可能与糖尿病和血管硬化引起的缺血有关。

（4）其他：与机体免疫力降低、遗传、妊娠、糖尿病神经病变、血管压迫、面神经管的先天性狭窄等因素有关。风湿性面神经炎和茎乳突孔内的骨膜炎使面神经肿胀、受压，导致血液循环障碍也可出现面神经麻痹。

【临床表现】

该病多为单侧发病。起病急，发病前可无自觉症状，常于洗脸、漱口时发现口角㖞斜；或因面瘫而被他人发现。病程进展迅速，在 2 天内达到高峰。

面瘫的典型表现为患侧表情肌瘫痪，静态时额纹、眼裂、鼻唇沟、口角不对称，额纹消失不能皱额、蹙眉、闭目，鼻唇沟变浅，露齿或苦笑时明显，不能鼓腮及吹口哨；动态时蹙额、皱眉、闭目、示齿等面部表情不对称，口角向健侧偏斜，部分患者可有耳颞部疼痛。患者可以出现患侧泪液分泌减少、舌前 2/3 味觉减退、听觉过敏；声导抗检查可以发现镫骨肌反射消失等。嘱患者闭目时瘫痪侧眼球向上方转动时，则露出白色巩膜，此现象称为"贝尔现象"。由于眼睑不能完全闭合，故易出现眼结膜充血和流泪。其中前额纹消失与不能蹙眉是贝尔面瘫或周围型面瘫的重要临床表现，也是与中枢型面瘫鉴别的主要依据。

面瘫的症状还取决于损害的部位。如发生在茎乳孔外，一般不发生味觉、泪液、唾液、听觉等方面的变化。但如同时出现感觉功能与副交感功能的障碍，则所出现的症状对损害的发生部位具有定位意义。因此，临床上有必要进行味觉、听觉及泪液检查。

【实验室及其他检查】

1. 味觉检查 伸舌用纱布固定，擦干唾液后，以棉签蘸糖水或盐水涂于患侧的舌前 2/3，嘱患者以手示意有无味觉。由于舌背边缘区域的几个部位对不同的味觉具有相对的敏感性，若用甜味检查可涂于舌尖，舌尖稍偏后的部位对咸味敏感，依次向后的部位则为对酸味与苦味敏感。

2. 听觉检查 主要是检查镫骨肌的功能状态。以听音叉、闹钟音等方法，分别对患侧与健侧进行由远至近的比较，以了解患侧听觉有无改变。

3. 泪液检查 用滤纸两条（每条为 0.5cm×5cm），一端在 2mm 处弯折。将两纸条分别置于两侧下睑结膜囊内做泪量测定。正常情况下，5 分钟末的滤纸沾泪长度约为 2cm。

4. 电生理检查　电生理检查对于贝尔面瘫的诊断和预后评估具有重要意义。常用的电生理检查包括神经兴奋性试验（NET）、最大刺激试验（MST）、面神经电图（ENoG）和面肌电图检查（EMG）。在发病早期，EMG 只要能引出随意运动单元电位，说明神经的连续性还存在。ENoG 检查在损伤数天（一般 4 ~ 7 天）后检查才有意义，否则会有假阳性结果，随意运动单元电位和诱发电位消失意味着神经损伤严重。

【诊断与鉴别诊断】

1. 诊断要点　根据急性起病而无特殊病因，以及典型的周围型面瘫的症状可以确诊。同时可根据味觉、听觉及泪液检查结果，明确面神经损害的部位，从而做出相应的定位诊断。

2. 鉴别诊断

（1）与核上性面瘫的鉴别：核上性面瘫病变位于面神经核以上与大脑皮层之间，亦称"中枢性面神经麻痹"。中枢性面神经麻痹表现为面上部肌肉运动存在，蹙额、闭眼、抬眉功能正常，而面下部肌肉瘫痪，不能完成耸鼻、示齿、鼓腮等动作，但味觉、泪腺分泌、唾液分泌等功能正常，常伴有患侧肢体瘫痪。

（2）与核性面瘫的鉴别：核性面瘫虽属周围性面神经病变，但病变部位在脑桥或脑干实质内，常为占位性病变、炎症或血管性病变，故除有患侧面肌瘫痪外，还可能有展神经及其他颅神经症状。

（3）与其他疾病的鉴别：本病还应与中耳炎、损伤、听神经瘤、腮腺疾患等引起的面神经麻痹鉴别。需注意有无耳流脓史、外伤史、听觉障碍、腮腺病变等。对不能确定的患者可以进行临床听力学、前庭功能及头颈部影像学检查，以进一步排除其他中枢神经系统疾病或耳部、后颅窝疾病。对于反复发生的面神经麻痹，应通过颞骨 CT 扫描或 MRI 检查，以排除面神经肿瘤。

【治疗】

1. 治疗原则　应尽早采取改善局部血液循环的方法，促使局部水肿、炎症消退，并促使面神经功能早日恢复。治疗方法有西药治疗、中药治疗、理疗、局部热敷，在恢复期可采用针刺治疗、穴位注射。2 年后面瘫仍未恢复者可按永久性面神经麻痹处理，采用手术治疗。

2. 中医辨证论治

（1）风寒侵袭证

证候：突然发生口眼㖞斜，患侧面部肌肤发紧而痛；恶风畏寒，头痛，肌肉关节酸痛；舌质淡或淡红，舌苔薄白，脉浮紧。

治法：疏风散寒，温经通络。

方药：桂枝汤合牵正散加味。

方解：桂枝汤发散风寒，调和营卫；牵正散祛风止痉，活络止痛。方中桂枝散寒通络，解肌发表而祛在表之风寒；芍药益阴敛营；白附子辛温燥烈，善行头面，长于止痉、祛头面风寒；白僵蚕、全蝎祛风止痉，通络散结。

加味：若恶寒发热较重，加秦艽、羌活、防风等加强祛风散寒之力；若颈项强直，加葛根以祛风解肌；若口中烦渴，加黄芩、生地黄。

（2）气血亏虚证

证候：口眼㖞斜，面色萎黄，神疲乏力，纳呆；舌质淡，脉弱。

治法：补益气血，舒筋活络。

方药：八珍汤加味。

方解：本方补益气血。方中人参、白术益气补脾；熟地黄、当归补益阴血；白芍养血敛阴；川芎活血行气；生姜、大枣调和脾胃；炙甘草调和诸药。

加味：久病入络者加地龙、全蝎以祛风通络；久病，阴血不足、气滞血瘀、瘀血阻络者加桃仁、红花等活血化瘀。

（3）风痰阻络证

证候：突然口眼㖞斜，头晕身重，胸脘满闷，咳吐痰涎；舌体淡胖，舌苔白腻或黄腻，脉弦滑或弦缓。

治法：祛风化痰，通络开窍。

方药：导痰汤合牵正散加味。

方解：导痰汤燥湿化痰，行气开郁；牵正散祛风止痉，活络止痛。方中半夏、天南星燥湿化痰；橘红、枳实行气化痰；茯苓健脾渗湿；白附子辛温燥烈，善行头面，长于止痉、祛头面风寒；白僵蚕、全蝎祛风止痉，通络散结。

加味：若气血不足者，可加黄芪、地龙、鸡血藤益气活血通络。

3. 西医治疗

（1）药物治疗

①激素类药物：早期即可应用，以减轻水肿，改善局部血液循环，减少面神经受压，防止面神经变性。地塞米松 5～10mg，静脉滴注，每日 1 次，一般用药 4～7 日。或泼尼松 30～60mg，口服，每日 1～2 次，连续服用 2～3 日，之后即逐渐减量，一般连续使用激素不超过 10 日。

②维生素类药物：维生素 B_1 100mg，肌内注射，每日 1 次；维生素 B_{12} 1000μg，肌内注射，每日 1～2 次。

③加兰他敏：本药为肌肉兴奋剂，可在面瘫恢复期使用。一般剂量：每次 2.5～5mg，肌内注射，每日 1 次。

④血管活性药物：烟酸，口服，每次 50mg，每日 3 次；或地巴唑，口服，每次 100mg，每日 3 次。

⑤抗病毒药物：面神经麻痹发病早期（3 日以内），在服用激素治疗的同时，加用阿昔洛韦或其他抗病毒药物联合治疗可获得最佳疗效。中重度面神经麻痹患者在发病 1 周内（理想时间是在 72 小时内）应给予口服阿昔洛韦或伐昔洛韦和泼尼松的联合治疗。

（2）理疗：可给超短波透热疗法或红外线照射茎乳孔部。

（3）高压氧：可减轻神经肿胀，降低神经管内的压力，改善受损神经纤维的缺氧状态。

（4）外科手术治疗：面神经麻痹的外科治疗方法是面神经减压术。面神经麻痹 2 周之内面神经变性＞90%，且 EMG 检查没有运动单元电位的患者行膝状神经节近端的面神经减压术可提高疗效。在发病 2 周内发生完全性面瘫的患者，推荐行面神经减压术。

4. 其他治疗

（1）针刺：针刺对于面神经麻痹的恢复有较好的效果。治疗主要以局部穴、面部六阳经脉穴位为主，尤以足阳明胃经穴位最常用。

主穴：常选用攒竹、鱼腰、阳白、四白、颧髎、颊车、地仓、合谷、太冲、昆仑。

配穴：风寒证加风池、风府；风热证加曲池、外关；气血不足者加足三里、气海、关元；恢复期可加足三里；人中沟斜者加水沟；鼻唇沟浅者加迎香；颏唇沟歪斜者加承浆；乳突部疼痛者加翳风、风池；舌麻、味觉减弱者加廉泉。

操作：毫针针刺面部腧穴行平补平泻法，肢体远端腧穴行泻法。发病初期，选穴宜少，不宜深刺、透刺，慎用电针；发病2～4可周可适当增加腧穴，针、灸并用，可用电针；发病后期针刺宜透刺、深刺、针灸并用；恢复期可加灸法。

（2）穴位注射：常用药物有维生素 B_1、维生素 B_{12}、5%～10% 葡萄糖溶液、当归注射液、丹参注射液、当归黄芪注射液等。每次可选2～4个穴位，交替注射，每穴 0.5～1mL，每隔2～3天注射1次，10次为1个疗程。

（3）穴位埋线：取地仓、颊车、牵正，在严格消毒的环境下使用埋线针将羊肠线埋入地仓透颊车、牵正。

（4）电针：取阳白、四白、地仓、合谷、太冲。针刺得气后，接通电针治疗仪，以断续波，刺激15分钟左右，强度以患者肌肉跳动且能耐受为宜。

【预防与调护】

1. 做好面部保暖和护理。
（1）嘱患者注意保暖，避免感冒和面部直接吹冷风，晚间睡觉避开窗户或关窗户。
（2）指导患者热敷和按摩患侧面肌，用温湿毛巾热敷面部，每天2～3次。
（3）患侧面肌能运动者，可自行对着镜子做皱眉、闭眼、鼓腮、叩齿等动作，每天2～3次，预防肌肉萎缩。
2. 做好眼部护理。
（1）减少用眼，外出时可戴墨镜。
（2）不能用脏手帕擦眼。
（3）临睡前使用金霉素眼膏或有润眼、消炎作用的眼药水。
3. 饮食宜清淡。
4. 保持心情舒畅。

【预后】

本病预后与疾病性质、病变程度、治疗方法等因素有密切关系。大多数患者预后较好，一般在2～周内起效，1～2个月或数周内恢复或痊愈。1周内味觉恢复提示预后良好。年轻患者预后较老年患者好，老年患者合并糖尿病、高血压、动脉粥样硬化、心肌梗死等预后较差。完全性面瘫患者预后较差。

第三节　面肌痉挛

面肌痉挛（facial spasm）亦称"面肌抽搐症"，为一种阵发性不规则半侧面部肌肉的不自主抽搐或痉挛的病症。其症状通常发生于一侧面部，以眼、口角部多见。紧张、过度疲劳、讲话、强光及咀嚼可为激发症状的诱因，有的继发于面神经麻痹。本病多中年后起病，男女均可发病。

本病属于中医学"痉病""风证"范畴。

【病因病理】

1. 中医病因病机　本病病因可分为外因与内因。外因主要责之于风邪夹痰，壅阻脉络；内因多为年老体弱，肝肾阴虚，气血不足，筋脉失养。

（1）风痰阻络：平素饮食不节，过食肥甘厚味，脾失健运，湿聚成痰，痰湿积聚，蕴热生风，风痰相结，上扰头面而致颜面抽搐。

（2）气血两虚：脾胃虚弱，气血生化无源，或素体气血不足，而致气血两虚，筋脉肌肉失却荣养，颜面肌肉抽搐。

（3）肝风内动：久病肾阴不足，水不涵木，肝阳偏亢，肝风内动，肝风上扰面部脉络，而致面肌抽搐；或情志不舒，肝气失调，肝血不足而致筋脉失养，从而导致面肌抽搐。

2. 西医病因病理 面肌痉挛的病因目前尚不明了。1962 年 Gardner 提出面神经根血管压迫病因学说，认为面神经根受责任血管压迫发生脱髓鞘性改变，神经纤维之间冲动发生短路而引起面肌痉挛。如脑桥小脑角的动脉压迫面神经根可引起面神经痉挛；脑桥小脑角的非血管占位病变如肉芽肿、肿瘤和囊肿、炎性占位、动脉瘤、蛛网膜粘连等因素亦可产生面肌痉挛；一些全身疾病如多发性硬化、家族性面肌痉挛等也可引起面肌痉挛。一般认为，其病理变化大都存在有面神经的脱髓鞘性改变，导致面神经核内产生异常兴奋灶。

有些病例属面神经麻痹后遗症，当面神经麻痹未能完全恢复时，常可产生瘫痪肌的痉挛或连带运动。

【 临床表现 】

以往认为原发性面肌痉挛女性发病多于男性，近几年的统计表明其发病与性别无关，且多在中年发病。抽搐开始多起于下睑，之后逐渐扩展至同侧其他颜面部，其中以口角肌的抽搐最为明显。本病多发生于一侧，双侧发病者极少见；肌肉抽搐的程度轻重不等，可因精神紧张或疲倦而加剧，尤以讲话、微笑时明显，严重时可呈痉挛状态；睡眠时停止发作。少数病例抽搐发作时伴有面部轻度疼痛。个别病例尚可出现头痛、患侧耳鸣等。有的可伴有同侧舌前味觉的改变。神经系统检查无其他阳性体征。晚期病例可伴有面肌轻度瘫痪。本病为缓慢进展的一种疾病，一般不会自愈。

【 实验室及其他检查 】

肌电图显示肌纤维震颤和肌束震颤波。其他检查均无明显异常。

【 诊断与鉴别诊断 】

1. 诊断要点 根据患者具有单侧面肌阵发性、不自主、无痛性的抽动，不伴有其他神经系统的阳性体征，脑电图正常，肌电图可见肌纤维震颤和肌束震颤波，便可诊断。

2. 鉴别诊断

（1）与继发性面肌痉挛的鉴别：颅内疾患如脑桥小脑角肿瘤、脑干脑炎、延髓空洞症、颅脑损伤均可出现面肌抽搐，但往往伴有其他颅神经损害症状，如同侧的面痛及面部感觉减退、听力障碍等。

（2）与癔症性眼睑痉挛的鉴别：癔症性眼睑痉挛常见于中年以上的女性患者，但多发生于两侧，仅发于眼睑的痉挛，而颜面下部肌正常，尚伴有其他癔症症状。

（3）与梅热综合征（Meige syndrome）的鉴别：梅热综合征也称"特发性眼睑痉挛 – 口下颌肌张力障碍综合征"，表现为两侧眼睑痉挛，伴口、舌、面肌、下颌、喉和颈肌肌张力障碍，多见于老年女性。

【治疗】

1. 治疗原则　目前尚无理想的治疗方法，可选用西药、中药、针刺治疗，对重症患者还可应用封闭、注射等方法治疗，对长期不愈患者可试行手术治疗。

2. 中医辨证论治

（1）风痰阻络证

证候：发病较急，进展较快，半侧面肌抽搐，时轻时重，可伴有面肌麻木，或虫爬感，亦可合并口眼㖞斜；胸脘痞满，呕恶眩晕，口干不欲饮；舌体胖有齿痕，舌苔滑腻，脉弦滑。

治法：疏风通络，豁痰止痉。

方药：二陈汤合六君子汤加味。

方解：二陈汤燥湿化痰，理气和中；六君子汤健脾益气，燥湿化痰。方中半夏燥湿化痰；橘红理气行滞，燥湿化痰；茯苓健脾祛湿；人参、白术健脾补气；甘草调和诸药。

加味：痰湿偏重者，可加胆南星、白附片、地龙等化痰通络；烦渴者，加黄芩、石膏清热止渴；眩晕者，加天麻。

（2）气血两虚证

证候：病情进展缓慢，病程较长，面肌抽搐，或合并口眼㖞斜；面色无华，头晕目眩，神疲乏力，失眠多梦，舌质淡，舌苔薄白或少，脉细无力。

治法：补益气血，通经活络。

方药：八珍汤加味。

方解：本方益气补血。方中人参、白术健脾益气；熟地黄、当归益气补血；白芍养血敛阴；川芎活血行气；茯苓健脾渗湿；生姜、大枣调和脾胃；炙甘草调和诸药。

加味：抽搐严重者，可选加龙骨、牡蛎、珍珠母、钩藤等息风止痉；心烦失眠者，加酸枣仁、合欢皮安神定志。

（3）肝风内动证

证候：半侧面肌抽搐，时间长短不等，面部麻木；眩晕耳鸣，腰膝酸软，小便短黄，大便干结；舌红，少苔，脉数。

治法：滋补肝肾，息风通络。

方药：左归饮合牵正散加味。

方解：左归饮滋阴补肾，填精益髓；牵正散祛风止痉，活络止痛。方中熟地黄填精益髓，大补肾阴；鹿角胶、龟甲胶峻补精髓；山茱萸补肾益肝；山药补脾滋阴；枸杞子补肾益精，养肝明目；川牛膝补益肝肾，强腰壮骨；菟丝子平补阴阳；白附子辛温燥烈，善行头面，长于止痉、祛头面风寒；白僵蚕、全蝎祛风止痉，通络散结。

加味：面部麻木者，加当归、赤芍、地龙活血通络；大便秘结者，加瓜蒌子、肉苁蓉润肠通便。

3. 西医治疗

（1）药物治疗：适用于轻症或早期病例。可采用各种镇静、安定、抗癫痫类药物，如鲁米那、利眠宁、安定、苯妥英钠、卡马西平等。其对部分病例有效，尤其是发病初期的病例效果较好，但随着病情的进展，虽加大剂量也难以维持。同时还需注意药物的副作用，如嗜睡、乏力、眩晕、共济失调、精神抑制等。

（2）物理治疗：可采用红外线照射、药物离子导入、磁疗、超短波等疗法，以阈上10～20V 的强度、1 秒钟的时间间隔刺激面肌痉挛的最强运动点，一般为面神经分支支配眼、口区域。如以上两区经电刺激后痉挛无改善，再刺激耳上区面神经主干分支。

（3）封闭疗法：在面神经颅外主干及分支周围，选择性地应用维生素 B_1、维生素 B_{12} 加普鲁卡因封闭，对部分病例有效。

（4）注射疗法：用 50% 乙醇注射于面神经分支上，以阻断和破坏神经传导，从而使面肌痉挛减轻或消失。此疗法对重症患者较为适宜。近年来有人采用注射肉毒素 A 于患侧面肌治疗面肌痉挛，使肌肉松弛性麻痹，从而使病情获得缓解，且能维持数月之久，复发时可再次注射。

（5）温控射频热凝固术：该法是将针插入茎乳孔周围，通过射频针尖的不同温度变化对面神经总干施加创伤，损伤和离断部分纤维，使中枢来的神经冲动获得缓冲。

（6）手术治疗：面神经根部微血管减压术为治疗面肌痉挛的有效方法。其式为枕下开颅，暴露面神经，于面神经出脑干区找到压迫血管，在其间隔以明胶海绵、肌片或 Teflon 片，达到减压的目的。

4. 其他治疗

（1）针刺：针刺治疗对本病有一定的治疗效果，能够减轻发作次数、程度。针刺宜早起介入。治疗主要以局部腧穴、阿是穴为主。

主穴：肾俞、然谷、行间、曲泉、翳风、合谷、太冲、颊车、阿是穴。

配穴：承浆、睛明、中渚、听会、太阳、下关、四白。

操作：毫针针刺局部腧穴、阿是穴，宜浅刺、轻刺。每次选取主穴 2～3 个，配穴 1～2 个。眼轮匝肌痉挛加鱼腰、四白；面肌痉挛加迎香、夹承浆。每日或隔日 1 次，10 次为 1 个疗程。

（2）耳针：取神门、肝、眼、胃、颊、交感等穴位，两耳轮流交替，隔日 1 次。

（3）穴位注射：药物可选用 5%～10% 葡萄糖液、当归注射液、维生素 B_{12}、维生素 B_6 等，穴位可选风池、翳风、颊车、三阴交、地仓、太阳、四白等。每次选 3～4 个穴位，每穴注射药液 0.5～1mL，每日 1 次，10 次为 1 个疗程。

【预防与调护】

1. 避风寒侵袭。
2. 宜清淡饮食。
3. 避免精神过度紧张或情绪波动。
4. 适当揉按面部。

【预后】

本病病程较长，易反复发作，影响日常生活，如不给予积极治疗，一般不会自然好转，预后不佳。面肌抽搐逐渐发作频繁，持续时间延长，严重影响患者的身心健康。部分患者数年后可出现患侧面肌麻痹。

第十一章
颞下颌关节疾病

颞下颌关节是人体中最复杂的关节之一，行使着复杂的生理功能，是颌面部能够进行转动和滑动的左右联动关节。它的主要功能是参与咀嚼、语言、吞咽和表情等。咀嚼运动时，颞下颌关节承受巨大的压力，而在说话、唱歌时，其关节运动又要非常灵活。因此，颞下颌关节的解剖结构是既稳定又灵活。

本章主要介绍颞下颌关节疾病中较常见的三种疾病，即颞下颌关节紊乱综合征、颞下颌关节脱位和颞下颌关节强直。其中，第一种最常见。

第一节　颞下颌关节紊乱综合征

颞下颌关节紊乱综合征（temporomandibular joint disorder syndrome，TMJDS）并非指单一一种疾病，它是一类病因尚未完全清楚而又有共同发病因素和临床主要症状的疾病的总称，主要表现为颞下颌关节运动时关节区软组织疼痛，关节运动异常和伴功能障碍，以及关节弹响、破碎音和杂音。具有本病症状且病因明确的一类疾病不包括在内，如类风湿性颞下颌关节炎、感染性颞下颌关节炎、颞下颌关节肿瘤等。本病的发展一般分为三个阶段，即功能紊乱阶段、结构紊乱阶段、关节器质性破坏阶段。该病病程一般较长，达几年或几十年。患者可以反复发作，或停留在某一阶段而不发展，或经治疗后逐渐减轻或恢复，或两个阶段交替出现。也有的患者会发展到关节器质性病变阶段，但本病有自限性，一般不发生关节强直，预后良好。本病好发于青壮年，发病年龄在 20 ～ 30 岁。在颞下颌关节疾病中，此病最为多见。

本病相当于中医学的"颊车骱痛"，属于中医学"痹证"范畴。

【病因病理】

1. 中医病因病机　中医学将其病因病机归纳为以下两个方面：

（1）**外感风寒湿邪**：素体虚弱，卫气不固，腠理空虚，病邪从肌表乘虚而入，而发此病；劳累之后，汗出当风，风、寒、湿邪外袭，致筋脉绌急不利，气血运行不畅，经络受阻，风、寒、湿三气杂至，合而为痹。

（2）**肝肾阴虚**：肾主骨，肝主筋，肝肾不足则筋脉骨节失养，关节不利，挛急疼痛。风、寒、湿邪是发病的外因，正气不足或肝肾阴虚是致病的内因。经络闭塞、气血不通、筋脉挛急是本病的病机所在。

2. 西医病因病理　颞下颌关节紊乱综合征的发病原因复杂，至今尚未完全研究清楚。其病因学说很多，意见不一。有的学者强调𬌗因素是本病的病因，有的学者完全否定𬌗因素而强调精神心理的原因，还没有哪一种学说可以圆满地解释本病的发病过程和临床各种症状。因此，目前多数学者接受多因素致病理论。根据临床与实验，一般认为本病与以下因素有关：

（1）精神因素：在临床上，患颞下颌关节紊乱综合征的患者常有精神抑郁或焦虑症状、精神紧张、应激以及失眠等精神症状。

（2）𬌗因素：与关节间在形态和功能上有相辅相成、协调一致的关系。后牙缺失久未修复所造成的邻牙倾斜，对颌牙伸长的渐进性咬合紊乱，反𬌗以及过度充填，咬合接触关系不良，第三磨牙伸长，错位萌出等不当修复导致的咬合异常，𬌗干扰、牙尖早接触、严重的锁𬌗、深覆𬌗、𬌗面过度磨耗致垂直距离过低等均与颞下颌关节紊乱综合征有关。一旦这些因素消失，症状即可缓解或消失。

（3）免疫因素：关节软骨的主要成分如胶原蛋白多糖和软骨细胞都具有抗原性。正常情况下，这些物质由于基质的包裹与血管系统隔绝，成为封闭抗原，不能被自身免疫系统识别。老化、关节负荷过重或者各种原因造成的关节内的微小创伤等都会使关节软骨释放抗原而引起自身免疫反应。

（4）其他：关节负荷过重，结构变异，突然关节区寒冷刺激，风湿病，夜磨牙，不良姿势如用手支撑下颌致下颌长时间受力不均，以及长期低头伏案工作造成颈椎功能紊乱等，都可成为诱发颞下颌关节紊乱综合征的因素。

【临床表现】

本病临床表现有三个主要症状，即下颌运动异常、疼痛、弹响和杂音。

1. 下颌运动异常　正常人自然开口度约为3.7cm，开口型不偏斜，呈"↓"。本病表现为开口度过大或过小；开口型偏斜或歪曲；开闭口运动出现关节绞锁症状，即张口到一定程度时，关节运动受阻，而必须左右摆动下颌或用手指按压两侧髁突后才能继续张口。

2. 疼痛　关节运动时，关节区或关节周围肌群酸胀疼痛。一般无自发痛，但如伴有急性滑膜炎也偶有自发痛。关节及其周围可出现压痛。有的患者有疼痛"扳机点"，按之可引起远处部位的牵涉痛。有些病程迁延的患者，关节区常出现发沉、酸胀、肌肉易疲劳，以及面颊部、颞部、枕区、视区等慢性疼痛和感觉异常。

3. 弹响和杂音　由于摩擦或髁突表面不光滑，关节盘与关节结节间彼此撞击，使关节运动时常有"咔、咔"的弹响声，或有连续的似揉玻璃纸样的摩擦音。在关节器质性破坏阶段，由于关节器质性病变，如关节盘穿孔、破裂或移位，可出现"咔叭、咔叭"的破碎音。

另外，有的患者还常常伴有许多其他症状，如耳症（耳闷、听力下降、耳鸣等）、眼症（眼球震颤、视力模糊、视力减退）以及吞咽困难、语言障碍、全身疲劳等。

【实验室及其他检查】

1. X线检查（许勒氏位或髁突经咽侧位片或曲面断层片）　可发现关节间隙改变和骨质改变，如硬化、骨质破坏、增生和囊样变等。

2. MRI检查（斜矢状扫描方位和斜冠状扫描方位）　可直观地显示颞下颌关节区软硬组织结构的形态和位置等特点，有利于观察关节结构的位置关系，并可判断关节盘移位的性质；关节有无炎症、渗出、增生等其他病变。

3. 关节造影（多用上腔造影）　可发现关节盘移位、穿孔、关节盘诸附着的改变以及软骨面的变化。

4. 关节内镜检查　可发现本病的早期改变，如滑膜充血、渗出、增生，关节盘糜烂，表面粗糙变薄，关节软骨剥脱、骨面暴露，关节腔内有絮状物，关节盘与关节面粘连、瘢痕条索等。

【诊断与鉴别诊断】

1. 诊断要点　本病是一组疾病的总称，有很多类型，应做出具体类型的诊断。其依照1997年全国第二届颞下颌关节紊乱综合征专题研讨会确定的标准分为四类，每一类有若干型。

（1）咀嚼肌紊乱疾病类：实际上是关节外疾患，关节结构和组织正常，以开口度和开口型异常以及受累肌疼痛为主要表现。

①翼外肌功能亢进：主要表现为弹响和开口过大，呈半脱位。张口末期和闭口初期弹响，侧方运动和前伸运动时不出现。开口过大，可达 5～6cm，呈半脱位状。关节区无疼痛和压痛。

②翼外肌痉挛：主要表现为疼痛和开口受限。开口和咀嚼食物时，患者自觉关节区或其周围钝痛，可定位，一般无自发痛，开口中度受限。患侧下关穴和上颌结节后上方有压痛，但不红肿。由于开口受限，髁突滑动减小，故不出现弹响，开口时下颌偏向患侧，严重时可出现急性紊乱。一旦肌痉挛解除，上述症状均可消失。

③咀嚼肌群痉挛：主要为闭口肌群痉挛。表现为严重的开口受限，开口度仅 0.5～1.5cm，因此开口痛和咀嚼痛反而不明显，也无弹响和杂音。可伴头痛。长期肌痉挛可发展成纤维变性挛缩，检查发现痉挛处发硬、有压痛。

④肌筋膜痛：表现为局限性持续钝痛，定位明确。有压痛点，压之甚可引起远处部位牵涉痛和不适。开口轻度受限，用力仍可开至正常范围，但有疼痛。

（2）关节结构紊乱疾病类：为关节盘、髁突和关节窝之间的正常结构紊乱，常伴有关节半脱位，以开口运动中的不同时期出现弹响和破碎音为主要特征。

①可复性关节盘移位：开口初期有弹响。随着关节盘前移程度加重，可发展为开口中期以及开口末期的弹响。开口异常，关节后区有压痛。有研究认为，MRI 检查是观察关节盘的金标准。关节造影亦有助于诊断。本型常伴有翼外肌痉挛和关节滑膜炎或关节囊炎。

②不可复性关节盘移位：临床有典型的关节弹响史，并在上述症状的基础上发展，出现间断性关节绞锁史，继而弹响消失，开口受限。开口时下颌偏向患侧，关节区疼痛。MRI 检查显示关节盘移位。

③关节囊扩张伴关节盘附着松弛：可由翼外肌功能亢进发展所致，症状也与之相似。因关节结构松弛，开口过大，均有半脱位，甚至是复发性关节脱位。

（3）炎性疾病类：主要症状与翼外肌痉挛相似，不同点是疼痛位于髁突后方。该处有明显的压痛，但不红肿。急性炎症期可有自发痛或患者不敢咬合。

（4）骨关节病类：这一类疾病以前称为"关节器质性改变类"，即关节骨、软骨和关节盘有器质性病变。关节盘穿孔、破裂导致关节运动时疼痛，有破碎音，开口型歪曲。有的仅表现为开口运动中有连续的摩擦音，或似捻发音，或似揉玻璃纸音。不少患者此症状长期保持稳定，关节功能代偿良好。X 线检查表现为关节硬化、破坏、囊样变、骨质增生等。

2. 鉴别诊断

（1）与肿瘤的鉴别：颌面深部肿瘤也可引起开口困难或牙关紧闭。当关节运动障碍伴有脑神经症状或其他症状者，应考虑是否有以下部位的肿瘤：①颞下颌关节良性或恶性肿瘤，特别是髁突软骨肉瘤。②颞下窝肿瘤。③翼腭窝肿瘤。④上颌窦后壁癌。⑤腮腺恶性肿瘤。⑥鼻咽癌等。

（2）与颞下颌关节炎的鉴别：常见的有急性化脓性颞下颌关节炎，症见关节区红肿，压痛明显，尤其是上下牙不能对合，稍用力即可引起关节区剧痛；类风湿性颞下颌关节炎常伴全身游走性、多发性关节炎，尤以四肢小关节最常受累，晚期可发生关节强直；创伤性关节炎分为急性和慢性两种，急性创伤性关节炎多表现为关节区肿胀、疼痛及开口受限等，未及时治疗或治疗不当可进入慢性阶段，询问有无创伤病史有助于诊断和治疗。

（3）与耳源性疾病的鉴别：外耳道疖和中耳炎症的疼痛也常放射到关节区，并影响开口和咀嚼，仔细进行耳科检查不难鉴别。

（4）与颈椎病的鉴别：颈椎病亦可引起颈、肩、背、耳后区以及面侧部疼痛，故容易误诊。但疼痛与开口咀嚼无关，常常与颈部活动和姿势有关。有的可有手的感觉和运动异常。影像学检查可颈椎是否有骨质改变，以资鉴别。

（5）与茎突过长症的鉴别：除了吞咽时咽部疼痛和感觉异常外，茎突过长症还常在开口、咀嚼时引起髁突后区疼痛以及关节后区、耳后区和颈部牵涉痛。影像学检查可见茎突过长。

（6）与破伤风牙关紧闭的鉴别：破伤风由破伤风杆菌感染引起，初期症状可表现为开口困难或牙关紧闭，同时还可因表情肌的痉挛形成"苦笑"面容，并可伴有面肌抽搐。一般都有外伤史。

【治疗】

1. 治疗原则 以保守治疗为主，采用对症治疗和消除或减弱致病因素相结合的综合治疗。先用可逆性保守治疗，如服药、理疗、敷药、针灸、药罐、推拿、心理支持疗法、封闭和各种殆垫等；然后用不可逆性保守治疗，如对于咬合异常引起的颞颌关节紊乱综合征，根据病因，可进行修复缺牙、拔除异常的第三磨牙、矫正错殆以及调殆等咬合治疗方法配合治疗；最后选用关节镜外科和其他手术治疗。

2. 中医辨证论治

（1）风寒湿阻证

证候：颞下颌关节酸楚疼痛，开合不利，恶风寒、遇寒湿则症状加重，得温则减轻；湿盛者可伴肿胀，或伴四肢小关节肿痛；舌质淡胖，舌苔薄白或白腻，脉弦紧。

治法：祛风散寒，除湿通络。

方药：蠲痹汤加味。

方解：本方为行气活血，祛风除湿而设。方中黄芪、炙甘草、当归补气活血；赤芍、姜黄通络祛瘀；羌活、防风疏风除湿。诸药合用，可使经络通，风湿去，则疼痛止，适用于损伤后风寒乘虚入络者。

加味：偏于湿者，加薏苡仁、苍术、防己；偏于寒者，加细辛、草乌；痛甚者，加乳香、没药；兼气虚者，加党参、黄芪。

（2）肝肾阴虚证

证候：颞下颌关节酸胀疼痛，开合不利；伴心悸，头晕，眼花，耳鸣，牙齿松动，腰酸，失眠多梦；舌质淡红，舌苔少，脉细。

治法：滋补肝肾，养血舒筋。

方药：虎潜丸加味。

方解：本方为滋阴降火，强壮筋骨而设。方中重用黄柏，配合知母以泻火清热；熟地黄、龟甲、白芍滋阴养血；虎骨强壮筋骨，现用犬骨代替；锁阳温阳益精；干姜、陈皮温中健脾，理气和胃。诸药合用，共奏滋阴降火、强壮筋骨之功，适用于损伤之后肝肾不足，筋骨痿软等症。

加味：偏肾阴虚者，加枸杞子、山茱萸，或配以大补阴丸；偏肾阳虚者，配以右归丸；疼痛甚者，加桑枝、丝瓜络、海风藤。

3. 西医治疗

（1）咀嚼肌紊乱疾病类

①翼外肌功能亢进：0.5% 或 1% 普鲁卡因 5mL 做翼外肌封闭（在下关穴处进针 3.5～4cm），每日 1 次，5～7 次为 1 个疗程。每次剂量和间隔时间可根据开口度、弹响消失情况和程度来调整。配合肌训练以巩固疗效。

②翼外肌痉挛：可用 15% 氯化钙溶液做两侧关节区及咀嚼肌区钙离子导入，每日 1 次，7～10 次为 1 个疗程。症状重者可先用红外线照射 15 分钟。或用 2% 普鲁卡因 2～3mL 做翼外肌封闭，如封闭后疼痛缓解，开口增大，可每日 1 次或隔日 1 次，5 次为 1 个疗程。治疗后疼痛减轻者，应酌情逐渐减少药量和注射次数。如封闭后疼痛无明显改善，应停止封闭，否则会使痉挛加重。

③咀嚼肌群痉挛：治疗方法同翼外肌痉挛，以物理治疗为主，常常需多个疗程。同时可服用镇静剂、肌肉松弛剂，如地西泮和肠溶阿司匹林等。

④肌筋膜痛：服用镇静剂，患处理疗。可对压痛点的肌肉和肌筋膜用 2% 普鲁卡因封闭治疗，每日 1 次，每次 1～2mL，5 次为 1 个疗程。

对于由非咬合因素引起的咀嚼肌紊乱者，有必要进行心理学的检查，选择合理的心理行为治疗和抗焦虑或抗抑郁药物治疗，如行为纠正疗法、生物反馈疗法、催眠疗法及多虑平等。

（2）关节结构紊乱疾病类

①可复性关节盘移位：对于无功能障碍的关节弹响，可嘱以关节保护措施，如避免食用硬食物、局部中药湿敷等；弹响发生在开口初期的患者，可戴复位板治疗。对于关节盘前移明显，无法用复位板治疗者，可采取手术复位。

②不可复性关节盘移位：首先可用口内手法复位，然后按可复性关节盘前移位治疗。同时可采用分子量在 1.5×10^6 以上的透明质酸钠做关节腔内注射，以改变关节腔内流变学性能，减少关节内摩擦，抑制关节内的炎性反应和成纤维细胞的渗出，促进组织修复，进而改善关节症状。如手法不能复位，可戴用枢轴板，扩大关节间隙，使之复位。再不能复位的，可采用外科手术治疗。

③关节囊扩张伴关节盘附着松弛：先用 2% 利多卡因 1mL 行关节囊内注射以减轻硬化剂的刺激，再用硬化剂 5% 鱼肝油酸钠 0.25～0.5mL 做关节腔内注射。注射后一般均有不同程度的局部水肿，约 1 周逐渐消退。硬化剂不可注射到关节外，以免影响面神经功能。症状减轻后应配合肌训练。复发的患者可再行第二次注射，但不宜多用。如不奏效，也可采用手术治疗。

（3）炎性疾病类：主要对局部组织封闭，同时对关节制动，以利于炎症消退和组织恢复。泼尼松龙注射液 0.5mL（12.5mg），加入 2% 利多卡因 0.5～1mL，注射于髁突后区及关节上腔，每 5～7 日 1 次，注射 12 次即可。

（4）骨关节病类：关节盘穿孔、破裂在治疗上遵循合乎程序的以保守治疗为主的综合治疗。经综合治疗仍反复发作疼痛、开口受限、影响功能者，可采用手术治疗。对关节盘穿孔可以修复者，采用关节盘修复术；不能修复者，可摘除关节盘。

经保守的综合治疗之后，仍反复发作影响功能者，可采用关节镜外科手术或行髁突高位切除术。

4. 其他治疗

（1）外治法

中药外敷：当归 15g，白芷 9g，薄荷 6g，没药 9g，川乌 6g，香附 9g，三七 9g，细辛 6g，丝瓜络 15g。分成 2 包，用布袋装好，浸于冷水中 1～2 分钟，然后加热 15 分钟，趁热敷于关节区，每日 1～2 次，每次 15 分钟，热敷的同时做有规律的开闭运动。用后的药袋挂于通风处，可重复使用 2～3 次。此方法能舒筋活络止痛。

（2）推拿治疗：不伴有急性炎症和没有关节器质性改变者可用推拿治疗，宜选理筋整复法。选上关、下关、翳风、颊车、合谷等穴位，可采用点按、一指禅推、揉、摩、摇等手法。伴有颈椎功能紊乱的某些症状者，可通过手法矫正错位的 C_1 或 C_2 颈椎。

（3）针灸疗法

①刺法：主穴可选下关、上关、听宫、颊车；配穴有合谷、曲池、外关、颧髎、风池、听会、阴陵泉、阿是穴。每次选主穴和配穴各 2～3 个，交替使用，得气后留针 10～20 分钟，隔日 1 次，10 次为 1 个疗程。

②灸法：取穴同刺法。艾条灸，每穴 2～3 分钟；隔姜灸，每穴 1～3 壮。灸法对于因风寒湿致痛者，效果更好。

【预防与调护】

1. 积极矫正错𬌗畸形，修复缺牙，保持正常的咬合关系，治疗相关的全身疾病。

2. 对患者进行健康教育，讲解本病的发病原因，消除焦虑情绪，使之配合治疗。

3. 嘱其纠正不良习惯，如单侧咀嚼、过大张口、用牙齿开启瓶盖、紧张时咬牙等，避免关节损伤。

4. 注意关节区保暖，进软食或半流质食物。

第二节　颞下颌关节脱位

髁突滑出关节窝以外，超越了关节运动的正常限度，以致不能自行复回原位者，称为"颞下颌关节脱位（dislocation of condyle）"。其按部位可分为单侧脱位和双侧脱位；按性质可分为急性脱位、复发性脱位和陈旧性脱位；按髁突脱出的方向、位置又可分为前方脱位、后方脱位、上方脱位和侧方脱位，其中后三者主要见于外伤暴力所致，并常伴有颌面部损伤，特别是下颌骨骨折和颅脑损伤症状。复发性前脱位较常见。本节主要介绍急性前脱位、复发性脱位和陈旧性脱位。

本病相当于中医学的"落架风""脱颌""失欠"等。

【病因病理】

1. 中医病因病机　中医学将其病因病机归纳为以下三个方面：

（1）寒邪伤络：阳明经脉循行于颊部，风寒侵袭阳明，经络阻滞，以致关窍不利。

（2）肝肾亏损：肝主筋，肾主骨，年老体虚或久病衰弱，肝肾亏虚，血不荣筋，筋脉失养，以致面部筋骨松弛不收，当大张口时诱发造成习惯性脱位。

（3）气滞血瘀：颞下颌关节脱位日久未能回复，气血运行不畅甚至瘀结，形成陈旧性脱位。

2. 西医病因病理

（1）急性前脱位：正常情况下，大开口末，例如打哈欠、唱歌、大笑等时髁突和关节盘从关节窝向前滑动，止于关节结节之下方或稍前方。如果咀嚼肌过度收缩或关节结构紊乱，大张口末，翼外肌继续收缩，把髁突过度地向前拉过关节结节；同时闭颌肌群反射性挛缩，使髁突脱位于关节结节前方，而不能自行回复原位，从而发生急性前脱位。另外，有的学者认为，关节囊及关节韧带的松弛、关节解剖结构上的缺陷也是造成脱位的原因。关节部或下颌骨部，在张口状态下，颏部受到外力，或在使用开口器、全麻经口腔插管使用直接喉镜时，用力失当等均可使关节脱位。

（2）复发性脱位：急性前脱位后如果未进行及时适当的治疗，如复位后未制动或制动时间不够，被撕裂的韧带、关节囊等未得到修复，使关节囊、关节韧带松弛，就会引起反复脱位，即复发性脱位，又称"习惯性脱位"。另外，由于长期翼外肌功能亢进，髁突运动过度，使关节诸韧带、附着及关节囊松弛，也可造成复发性脱位。老年人、慢性长期消耗性疾病、肌张力失常、韧带松弛也常常发生顽固性、复发性脱位。

（3）陈旧性脱位：陈旧性脱位比较少见。关节急性前脱位或复发性脱位超过3周未复位者，称为"陈旧性脱位"。由于髁突长期脱位于关节结节前上方，关节局部组织受到撕拉、挤压，关节周围常有不同程度的结缔组织增生，相应的咀嚼肌群也有不同程度的痉挛。脱位时间越久，这些变化越严重。一般超过4周仍未得到复位者，采用常规方法很难达到复位的目的。

【临床表现】

急性前脱位、复发性脱位和陈旧性脱位的发病时间和病程不同，但主要的症状和体征基本相同。脱位可发生在单侧或双侧，患者口开不能闭合，下颌不能自主运动，语言不清，流涎，咀嚼及吞咽困难。

检查见前牙开𬌗、反𬌗，仅在磨牙区有部分接触。下颌前伸或偏向一侧，脸形变长，耳屏前方可触及凹陷。单侧脱位者下颌偏向健侧，健侧后牙反𬌗。急性前脱位者在颧弓下可触到脱位的髁突。复发性脱位的发生频率不定，有时几个月发生1次，有时1个月发生几次。顽固性复发性脱位的患者甚至在下颌小幅度运动时也会发病，以致患者害怕说话、咀嚼，经常用手托住颏部。陈旧性脱位者，上述症状长时间存在，下颌可做轻微的开闭口运动，一侧或两侧关节区肌肉痉挛或能触及硬结。由于长期流涎浸渍，下唇可能潮红糜烂。

【实验室及其他检查】

1. 急性前脱位者 X 线片可见髁突脱位于关节结节前上方。
2. 复发性脱位者关节造影可见关节囊扩大，关节盘诸附着松弛。
3. MRI 检查可判断关节盘移位的性质和特点。

【诊断与鉴别诊断】

1. 诊断要点　患者常有外伤或大张口病史。症状可见患者呈开口状，下颌不能自主运动，语言不清，流涎，咀嚼及吞咽困难。检查见咬合错乱，下颌前伸或偏向一侧，脸形变长，耳屏前方触及凹陷。X 线检查可帮助诊断。

2. 鉴别诊断　因暴力所致的脱位，应与下颌骨髁突颈部骨折相鉴别：有外伤史，单侧骨折者下颌中线偏向患侧；双侧骨折者，前牙呈开状。患处皮下血肿，髁突颈部有明显压痛。

【治疗】

1. 治疗原则　颞下颌关节脱位的治疗原则是及时复位，否则关节周围纤维结缔组织增生，日久形成陈旧性脱位，难以复位。复位后必须固定下颌 2～3 周。中医辨证治疗主要是疏通经络，强壮筋骨，活血化瘀，以促进关节损伤的恢复和防止复发。

2. 中医辨证论治　手法复位后，内服中药以舒筋活血、补肾壮骨。

（1）寒邪伤络证

证候：下颌急性脱位，单侧或双侧发生；时间短暂，属首次发作，见下颌偏歪，局部扪痛。

治法：疏风散寒，通络止痛。

方药：蠲痹汤加味。

方解：本方为行气活血，祛风除湿而设。方中黄芪、炙甘草、当归补气活血；赤芍、姜黄通络祛瘀；羌活、防风疏风除湿。诸药合用，可使经络通，风湿祛，则疼痛止，适用于损伤后风寒乘虚入络者。

加味：偏于湿者，加薏苡仁、苍术、防己；偏于寒者，加细辛、草乌；痛甚者，加乳香、没药；兼气虚者，加党参、黄芪。

（2）肝肾亏损证

证候：下颌脱位反复发作，多见于老年人或久病体虚之人；可伴头晕眼花，腰膝酸软，或口燥咽干；舌红，少苔，脉细数。

治法：滋补肝肾，强壮筋骨。

方药：六味地黄汤加味。

方解：本方为滋阴降火而设。方中重用味甘质润厚味之熟地黄，滋阴养血，补肾填精，为君药。山茱萸补养肝肾，固精敛气，山药既补脾胃以促运化，又益肾固精止遗，共为臣药。君臣相配，为"三补"之药。肝、脾、肾三阴并补，但以滋阴补肾为主。由于肾阴亏损，虚热内生，故又用泽泻、牡丹皮清泻肾火，并制熟地黄、山药之腻，使滋补而不腻滞。其中牡丹皮以其性寒而制熟地黄、山茱萸之温，使补养肝肾而不助热。茯苓淡渗脾湿，并能健脾而助山药以益脾。泽泻、牡丹皮、茯苓共为"三泻"之药，共为佐药。综观全方，"三补"药与"三泻"药相伍，补以治本，泻以治标，补中有泻，补而不腻，且"三补"药量大于"三泻"药量，说明其重在滋补三阴，尤以补肾为主。

加味：偏于肾虚者，加菟丝子、杜仲、牛膝等。

（3）气滞血瘀证

证候：颞下颌关节脱位日久未能回复，齿错不合，局部扪痛或有硬结。

治法：活血化瘀，消肿止痛。

方药：桃红四物汤加味。

方解：本方为活血祛瘀而设。方中熟地黄味甘微温、质润，善能补血滋阴，为君药。当归既能补养肝血，又善行血通滞而调经，且与熟地黄配伍，相须为用，则补血之力更强，故为臣药。白芍益阴和营，养血柔肝，缓急止痛，协助熟地黄以滋阴养血。但熟地黄、白芍乃纯阴之品，每有腻滞之弊，且血虚多滞，经脉常为不畅，故又配以川芎，辛散温通，活血祛瘀，行气止痛，与当归相合以增强活血行滞而调经之功，共为佐药。加桃仁、红花，养血之中偏重于活血化瘀。

加味：局部肿痛甚，加鸡血藤、乳香、没药等。

3. 西医治疗　急性脱位后，常首先采取手法复位。复位前向患者做好解释工作，消除其紧张情绪，放松肌肉。通常应局部按摩或热敷，使肌肉松弛，必要时可给予镇静剂或局部封闭。

（1）口内法：患者端坐在口腔手术椅上（或普通椅子上，头背紧靠墙壁）。下颌牙面的位置应低于术者两臂下垂肘关节水平。术者位于患者前方，两拇指缠以纱布放于患者双下后牙面上，尽可能向后，其余手指握住下颌体下缘；拇指向下压，力量逐渐加大，其余手指将颏部缓慢上推；当髁突移到关节结节水平以下时，再轻轻将下颌向后推动，此时髁突即可滑入关节窝而复位，有时能听到清脆的弹响声。当复位后，术者拇指应迅速滑向两侧口腔前庭，防止咬伤。双侧脱位者同时复位有困难时，可先复位一侧，紧接着复位另一侧（图11-1）。

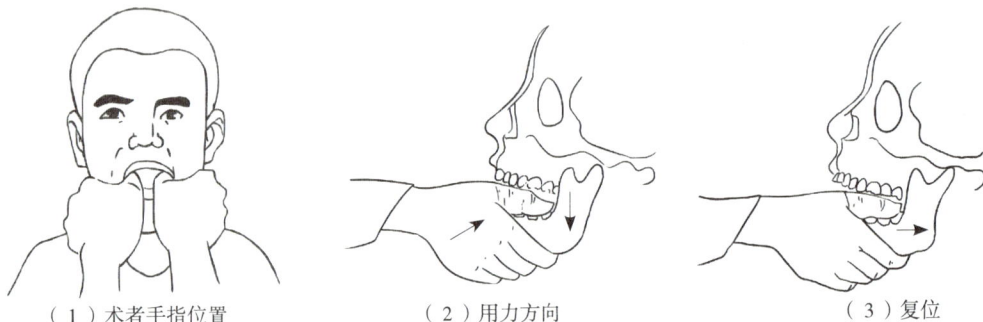

（1）术者手指位置　　　（2）用力方向　　　（3）复位

图 11-1　颞下颌关节前脱口内复位法

（2）口外法：患者和术者体位同口内法。复位时，术者两拇指放在患者两侧突出于颧弓下方的髁突前缘，即"下关"穴处，然后用力将髁突向后下方挤压。此时，患者感觉下颌酸麻；术者其余四指握住下颌骨体部向前上方推，髁突下降并可向后滑入关节窝。关节复位后，在检查咬合关系确已恢复正常的基础上，采用颏、顶、枕、颅、颌绷带包扎，固定下颌2～3周，限制下颌运动，开口不宜超过1cm。这样可以使被牵拉撕裂的组织得到修复，防止继发的复发性脱位和颞下颌关节紊乱。

复发性脱位治疗首先应尽可能查明导致脱位的原因，进行有针对性的处理。本病治疗方法较多。如进行颌间弹性固定，限制下颌运动。如单纯限制下颌运动不能防止再复发，一般可注射硬化剂，使关节囊产生纤维化。注射硬化剂主要适用于关节囊扩张，关节盘附着松弛所致的复发性脱位，具体方法是：先用1%～2%普鲁卡因1～2mL做关节上腔局部麻醉，再将50%葡萄糖液1～2mL注射到关节上腔，每周1～2次，连续注射3～5次。如无效可改用0.3～0.5mL 5%鱼肝油酸钠。需要注意的是，硬化剂绝不能漏出关节囊外，以免损伤面神经；注射次数过多可破坏关节滑膜，引起关节软骨和骨的退行性改变。如注射硬化剂治疗无效，可采取手术治疗，如关节结节增高术、关节囊紧缩术或关节结节凿平术等。

陈旧性脱位因已有组织学改变，手法复位比较困难，治疗一般以手术复位为主。治疗时，可在全麻下给肌松剂后，先行手法复位，如失败再进行手术复位。

4.其他治疗

（1）外治法：用舒筋药水，如舒筋止痛水、茴香酒等涂搽患处关节周围，配合手法按摩，理顺筋络，每日2～3次。

（2）针灸疗法

①针灸：穴选下关、颊车、翳风、听会、合谷、列缺，针刺，每日或隔日1次，针后隔姜灸下关、合谷，适用于复发性脱位。

②灸法：隔姜灸颊车、三阴交、气海、下关、合谷等穴，适用于复发性脱位和陈旧性脱位。

【预防与调护】

1. 病后及时正确复位。
2. 对复发性脱位患者，应尽量避免大张口和长时间张口动作，下颌勿过度运动。
3. 年老体虚患者应注意避免咬硬物，以及颞下颌关节过度运动。
4. 复位后 1 周内进半流质饮食和软食。

第三节　颞下颌关节强直

颞下颌关节强直（ankylosis of temporomandibular joint）是指因器质性病变导致长期开口受限或完全不能开口者，以开口困难、颌面部畸形、咬合错乱为主要表现。该病临床上可分为两类：第一类是由于一侧或两侧关节内发生病变，最后造成关节内的纤维性或骨性粘连，称为"关节内强直"，简称"关节强直"，也有人称之为"真性关节强直"，多发生在 15 岁以下儿童；第二类病变是在关节外，上下颌间皮肤、黏膜或深层组织，称为"颌间挛缩（intermaxillary contracture）"或"关节外强直"，也有人称之为"假性关节强直"。这两者同时存在者，称为"混合性关节强直"。

本病属中医"口噤"范畴。

【病因病理】

1. 中医病因病机　中医学将其病因病机归纳为以下三个方面：

（1）热毒炽盛：外感六淫邪毒，或过食肥甘炙煿，积热内生，或皮肤筋骨破损染毒，热毒瘀阻，积于颜面关节而成本病。

（2）风寒湿阻：风寒湿邪外袭，乘虚入里，留于筋骨，经络阻滞，气血瘀结于关节而致发病。

（3）气滞血瘀：面部损伤，或局部手术不当，或肿瘤放疗之后，损及关节处筋骨肌肉，血脉凝滞，筋络瘀阻，气滞不行而引起本病。

2. 西医病因病理

（1）关节内强直：常见的原因之一是炎症，多由邻近器官的化脓性炎症扩散而来，其中以化脓性中耳炎最为常见。因为在解剖结构上，中耳与颞下颌关节紧密相邻，儿童岩鼓裂处只有很薄的软组织隔开，当患化脓性中耳炎时，脓液可直接扩散到颞下颌关节。下颌骨骨髓炎等也可扩散到颞下颌关节。血源性感染引起的关节强直比较少见，例如患肺炎等高热病后可引起脓毒血症、败血症，进而引起化脓性关节炎。导致关节内强直的另一个常见原因是关节损伤。有文献报道，髁突骨折是造成颞下颌关节强直的首要原因。髁突骨折引发颞下颌关节损伤后细胞、细胞外基质、生长因子以及相关基因等方面发生变化，最终导致关节强直的形成。另外，儿童期下颌骨损伤，尤其是颏部的对冲性损伤，以及出生时使用产钳均可能造成关节损伤，引起关节强直。此外，由类风湿关节炎所致的病例很少。

关节内强直的病理变化有两种情况，即纤维性强直和骨性强直。纤维性强直是关节窝、关节结节和髁突面的纤维软骨逐渐被破坏，有血管的纤维结缔组织慢慢长入骨髓腔，关节运动障碍逐渐增加。有时关节周围伴有大量结缔组织增生，纤维性强直进一步骨化，成为骨性强直，以致关节结构完全消失，融合成一致密的骨痂。

（2）关节外强直：过去常由坏疽性口炎（走马疳）所致，但此病现在罕见。目前，该病常见的病因是口腔颌面部损伤。如上颌结节部下颌升支部位的开放性骨折或火器伤，造成上下颌间组织形成挛缩的瘢痕；颜面部各种物理、化学因素导致的Ⅲ度及以上烧伤所造成的面颊部组织广泛瘢痕；口腔手术处理不当，以及鼻咽部、颞下窝肿瘤放射治疗后颌面部软组织广泛的纤维性变等，均可造成颌间瘢痕挛缩。

关节外强直的病理改变主要是上下颌间组织坏死脱落，在愈合过程中，有大量纤维组织增生，最后形成挛缩的瘢痕。有的在瘢痕内还有不同程度的骨化，形成颌间骨性粘连。

【临床表现】

1. 关节内强直

（1）开口困难：主要症状是进行性开口困难或完全不能开口。病史较长，一般在几年以上。纤维性强直一般可有一定的开口度，骨性强直则完全不能开口。患者进食困难。

（2）面下部发育障碍：关节强直多发生在青少年时期，由于咀嚼功能的减弱和下颌的主要生长中心髁突被破坏，造成儿童面下部发育障碍而致畸形，表现为面容两侧不对称，颏部偏向患侧。单侧强直者，患侧下颌体、下颌支短小，面部反而丰满。双侧强直者，整个下颌发育障碍，形成特殊的小颌畸形面容。发病年龄越小，下颌发育障碍越严重。下颌内缩后退，可使舌和舌骨也处于后退位置，与咽后壁间距离缩小，造成上呼吸道狭窄，以致引起阻塞性睡眠呼吸暂停综合征。

（3）𬌗关系错乱：下颌骨发育障碍造成面下部垂直距离缩短，牙弓变得小而狭窄，牙的排列和生长方向均受影响，形成𬌗关系错乱。若关节内强直发生于青春期以后，则面部和𬌗关系无明显畸形，仅开口受限。

（4）髁突活动减弱或消失：检查还能发现患侧髁突活动度极小，甚至无动度，而健侧活动明显。

2. 关节外强直

（1）开口困难：关节外强直也主要表现为开口困难或完全不能开口。询问病史，常有因坏疽性口炎引起的口腔溃烂史，或上下颌骨损伤史，或放射治疗等病史。关节外瘢痕粘连的程度直接影响开口度。由于病理变化发生在关节外部而不侵犯下颌骨的生长发育中心，因此，一般下面部的发育障碍畸形和𬌗关系错乱均较关节内强直为轻。

（2）口腔或面部瘢痕挛缩或缺损畸形：颌间挛缩常使患侧口腔龈颊沟变浅或消失，并可触及范围不等的条索状瘢痕区，但当瘢痕发生在下颌磨牙后区以后的部位时，不易被查到。

（3）髁突活动减弱或消失：同关节内强直。

3. 混合性强直　临床症状为前两者表现的综合。

【实验室及其他检查】

1. 关节内强直　在关节侧位片上可见三种类型：第一种类型，关节间隙模糊，关节窝和髁突骨密质有不规则破坏，其多属纤维性强直；第二种类型，关节间隙消失，髁突和关节窝融合成很大的致密团块，呈球状；第三种类型，致密的骨性团块可波及下颌切迹，使正常喙突、颧弓、下颌切迹影像消失，在下颌支X线侧位片上见下颌支和颧弓完全融合呈T形，CT和MRI检查可帮助判断粘连的范围、部位和程度。

2. 关节外强直　在关节X线侧位片上，髁突、关节窝和关节间隙清楚可见。在下颌骨或颧骨后前位片上，有些病例可见到上颌与下颌支之间的颌间间隙变窄，密度增高。有时 X 线片可见大小不等的骨化灶，甚至上下颌骨之间或下颌与颧骨、颧弓之间形成骨性粘连，称为"骨性颌间挛缩"。CT 及 MRI 检查可帮助判断粘连范围、部位及程度。

【诊断与鉴别诊断】

1. 诊断要点 根据感染或损伤的病史，开口困难，颜面部畸形或有关系错乱，髁突活动减弱或消失情况，结合影像学检查可以做出诊断。

2. 鉴别诊断 临床上因为在治疗方法上会有所不同，所以须仔细鉴别关节外强直和关节内强直，以及是否有骨性强直。

【治疗】

1. 治疗原则 颞下颌关节强直是由颞下颌关节内外组织的不可逆性器质性病变导致的一种病症，一般都需采用外科手术治疗，必要时可辅以中医辨证施治。

2. 中医辨证论治

（1）热毒炽盛证

证候：多见于外伤、肿瘤放疗或口内溃烂之后，症见面热微肿，面容畸形，开口不利；全身可见身热头痛；舌质暗，舌苔黄，脉数。

治法：清热解毒，活血止痛。

方药：仙方活命饮加味。

方解：本方为清热解毒，活血化瘀而设。方中金银花甘寒清轻，功善清热解毒，既能泻热清气，又能清解血毒，且具芳香透散之性，以助消痈散结，是治一切阳证痈疮肿毒之要药，故重用为君药。陈皮理气行滞，有助于消肿止痛；当归、赤芍活血通滞和营；乳香、没药散瘀消肿止痛。五药合用，以调畅气血，通行祛滞，使经络气血通畅，则邪毒无滞留之所，共为臣药。白芷、防风辛散疏风透邪，以解营卫之涩滞，使邪从外透解，有助于痈肿的消散；穿山甲、皂角刺走窜行散，通行经络，透脓溃坚，解毒消肿；浙贝母、天花粉清热化痰散结，内消肿毒，均为佐药。甘草清热解毒，和中调药，为使药。诸药合用，共奏清热解毒、消肿溃坚、活血止痛之效，主治湿热邪毒之证。

加味：若局部灼热疼痛甚者，加大黄、败酱草清热除湿止痛。

（2）风寒湿阻证

证候：关节区酸痛，开口不利，进食困难，遇风加重；全身可见恶寒发热；舌苔白或薄，脉紧。

治法：祛风散寒，除湿通络。

方药：蠲痹汤加味。

方解：本方为行气活血，祛风除湿而设。方中黄芪、炙甘草、当归补气活血；赤芍、姜黄通络祛瘀；羌活、防风疏风除湿。诸药合用，可使经络通，风湿去，则疼痛止，适用于损伤后风寒乘虚入络者。

加味：若关节痛甚，加乳香、没药、川芎；若寒甚，加麻黄、细辛；若湿甚，加薏苡仁、苍术、防己等。

（3）气滞血瘀证

证候：常继发于外伤、手术或肿瘤放疗之后，症见面有瘢痕，质地较硬，开口不利，进食困难；舌质紫暗，脉涩。

治法：活血化瘀，软坚通络。

方药：桃红四物汤加味。

方解：本方为活血祛瘀而设。方中熟地黄味甘微温质润，善能补血滋阴，为君药。当归既能补养肝血，又善行血通滞而调经，且与熟地黄配伍，相须为用，则补血之力更强，故为臣药。白芍益阴和营，养血柔肝，缓急止痛，协助熟地黄以滋阴养血。但熟地黄、白芍乃纯阴之品，每有腻滞之弊，且血虚多滞，经脉常为不畅，故又配以川芎，辛散温通，活血祛瘀，行气止痛，与当归相合以增强活血行滞而调经之功，共为佐药。加桃仁、红花，养血之中偏重于活血化瘀。

加味：若关节僵硬，加三棱、莪术等破血软坚。

3. 西医治疗　主要采取手术治疗。关节内强直多采用髁突切除术和颞下颌关节成形术。前者适用于纤维性强直的病例；后者又称"假关节成形术"，适用于骨性强直的病例。术后加强张口训练。为防止复发，手术年龄最好选择在患儿能配合术后张口训练阶段。对于关节强直伴有阻塞性睡眠呼吸暂停综合征的患儿，则应及早手术。关节外强直手术方法主要是切断和切除颌间挛缩的瘢痕，凿开颌间粘连的骨质，恢复开口度。

4. 其他治疗

（1）外治法：对于热毒引起的颞下颌关节强直，可用仙人掌去刺后捣烂，加适量如意金黄散外敷。

（2）针刺疗法

①体针：取患侧丰隆、太冲、公孙、合谷穴，得气后留针20分钟，隔日1次，并配合开口练习。此法对早期纤维性强直者疗效颇佳。

②耳针：取上颌、下颌、面颊、三焦、肝、胆等穴，用王不留行籽贴压，使患者有胀、热、痛的感觉。嘱每穴按压1～2分钟，每日3～5次，3～7天更换1次，两耳交替使用。

【预防与调护】

1. 及时彻底地治疗化脓性中耳炎、化脓性腮腺炎等近关节区的感染性疾病，以防感染扩散入关节内。

2. 对幼儿要加强照料，防止跌、撞而造成关节区损伤。

3. 加强营养，同时应注意口腔卫生。

4. 一般术后1周即开始进行开口训练，坚持6个月以上。术后1～2个月内应使用开口器，之后可改为日间练习。

第十二章
口腔颌面部常见肿瘤

扫一扫，查阅本章数字资源，含PPT、音视频、图片等

第一节 概　论

口腔颌面部肿瘤与全身其他部位肿瘤一样，是严重威胁人类健康甚或夺取人的生命的常见病、多发病。肿瘤（tumor）被世界卫生组织确定为当今常见四大疾病之一，是由于内在致病因素和外界致病因素长期作用于人体组织细胞而导致的组织异常增生、功能失调的一种疾病。中医文献中多将之称为"岩"或"瘤"，如骨瘤、脂瘤、石瘤、气瘤、肉瘤、翻花疮、舌岩、舌菌、牙岩、舌疳、茧唇、失容、痰包等。

口腔颌面部肿瘤中良性肿瘤较恶性肿瘤多。肿瘤的发生因地域、气候、种族和生活风俗习惯的不同而有所差别。头颈部恶性肿瘤发病率较高，位居全身恶性肿瘤的第六位。恶性肿瘤多发生于男性，男女构成比为 2：1。患病高峰年龄为 40 ～ 60 岁。自 20 世纪 80 年代以来，患病高峰年龄有逐年增长的趋势，女性患者亦明显增加。口腔颌面部良性肿瘤多发于牙龈、口腔黏膜、颌骨及颜面部。恶性肿瘤以舌癌、颊黏膜癌、牙龈癌、腭癌、上颌窦癌较为常见，唇癌、颜面皮肤癌较为少见。

口腔颌面部肿瘤来自多层胚叶，其类型繁多、生物学特性各异。特有的是牙源性肿瘤和涎腺源性肿瘤。良性的肿瘤以牙源性肿瘤和上皮源性肿瘤为多见，如成釉细胞瘤、多形性腺瘤等，其虽为良性，但具有局部浸润性生长和恶变倾向，因此临床上称为"临界瘤"。多形性腺瘤是唾液腺源性肿瘤中最为常见的肿瘤，约占全部涎腺肿瘤的 50% 以上。口腔颌面部良性肿瘤中较多发的是间叶组织肿瘤，如纤维瘤、脉管畸形等。口腔颌面部恶性肿瘤以上皮源性最多，特别是鳞状上皮癌最为常见，约占口腔颌面部恶性肿瘤的 80% 以上；其次为腺源性上皮癌和未分化癌；肉瘤发生于口腔颌面部者主要为纤维肉瘤、颌骨肉瘤；恶性淋巴瘤、白血病等淋巴和造血组织来源的肿瘤也可首发于口腔颌面部。

口腔颌面部肿瘤的发生和形成原因复杂。外在因素如热、损伤、紫外线、放射性物质、长期慢性不良刺激等物理因素，烟酒等化学因素，病毒感染等生物性因素，营养不良或营养过度等均与其形成有一定的相关性。内在因素也是引起肿瘤发生的致病原因，如精神因素、内分泌因素、机体免疫因素、遗传因素、基因突变等。中医学认为，口腔颌面部肿瘤的发生与全身肿瘤一样，主要与正气虚弱，七情不畅、肝郁气结，经络阻塞、气滞血瘀、痰浊凝聚、湿毒热结等相关；外在与六淫侵袭、饮食不节、过食炙煿煎炒、进食过热过快、脾胃积热等因素也相关。

口腔颌面部肿瘤多位于表浅部位，易早期发现、早期诊断。对于可疑为肿瘤的患者，应进行认真细致的病史采集、临床检查、放射检查、活组织检查、肿瘤标志物检查等，应将病史、症

状、体征和各种辅助检查所获得的资料进行综合判断分析，以做出早期正确诊断。

良性或恶性的口腔颌面部肿瘤的鉴别与全身肿瘤基本相同。良性肿瘤可发生于任何年龄人群中；无疼痛等症状；生长速度较为缓慢，一般呈膨胀性生长，不侵犯周围组织；界限较清楚，可移动；一般有包膜；组织学结构显示细胞分化良好，形态和结构与正常组织相似；一般对机体无影响，仅生长在要害或发生并发症时才可能危及生命。恶性肿瘤中肉瘤多见于青年人，癌多见于老年人；常有局部疼痛、麻木、头痛、张口受限、面瘫、出血等症状；生长速度较快，一般呈浸润性生长，易侵犯或破坏周围组织，界限不清楚；常有粘连，质地较硬，不易活动；常发生转移；组织学结构显示细胞分化差，形态和结构异型性，有异常核分裂；一般对机体影响大，常因迅速发展、转移，侵及重要脏器和发生恶病质而危及生命。

口腔颌面部肿瘤的治疗，根据肿瘤的性质、分化程度、生长部位及患者的机体状况等具体分析后采取相应的治疗。良性肿瘤以外科手术切除为主；临界瘤应切除肿瘤周围部分正常组织，并将切除组织做冰冻切片病理学检查，保证切除边缘为阴性结果；如有恶变，则应扩大切除范围。恶性肿瘤应采取以手术为主的综合治疗措施，以提高治愈率。对于某些晚期恶性肿瘤仍有可能手术切除时，应考虑行扩大根治性切除手术。对于术后遗有不同程度的缺损或畸形，可在显微外科技术下，采用血管化肌皮瓣或血管化髂骨、肋骨、腓骨移植的方法予以修复。肿瘤微创手术治疗也可在放疗、化疗、消融治疗、介入治疗的同时协同进行，导航技术的应用使得手术更加精准。对于不能进行根治性手术治疗的病例，有时可采用姑息性手术疗法，以解除并发症。术前放射治疗可使肿瘤缩小，抑制肿瘤的快速生长，为手术创造条件；术后放射治疗多用于手术不能彻底切除的癌瘤和某些易复发的癌瘤，以减少局部复发。对于中、晚期口腔颌面部恶性肿瘤患者，化学药物治疗也可作为综合治疗的一部分，通常也有先用化学药物治疗，使肿瘤缩小后再手术者，以增加治疗的机会。化疗除配合手术治疗与放射治疗外，还可与热疗（热化疗）、免疫治疗（免疫化疗）配合进行综合治疗。

中医药治疗口腔颌面部肿瘤由来已久，在甲骨文中就有"瘤"的病名记载，认为与其痰凝、瘀血、气滞相关。中医辨证施治在改善和缓解症状，缩小某些肿瘤体积，提高疗效，减轻放化疗毒副反应，增强体质方面有着很大的帮助，可明显提高恶性肿瘤治疗的远期效果及肿瘤患者的生存质量，延长生存期。其一般从扶正和祛邪两方面进行辨证施治，治法多从扶正培本、活血化瘀、清热解毒、软坚散结、化痰祛湿、以毒攻毒等方面着手。

肿瘤治疗必须贯彻"预防为主"的方针。去除病因是最好的预防方法，消除外来的慢性刺激因素，如及时处理残冠、残根、错位牙，磨平锐利的牙尖，去除不良修复体，以免经常损伤和刺激口腔黏膜，从而避免诱发癌肿。保持口腔清洁卫生，避免进食过烫和刺激性强的食物，戒除烟酒，在接触有害工业物质时加强防护，避免精神过度紧张和抑郁，保持乐观的精神状态，对预防肿瘤的发生均有一定意义。此外，防癌普查，对易感人群进行定期监测，进行必要的防癌宣传，对肿瘤的预防也具有重要的意义。

第二节　口腔颌面部囊肿

囊肿（cyst）是非真性肿瘤，是一种发生在口腔颌面部软、硬组织内的病理性囊腔，其中充满液体或半流体物质。囊壁由结缔组织构成，无上皮衬里者为少数。临床上按照发生部位和组织来源不同，其可分为口腔颌面部软组织囊肿和颌骨囊肿两大类。

一、口腔颌面部软组织囊肿

口腔颌面部软组织囊肿可分为发育性囊肿和非发育性囊肿。

（一）皮样囊肿和表皮样囊肿

皮样囊肿（dermoid cyst）和表皮样囊肿（epidermoid cyst）是上皮细胞在组织中发展而形成的发育性囊肿，多见于儿童和青少年。含有毛发的皮样囊肿属于中医学"发瘤"范畴。

【病因病理】

1. 中医病因病机　由于禀赋不足，或外伤皮毛，痰凝瘀滞所致。

2. 西医病因病理　由于上皮细胞在胚胎发育时期遗留于组织中，或由外伤、手术将上皮细胞植入而形成。皮样囊肿囊壁较薄，为角化的复层鳞状上皮衬里，囊腔内含有脱落的上皮细胞、皮脂腺、毛发和汗腺等结构。无皮肤附件者则为表皮样囊肿。

【临床表现】

皮样囊肿好发于口底、颏下；表皮样囊肿好发于眼睑、额、鼻、眶外侧、耳下等部位。囊肿常位于皮肤或黏膜较深的部位与口底肌肉之间。其生长缓慢，呈圆形，多无自觉症状。表面的黏膜或皮肤光滑，与周围组织无粘连，触诊时似面团样弹性感。发生在口底肌肉以上的囊肿多向口内发展，体积增大时可将舌推向后上方，抬高舌体，影响语言，甚至引起吞咽和呼吸功能障碍。位于口底肌肉以下的囊肿主要向颏部发展。

【实验室及其他检查】

穿刺检查可抽出乳白色豆渣样物质，或镜下可见脱落的上皮细胞、毛囊、皮脂腺等结构。

【诊断与鉴别诊断】

根据病史、临床表现和穿刺结果容易诊断。组织病理学检查有助于鉴别诊断。

【治疗】

1. 治疗原则　手术摘除。

2. 西医治疗　位于口底肌肉以上的囊肿应在口底黏膜上做弧形切口，切开黏膜，显露并摘除囊肿；位于口底肌肉以下者应在颏下皮肤做切口，钝性剥离，显露囊肿，完整摘除，分层缝合创口。颜面部囊肿应顺皮纹走行方向在囊肿表面皮肤上做切口，按层切开皮肤及皮下组织，显露囊壁，钝性分离，完整摘除，分层缝合。

【预防与调护】

手术或外伤缝合时，应逐层缝合，避免将上皮细胞植入组织中。

【预后】

预后一般良好。

（二）甲状舌管囊肿、鳃裂囊肿及瘘鳃裂囊肿

甲状舌管囊肿（thyroglossal tract cyst）为胚胎时甲状舌管退化不全所致的发育性囊肿，多见于 1～10 岁的儿童，也可见于成年人，男女均可发生。鳃裂囊肿及瘘鳃裂囊肿（branchial cleft cyst）属于鳃裂畸形，是胚胎发育中鳃裂残余上皮组织形成的发育性囊肿，可发生于任何年龄，但多见于 20～50 岁。

【病因病理】

1. 中医病因病机　由先天禀赋异常所致。如遇外邪侵袭，可致风火热毒上扰。

2. 西医病因病理

（1）甲状舌管囊肿：通常人胚胎发育至第 6 周时甲状舌管自行消失，仅在起始点处留一浅凹，称为"舌盲孔"。如果甲状舌管在胚胎时未能全部退化消失，其残留上皮分泌物聚积，则形成先天性甲状舌管囊肿。

（2）鳃裂囊肿及瘘鳃裂囊肿：在胚胎发育第 3 周时，在头下部及颈侧方出现 6 对实质性鳃弓，其间的 5 对沟裂为鳃裂。在发育中，各鳃弓互相融合形成面下部和颈部的各个结构和器官后，鳃裂消失。若鳃裂未完全消失，上皮组织残留即可形成囊肿或瘘。

【临床表现】

甲状舌管囊肿可发生于颈正中线自舌盲孔至胸骨切迹间的任何部位，但以舌骨上下部最为常见。患者多无自觉症状。囊肿生长缓慢，呈圆形，胡桃大，质软，界清，与皮肤及周围组织无粘连。位于舌骨以下的囊肿，舌骨体与囊肿之间可扪及坚韧的条索，并与舌骨粘连，故可随吞咽及伸舌等动作而移动。囊肿位于舌根附近，可将舌根抬高，可致吞咽、语言及呼吸功能障碍。囊肿可因舌盲孔与口腔相通而继发感染，感染自行破溃或切开引流，可形成甲状舌管瘘，瘘口经久不愈，长期溢少量黏液或脓性黏液。如果瘘口阻塞可使感染急性发作。

鳃裂囊肿位于面颈部侧方，发生于下颌骨角及腮腺区者常来源于第一鳃裂；发生于舌骨水平以上者多来源于第二鳃裂；发生于颈根区者多来源于第三、第四鳃裂。临床上来源于第二鳃裂的囊肿最为多见，其他较少见。

第二鳃裂囊肿位于颈上部，大多在舌骨水平、胸锁乳突肌上 1/3 前缘附近。囊肿大小不定，多呈圆形，生长缓慢。患者无自觉症状，如发生上呼吸道感染，囊肿骤然增大，会感觉不适。若继发感染，可伴疼痛，并放射至腮腺区。触诊肿物质地软，有波动感，但无搏动。囊肿破溃后，形成长期不愈的鳃裂瘘。如为鳃裂瘘，第一鳃裂瘘内口在外耳道，外口在耳屏前；第二鳃裂瘘内口可通向梨状隐窝；第三、第四鳃裂瘘内口在食管入口部。

【诊断与鉴别诊断】

根据病史及囊肿所在部位和特征、穿刺检查结果可做出诊断。甲状舌管囊肿穿刺检查可抽出透明、微混浊的黄色稀薄或黏稠性液体。鳃裂囊肿穿刺可抽出白色水样液或乳白色液，少数呈黄色清液或混浊液，个别黏稠如蛋清样。

【治疗】

1. 治疗原则　手术彻底切除。如有继发感染，手术应在控制感染后进行。

2. 中医辨证论治

热毒壅滞证

证候：囊肿部位红肿溃破，溢出黄色脓液，周边皮肤发热，触之疼痛；舌红苔黄，脉数。

治法：清热解毒。

方药：五味消毒饮加味。

方解：方中金银花入肺、胃经，清上焦之热，为治痈良药；野菊花入肝经，清肝火。二药可清热解毒，散气分热结。蒲公英、紫花地丁为治疗痈疮疔毒之要药，有清热解毒之功，可清血分之热。紫背天葵子除三焦之火。五味合用，为清热解毒之良方，多用于颌面部囊肿等有继发感染者。

加味：脓多加败酱草、当归凉血活血；可加昆布、夏枯草以软坚散结。注意脾胃虚弱，大便溏者慎用。

3. 西医治疗 手术中应彻底切除囊肿、瘘管或残留囊壁，甲状舌管囊肿还应切除瘘管所经过的舌骨中份。如若舌骨中可能有的微细的副管未一并切除，即容易复发。碘油造影可明确瘘管行径等，给手术带来方便。术后 24 ～ 48 小时抽出引流条，7 日拆除皮肤缝线。

【预防与调护】

手术后进食半流质饮食。

【预后】

预后一般良好。

（三）皮脂腺囊肿

皮脂腺囊肿（sebaceous cyst）是皮脂腺排泄不畅引起的囊性潴留性肿物，为非发育性囊肿。囊内容物为白色凝乳状皮脂腺分泌物。本病属于中医学"粉瘤""脂瘤"范畴。

【病因病理】

1. 中医病因病机 中医学认为，本病多因素体阳盛，加之外感风邪，肺经热蕴，风热上蒸，或素体脾虚，过食辛甘厚味，痰湿不化，痰凝成核而致。

2. 西医病因病理 由于皮脂腺排泄管阻塞，皮脂腺囊状上皮被逐渐增多的皮脂腺分泌物膨胀，形成潴留性囊肿。

【临床表现】

本病多发生于面部，囊肿位于皮内，皮肤表面呈圆形隆起，小者如豆，大者可至小柑橘样。肿物生长缓慢，一般无痛，边界清楚，基底可活动。囊壁与皮肤紧密相连，隆起的中央表面常有一小色素点，为受阻塞的导管口部。如继发感染可有疼痛、化脓。

【实验室及其他检查】

穿刺可见白色凝乳状分泌物。

【诊断与鉴别诊断】

根据临床表现和穿刺结果容易做出诊断和鉴别诊断。

【治疗】

1. 治疗原则 手术切除。如有继发感染，当在控制感染后手术。

2. 中医辨证论治

（1）湿盛痰滞证

证候：面部囊肿约如豆或小柑橘大，形圆边整，皮色如常，不痛不痒；可伴纳呆腹胀，大便溏；舌红，苔白腻，脉滑。

治法：化痰祛湿散结。

方药：二陈汤加味。

方解：本方为化痰祛湿散结而设。方中半夏燥湿化痰，为治湿痰之主药，为君药。橘红理气化痰为臣。茯苓健脾化湿，与半夏配伍，以燥湿化痰与利水渗湿相结合。生姜可助半夏、橘红降逆化痰，并能解半夏之毒。乌梅收敛肺气，祛邪而不伤正。甘草调和诸药。

加味：可加昆布、夏枯草以软坚散结。

（2）肺胃经热证

证候：颜面皮肤油腻，囊肿隆起，或有痒痛，或有红肿，或有脓疱；可伴口渴口臭，便秘，溲黄；舌质红，苔薄黄，脉弦数。

治法：清肺热，泻胃火，解毒消肿。

方药：枇杷清肺饮合清胃散。

方解：本方为清肺热、泻胃火、解毒消肿而设。方中枇杷叶宣肺清热，为主药。桑白皮、黄芩清肺泻火。黄连清心胃之火。当归、牡丹皮凉血活血。金银花、连翘、夏枯草清热解毒消肿。升麻升阳透疹解毒，为肺胃经之引经药。海浮石可清肺火，化老痰积块，软坚散结。

3. 西医治疗 局麻下手术切除。沿皮纹走行方向做菱形切口，切除包括与囊壁粘连的皮肤。锐性剥离将囊肿全部摘除。囊壁残留可复发。如有炎症应消炎后再行手术。

【预防与调护】

1. 饮食宜清淡，不宜过食膏粱厚味。
2. 注意皮肤清洁，预防继发感染。

【预后】

预后一般良好。极少数病例恶变为皮脂腺癌。

（四）黏液腺囊肿、舌下腺囊肿

口腔黏膜下黏液腺导管口堵塞引起的囊肿称为黏液腺囊肿（mucocele），属于中医学"痰包"范畴。舌下腺导管堵塞引起的囊肿为舌下腺囊肿（sublingual gland cyst），属于中医学"舌下痰包""重舌"范畴。

【病因病理】

1. 中医病因病机 中医学认为，舌下痰包因脾失运化、胃火上炎、火灼痰涎、凝聚唇颊或舌下而致。

2. 西医病因病理

（1）由外伤或炎症导致位于口腔黏膜下的黏液腺导管阻塞或破裂，使黏液外渗或潴留。其周围被纤维被膜包裹，逐渐膨胀而形成黏液腺囊肿。

（2）由舌下腺某一导管因损伤、炎症发生阻塞或腺疱破裂，致使相应腺体分泌的涎液排出受阻，分泌物潴留而形成舌下腺囊肿；囊壁多为结缔组织，偶见上皮衬里。

【临床表现】

1. 黏液腺囊肿 好发于下唇及舌尖腹侧，以青少年居多。囊肿位于黏膜下，呈半透明、浅蓝色，直径通常小于1cm；多呈圆形，边界清楚，质柔软稍具弹性。囊肿易受伤破裂，溢出蛋清样透明黏稠液体后自行消失。破裂处愈合后，可再次形成囊肿。反复破溃者可不再有囊肿特点，而表现为较厚的白色瘢痕状突起，囊肿透明度减低。

2. 舌下腺囊肿 多见于儿童及青少年，多为偶然发现，缓慢增大，无痛。本病临床上可分为三种类型：①舌下型：又称"单纯型"，占舌下腺囊肿的大多数，常发生在一侧口底，少数可扩展至对侧，位于下颌舌骨肌以上的舌下区。囊肿呈浅紫蓝色，触之柔软伴波动感；较大的囊肿可将舌抬起，状似"重舌"。囊肿因创伤破裂后，流出黏稠略带黄色或蛋清样液体，暂时消失；数日后创口愈合，囊肿再次复发。多数病例有肿起、消失反复多次的复发病史。囊肿较大时可影响吞咽、语言或呼吸。②口外型：又称"潜突型"。囊肿主要表现为颌下区肿物，口底囊肿特征不明显。囊肿与皮肤无粘连，但无明显边界，呈下垂状，质地柔软，不可压缩，低头时因重力关系肿物稍有增大。口内外双合诊时，经口外上推肿物，口内舌下区可有隆起。③哑铃型：为上述两种类型的混合，即在口内舌下区及口外颌下区均可见囊性肿物。

【实验室及其他检查】

穿刺及穿刺液涂片显微镜下检查有助于鉴别诊断。

【诊断与鉴别诊断】

1. 诊断 根据病史及临床表现即可做出诊断。穿刺抽出液均为黏液。

2. 鉴别诊断

（1）舌下腺囊肿与口底皮样囊肿的鉴别：口底皮样囊肿位于口底正中，呈圆形或卵圆形，边界清楚，肿物表面颜色与口底黏膜相似而非浅紫蓝色；扪诊时有面团样柔韧感，而无波动感，可有压迫性凹陷。

（2）舌下腺囊肿与颌下区囊性水瘤的鉴别：颌下区囊性水瘤常见于婴幼儿，穿刺检查可抽出淡黄色清亮、稀薄的液体，无黏液，涂片镜检可见淋巴细胞。

（3）舌下腺囊肿与颌下腺囊肿的鉴别：颌下腺极少发生囊肿，由于舌下腺囊肿口外型的形态和位置相近，临床上极易误诊为颌下腺囊肿。若手术摘除颌下腺及囊肿，囊肿仍会复发，而摘除舌下腺，即使不摘除囊肿也不造成复发。

【治疗】

1. 治疗原则　手术切除最为常用。

2. 中医辨证论治

脾虚肺热痰凝证

证候：舌、唇、颊部出现半透明囊性肿物，自行破溃或针刺可见溢出黄色黏液，压之光滑活动不痛；可伴有口中黏腻不爽，纳差，便溏；舌淡边有齿痕，苔白腻，脉滑数。

治法：燥湿化痰，健脾清热。

方药：加味二陈汤。

方解：本方为祛痰燥湿消肿而设。方中选半夏燥湿化痰；佐以陈皮、石菖蒲加强其化痰除湿之力；黄芩、黄连可清热泻火解毒；茯苓、猪苓、白术为健脾祛湿之剂，使湿不得生，痰自可消；当归活血以利于消肿；桔梗可以化痰，并可引药入肺经。

3. 西医治疗　黏液腺囊肿临床最常用的治疗方法是局麻下手术切除。采用菱形切口，切除囊肿表面黏膜（阻塞腺体导管包括在其中），剥离囊肿，将与囊肿相连的腺体一并切除。对于小的黏液腺囊肿，可以将囊内黏液抽尽后，向囊腔内注射 20% 的碘酊 0.2～0.5mL，停留 2～3 分钟后将碘酊抽出。这样期望达到破坏上皮细胞，使其不再分泌液体，囊肿不再复发的目的。

舌下腺囊肿根治方法是手术完整摘除舌下腺，即使残留部分囊壁也不致造成复发。口外型舌下腺囊肿全部切除患侧舌下腺后，将囊腔内囊液吸净，在颌下区加压包扎，不必在颌下区切口摘除囊肿。对于年老体弱、婴幼儿或全身情况不适宜行舌下腺切除的患者，可做袋形缝合术。手术切除半球形隆起的口底黏膜和囊壁，再将基底黏膜创缘与囊壁创缘间断缝合，囊腔中放置碘仿纱条，定期更换。残留的下半囊腔成为口底的开放腔，腺体分泌液随时排入口腔内而不致发生潴留。此法手术操作简单，适用于位置表浅的囊肿，但术后易复发。复发者行舌下腺切除术。

【预防与调护】

1. 饮食宜清淡，不宜过食膏粱厚味。
2. 注意避免外伤或咬伤，预防继发感染。

【预后】

预后一般良好。部分术后易复发。

二、颌骨囊肿

依据组织来源和发病部位，颌骨囊肿可分为牙源性颌骨囊肿和非牙源性颌骨囊肿（面裂囊肿）。

（一）牙源性颌骨囊肿

牙源性颌骨囊肿常见的包括根端囊肿（radicular cyst）、始基囊肿（primordial cyst）、含牙囊肿（dentigerous cyst）、角化囊肿（kerato cyst）。牙源性颌骨囊肿多发生在青壮年，可发生于颌骨任何部位。根端囊肿好发于前牙；始基囊肿、角化囊肿则好发于下颌支及下颌第三磨牙区；含牙囊肿好发于第三磨牙区和上颌尖牙区。囊肿可为单发，亦可为多发，以单发多见。

【病因病理】

根端囊肿是因牙根尖部的肉芽肿在慢性炎症刺激下，引起牙周膜的残余上皮增生。增生的上皮团中央发生变性和液化，上皮沿肉芽肿内的液化腔壁增生，覆盖整个囊腔形成根端囊肿。若仅拔除患牙，未适当治疗残留在颌骨内的囊肿，则称为"残余囊肿"。

始基囊肿发生于成釉器发育的早期阶段，牙釉质和牙本质形成之前。在炎症和损伤刺激下，成釉器的星形网状层发生变性、液化，液体渗出并蓄积而形成囊肿。

含牙囊肿又称"滤泡囊肿"，发生在牙冠或牙根形成之后，在缩余釉上皮与牙冠之间出现液体渗出而形成囊肿，可含一个或多个牙齿（来自一个或多个牙胚）。

角化囊肿源于原始的牙胚或牙板残余。囊内容物可为白色或黄色的角化物或油脂样物质。囊壁上皮具有角化结构。

【临床表现】

牙源性囊肿生长缓慢，早期无自觉症状。当囊肿生长后，骨质逐渐向周围膨胀，导致面部畸形。若囊肿持续长大，可压迫颌骨骨板变薄，扣诊时有乒乓球样感觉；若极薄的骨板也被吸收时，则可出现波动感。上颌骨的牙源性囊肿可侵及鼻腔及上颌窦，将眶下缘上推，压迫眼球，影响视力，产生复视。下颌骨的牙源性囊肿发展过大，骨质破坏过多时可引起病理性骨折。一般囊肿膨胀多出现在颌骨的颊侧，但角化囊肿可有1/3病例向舌侧膨胀，并穿破舌侧骨壁。囊肿可继发感染，患者感觉病变部胀痛、发热、全身不适等；部分病例可形成瘘管。角化囊肿还有显著的复发性和癌变趋势。

【实验室及其他检查】

X线检查：X线检查对诊断有很大价值。根端囊肿X线片显示，根尖区有一圆形或卵圆形透光阴影，边缘整齐；其他囊肿在X线片上显示为一个或多个清晰圆形或卵圆形的透明阴影，边缘整齐；含牙囊肿可见牙冠包含在囊内。囊肿可推挤颌骨内未萌出的完整牙，波及已萌出的牙齿发生移位或根部吸收。阴影边缘不整齐者，多考虑为角化囊肿。CT冠状面检查可有助于诊断。

穿刺抽出草黄色囊液，显微镜卜可见胆固醇结晶体以助于诊断；角化囊肿大多可见黄、白色皮脂样物质，角蛋白染色检查阳性结果有助于诊断。

【诊断与鉴别诊断】

1. 诊断　早期牙源性颌骨囊肿诊断较难。依据病程长短，肿物部位，触诊时发生乒乓球感或波动感，X线检查，穿刺及穿刺液涂片显微镜下检查有助于诊断。

2. 鉴别诊断　临床上角化囊肿与成釉细胞瘤有时很难区别，特别是有的囊肿与成釉细胞瘤可同时存在，常需借助组织病理学检查才能最后确诊。

【治疗】

1. 治疗原则　宜在感染控制后采用外科手术摘除。

2. 中医辨证论治

湿热上蒸证

证候：颌骨膨隆肿起，压之如乒乓球，或有波动疼痛；或伴有牙痛、牙龈肿痛，发热，全身不适，大便干；舌红，苔黄，脉数。

治法：清热解毒，消肿化痰。

方药：五味消毒饮加减。

方解：方中金银花、连翘、蒲公英、紫花地丁、天葵子、野菊花清热解毒，消肿止痛；生地黄、牡丹皮凉血活血；石菖蒲清热化痰消肿；甘草清热并可调和诸药。手术前中药治疗有助于控制感染，有利于缩小手术范围，减轻手术创伤。

3. 西医治疗　术前拍 X 线片，以明确囊肿范围与邻近组织的关系。如有急性感染，需控制炎症后再行手术治疗。手术摘除时以彻底清除囊壁为原则决定手术的范围和大小。小而表浅的囊肿一般做弧形切口，并注意缝合处的血液供应和骨壁支持以利于创面愈合。深而较大的囊肿必要时需要在全身麻醉下于口内或口外切口进行手术。利用蝶形手术、血块充填法、囊腔植骨术、生物材料置入、囊肿减压成形术消灭术后的无效腔，避免延期愈合的发生。如囊腔内有可保留的牙根尖暴露，则行根管治疗和根尖切除，尽量保留患牙，无法保留的患牙应当拔除。术后将标本送病理学检查，确定性质及病变类型，排除成釉细胞瘤或囊肿恶变。

【预防与调护】

1. 饮食宜清淡，不宜过食膏粱厚味。
2. 及时治疗引起根尖炎症的患牙。

【预后】

预后一般良好。部分可造成囊肿区域牙齿缺失，影响咀嚼功能。部分囊肿术后需要做病理学检查，以排除成釉细胞瘤或囊肿恶变。

（二）非牙源性颌骨囊肿

非牙源性颌骨囊肿是指与成牙组织及牙无关的，发生在颌骨中的囊肿，主要包括面裂囊肿（cyst of facial fissure）、血外渗性囊肿（extravasation cyst）、颌骨动脉瘤性囊肿（aneurysmal cyst of the jaws）

【病因病理】

面裂囊肿是源于胚胎发育过程中残留于各面突融合处上皮剩余而形成的囊肿，有固定的解剖部位，与牙齿发育或牙的病变无直接关系。

血外渗性囊肿是由颌骨损伤后引起骨髓内出血、机化、渗出后而形成的囊肿，与牙组织无关，故也称为"损伤性骨囊肿""孤立性囊肿"等。

颌骨动脉瘤性囊肿一般认为与颌骨内血流动力学改变或区域血供变异导致动静脉吻合，引起骨质溶解吸收有关，确切原因不明，可能与外伤有关，也可能是颌骨内巨细胞肉芽肿的变异或变型。其在组织学和临床上都表现出与血液循环系统有关。肿瘤组织外表为紫红色或棕色，囊内含血液，囊壁含有大量由结缔组织形成间隔的血窦。

【临床表现】

1. 面裂囊肿　多见于青少年。其临床表现与牙源性颌骨囊肿相似，主要表现为颌骨骨质膨胀。临床上常见以下四种类型：①正中囊肿（median cyst）：位于切牙孔之后，两侧上颌腭突融合处的任何部位。表现为硬腭中线部圆形隆起。②鼻腭囊肿（nasopalatine cyst）：源于切牙管残余上皮，囊肿位于切牙管内或附近。③球上颌囊肿（globulomaxillary cyst）：源于球状突与上颌突残余上皮，发生在上颌侧切牙与尖牙之间，牙齿常被推挤而移位。④鼻唇囊肿（nasolabial cyst）：源于球状突、侧鼻突和上颌突联合处残余上皮。囊肿位于上唇底和鼻前庭内，不在颌骨内，在唇侧骨板表面。在口腔前庭外侧可触及囊肿的存在。X 线片无骨质改变影像。

2. 血外渗性囊肿　在颌骨囊肿中最为少见，好发于青壮年。患者可有明显外伤史，咬合创伤也可导致本病的发生。患者无缺牙，亦无牙齿移位现象，牙齿活力存在。囊肿无明显上皮衬里，仅为一层纤维组织。

3. 颌骨动脉瘤性囊肿　临床较少见，好发于 20 岁以下的青少年，多数患者有外伤史，生长较快。其好发于下颌角部、升支部和体部后份，上颌骨也可见到，以颌骨膨胀、压痛为特征，常引起牙齿移位、咬合错乱。囊肿增大时，可导致面部畸形；骨质变薄，触诊时出现乒乓球样感觉。囊肿表浅时，多有自发性牙龈出血，患者可有严重贫血体征。

【实验室及其他检查】

正中囊肿 X 线片可见硬腭正中有囊性阴影，亦可发生于下颌正中线处（两侧下颌突之间）。鼻腭囊肿 X 线片上可见到切牙管扩大的囊肿阴影。球上颌囊肿 X 线片上显示在上颌侧切牙与尖牙牙根之间可见囊肿阴影，而不在根尖部位。鼻唇囊肿 X 线片无骨质改变影像。血外渗性囊肿 X 线片显示边缘不清楚的单囊阴影；穿刺抽出液体，镜下可见少量红细胞和类组织细胞。颌骨动脉瘤性囊肿穿刺可抽出不凝固血液；X 线片可表现为溶骨型、钙化型和囊变型等不同类型。

【诊断与鉴别诊断】

依据病史、症状和体征、特定的部位，以及与牙齿本身有无关系不难诊断。必要时需行病理学检查进行确诊。

【治疗】

1. 治疗原则　手术摘除。

2. 西医治疗　面裂囊肿、血外渗性囊肿及颌骨动脉瘤性囊肿一旦确诊，均应及时早期行外科手术治疗，以免引起邻近牙齿的继发移位和造成咬合紊乱。手术方法与牙源性颌骨囊肿相同。术中尽可能避免损伤牙齿。如病变范围过大，伴有明显出血或骨质无保留价值者，可行颌骨部分切除，并可即刻行骨移植修复缺损。

【预后】

预后一般良好，通常无恶变与复发。如果囊肿较大，可造成牙齿或颌骨的部分缺失，从而影响咀嚼功能。

第三节　口腔颌面部良性肿瘤和瘤样病变

口腔颌面部常见良性肿瘤和瘤样病变包括血管瘤和脉管畸形，牙龈瘤，纤维瘤，乳头状瘤，牙源性肿瘤（牙瘤、牙骨质瘤、牙源性角化囊性瘤、成釉细胞瘤、牙源性黏液瘤），骨源性肿瘤（骨化性纤维瘤、骨巨细胞瘤），神经源性肿瘤（神经鞘瘤、神经纤维瘤），嗜酸性淋巴肉芽肿，多形性腺瘤，色素痣等。

一、血管瘤和脉管畸形

来源于脉管系统的肿瘤和发育畸形统称为脉管性疾病（vascular anomalies），约 60% 发生于头颈部。

血管瘤（hemangioma）又称"婴幼儿血管瘤"，是先天性良性肿瘤，多在婴儿出生时或出生后不久发生。发生于口腔颌面部的血管瘤约占全部血管瘤的 60%。口腔颌面部的血管瘤属于中医学"血瘤""紫舌胀""唇血瘤"范畴。

脉管畸形（vascular malformation）又分为微静脉畸形（venular malformation）、静脉畸形（venous malformation）、动静脉畸形（arteriovenous malformation）、淋巴管畸形（lymphatic malformation）、混合畸形（mixed malformation）。

【病因病理】

1. 中医病因病机　中医学认为心主血脉，肝主藏血。本病多因胎热、血热内伤所致心肝功能失调，心经火热上壅，肝失气血调和，血流凝聚日久化生而致。

2. 西医病因病理

（1）血管瘤：来源于残余的胚胎成血管细胞。按细胞生物学分类法，将内皮细胞增殖活跃的病损称为"血管瘤"，增殖期毛细血管扩张，又称"毛细血管瘤"或"杨梅状血管瘤"，多在出生后出现病损，生长迅速，绝大多数可在消退期自行消退。内皮细胞增殖相对稳定的病损称为"血管畸形"，大多在出生时即已存在病损，生长相对缓慢，病损不会自行消退。

（2）脉管瘤：根据畸形的组织和形态结构，将脉管畸形进行分类。静脉畸形又称"海绵状血管瘤"，是由衬有内皮细胞的无数血窦组成的海绵状结构。微静脉畸形又称"葡萄酒色斑"。动脉畸形即"蔓状血管瘤"，是一种由迂回弯曲、极不规则的血管组成的搏动性血管畸形。淋巴管发育畸形所形成的淋巴管畸形可分为微囊型和大囊型，是由衬有内皮细胞的淋巴管扩张而致，淋巴管内充满淋巴液。或由极度扩张弯曲的淋巴管构成的多房性囊腔，颇似海绵状。存在有 1 种类型以上的畸形时称为"混合畸形"。

【临床表现】

1. 婴幼儿血管瘤　好发于颌面部皮肤，口腔黏膜较少。病损区毛细血管扩张，周围有白色晕状区域环绕，迅速变成红斑，高出皮肤，表面高低不平者，称为杨梅状血管瘤。随着婴儿的生长发育，出生 4 周后或 4 ～ 5 个月时红斑快速增长，一般在 1 年以后进入消退期，病损变为暗紫色、棕色或花斑状，目前尚无办法判断血管瘤可否消退或消退的程度。

2. 静脉畸形（海绵状血管瘤）　好发于颊、颈、唇、舌、口底和颞下凹部。肿瘤边界不清，触之柔软，有压缩性，有时可扪及窦腔内血栓钙化形成的静脉石。肿瘤位置深者，皮肤、黏膜颜色正常；位置表浅者呈蓝紫色。头低位时，肿瘤充盈膨大，恢复至正常位置，肿物随之缩小，恢复原状，此称为体位移动试验阳性。海绵状血管瘤体积不大时，一般无自觉症状；瘤体持续增大，可引起颌面、唇、舌等畸形及功能障碍；如继发感染可引起肿胀、疼痛，皮肤或黏膜表面溃疡，有导致出血的倾向。

3. 微静脉血管瘤　又称为"葡萄酒色斑"，多发于颜面皮肤，沿三叉神经分布区域呈鲜红色或紫红色病损，与皮肤表面平齐，边界清楚，外形不规则，大小不一。病损指压褪色，解除压力后，即恢复原有色泽及大小。

4. 动静脉血管畸形 又称"蔓状血管瘤"，主要由显著扩张的迂回弯曲、极不规则的动脉与静脉直接吻合而成，临床少见。其多见于成年人，好发于颞浅动脉所分布的颞部或头皮下组织内。病损呈念珠状，表面温度较正常皮肤高，可压缩，扪之有震颤与搏动，听诊可闻及吹风样杂音。

5. 淋巴管畸形

（1）微囊型：包括传统分类中的毛细管型淋巴管瘤和海绵型淋巴管瘤。其多见于儿童和青少年，好发于舌、唇、颊、颌下区和颈部。皮肤或黏膜上呈圆形囊性结节状或点状病损，孤立或多发性散在发生，柔软、无色、无痛、无压缩性，肿瘤边界不清楚，患者无特殊症状。病变部位较深时，患处明显肥大畸形，边界不显著，肿大均匀。发生在舌部可形成巨舌症，导致颌骨畸形、反𬌗、开𬌗、牙移位、咬合错位等。舌黏膜表面粗糙，呈结节状或叶脉状，有黄色小疱突起。肿瘤生长缓慢，通常无明显症状，发生慢性炎症时间较长的可使舌体变硬。

（2）大囊型：又称囊肿型或囊性水瘤。其呈多房性，彼此间隔，内含无色透明或淡黄色水样液体。当合并静脉或动脉畸形时可抽出血性淋巴液，且不凝固；如继发感染可抽出白色混浊液。该型主要发生于一侧颌下、上颈部、颈部锁骨上区域，大小不一，表面皮肤色泽正常，呈充盈状态，触之柔软，有波动感，无压缩性，与周围组织无粘连。其与深层静脉畸形的鉴别要点是体位移动试验阴性。

【诊断与鉴别诊断】

根据临床表现、体位移动试验、穿刺等可诊断表浅部位的血管瘤和脉管畸形。超声可见：静脉畸形多为枝条和网状液性暗区，或为蜂窝多囊状肿物，头低位时该暗区增大，若有静脉石，可见强光团影；动脉血管畸形表现为迂曲的多囊或管状的液性暗区，内有稀疏光点流动；淋巴管瘤多为边界不清的实性占位，有多个小液性暗区分布于内；囊性水瘤为边界清晰的液性暗区，被细条的光带分隔。另外瘤腔造影、动脉造影、CT 血管成像（CTA）、MRI、MRA、数字减影血管造影（DSA）也可用来协助诊断。

面部血管瘤应与皮肤的血管痣相鉴别，血管痣有表面皮肤血管扩张的表现，因为皮肤内有红色素沉着，所以压迫时不褪色。

【治疗】

1. 治疗原则 根据血管瘤和脉管畸形的分类、发生的部位、位置深浅、患者年龄等不同情况，选择不同的治疗方法，例如药物治疗、手术治疗、激光治疗等。对于复杂病例可能伤及重要器官组织，或可能影响功能时，需要选择综合治疗，以最大限度上减少病损引起的并发症。

2. 西医治疗

（1）随访观察：对婴幼儿血管瘤，因其可能消退，对美观和功能不产生影响，稳定不发展的小的病损可暂时随访观察。

（2）品服药物：因为婴幼儿血管壁内层细胞仍处胚胎状态，对激素治疗较敏感。在血管瘤生长迅速时，可用泼尼松口服或强的松龙行瘤腔内注射，还可用普萘洛尔（心得安）口服，可使肿瘤明显缩小及停止生长。如血管瘤发展迅速，应立即手术治疗。脉管畸形对激素治疗不敏感。

（3）手术治疗：对条件允许者应予手术切除病损。面积较大的可一次或分次切除，缺损处可采用邻近皮瓣、游离皮瓣或游离植皮等方法进行修复。手术不追求病损完全切除，以改善美观和功能为原则。

（4）硬化剂注射：适用于不能手术或术后部分残留的血管瘤和脉管畸形，可使瘤组织纤维化，瘤腔闭锁，肿瘤消失或缩小。经注射治疗后，瘤体缩小或局限者亦可行手术切除。

（5）激光治疗：根据不同病损的类型和特点，可分别选用 CO_2 点阵激光、二极管激光、YAG 激光、脉冲染料激光、氪激光等用于血管瘤消退期或经过治疗的脉管畸形。

（6）介入治疗：对于手术治疗的患者，介入导管动脉栓塞可控制和减少术中出血。对于颌骨静脉畸形的患者，首选无水乙醇和金属圈联合"双介入"疗法。

（7）综合治疗：为了更利于病损的消退，瘤腔或畸形的缩小，更利于美容的修复和功能的保留恢复，可以选择 2 种或者 2 种以上多学科协作下多种手段联合的治疗方法。

【预防与调护】

血管瘤或脉管畸形多为先天畸形，一般无良好的预防方法。

【预后】

预后一般良好。如果瘤体过大或继发出血，压迫重要部位会引起相关的并发症，甚至导致器官功能的丧失。

二、成釉细胞瘤

成釉细胞瘤（ameloblastoma）为颌骨中心性上皮瘤，是较为常见的牙源性肿瘤，属临界肿瘤。其可发生于任何年龄，多见于 20 ～ 50 岁人群，男女性别无明显差异。该瘤约占牙源性肿瘤的 60%。发生于下颌骨的成釉细胞瘤多于上颌骨，下颌体和下颌角部为好发部位。

【病因病理】

目前学术界对于瘤组织来源的看法不一，多数学者认为由釉质器或牙板上皮发生而来，也有人认为由牙周膜内上皮残余或口腔黏膜基底细胞发生而来，还有人认为由始基或含牙囊肿等转变而来。肿瘤内主要含成釉器样结构，但无釉质或其他牙体硬组织形成。局部有浸润性，肿瘤有实质型、多囊型，通常既有实质成分又有大小不等的囊腔，囊腔中含有黄色液体。此外还有骨外、外周型成釉细胞瘤，转移性成釉细胞瘤。

【临床表现】

肿瘤生长缓慢，初期常无症状。渐进发展可使颌骨膨隆，造成两侧面部不对称畸形。若肿瘤侵犯牙槽突，可造成牙齿松动、移位、脱落。肿瘤的增大可使骨质受压变薄，触之可有乒乓球样感。囊腔内穿刺可抽出黄色或黄褐色液体，内含胆固醇结晶。肿瘤压迫神经可出现相应部位麻木等感觉异常。骨质破坏较多，可引起病理性骨折。肿瘤可使下颌运动异常，吞咽、咀嚼和呼吸障碍。肿瘤表面黏膜受到对颌牙的咬伤，可出现牙痕或溃烂。如发生溃疡，可继发感染出现化脓、疼痛。上颌骨成釉细胞瘤可波及鼻腔导致鼻阻塞，侵入上颌窦波及眼眶、鼻泪管时可使眼球移位、突出或流泪，向口内生长时可引起咬合错乱。

【实验室和其他检查】

X 线检查可见肿瘤早期呈蜂房状，后渐形成多囊的密度减低区，单囊的较少见。少数呈蜂窝状，囊壁边缘常不整齐，可呈半月形切迹，大小悬殊，间隔清晰锐利。瘤区牙根常见不规则锯齿样吸收，或被推动移位甚至脱落。颌骨多向唇侧膨胀。肿瘤可造成牙根之间的牙槽骨浸润及硬骨板消失。肿瘤边缘可有硬化增生。CT 或 MRI 检查可显示病变的密度信号，可提示病变的范围及膨胀的方向，还可提示软组织是否受侵。

【诊断和鉴别诊断】

根据病史、临床症状和 X 线检查可做出初步诊断，但确诊多依靠组织病理学检查。

在牙源性囊肿的囊壁上可见实质性的肿瘤突起者称为壁性成釉细胞瘤，应与囊性骨纤维异常增生症或骨化性纤维瘤相鉴别。牙源性腺瘤好发于上颌尖牙区，多见于青少年，X 线检查可见单房性阴影伴有小钙化点或含牙。牙骨质化纤维瘤、牙源性钙化上皮瘤、牙源性钙化囊肿也可有类似成釉细胞瘤的 X 线表现并伴有钙化灶，与成釉细胞瘤的鉴别主要依靠病理学检查。

【治疗】

1. 治疗原则　以外科手术治疗为主。

2. 西医治疗　较小的下颌骨成釉细胞瘤行方块切除，以保留下颌骨下缘的完整性。对于较大的肿瘤，需将病变部位的颌骨整块切除。下颌骨部分切除后，行即刻植骨术，选用血管吻合的游离骨移植修复术，或用代用品固定残端，保持缺隙，以便后期再行植骨术。术中行冰冻切片病理学检查，如发现恶变，按恶性肿瘤手术原则处理。

【预防与调护】

对于无症状的颌骨膨大，应及时进行口腔检查和颌骨的 X 线检查，以便早期发现，尽快治疗。

【预后】

虽然恶性成釉细胞瘤和成釉细胞瘤恶变的较少，但该瘤属于临界瘤，具有浸润生长的特点，多次复发后有恶变的可能，所以定期随访是有必要的。

三、多形性腺瘤

多形性腺瘤（pleomorphic adenoma）又称"混合瘤"，是源于唾液腺上皮组织的肿瘤，是唾液腺肿瘤中最常见的一种。该病可发生于任何年龄，以 30 ～ 50 岁多见，女性多于男性。腮腺部位的多形性腺瘤最常见，即腮腺混合瘤，约占 85%；颌下腺次之，约占 8%；舌下腺最少见；小唾液腺的腺瘤以上腭部最常见，颌骨内也偶有发现。

【病因病理】

多形性腺瘤组织学结构除具有腺上皮成分外，还有肌上皮、黏液、黏液样组织和软骨样组织，具有多形性或混合性，故名为多形性腺瘤或混合瘤。瘤细胞呈浸润性生长，常侵犯被膜和被膜以外的组织，带有恶性倾向，多形性腺瘤属于临界性肿瘤。

【临床表现】

肿瘤生长缓慢，为无痛性肿块，病史较长。肿瘤位于腮腺浅叶、颌下腺、口腔内小涎腺者，位置表浅，易被发现。肿瘤界限清楚，呈分叶状或球状，体积不等。质地中等，表面呈结节状；隆起处常较软，囊性变时可触及波动；低凹处较硬，为实质性肿块。一般可活动，无粘连。肿瘤发生于腮腺深叶时，随肿瘤逐渐长大，面神经被推压向外并被拉长，即便被肿瘤包绕亦无神经麻痹发生。肿瘤可通过茎突和茎突下颌韧带前的狭窄缝隙，呈哑铃形凸向咽侧壁，引起扁桃体、软腭移位。巨大的肿瘤可影响吞咽和呼吸功能。发生在腭部的多形性腺瘤多位于一侧软硬腭交界处；肿瘤位于硬腭者，常与骨膜粘连，基底固定，表面光滑，少有结节状，腭部骨质受压可出现压迹。

【实验室及其他检查】

随着技术的发展，CT、超声、核医学检查等已经代替了唾液腺造影。B 超是首选的检查方法，可以清楚地判断肿瘤的形态和大小，边界回声有无侵及周围组织，包膜是否完整，内部回声是否均匀。CT 检查多形性腺瘤表现为边界清楚，边缘不规则，可呈分叶状，内部密度均匀或不均匀，并有助于瘤体的定位。MRI 检查可用于观察瘤体范围，与周围组织的结构关系，对定性的诊断意义较低，表现为 T_1 加权像低信号、T_2 加权像高信号。

【诊断与鉴别诊断】

根据病史、临床表现和 B 超、CT、MRI 检查即可做出诊断。当腺体内有占位性病变时可做涎腺造影以助于确诊。腮腺和下颌腺的病变禁忌取活体组织进行病理学检查。手术中冰冻切片以明确诊断。B 超引导下用细针吸取活检，吸取少量组织液涂片做细胞学检查，对临床上的炎性肿块进行定性诊断，以避免不必要的手术。

【治疗】

1. 治疗原则　以外科手术治疗为主。

2. 西医治疗　宜外科手术切除。第一次手术的术式对于治疗的成功至关重要。术中冰冻切片可帮助诊断，且有助于决定术式。还可根据 B 超和 CT 检查，分辨其确切的位置，这对手术有重要的临床指导意义。由于其具有被膜不完整、瘤细胞浸润性生长的特点，如若处理不当，仅施行单纯肿瘤剜除术极易造成复发，应在肿瘤包膜外正常组织处切除。肿瘤位于腮腺浅叶时，行腮腺肿瘤和浅叶切除；肿瘤位于腮腺深叶时，需做肿瘤及全腮腺切除。腮腺肿瘤的手术均应保留面神经。肿瘤位于颌下腺时，应连同颌下腺完整切除。肿瘤发生在小涎腺时，应在周围正常组织（包括黏膜和骨膜）0.5cm 处切除肿瘤。骨膜受侵者，还应切除骨膜下相邻一层的骨组织。

【预后】

当肿瘤在缓慢生长一定时期后，突然出现生长加速，伴有疼痛、面神经麻痹等症状时，有恶变的可能。

第四节　口腔颌面部恶性肿瘤

口腔颌面部恶性肿瘤以鳞状细胞癌最为多见；其次为腺型上皮癌，如黏液表皮样癌、腺癌、腺样囊性癌、恶性多形性腺瘤等；再次是未分化癌；而基底细胞癌和淋巴上皮癌较少见。口腔恶性肿瘤中肉瘤较癌更少见。

口腔颌面部鳞状细胞癌（squamous cell carcinoma）简称鳞癌，是我国最常见的口腔颌面部恶性肿瘤。多发年龄在 40～60 岁，男性多于女性。舌、颊、牙龈、腭、上颌窦多见。早期可有表面粗糙或白斑样改变，后期变化为乳头状或出现溃疡，有时呈菜花状，边缘外翻。鳞癌常向周围淋巴结转移，晚期可向远处转移。根据其发生部位的不同，其组织结构、恶性程度、转移部位及治疗方法等均有所不同。通常临床上按鳞癌的病理分化程度将本病分为三级：Ⅰ级恶性程度最低，Ⅲ级分化差、恶性程度较高，Ⅱ级介于前二者之间。未分化癌的恶性程度最高。

中医学对口腔颌面部恶性肿瘤的描述有"岩""菌"等，认为引起口腔颌面部恶性肿瘤的因素有：外邪内侵，客于经络，结聚不散；或饮食失节，损伤脾胃，生湿生痰，痰湿聚结；或情志郁结，气机不畅，气滞血瘀；或气血两虚，功能失调等。

对口腔颌面部恶性肿瘤，中医药是一种有效的辅助治疗手段。各种恶性肿瘤的中医治疗原则基本相同，要针对恶性肿瘤的病因病机、具体症状表现和患者个体差异等进行辨证分型治疗。对于绝大部分需要或能够手术的患者，必须进行彻底的肿瘤切除手术。

一、舌癌

舌癌（carcinoma of tongue）为口腔恶性肿瘤中最常见的一种，其发病率较高。发病年龄以40～60 岁为患病高峰，男性多于女性，但近来有女性增多和发病率更年轻化的趋势。好发部位为舌缘，其次为舌尖、舌背和舌根等处。病变发展快，病程较短，多数患者在 1 年内就诊，由于恶性程度高，转移早，预后差，治疗复杂。本病属于中医学"舌岩""舌菌""舌疳""翻花疮""莲花风"范畴。

【病因病理】

1. 中医病因病机　中医学认为舌本属心，舌边缘属脾。内伤七情，心火上炎，思虑伤脾，肝郁气结，外加六淫邪毒或嗜食烟酒辛辣熏烤之品，灼伤阴津，心脾火毒瘀结而致本病的发生。

2. 西医病因病理　舌癌中鳞状细胞癌多发生于舌前 2/3 处，属于口腔癌；腺癌多位于舌根（后 1/3），属于口咽癌。舌根部有时也发生未分化癌和淋巴上皮癌。舌癌的发生可能与长期慢性机械性刺激有关，如残冠、残根、不良修复体等的刺激，以及过度吸烟、饮酒、慢性炎症等。部分病例由癌前病变发展而来，常见的癌前病变或状态有白斑、红斑、慢性溃疡、舌炎、扁平苔藓、黏膜下纤维变性等。

【临床表现】

舌部肿物、溃烂、灼痛，浸润性较强，常波及舌肌，舌运动受限，导致语言不清、进食障碍及吞咽困难等。肿瘤表现为四种类型：①肿物溃烂，周缘隆起，底部凹凸不平。②在红斑或白斑上发生糜烂裂隙。③以增生为主向外翻出，呈菜花状。④黏膜表面无明显溃烂，但基底有明显浸润块。

晚期舌癌可蔓延至口底和下颌骨，导致全舌固定；向后发展可侵犯舌腭弓和扁桃体。舌根部癌肿或继发感染者常伴剧痛，且反射至耳颞部及整个同侧头面部。

舌癌常发生早期区域淋巴结转移，转移率较高。舌癌颈淋巴结转移常发生在一侧，但发生舌背或越过舌中线时可向对侧颈淋巴结转移。位于舌尖部的癌肿常向颏下和颈深中淋巴结转移；舌前部的癌肿多向下颌下和颈深上、中淋巴结群转移；舌根部的癌肿则向下颌下或颈深淋巴结转移，还可向茎突后和咽后部淋巴结转移。此外，舌癌还可经血行转移至肺、肝组织。

【诊断与鉴别诊断】

典型的舌癌依据临床特征一般不难诊断。早期舌癌易误诊，特别是中老年患者出现舌体结节和长期不愈的溃疡时应提高警惕，注意与其他舌部病变鉴别。进行活体组织病理学检查有时是非常必要的。

【治疗】

1. 治疗原则　以手术为主的综合治疗。

2. 中医辨证论治　中医可参与舌癌的初期、晚期、术前准备和术后恢复的各期治疗中。舌癌一经确诊，除晚期已经丧失手术治疗机会的患者外，必须尽早手术彻底切除病灶，切不可姑息用药治疗而延误手术。中医治疗按其辨证进行分型治疗。

（1）心火上炎证

证候：舌部肿物较硬，舌体形态改变，活动时明显，或见表面溃疡糜烂，疼痛难愈，口气腥臭；心烦口干，小便黄；舌尖红，苔薄黄，脉细数。

治法：清心泻火，解毒散结。

方药：导赤散加味。

方解：本方为清心泻火，解毒散结而设。方中生地黄凉润，可滋阴凉血以制心火，木通苦寒，清心导热，共为君药，清心利水不伤阴。竹叶为臣，清心除烦，淡渗利窍，导心火下行。生甘草梢清热解毒。

加味：加黄连、黄芩、牡丹皮、莲子心、重楼、山豆根以加强清心凉血解毒的作用；加山慈菇、夏枯草以散瘀消肿解毒。

本方较多用于肿瘤初期等候病理学检查结果及等候手术时证属心火灼舌者。

（2）热毒蕴结证

证候：肿物硬，增大突起，舌体活动不灵，边缘不整，灼热疼痛，可有糜烂出血或脓臭腥秽；口干口苦，大便秘结；舌红，苔黄，脉弦数。

治法：清热泻火，解毒散结。

方药：黄连解毒汤合五味消毒饮加味。

方解：本方为清热解毒，凉血散结而设。方中黄连清上焦火，黄芩清中焦火，黄柏清下焦火，更有栀子清泻三焦之火，并可导热下行；金银花为清热消痈之要药；蒲公英、紫花地丁、野菊花、天葵子可清热解毒，消痈散结凉血。

加味：加贝母、山豆根、夏枯草、玄参、穿山甲可化痰解毒，软坚散结消肿。

本方多可用于有继发感染热毒较盛者。

（3）痰浊凝滞证

证候：肿物深大，表面污浊，或溃疡糜烂，边缘不清，流涎腥臭；伴胸闷乏力或郁闷心烦，口淡乏味；舌质红，苔黄厚腻，脉滑。

治法：健脾化痰，软坚散结。

方药：二陈汤加味。

方解：本方为化痰浊散瘀结而设。方用半夏、陈皮燥湿理气化痰；白茯苓健脾胃，促运化，祛痰浊；炙甘草理气和中，调和诸药。

加味：加生黄芪、薏苡仁以健脾益气；加浙贝母、夏枯草、白花蛇舌草、半枝莲、三七以清热化瘀，软坚散结。

（4）气滞血瘀证

证候：肿物大，舌体被固定，形如莲花外翻，或溃疡深，污秽恶臭，易出血，更有甚者透舌穿腮颈肿，疼痛明显，进食困难；伴面色晦暗；舌质暗淡或有瘀点，舌下脉络迂曲青紫，脉涩或弦。

治法：活血化瘀，解毒散结止痛。

方药：桃红四物汤加味。

方解：本方为祛瘀血，化毒散结而设。方用生地黄、熟地黄、赤芍、当归、川芎活血行血，补血和血，更有桃仁、红花活血祛瘀止痛。

加味：加三七、牛膝、山慈菇、半枝莲、白花蛇舌草，以增强其活血破血、祛瘀抗癌的功效。

（5）气血两虚证

证候：肿瘤术后或放疗、化疗后，面色苍白无华，头晕目眩，消瘦乏力，气短懒言，动辄汗出；舌质淡，舌体胖有齿痕，脉沉细无力。

治法：益气养血，扶正固本。

方药：八珍汤加味。

方解：本方为由于肿瘤放、化疗或手术所致气虚血亏者而设。方用四君子汤补气，四物汤补血。方中人参大补元气，熟地黄滋阴补血，白术补气健脾，当归补血和血，茯苓健脾养心，芍药养血敛阴，川芎行气活血，炙甘草益气和中、调和诸药，生姜、大枣调脾胃，并可助气血化生。

加味：可加生黄芪、肉桂，谓之十全大补汤，以加强温补气血之功；加浮小麦、五味子，以益气生津，除烦敛汗。

3. 西医治疗 为保存舌的功能，对早期患者选用间质内放射治疗，控制病变后再做原发灶切除和颈淋巴清扫术。但有的患者对放射治疗不敏感。手术切除范围需在原发灶外1.5cm处，行半舌切除、部分舌切除或全舌切除。小病灶的舌癌可沿舌体长轴行纵行切除，保持舌体的纵长度，以免影响舌的功能。舌缺损1/2以上者，可行即刻血管化肌皮瓣或游离皮瓣舌再造，以恢复舌体的形态及功能。晚期舌癌波及口底和下颌骨的病例，应行同侧舌、颌、颈联合根治术。若对侧有转移淋巴结时，需行双侧颈淋巴清扫术。因舌癌的颈淋巴结转移率较高，除早期没有淋巴结肿大的病例外，一般主张行选择性、功能性颈淋巴清扫术。远处有转移者，不宜手术。术后有可能复发者，可辅以化学药物治疗或放射治疗。

【预防与调护】

1. 清除残根、残冠、过度磨耗后形成的锐牙齿边缘、不良修复体等可能损伤舌体的刺激物。

2. 保持身心健康，戒除烟酒，禁食过热的食物，细嚼慢咽，改正进食过快的不良习惯，避免咬伤舌体。

3. 对于长期不愈合的溃疡、糜烂，以及舌部的增生、结节有所增大或形态改变时，应提高警惕，必要时及时取活体组织进行病理学检查。

【预后】

由于舌部具有丰富的淋巴管和血液循环，其机械运动频繁，故舌癌易发生转移，其中转移至肺部较多。舌癌多数为鳞癌，恶性程度一般较高，故晚期舌癌预后较差。

二、牙龈癌

牙龈癌（carcinoma of gingiva）是口腔癌中很常见的肿瘤，居口腔鳞癌的第二或第三位。其生长缓慢。该病下牙龈较上牙龈为多，男性多于女性，发病年龄多为 40 ～ 60 岁。本病属于中医学"牙岩"范畴。

【病因病理】

牙龈癌多为分化程度较高的鳞状细胞癌，早期向牙槽突和颌骨浸润，导致骨质破坏。

【临床表现】

癌瘤以溃疡型最为多见，主要症状为牙龈肿大或溃烂、出血、压痛，牙松动。下牙龈癌侵及下牙槽神经时，患者可发生下唇感觉不适或麻木；也可侵犯口底和颊部；当侵犯磨牙后区和口咽部时，患者可有张口受限。上牙龈癌侵犯上颌窦或鼻腔时可有鼻衄、鼻塞；波及上唇底部或鼻翼时，局部皮肤浸润、发红；癌瘤可向腭侧发展。癌瘤可呈外生性溃疡，或大小不等的肉芽状溃疡。溃疡表面污秽，易出血，常侵及牙槽突、牙齿和颌骨。牙龈癌还可表现为龈瘤型，在增生外凸的牙龈肿物表面呈现溃烂，个别呈疣状或桑葚样增生。牙龈癌多发生区域淋巴结转移。下牙龈癌多转移至患侧下颌下、颏下淋巴结和颈深淋巴结；上牙龈癌可转移到患侧下颌下和颈深淋巴结。远处转移较少见。下牙龈癌较上牙龈癌转移早，且较为多见。

【实验室及其他检查】

早期的牙龈癌可以侵犯颌骨，X 线片上可见牙槽突破坏吸收。常见的 X 线表现有两种类型：①浸润破坏型：周缘不整齐，如虫蚀状，深浅不一。②压迫吸收型：周缘光滑，受压颌骨呈浅盘状吸收。CT 和 MRT 上可见不规则形软组织密度增生和异常信号，并可见向其周围组织浸润，下牙龈癌可侵及口底和颊部，上牙龈癌可侵及腭和上颌窦。

【诊断与鉴别诊断】

牙龈癌为典型的溃疡型病变，根据临床症状，肉芽状溃疡呈渐进扩大，经久不愈的特点，不难诊断。上牙龈癌应与来源于上颌窦的癌相鉴别，可借助放射检查协助诊断。

病变较小的龈瘤型牙龈癌，应与牙龈瘤相鉴别。牙龈瘤（epulis）通常认为是非真性肿瘤，是来源于牙周膜和牙槽骨骨膜的类肿瘤样炎性增生物。其发生与慢性炎症、机械刺激有关，部分与内分泌有关。其根据形态、部位及组织病理学表现的不同可分为纤维性、血管性（肉芽肿性）和巨细胞性三类。如骨化成分多则称为"骨化纤维性牙龈瘤"。牙龈瘤女性多发，常见于青壮年，多发生于唇颊侧和牙龈乳头，前磨牙区最常见。牙龈肿物呈粉红色或红色，质软，有蒂或基底较宽，易出血。牙龈肿物也可同时发生在唇颊侧和舌侧形成鞍状，有蒂，蒂位于附着龈处，颜色与正常牙龈相似，表面光滑，不易出血，肿物长大可使牙齿松动或移位。血管性牙龈瘤呈紫红色，触之易出血，质地软，有蒂或无蒂，多见于妊娠期妇女，分娩后肿物可缩小或停止生长。随着肿物的增大，其也可造成牙槽骨壁的破坏，X 线检查可见牙槽骨的吸收和牙周膜增宽的影像。活体组织病理学检查可以鉴别诊断。

【治疗】

1. 治疗原则　以外科手术切除为主要手段。

2. 中医辨证论治　中医治疗牙龈癌可参照舌癌的辨证分型和治疗，一般以热毒蕴结、痰浊凝滞较多见。牙龈属阳明经所行经之处，可加入升麻作为引经药。

3. 西医治疗　下牙龈癌仅波及牙槽突者，应在病变外 1cm 处将原发灶和颌骨行方块切除，可保持颌骨的连续性。如癌瘤已侵犯颌骨，应将原发灶和颌骨行部分或一侧切除。下颌骨缺损可用下颌骨成型钛板修复；也可用不锈钢针或斜面导板固定，以防下颌骨偏位导致咬合关系紊乱，2 年后无复发再行植骨术。下牙龈癌颈淋巴结转移率较高，一般主张行颌、颈联合根治术。上牙龈癌需上颌骨全切除或次全切除。如癌瘤已波及上颌窦内，一般应行一侧上颌骨全切除术，缺损可用赝复体修复。如有颈淋巴结转移，可分期或同期行颈淋巴根治术。多数牙龈癌为高分化鳞状细胞癌，对放射治疗不敏感；如行大剂量放射治疗，容易导致放射性骨坏死。早期牙龈癌也可采取低温治疗。

【预防与调护】

保持口腔卫生，尽早治疗牙周疾病，尽量避免对牙龈的不良刺激。

【预后】

由于高分化牙龈癌较多，远处转移较少，早期手术后一般预后较好。

三、颊黏膜癌

颊黏膜癌（carcinoma of buccal mucosa）是指发生在颊黏膜的癌肿，也是较常见的口腔癌。颊黏膜癌多发于 40 ～ 60 岁，男性比女性多见，患者多在 1 年内就诊。

【病因病理】

颊黏膜癌多为中等分化程度的鳞状细胞癌，少数为腺癌和恶性多形性腺瘤，发病与物理或化学因素的局部刺激和某些癌前病变有关。癌变多数发生于颊后份，发于颊前份的相对较少见。少部分颊黏膜癌患者有颊白斑、颊黏膜扁平苔藓病史。

【临床表现】

颊黏膜有肿块、溃烂和疼痛，以溃疡型表现多见。基底不平，可见大小不等的颗粒状肉芽。基底常有浸润性肿块，极易侵犯肌层，甚至皮下和皮肤，皮肤受侵蚀时可出现红肿、硬结、皮肤粘连或破溃。癌瘤向上或向下可侵犯龈颊沟和牙槽骨，向后侵犯可累及翼下颌韧带和软腭，导致张口受限。累及颏孔区可引起下唇麻木。浸润型偶见，黏膜下可触及硬节，边界不清，常浸润黏膜和周围组织。颊黏膜癌多转移至同侧下颌下和颈深淋巴结，有时也可转移至腮腺淋巴结，远处转移者少见。

【诊断及鉴别诊断】

典型的颊黏膜癌不难诊断。CT 显示颊黏膜癌多为颊间隙区软组织肿块形成，偶见不规则增生形态，MRI 表现为病变在 T_1 加权像为等信号，在 T_2 加权像为混合信号或高信号，边缘不规整。

但要确定癌前病变和慢性溃疡，特别是结核性溃疡是否恶变，需进行活体组织病理学检查。

【治疗】

1.治疗原则 首选以手术治疗为主的综合治疗。

2.中医辨证论治 颊部是手阳明大肠经、足阳明胃经、足厥阴肝经、手太阳小肠经、手少阳三焦经所行经之地，其病变较复杂，中医治疗颊黏膜癌在参照舌癌的辨证分型和治疗时，还应注重情志郁结，气机不畅，脾虚肝郁血瘀之证。

肝郁脾虚证

证候：颊部肿物溃疡糜烂，基底凹凸不平，边缘不整，疼痛明显；伴有性急易躁或抑郁心烦，肋胁胀痛，月经不调，口淡无味，不思饮食，小便黄，大便溏；舌色暗淡，舌体胖大有齿痕，脉弦细涩。

治则：健脾理气，舒肝化郁。

方药：逍遥散合柴胡疏肝散。

方解：本方为调理气机，解郁祛瘀，疏肝健脾而设。方中柴胡疏肝解郁；当归、芍药、川芎补血和血活血，养阴调肝止痛；白术、茯苓健脾益气除湿；陈皮、香附、枳壳行气理气；炙甘草益气，调和诸药。

3.西医治疗 早期颊黏膜癌需采取手术治疗。中晚期患者采用综合治疗。小范围早期颊黏膜癌也可采用放射治疗或激光、冷冻治疗。对放射不敏感的病例或范围较大的癌瘤，术前可先用化学药物治疗，待肿瘤缩小后再行手术切除。切除后如缺损较大，或已侵犯皮下与皮肤者可行颊部全层切除。不能直接拉拢组织缝合者，可采用颊垫、带蒂皮瓣或游离皮瓣转移修复，以免因瘢痕挛缩导致张口受限。晚期颊黏膜癌侵犯颌骨，并有颈淋巴结转移者，可行颊、颌、颈联合根治术。手术所致的洞穿性缺损，可用额部、颈后或胸部皮瓣转移即刻修复，或待肿瘤控制后再施行整复手术。

【预防与调护】

1.保持心情愉悦及身心健康，饮食清淡为主，加强营养，适当锻炼，提高抗病能力。

2.戒除烟酒，禁食过热的食物，避免各种对黏膜的刺激，避免黏膜咬伤。

3.对于长期不愈合的溃疡、糜烂，以及增生、结节发生突然增大或形态改变时，应及时取活体组织进行病理学检查，以防溃疡或癌前病变等恶变，力求早期发现、早期治疗。

【预后】

颊黏膜癌多为中等分化的鳞状细胞癌，预后相对较差。

四、唇癌

唇癌（carcinoma of the lip）是指仅发生于唇红黏膜的原发性癌肿。唇部内侧黏膜的癌肿属颊黏膜癌，唇部皮肤的癌肿属皮肤癌。唇癌多发生于50岁以上中老年人，男性明显多于女性，多发于从事户外工作的人，如农民、船员等。下唇癌明显多于上唇癌，且多以唇红缘中外1/3处为好发部位。该病病史一般较长，大多数在1年以上，最长可达10余年之久。

该病属于中医学"唇茧"范畴，又称为"白茧唇"或"茧唇风"，因发生于唇部的岩肿外形似蚕茧而得名。

【病因病理】

1. 中医病因病机　长期的局部慢性不良刺激，如吸烟、使用劣质化妆品，或唇部湿疹、白斑等慢性病变经久不愈，或过食辛辣肥甘厚味，或思虑过度，或劳伤精血等，可致心脾积热，湿热化痰，火毒循经上攻于唇，凝结而致病；或阴虚火旺，相火上炎，炼液成痰，虚火痰毒循经蕴结于唇而发生本病。

2. 西医病因病理　唇癌以鳞状细胞癌为多见，腺癌和基底细胞癌很少见。绝大多数病例为分化良好的鳞状细胞癌。唇癌的病因尚未明确，可能与吸烟、日光中紫外线照射有关。部分病例有癌前病变史或与癌前病变同时存在，常见的癌前病变有黏膜白斑、慢性盘状红斑狼疮和乳头状瘤。

【临床表现】

病变多见于下唇，早期为无痛性疱疹状结痂，局限性硬结，或如乳头及蕈状突起，黏膜增厚，溃烂后翻花如杨梅。临床常见三种类型：①外生型：较为多见，病变处黏膜表面糜烂污秽，呈菜花状向外突出，质硬，可见皲裂，可有血性分泌物渗出；癌肿多向黏膜或皮肤扩展增大，也可累及肌层。②溃疡型：仅次于外生型，病变处黏膜溃疡，表面凹陷边缘不整，周围稍有隆起，呈火山口状，可有大小不等的颗粒或肉芽肿，癌肿向深层或向外浸润扩展时可触及溃疡基底部，周围有硬结。③疣状型：较少见，病变处黏膜表面可见隆起的白色刺状或细颗粒状、边缘清楚的疣状突起，质地较硬，表面可伴有皲裂、溃疡或出血，基底可有轻度浸润硬块。

由癌前病变转化而来的唇癌可与癌前病变同时存在，如长期不愈的角化增生、白斑、皲裂或乳头状瘤等。癌肿周围可见到白色条纹、斑块、慢性浅层糜烂或炎症等。晚期唇癌可侵及口腔前庭或颌骨。

唇癌的淋巴转移较其他口腔癌少见，且时间较迟。通常上唇癌多向耳前、下颌下和颈淋巴结转移，上唇癌的淋巴转移较下唇癌多见，且时间较早。下唇癌常向颏下和下颌下淋巴结转移，然后再向颈深淋巴结转移。

【诊断与鉴别诊断】

唇癌位居表浅，容易被发现，诊断亦不困难。对经久不愈的唇黏膜表面凹陷性溃疡等可疑病变，需经活体组织病理学检查以明确诊断并能及时判断癌前病变是否恶变。

唇癌应与慢性唇炎（唇风）相鉴别。唇炎以下唇常见，初起发痒，色红伴肿，但肿不高突，表面干燥，可有细小的裂口，易出血，因皮裂而疼痛较剧烈，其基底部不坚硬，无溃烂或菜花样改变。

【治疗】

1. 治疗原则　尽早去除病灶，采取以手术为主的综合治疗。

2. 中医辨证论治

（1）脾胃炽热证

证候：唇肿坚硬肿大，痂皮多如蚕茧，或干燥皲裂，裂口糜烂渗水流血，灼热疼痛；伴口渴咽干，口臭，大便秘结，小便黄；舌质红，苔黄厚，脉数。

治法：清热泻火，解毒化痰。

方药：凉膈散合清胃散加味。

方解：本方为清热泻火，解毒化痰而设。方中连翘清解上焦之毒；黄连、黄芩、栀子、淡竹叶、薄荷清热解毒，既可疏散上焦之火，又可清泻胃腑之热，栀子能引热下行；川大黄、朴硝泻火通便，使中焦燥热郁结得泻；生地黄、牡丹皮、当归可滋阴凉血，消肿止痛；升麻引药入脾胃经，可清热解毒升阳；炙甘草调和诸药，缓大黄、朴硝泄泻之急。

加味：可酌加土茯苓、僵蚕、半枝莲、重楼、川贝母、夏枯草等以健脾利湿，解毒抗肿瘤；若伴有心烦失眠、口渴面赤之心火上炎证，可加木通清利小肠，使心火下泻。

也可用中成药犀黄丸，每次口服 3～6g，每日 2 次。

（2）阴虚火旺证

证候：唇肿硬块溃烂呈菜花状，疮面色紫暗污秽，时流血水，痛如火燎；伴腰膝酸软，五心烦热，两颧潮红，头晕耳鸣；舌红，无苔，脉细数。

治法：滋阴降火，凉血解毒。

方药：知柏地黄汤加味。

方解：方中熟地黄为君滋阴补肾，山茱萸补肝肾，山药补脾肾，是为三阴并补；泽泻利湿泄浊，牡丹皮清泻虚火，茯苓健脾渗湿，是为三泻；知母、黄柏可加强滋阴降火之力。

加味：可酌加石斛、天花粉、紫草滋阴凉血，生津清热。

3. 西医治疗　早期病变较小的唇癌采用激光治疗、低温冷冻治疗、放射治疗或手术治疗均可取得较好的疗效。其中，手术治疗是最常用、最有效的方法。中晚期患者和有淋巴转移者，需采用外科手术治疗。晚期患者无淋巴转移者，也应行选择性颈淋巴清扫术；一旦临床证实转移，则需行一侧治疗性颈淋巴清扫术。唇癌切除后，术者需精心设计，依据缺损的大小、范围，选用拉拢缝合、邻近滑行或转移组织瓣即刻修复。

【预防与调护】

1. 注意口腔卫生，戒烟。
2. 积极治疗唇部口腔白斑、结节、增生或赘生物，以防恶变。

【预后】

早期的唇癌手术后预后良好。

五、黏液表皮样癌

黏液表皮样癌（mucoepidermoid carcinoma），又称黏液表皮样肿瘤，是唾液腺恶性肿瘤中最常见的一种。

【病因病理】

黏液表皮样癌的肿瘤实质内由黏液细胞、表皮样细胞和中间细胞构成。根据黏液细胞的比例、细胞的分化、有丝分裂象等发生变化的不同，可分为高分化瘤和低分化瘤。低分化黏液表皮样癌属高度恶性肿瘤，较少见，而高分化黏液表皮样癌属低度恶性肿瘤，较多见。该病女性多发于男性，发于腮腺者居多。

【临床表现】

黏液表皮样癌发于唾液腺所在部位。高分化者与多形性腺瘤症状相似，其生长缓慢，为无痛性肿块，质地中等偏硬，大小不等，边界清楚或不清楚不定，表面可呈结节状。低分化黏液表皮样癌生长较快，可有疼痛，边界不清楚，可与周围组织粘连，发生于腮腺的黏液表皮样癌常累及面神经，淋巴转移较多，还可出现血行性转移。

【实验室及其他检查】

为了防止肿瘤包膜的破裂造成种植性扩散，唾液腺肿瘤的检查禁忌做活体组织病理学检查。B超、CT、MRI检查有助于诊断。

【诊断与鉴别诊断】

根据临床表现和B超、CT、MRI检查进行诊断。

位于腭部或磨牙后区的高分化黏液表皮样癌部分可呈囊性，表面呈浅蓝色，应与黏液腺囊及智齿冠周炎相鉴别。黏液腺囊肿一般好发于下唇及舌尖腹侧，位于黏膜下，呈半透明浅蓝色，通常小于1cm，质地柔软，稍具弹性；囊肿穿刺或受伤破裂可见蛋清样透明黏稠液体；反复破溃者形成白色瘢痕。而智齿冠周炎是位于智齿周围的感染，有红、肿、热、痛的特点。

【治疗】

1. 治疗原则　以手术治疗为主。

2. 西医治疗　高分化黏液表皮样癌手术切除时可考虑尽量保留面神经，术中用冷冻的方法，或结合术后放疗等综合疗法进行。低分化黏液表皮样癌因为恶性程度高，手术必须彻底切除肿物，术中对颈部淋巴结进行清扫，术后必须配合放疗。术中取相关组织进行病理学检查以明确诊断。

【预后】

高分化黏液表皮样癌为低度恶性肿瘤，为保留面神经，手术中肿瘤切除不彻底者可能复发，但淋巴或血行转移较少，预后较好。低分化黏液表皮样癌较前者少见，但其术后易复发，可转移，预后差。

第十三章
常见全身系统性疾病的口腔表现

第一节　血液系统疾病

一、贫血

（一）缺铁性贫血

缺铁性贫血（iron deficient anemia，IDA）是指机体对铁的需要增加、摄入不足或丢失过多等造成体内铁的缺乏，影响血红蛋白的合成而导致的贫血。其特点是骨髓、肝、脾等器官组织中缺乏可染色性铁，血清铁浓度、运铁蛋白饱和度和血清铁蛋白降低。本病为贫血中最常见的一种，据WHO调查报告，全世界有10%～30%的人群有不同程度的缺铁。随着经济的发展、生活水平的提高，其发病率逐年下降，但仍是发展中国家普遍存在的健康问题，主要发生于儿童及育龄期妇女。

本病与中医学"血劳"相似，属于"萎黄""黄胖""虚劳"等范畴。

【病因病理】

1. 中医病因病机　本病的形成多由先天禀赋不足、饮食不节、长期失血、劳倦过度、妊娠失养、病久体虚、虫积等引起脾胃虚弱、血少气衰所致。

（1）饮食不节：长期饥饿、少食节食等均可导致脾胃功能减退，影响水谷精微的吸收，使得化血无源，从而出现贫血。

（2）长期失血：呕血、便血、咯血、鼻衄治不及时，或崩漏，或产后失血，或调护不当等造成的慢性失血均可导致血少气衰，出现贫血。

（3）久病体虚：长期慢性胃肠疾患，久治未愈，脾胃虚弱而生化乏源，或因房劳或烦劳过度损及肾脏，精血同源，肾虚精亏，无以化生血液而致血虚。

（4）虫积：各种寄生虫，如钩虫侵入人体，虫积日久，脾胃受损，同时寄生虫又大量吸收人体精微，导致生化乏源，引起贫血。

2. 西医病因及发病机制　缺铁性贫血是由于铁的摄入与排泄失衡导致体内铁含量减少所致。

（1）失血过多：慢性失血是引起缺铁性贫血的主要原因。人体内2/3的铁存在于红细胞内，故反复多次失血可显著消耗铁贮存量。临床上贫血患者在男性多见于消化道出血，如消化性溃疡、消化道肿瘤、钩虫病、痔疮等；在女性多见于月经过多。另外，阵发性睡眠性血红蛋白尿

（PNH）、人工心脏瓣膜引起的机械性溶血等，也可因长期尿内失铁而致贫血。

（2）需铁量增加而摄入量不足：生长期婴幼儿、青少年和月经期、妊娠期或哺乳期妇女需铁量增加，此时食物中铁含量若不能满足机体的需求则会缺铁；饮食中缺乏足够的铁，或食物结构不合理，导致铁的吸收和利用减低，亦可发生缺铁。

（3）铁的吸收不良：游离铁主要在十二指肠及小肠上 1/4 段黏膜吸收，吸收不良可导致缺铁性贫血。如胃大部切除术及胃空肠吻合术后，由于食物迅速通过胃至空肠，不经过十二指肠，从而影响了正常铁的吸收；萎缩性胃炎因长期缺乏胃酸，导致铁的吸收不良；长期腹泻不但影响铁的吸收，且随着大量肠上皮细胞脱落而失铁。

【临床表现】

缺铁性贫血大多起病缓慢，常见于 4 个月以上的婴儿、儿童和 20～40 岁生育期妇女，大多为经产妇。轻者可无任何临床表现，重者可出现皮肤和黏膜苍白，毛发干枯脱落，指甲扁平、脆薄，头晕，乏力，心悸，注意力不集中。

缺铁性贫血口腔表现为口腔黏膜颜色苍白，以唇、舌、牙龈尤其明显。黏膜对外界刺激的敏感性增高，常有异物感，伴口干、舌灼痛等；可出现萎缩性舌炎的表现，舌背丝状乳头和菌状乳头萎缩，导致舌背光滑红绛；还可出现口角炎，严重者口咽黏膜萎缩，造成吞咽困难。

【实验室及其他检查】

1. 血常规 缺铁性贫血轻时呈正细胞性正色素性贫血，贫血严重时呈典型的小细胞低色素性贫血。红细胞平均体积（MCV）<80fL，红细胞平均血红蛋白含量（MCH）<26pg，红细胞平均血红蛋白浓度（MCHC）<320g/L。血涂片中可见红细胞大小不一，以体积小者多见。

2. 骨髓象 以红系增生为主，红系中以中、晚幼红细胞为主，其体积小、核染色质致密、胞浆少、边缘不整齐，有血红蛋白形成不良的表现。骨髓铁染色显示骨髓小粒可染铁消失，铁粒幼红细胞消失或减少。骨髓铁染色可反映体内铁贮存情况，是诊断骨髓铁较为敏感和可靠的方法。

3. 铁代谢 血清铁蛋白是反映缺铁较敏感的指标，可用于早期诊断和人群铁缺乏症的筛选。血清铁蛋白降低（<12μg/L），血清铁降低（<8.95μmol/L），总铁结合力升高（>64.44μmol/L），转铁蛋白饱和度降低（<15%）。血清转铁蛋白受体（sTfR）浓度超过 8mg/L。

【诊断与鉴别诊断】

1. 诊断要点 根据病史、临床表现、典型的小细胞低色素贫血形态学改变，以及缺铁指标的检查结果进行诊断。铁剂治疗试验也是一种确诊方法。

2. 鉴别诊断

（1）与舌扁平苔藓的鉴别：舌扁平苔藓可发生舌乳头萎缩变薄，但萎缩区周围常有珠光白色损害。萎缩区易发生充血糜烂。其他黏膜处可有白色角化条纹。

（2）与慢性萎缩型念珠菌病的鉴别：慢性萎缩型念珠菌病表现为边界不清的片状充血发红区，也可伴有舌背丝状乳头萎缩，基底黏膜充血较明显。病损区涂片镜检可见念珠菌菌丝。

【治疗】

1. 治疗原则 去除引起缺铁的病因；补足贮铁，局部以对症治疗为主。治疗性铁剂有无机铁和有机铁两类。无机铁以硫酸亚铁为代表，有机铁则包括右旋糖酐铁、葡萄糖酸亚铁、富马酸亚铁等。西药铁剂治疗效果肯定，但有不良反应，其中无机铁剂的不良反应较有机铁剂明显。可配合中药以减轻或消除铁剂的不良反应。对于不能服用铁剂的患者，中医可以采用健脾和胃、益气养血或温补脾肾等治法，酌情增加含铁较高的中药。

2. 中医辨证论治

（1）脾胃虚弱证

证候：面色萎黄，牙龈出血，牙龈淡白，口唇色淡，爪甲无泽，神疲乏力，食少便溏，恶心呕吐；舌质淡，苔薄白，脉细弱。

治法：健脾和胃，益气养血。

方药：六君子汤合当归补血汤加减。

方解：六君子汤是在补气主方四君子汤基础上加陈皮、半夏，具有益气健脾、燥湿化痰之效；当归补血汤是由黄芪、当归两味药物组成，具有补气生血之功效。两方合用加减，可健脾和胃，益气养血。

加味：腹泻便溏者，加干姜、薏苡仁、山药；恶心欲吐者，加竹茹、生姜；舌苔微腻者，加砂仁、藿香。

（2）心脾两虚证

证候：面色苍白，倦怠乏力，头晕目眩，心悸失眠，少气懒言，食欲不振，牙龈淡白、出血，毛发干脱，爪甲裂脆；舌淡胖，苔薄，脉濡细。

治法：益气补血，养心安神。

方药：归脾汤加味。

方解：归脾汤主治心脾两虚、气血不足之证。方中以黄芪、人参、白术、甘草之甘温补脾益气；以酸枣仁、远志、茯神宁心安神，当归、龙眼肉补血养心；用木香行气舒脾，以使补气血之药补而不滞，得以流通，更能发挥其补益之功。方中诸药共奏心脾同治、气血双补之功效。

加味：牙龈出血严重者，加炮姜、血余炭、炒艾叶；失眠重者，加夜交藤、合欢皮；贫血严重者，加阿胶、何首乌。

（3）脾肾阳虚证

证候：面色苍白，形寒肢冷，腰膝酸软，神倦耳鸣，唇甲淡白，或周身浮肿，甚则腹水，大便溏薄，小便清长，男子阳痿，女子经闭；舌质淡或有齿痕，脉沉细。

治法：温补脾肾。

方药：金匮肾气丸加味。

方解：主治肾阳不足之证。方中重用干地黄滋阴补肾，山茱萸、山药补肝脾而益精血；加附子、桂枝辛热之药，以助命门之火，温阳化气，取"少火生气"之义；茯苓、泽泻利水渗湿，牡丹皮清泻肝火，三药补中有泻。诸药合用，温而不燥，滋而不腻，助阳之弱以化水，滋阴之虚以生气。

加味：脾虚气滞、腹胀明显者，加人参、炮姜、白术、木香；血虚畏寒肢冷者，加黄芪、当归、人参。

（4）虫积证

证候：面色萎黄少华，腹胀，善食易饥，恶心呕吐，或有便溏，嗜食生米、泥土、茶叶等，神疲肢软，气短头晕；舌质淡，苔白，脉细弱。

治法：杀虫消积，补益气血。

方药：化虫丸合六君子汤加减。

方解：化虫丸主治虫积证，方中鹤虱、苦楝皮、槟榔均有杀虫之功效，诸药合用，效专而力雄，可去杀肠道多种寄生虫；六君子汤健脾化痰。两方加减合用，祛邪而不伤正，共奏杀虫消积、补益气血之功效。

加味：腹胀痛者，加木香、延胡索。

3. 西医治疗

（1）查清引起缺铁性贫血的病因，并进行针对性的治疗，如治疗胃肠炎、驱虫等。

（2）补充铁剂。硫酸亚铁片，口服，每片 0.3g（含铁 60mg），成人每次 1 片，每日 3 次；或琥珀酸亚铁片，每片 0.1g，成人每次 1 ~ 2 片，每日 3 次。常见的不良反应为胃肠道不良反应，如恶心、呕吐、上腹疼痛、便秘，或引起黑便。

（3）舌炎患者可用 2% ~ 4% 碳酸氢钠溶液或复方硼砂溶液，1∶5 稀释，含漱，每日 3 次；合并真菌感染时，可同时使用制霉菌素片含化，每日 3 次。舌痛明显者，可用复方甘菊利多卡因凝胶，或利多卡因凝胶等涂敷患处，每日 3 次。口干者，可用口干凝胶涂敷舌部，每日 3 次；或采用人工唾液，含漱，每日 3 ~ 5 次。

【 预防与调护 】

1. 预防寄生虫病，特别是钩虫病；孕妇、哺乳期妇女要额外补给适量的铁；及早根治各种慢性出血性疾病；对于胃切除术后、妊娠期、早产儿和孪生儿等可预防性给予铁剂口服。

2. 改变不良饮食习惯，不挑食，不偏食；注意饮食均衡化，进食富于营养而又易于消化的食物和含铁量高的食物，以保证气血化生。

（二）再生障碍性贫血

再生障碍性贫血（aplastic anemia，AA）是一组由多种病因导致的骨髓造血功能衰竭性综合征，其以骨髓造血细胞增生减低和外周血全血细胞减少为特征，临床以贫血、出血和感染为主要表现。AA 主要见于青壮年，其发病有两个高峰期，即 15 ~ 25 岁的年龄组和 60 岁以上的老年组。男性发病率略高于女性。根据骨髓衰竭的严重程度和临床病程的进展情况，该病可分为重型和非重型再生障碍性贫血以及急性和慢性再生障碍性贫血。

本病与中医的"髓劳"相似，属"虚劳""血虚""血证"等范畴。

【 病因病理 】

1. 中医病因病机

（1）先天不足，肾精亏虚，肾精不足，精不化血，故发为本病。

（2）七情妄动，伤及五脏；思虑过度，伤及心脾；恼怒伤肝；惊恐伤肾；劳力过度，损耗机体正气；房事不节，肾精耗损。五脏受损，阴精气血亏虚，气血生化不足，而发为本病。

（3）饮食不节，饥饱失常，脾胃受损，气血生化乏源，遂成本病。

（4）病久不愈，瘀血阻滞，或大病之后，失于调养，或久虚不复，致气血不畅，瘀血阻滞，新血不生而发为本病。

2. 西医病因与发病机制 该病确切病因尚未明确，其发病可能与化学药物、电离辐射、病毒感染及免疫因素等有关。

（1）药物因素：药物因素是最常见的发病因素，占首位。药物性再生障碍性贫血有两种类型：一种与剂量相关，药物毒性作用达到一定剂量就会引起骨髓抑制，但其一般是可逆的，停药后骨髓造血功能可以恢复。这类药物有各种抗肿瘤药，如阿糖胞苷、甲氨蝶呤、氮芥类、白消安、环磷酰胺等；抗甲状腺药，如甲基硫脲嘧啶等。另一种与剂量关系不大，多系药物的过敏性反应。最常见的药物是氯霉素，以及解热镇痛药，如保泰松；其次是磺胺类药、有机砷及抗癫痫药。

（2）化学毒物：苯及其衍生物最为多见。有报道认为，杀虫剂、农药、染发剂等可引起再生障碍性贫血。

（3）电离辐射：放射性核素、X 线、γ 射线或中子可穿过或进入细胞直接损害造血干细胞和骨髓微环境，破坏 DNA 和蛋白质。长期超允许量放射线照射，如放射源事故、放射治疗等可致再生障碍性贫血。

（4）病毒感染：病毒性肝炎患者再生障碍性贫血的发病率显著高于一般人群。

（5）免疫因素：系统性红斑狼疮和类风湿关节炎等自身免疫病可继发再生障碍性贫血，患者血清中可找到抑制造血干细胞的自身抗体。

（6）其他因素：再生障碍性贫血也可继发于慢性肾功能衰竭、严重的甲状腺或前（腺）脑垂体功能减退症等。

【临床表现】

本病全身表现主要为贫血、出血和感染。

口腔表现为口腔黏膜苍白，可出现瘀点、瘀斑或血肿。牙龈易出血，特别是再生障碍性贫血发生之前已有牙周病者。黏膜对感染的易感性增加，尤其是在容易受到刺激或创伤的部位常发生反复感染，出现坏死性溃疡。

1. 急性型再生障碍性贫血　起病急，进展迅速，常以出血和感染发热为首发症状及主要表现。起病初期贫血常不明显，但随着病程发展，呈进行性加重。几乎所有急性型患者均有出血倾向，60% 以上有内脏出血，主要表现为消化道出血、血尿、眼底出血（常伴有视力障碍）和颅内出血。皮肤、黏膜出血广泛而严重，且不易控制。病程中几乎均有发热，系感染所致，常在口咽部和肛门周围发生坏死性溃疡，从而导致败血症。感染和出血互为因果，使病情日益恶化。

2. 慢性型再生障碍性贫血　起病缓慢，以贫血为首发症状和主要表现；出血多限于皮肤黏膜，且不严重；可并发感染，但常以呼吸道为主，容易控制。若治疗得当，不少患者可获得长期缓解甚至痊愈，少数到后期进展为重型或极重型再生障碍性贫血。

【实验室及其他检查】

1. 血常规　多呈全血细胞减少，发病早期可一系或二系减少。贫血呈正细胞正色素型，急性型远较慢性型为重。

2. 骨髓象　骨髓涂片肉眼观察油滴增多，骨髓小粒镜检空虚，非造血细胞和脂肪细胞增多，一般在 50% 以上。

3. 骨髓活检　所有再生障碍性贫血患者均应进行骨髓活组织检查以评价骨髓造血面积。再生障碍性贫血患者骨髓组织呈黄白色，增生减低，主要为脂肪组织、淋巴细胞和其他非造血组织。

【诊断与鉴别诊断】

1. 诊断要点　根据病史、临床表现以及实验室检查进行诊断。诊断标准为全血细胞减少，网织红细胞绝对值减少，骨髓检查显示增生减低。一般无脾肿大。一般抗贫血药物治疗无效。诊断时还需除外其他引起全血细胞减少的疾病。

2. 鉴别诊断

（1）与急性白血病的鉴别：急性白血病常有贫血、出血和发热，肝脾肿大多见。血常规有全血细胞减少，骨髓增生减低，易与再生障碍性贫血相混。但低增生、低百分比白血病血中可出现幼稚细胞，骨髓中充满原始或幼稚细胞。

（2）与其他疾病的鉴别：如血小板减少性紫癜、粒细胞缺乏症、脾功能亢进等，血细胞及涂片检查及骨髓检查一般不难鉴别。

【治疗】

1. 治疗原则　再生障碍性贫血治疗难度较大，轻者可以先用中医药治疗，疗效不明显时再加西医治疗。西医治疗包括支持治疗和疾病针对性治疗两部分。支持治疗的目的是预防和治疗血细胞减少相关的并发症，如贫血及出血明显者予以成分输血；目标治疗则是补充和替代极度减少和受损的造血干细胞，如异基因造血干细胞移植或免疫抑制治疗。年龄 40 岁，无人类白细胞抗原（HLA）相合同胞供者的重型再生障碍性贫血首选强化免疫抑制治疗。非重型再生障碍性贫血可采用雄性激素和环孢素治疗。有研究显示，中西医结合治疗可以提高疗效，缩短病程。

2. 中医辨证论治

（1）肾阴虚证

证候：面色苍白，唇甲色淡，心悸乏力，颧红盗汗，手足心热，口渴欲饮，腰膝酸软，牙龈微红，时有出血；舌红少苔，或舌淡红苔薄，脉细数。

治法：滋阴补肾，益气养血。

方药：左归丸合当归补血汤加味。

方解：左归丸主治真阴不足、精髓亏损之证。左归丸方中熟地黄、山药、枸杞子、山茱萸、菟丝子补益肾水，滋阴养精；鹿胶、龟甲胶益肾养肝，阴阳双补；川牛膝补肾强筋，引药入肾。当归补血汤重用黄芪补气生血。

加味：气虚者，加太子参、黄精；阴虚明显者，加女贞子、墨旱莲草。

（2）肾阳虚证

证候：形寒肢冷，气短懒言，面色白，唇甲色淡，牙龈淡白，时有出血，大便稀溏，面浮肢肿，出血不明显，舌体胖嫩；舌质淡，苔薄白，脉细无力。

治法：补肾助阳，益气养血。

方药：右归丸合当归补血汤加味。

方解：右归丸主治肾阳不足，命门火衰之证。方中附子、肉桂、鹿角胶培补肾中之元阳，温里祛寒；熟地黄、山茱萸、枸杞子、山药滋阴补肾，养肝补脾，填精补髓，有"阴中求阳"之义；菟丝子、杜仲补肝肾，健腰膝；当归养血和血，与补肾之品相配，以补养精血。诸药合用，肝脾肾阴阳兼顾，以温肾阳为主，以阴中求阳，元阳得以归元。当归补血汤补气生血，与右归丸合用，具有温阳补肾、益气养血之效。

加味：便溏重者，加人参、白术、茯苓；浮肿明显者，加桂枝、车前子、泽泻。

（3）气血两虚证

证候：面白无华，唇淡，头晕心悸，气短乏力，动则加剧；舌淡，苔薄白，脉细弱。

治法：补益气血。

方药：归脾汤加味。

方解：归脾汤主治心脾两虚、气血不足之证。方中以黄芪、人参、白术、甘草之甘温补脾益气；以酸枣仁、远志、茯神宁心安神；当归、龙眼肉补血养心；用木香行气舒脾，以使补气血之药补而不滞，得以流通，更能发挥其补益之功。

加味：出血明显者，加炒艾叶、炮姜、血余炭；气虚中气下陷、牙龈出血者，加升麻、荆芥炭、炮姜。

（4）热毒壅盛证

证候：壮热，口渴，咽痛，牙龈红肿，齿衄，鼻衄，皮下紫癜、瘀斑，心悸；舌红而干，苔黄，脉洪数。

治法：清热凉血，解毒养阴。

方药：清瘟败毒饮加减。

方解：该方主治温热疫毒，气血两燔证。此方由白虎汤、清心凉膈散、犀角地黄汤、黄连解毒汤加减而成，具有大解热毒、清热凉血之功。

3. 西医治疗

（1）一般治疗：防止患者与任何对骨髓造血有毒性的物质接触；禁用对骨髓有抑制作用的药物；注意休息，避免过劳；控制感染，加强护理，尽可能减少感染的机会。

（2）全身疗法：对急性或重型再生障碍性贫血，应尽早使用免疫抑制剂或骨髓移植等，骨髓移植是根治再生障碍性贫血的最佳方法。慢性再生障碍性贫血以雄激素治疗为主，辅以免疫抑制剂及改善骨髓造血药物。贫血及出血明显者建议给予成分输血。

（3）口腔局部治疗：注意口腔卫生，避免局部损伤，防止继发感染。对于牙龈及口腔黏膜局部出血者，可用牙周塞治剂、明胶海绵、淀粉酶纱布压迫止血，也可应用肾上腺素、止血粉、云南白药等止血药物。

【预防与调护】

1. 严格掌握影响造血系统药物的使用。必须使用时，要密切监测血常规，及早发现问题。

2. 加强防护措施，避免接触对造血系统有害的化学物质和放射性物品，相关人员要严格掌握操作规程，定期做健康检查。

3. 加强宣教，提高人群的自我保护意识，避免滥用家用化学溶剂、染发剂；保护环境，防止有害物质污染环境。

4. 注意饮食卫生，饮食宜清淡，勿食辛辣之品；加强饮食营养，搭配易消化、高蛋白质、高维生素、低脂肪的食物。加强体育锻炼，增强机体抵抗力。防止感染，重型再生障碍性贫血者有条件的可住层流室或隔离病房。

二、白细胞异常

（一）白血病

白血病（leukemia）是一类造血干细胞恶性克隆性疾病。克隆性白血病细胞因为增殖失控、分化障碍、凋亡受阻等机制在骨髓和其他造血组织中大量增殖累积，并浸润其他非造血组织和器官，同时抑制正常的造血功能，周围血白细胞有质和量的改变。临床上白血病患者可见不同程度的贫血、出血、感染发热以及肝、脾、淋巴结肿大和骨骼疼痛。据报道，我国各地区白血病的发病率在各种肿瘤中居第六位。根据白血病细胞的成熟程度和自然病程，白血病可分为急性和慢性两大类。

本病属于中医学"急劳""热劳""血证""瘟毒""虚劳""瘕积"等范畴。

【病因病理】

1. 中医病因病机　中医学对白血病病因的认识包括热毒和正虚两方面。

（1）热毒久蕴，精髓被扰：引起白血病的热毒有外来和内生之分。外来热毒多为时令毒邪，如湿毒、火毒等。内生热毒多由脏腑功能失调，气血阴阳失衡，浊热内滞，郁久蕴毒，或母体罹患热病，热毒内着于胎，蕴蓄不散，深伏精血骨髓，消灼胎儿精血。

（2）正气虚衰，禀赋不足：正气衰弱是白血病发病的内在因素，加之七情所伤、饮食劳倦、房劳过度损伤人体正气，五脏虚损，气血亏虚而致本病。

2. 西医病因与发病机制

（1）病毒：RNA 病毒在鼠、猫、鸡和牛等动物的致白血病作用已经肯定，这类病毒所致的白血病多属于 T 细胞型。

（2）电离辐射：有证据表明，各种电离辐射可以引起人类白血病。白血病的发生取决于人体吸收辐射的剂量，整个身体或部分躯体受到中等剂量或大剂量辐射后都可诱发白血病。小剂量辐射能否引起白血病仍不确定。日本广岛及长崎受原子弹袭击后，幸存者中白血病的发病率比未受辐射的人群高出数十倍。研究表明，大剂量放射诊断和治疗后可导致骨髓抑制和机体免疫力缺陷，白血病的发病率也较对照组高。

（3）化学因素：苯的致白血病作用已经肯定。抗肿瘤药中的烷化剂、乙双吗啉以及氯霉素、保泰松等药物亦可致白血病。

（4）遗传因素：有染色体畸变的人群白血病发病率高于正常人。唐氏综合征、先天性再生障碍性贫血、面部红斑侏儒综合征和先天性丙种球蛋白缺乏症等白血病的发病率均较高。此外，癌基因的点突变、活化和抑癌基因失活、丢失也是重要的发病机制。

（5）其他血液病：某些血液病最终可能发展为白血病，如骨髓增生异常综合征、淋巴瘤、多发性骨髓瘤等。

【分类】

白血病按起病的缓急可分为急、慢性白血病。急性白血病细胞分化停滞在早期阶段，以原始及早幼细胞为主，疾病发展迅速，病程数月。慢性白血病细胞分化较好，以幼稚或成熟细胞为主，发展缓慢，病程数年。其按病变细胞系列分类，包括髓系的粒、单、红、巨核系和淋巴系的 T 细胞、B 细胞系。临床上常将白血病分为淋巴细胞白血病、髓细胞白血病、混合细胞白血病等。

【临床表现】

儿童及青少年急性白血病多起病急，常见的首发症状包括发热、进行性贫血、显著的出血倾向或骨关节疼痛等。起病缓慢者，慢性白血病病程较缓慢，以老年及部分青年患者居多，患者常有低热、多汗、体重减轻、贫血、出血、脾肿大等。

1. 发热　急性白血病约半数以上患者以发热为早期表现，常由感染引起。

2. 出血　可发生在全身各部位，以皮肤、牙龈、鼻腔出血最常见，也可有视网膜、耳内出血和颅内、消化道、呼吸道等内脏大出血。女性月经过多也较常见，可以是首发症状。

3. 感染　病原体以细菌多见，疾病后期，由于长期粒细胞低于正常和广谱抗生素的使用，真菌感染的可能性逐渐增加。

4. 肝脾肿大　由于白血病细胞浸润，导致全身淋巴结肿大、肝脾肿大及其他器官病变。

5. 贫血　可见于各类型的白血病，老年患者更为多见，早期即可出现。患者往往伴有乏力、面色苍白、心悸、气短、下肢水肿等症状。

6. 口腔表现　各型白血病都可以出现口腔表现，最容易受侵犯的部位是牙龈，尤以急性型更为明显。患者常因牙龈自发性出血而首先到口腔科就诊。由于异常的白细胞在牙龈组织内大量浸润，牙龈明显增生肿大。病变波及边缘龈、牙间乳头和附着龈，外形不规则，呈结节状，表面光亮，呈中等硬度。牙龈出血常为自发性，且不易止住，这种不能找到其他原因的出血，可能是白血病的早期症状。口腔黏膜可出现瘀点、瘀斑或血肿。牙龈和口腔黏膜颜色苍白，有时可有不规则的溃疡，常不易愈合，易继发感染，发生黏膜坏死，可出现牙痛、牙齿松动、口臭等。

【实验室及其他检查】

1. 血常规　血红蛋白、血小板计数进行性减少，白细胞计数可增高或减少，分类可见原始或幼稚细胞。

2. 骨髓象　是明确诊断的重要依据。急性白血病骨髓增生为活跃至极度活跃，可伴骨髓纤维化或骨髓坏死。按增生细胞的系列不同，其可分为急性非淋巴细胞白血病及急性淋巴细胞白血病。慢性粒细胞白血病骨髓中各系细胞极度增生，以粒系为主。慢性淋巴细胞白血病呈核细胞增生活跃，淋巴细胞约≥ 40%，以成熟淋巴细胞为主。

3. 细胞化学、免疫学检查，血液生化及染色体检查　主要用于鉴别各不同类型的白血病。

【诊断与鉴别诊断】

1. 诊断要点　根据临床表现、血常规、骨髓象特点进行诊断。白血病患者常于早期出现口腔表现，或在疾病的发展过程中出现顽固性口腔损害，对常规治疗效果欠佳者应特别警惕。

2. 鉴别诊断

（1）与坏死性龈口炎的鉴别：急性坏死性龈口炎以起病急、牙龈疼痛、自发性出血、有腐败性口臭以及龈乳头和龈缘的坏死等为主要特征，部分患者尚可波及与牙龈病损相应的唇、颊黏膜，使局部黏膜坏死，溃疡较深，上覆灰黑色假膜，周围黏膜充血、水肿。病变区的细菌学涂片检查可见大量梭形杆菌和螺旋体与坏死组织及其他细菌混杂，这有助于本病的诊断。慢性期的诊断主要根据反复发作的牙龈坏死、疼痛和出血、牙龈乳头消失、口臭等，细菌涂片检查无特殊细菌。

（2）与药物性牙龈增生的鉴别：长期服用抗癫痫药物苯妥英钠（大仑丁）、钙通道阻滞剂、免疫抑制剂等可引发已有炎症的牙龈组织发生纤维性增生。根据牙龈实质性增生的特点，以及长期服用上述药物的病史，诊断本病并不困难，但应仔细询问全身系统性疾病相关病史。

【治疗】

1. 治疗原则 由于白血病分型和预后复杂，治疗往往需要结合分型制订治疗方案。目前治疗方法包括化学治疗、放射治疗、靶向治疗、免疫治疗、干细胞移植等。通过综合性治疗措施，以获得稳定的治疗效果。

2. 中医辨证论治

（1）热毒炽盛证

证候：壮热，口渴，多汗，烦躁，头痛面赤，身痛，口舌生疮，咽喉肿痛，面颊肿胀疼痛，或咳嗽，咳黄痰，皮肤、肛门疖肿，便秘尿赤；或见吐血、衄血、便血、尿血、斑疹；舌质红绛，苔黄，脉洪。

治法：清热解毒，凉血止血。

方药：黄连解毒汤合清营汤加味。

方解：黄连解毒汤主治三焦火毒热盛证。方中以黄连清泻心火为主，兼泻中焦之火；黄芩清上焦之火，佐黄柏泻下焦之火；栀子清泻三焦之火，导热下行。清营汤主治热入营分，灼伤营阴之证。方中以水牛角清热凉血解毒兼散瘀为君；生地黄凉血滋阴；麦冬清热养阴生津；玄参滋阴降火解毒；金银花、连翘清热解毒，轻宣透邪；竹叶专清心热；丹参清心凉血活血。两方合用，共奏清热解毒、凉血止血之效。

加味：夹湿者，可加茵陈、藿香、薏苡仁；骨关节疼痛者，加五灵脂、乳香、没药、蒲黄；出血者，加仙鹤草、侧柏叶、小蓟。

（2）气血两虚证

证候：面色萎黄或苍白，头晕眼花，心悸，疲乏无力，气短懒言，自汗，食欲减退；舌质淡，苔薄白，脉细弱。

治法：补益气血。

方药：八珍汤加味。

方解：八珍汤主治气血两虚证，为气血两虚之常用方。该方由人参、白术、茯苓、甘草组成的四君子汤与当归、川芎、白芍、熟地黄组成的四物汤相合而成，具有益气补血之功效。

加味：若气血亏虚，气不摄血而鼻衄、肌衄者，可加黄芪、茜草根、仙鹤草、阿胶珠等；若有低热和口干属阴液不足者，可加墨旱莲、麦冬等。

3. 西医治疗

（1）全身治疗：由血液病专科医师进行正规的综合性治疗。

（2）口腔局部治疗：以保守治疗为主，避免不急需或有创的外科处理，禁用具有刺激性或腐蚀性的药物。保持口腔卫生，对牙周病、牙髓病尽可能姑息治疗。对于牙龈出血者，可采用局部或全身应用止血药等方法，如牙可用1%～3%过氧化氢液含漱，出血明显者可用牙周塞治剂、明胶海绵压迫止血。口腔黏膜瘀点、瘀斑者可用0.1%复方氯己定溶液含漱，以预防感染。若为自发性出血，可压迫或冷冻止血。

【预防与调护】

1. 增强体质，提高抗病能力，预防感染，尤其是病毒感染。
2. 加强劳动防护，严格遵守有关操作规程，避免接触有害化学物质及遭受电离辐射。
3. 严禁滥用对骨髓有影响的药物等。

（二）粒细胞缺乏症

白细胞减少症（leukopenia）是由于各种原因导致外周血白细胞持续低于 4×10^9/L 的一组综合征，其中以放、化疗所致的白细胞减少及特发性白细胞减少症为多见。中性粒细胞是白细胞的主要成分，所以中性粒细胞减少常导致白细胞减少。当中性粒细胞绝对数低于 2.0×10^9/L 时，称为"粒细胞减少症（granulocytopenia）"；低于 0.5×10^9/L 时，称为"粒细胞缺乏症（agranulocytosis）"。本病根据中性粒细胞减少的程度可分为轻度（1.0×10^9/L）、中度（$0.5 \sim 1.0$）× 10^9/L 和重度（<0.5×10^9/L），重度减少者即为粒细胞缺乏症。一般轻度减少的患者临床上不出现特殊症状，多表现为原发病症状。中度和重度减少者易发生感染和出现疲乏、无力、头晕、食欲减退等非特异性症状。

本病属于中医学"虚劳""虚损"或"温病"等范畴。

【病因病理】

1. 中医病因病机

（1）先天不足：胎气不足，或胎中失养、临产受损等，致使婴儿脏腑不健，生机不旺，损及五脏而致本病的发生。

（2）饮食不节：饮食不节，损伤脾胃，脾胃功能失调，不能化生精微，气血生化乏源而致本病的发生。

（3）毒物损伤：内服药物、毒物或外感毒邪，毒伤人体正气或脏腑，致使肾精亏虚，无以化血，或脾虚元亏，生化乏源而致本病的发生。

2. 西医病因及发病机制

（1）粒细胞生成障碍：电离辐射（如放疗）、化学毒物（如苯）及药物（如抗肿瘤药）等，可直接损伤造血干细胞或干扰粒细胞增殖周期，其损伤作用与剂量有关。由于粒细胞更新较快，故粒细胞减少常先于红细胞和血小板减少而出现。某些药物如吩噻嗪类药物、氯霉素、磺胺类、保泰松、抗甲状腺药、降血糖药、抗癫痫药、甲氨蝶呤、苯妥英钠也可使粒细胞减少。

（2）粒细胞破坏或消耗过多，超过骨髓代偿能力：药物如布洛芬，自身免疫病如系统性红斑狼疮等可导致免疫性粒细胞减少。另外，脾功能亢进时，大量粒细胞被脾滞留可造成粒细胞减少；某些病毒、细菌感染及严重的败血症可使粒细胞减少；血液透析也可致暂时性粒细胞减少。

【临床表现】

本病的临床表现随其白细胞或中性粒细胞减少的原因、程度和时间长短而异。一般轻度减少的患者临床上不出现特殊症状，多表现为原发病症状。中度和重度减少者易发生感染和出现疲乏、无力、头晕、食欲减退等非特异性症状。常见的感染部位是呼吸道、消化道及泌尿生殖道，可突然出现畏寒、高热及咽部疼痛、红肿、溃疡。颌下及颈部淋巴结肿大可出现急性咽喉炎。此外，口腔、鼻腔、食管、肠道、肛门、阴道等处黏膜可出现坏死性溃疡，亦可出现严重的肺部感染、败血症、脓毒血症或感染性休克。粒细胞严重缺乏时，感染部位不能形成有效的炎症反应，常无脓液，X线检查可无炎症浸润阴影或不明显，脓肿穿刺可无或有少量脓液。

口腔的表现为牙龈出血，牙列松动，牙龈缘出现不规则的糜烂、坏死。黏膜有深溃疡，其特征为边缘不规则。坏死性溃疡覆有灰黄色假膜，伴有明显的口臭、吞咽困难，甚至语言也受到影响。

【实验室及其他检查】

1. 血常规 观察粒细胞减少程度及是否伴有其他系统细胞减少和异常细胞。

2. 骨髓象 观察增生的程度，粒系各阶段及其他细胞系的比例，可为诊断提供线索。自身免疫病继发中性粒细胞减少可见粒系左移，早期细胞代偿性增加。白血病、转移瘤等可见异常细胞浸润。中毒、药物和严重感染所致的粒细胞缺乏症，可见粒细胞核固缩，胞浆内中毒性颗粒、空泡增多。再生障碍性贫血患者骨髓增生受抑制，三系减少。

【诊断与鉴别诊断】

1. 诊断 需结合病史、临床特征及实验室检查而明确诊断。需详细询问病史，特别是服药史、化学品或放射线接触史、感染史等。

2. 鉴别诊断 骨髓象检查最具有鉴别价值。

【治疗】

1. 治疗原则 在及早查清引起白细胞减少或粒细胞缺乏病因的基础上，及时停止与损伤因素的接触；积极治疗原发病，控制感染，同时使用升高白细胞的药物。中医辨证施治对白细胞减少有较好的疗效。

2. 中医辨证论治

（1）气血两虚证

证候：面色萎黄，头晕目眩，倦怠乏力，少寐多梦，心悸怔忡，纳呆食少，腹胀便溏；舌质淡，苔薄白，脉细弱。

治法：益气养血。

方药：归脾汤加味。

方解：归脾汤主治心脾两虚、气血不足之证。方中以黄芪、人参、白术、甘草之甘温补脾益气；以酸枣仁、远志、茯神宁心安神；当归、龙眼肉补血养心；用木香行气舒脾，以使补气血之药补而不滞，得以流通，更能发挥其补益之功。

加味：脾虚厌食明显者，加山药、麦芽。

（2）肝肾阴虚证

证候：腰膝酸软，头晕耳鸣，五心烦热，失眠多梦，遗精，低热，口干咽燥；舌红，少苔，脉细数。

治法：滋补肝肾。

方药：六味地黄丸。

方解：六味地黄丸主治肾阴虚证。方中重用熟地黄滋阴补肾，填精益髓；山茱萸补养肝肾，并能涩精；山药补益脾阴，亦能固精。此三药为"三补"之药。牡丹皮泻相火、制山茱萸之温涩；茯苓淡渗利湿，助山药之健运；泽泻利湿泄浊，防熟地黄之滋腻。此三药为"三泻"之药。

该方三补三泻，以"补"为主，肝脾肾三阴并补，且以补肾阴为主，诸药合用，具有滋阴补肾之效。

（3）外感温热证

证候：发热不退，口渴欲饮，面赤咽痛，头晕乏力；舌质红绛，苔黄，脉滑数或细数。

治法：清热解毒，滋阴凉血。

方药：犀角地黄汤合玉女煎加减。

方解：犀角地黄汤主治热入血分证。方中水牛角凉血解毒，生地黄滋阴凉血，牡丹皮清热凉血、活血散瘀，白芍凉血敛阴，四药合用，共奏清热解毒、凉血散瘀之效。玉女煎为清胃热滋肾阴之方。方中石膏清热生津，熟地黄滋肾阴，知母滋阴降火，牛膝导热而引血下行。两方加减，共奏清热解毒、滋阴凉血之功效。

3. 西医治疗

（1）病因治疗：若病因已明确，属药物引起者，马上停药；属感染引起者，积极控制感染；继发于其他疾病者，积极治疗原发病。

（2）采取严密的消毒隔离措施：加强皮肤、口腔、肛门、阴道护理，防止感染。一旦发生感染，即使病因未明亦应以足量的广谱抗生素做经验性治疗，待病原体和药物敏感试验明确后再调整抗生素。

【 预防与调护 】

1. 注意临床用药，慎用引起白细胞减少的药物。若必须应用氯霉素、磺胺类、保泰松、消炎痛、丙硫氧嘧啶等，应定期检查白细胞，且用药量不宜过大，时间不宜过长，一旦发现白细胞减少，应立即停药。应用抗肿瘤药物时，应严格按治疗计划进行，不可盲目加大剂量。

2. 对于接触放射线如 X 射线、γ 射线、β 射线、中子射线，以及接触苯、二甲苯类等有毒化学药品的工作人员，应注意安全防护，定期检查血常规。

3. 对患者应注意口腔、皮肤清洁护理；注意隔离消毒，防止交叉感染；多进高蛋白质类食物，如鱼、蛋，以及高维生素类食物，如新鲜蔬菜、水果；消除焦虑不安及恐惧心理。

三、血小板减少性紫癜

血小板减少性紫癜（thrombocytopenia purpura）是一种以血小板减少为特征的出血性疾病，主要表现为皮肤、黏膜及脏器的出血性倾向以及血小板显著减少，可分为特发性（原发性）血小板减少性紫癜、继发性血小板减少性紫癜和血栓性血小板减少性紫癜。

本病属于中医学"血证""阴阳毒""发斑""肌衄""紫癜""紫斑"等范畴。

【 病因病理 】

1. 中医病因病机

（1）外感风热燥邪，外邪深入血分，伤及脉络，而致出血；或阳气内盛，内生蕴热，或七情所伤，情志郁结，气郁化火，火盛迫血妄行而溢于脉外。

（2）久病或热毒之后，耗伤阴液；或忧思劳倦，暗耗心血，阴液耗损；或饮食不节，胃中积热伤阴，致胃阴不足；或恣情纵欲，耗损肾阴。阴液不足，虚火内炽，灼伤血脉，迫血妄行而发为本病。

（3）先天禀赋不足，后天调养失宜，肾气不足，脾气虚衰，气血匮乏，或因病久不复，精血亏损，或反复出血，气随血脱，致气虚不能统摄血液，血溢肌肤而发为本病。

2. 西医病因及发病机制

（1）特发性血小板减少性紫癜：目前认为成人特发性血小板减少性紫癜是一种器官特异性自身免疫性出血性疾病，发病原因不明确。儿童特发性血小板减少性紫癜发病前通常有病毒感染史。

（2）继发性血小板减少性紫癜：多由于物理因素、化学因素、造血干细胞病变、骨髓浸润性疾病、感染性疾病以及维生素 B_{12}、叶酸缺乏导致的血小板生成障碍或无效生成，或者由于某些免疫反应异常疾病或药物等导致的血小板破坏增加或消耗过多所致。

（3）血栓性血小板减少性紫癜：各种病因损伤微血管内皮细胞，使内皮细胞抗血栓能力降低而导致本病。

【临床表现】

全身皮肤瘀点、瘀斑，可有血疱、血肿、鼻衄、月经过多，严重者可有内脏出血，如咯血、呕血、血尿等。

口腔表现为牙龈自发性出血，常为本病的早期表现。刷牙、吮吸、洁牙、拔牙或轻微外伤，即可加重出血。口腔黏膜特别是唇红、舌缘、腭、口底和颊容易出现瘀点、瘀斑、血肿。血肿可自行溃破或由于食物摩擦而破裂出血，遗留边缘清楚的圆形或椭圆形的糜烂面。

【实验室及其他检查】

1. 血常规显示只有血小板计数减少而其他各系血细胞均在正常范围。

2. 骨髓象对诊断和分型有重要意义。特发性血小板减少性紫癜患者骨髓增生活跃，巨核细胞正常或增多，较为突出的改变是巨核细胞的核浆成熟不平衡，胞质中颗粒较少，血小板巨核细胞明显减少或缺乏。

3. 免疫学检查及其他。

【诊断与鉴别诊断】

1. 诊断　根据病史，皮肤黏膜出现紫癜、出血等情况以及相关实验室检查可做出相应诊断。

2. 鉴别诊断　本病需与牙龈炎、过敏性紫癜、再生障碍性贫血相鉴别：牙龈炎仅有牙龈的炎症表现，无全身症状及血常规的明显变化。通过血常规和骨髓象等实验室检查能将本病与过敏性紫癜、再生障碍性贫血相鉴别。

【治疗】

1. 西医治疗　本病的治疗原则是控制出血症状，减少血小板的破坏，但不强调将血小板计数提高至正常，以确保患者既不因出血发生危险，又不因过度治疗而引起严重的不良反应。中医辨证论治，急性者以清热凉血为主，慢性者以补虚为治。

2. 中医辨证论治

（1）迫血妄行证

证候：皮肤紫癜，色泽新鲜，起病急骤，紫斑以下肢最为多见，形状不一，大小不等，有的甚至融合成片；伴发热，口渴，便秘，尿黄，常伴有鼻衄、齿衄，或有腹痛，甚则尿血、便血；舌质红，苔薄黄，脉弦数或滑数。

治法：清热凉血。

方药：犀角地黄汤。

方解：犀角地黄汤主治热入血分证。方中水牛角凉血解毒；生地黄滋阴凉血；牡丹皮清热凉血。活血散瘀；白芍凉血敛阴；四药合用，共奏清热解毒、凉血散瘀之效。

（2）阴虚火旺证

证候：紫斑较多，颜色紫红；伴头晕目眩，耳鸣，低热颧红，心烦盗汗，牙龈充血，甚则出血，鼻衄，月经量多；舌红少津，脉细数。

治法：滋阴降火，清热止血。

方药：知柏地黄汤合玉女煎加减。

方解：知柏地黄汤主治阴虚火旺证。其由六味地黄丸加知母、黄柏组成，增加清热降火之功。玉女煎为清胃火滋肾阴之方。两方加减合用，共奏滋阴降火、清热止血之功效。

（3）气不摄血证

证候：斑色暗淡，多散在出现，时起时消，反复发作，过劳则加重；可伴神情倦怠，心悸气短，头晕目眩，食欲不振，面色苍白或萎黄；舌质淡，苔白，脉弱。

治法：益气摄血，健脾养血。

方药：归脾汤。

方解：归脾汤主治心脾两虚、气血不足之证。方中以黄芪、人参、白术、甘草之甘温补脾益气；以酸枣仁、远志、茯神宁心安神；当归、龙眼肉补血养心；用木香行气舒脾，以使补气血之药补而不滞，得以流通，更能发挥其补益之功。方中诸药共奏心脾同治、气血双补之功效。

3. 西医治疗

（1）血小板计数 $>30×10^9$/L，无出血倾向者，可予观察并定期检查；血小板计数介于（20～30）$×10^9$/L之间，则要视患者临床表现、出血程度及风险而定；血小板计数 $<20×10^9$/L者，通常应予治疗。出血倾向严重的患者应卧床休息，避免外伤，避免服用影响血小板功能的药物。注意止血药的应用及局部止血。

（2）糖皮质激素为治疗首选，还可采用脾切除、免疫抑制剂进行治疗。

（3）保持口腔卫生，用1%～3%过氧化氢等漱口剂含漱。牙龈出血者，用牙周塞治剂、明胶海绵、纱布压迫止血，或用肾上腺素、凝血酶、云南白药等药物，或注射维生素 K_1、维生素 K_3 等止血剂，出血严重者需缝合止血。口腔黏膜出现糜烂或继发感染者，局部用消炎防腐或促愈合等措施。

【预防与调护】

1. 预防病毒感染是防止复发和病情恶化的关键；慢性患者需注意避免过劳和外感。

2. 尽量避免与过敏食物、药物接触，注意防止细菌和寄生虫等感染，慎用阿司匹林之类的药物。

3. 急性发作或出血严重时，需绝对卧床休息，给予易消化的食物，加强口腔和皮肤护理。

第二节　性传播疾病

一、艾滋病

艾滋病是获得性免疫缺陷综合征（acquired immune deficiency syndrome，AIDS）的简称，是

由人类免疫缺陷病毒（human immunodeficiency virus，HIV）感染所引起的一组以严重的细胞免疫功能缺陷为特征，并由此导致各种机会性感染或肿瘤的疾病。本病具有传染性。从 1981 年国际上首次报道该病以来，全球已有近 3000 万人死于 AIDS。1985 年我国发现首例 HIV 感染者，至今我国 31 个省、自治区、直辖市均有疫情报告。据报道，2017 年我国新发 HIV/AIDS 患者 123512，其中 95% 以上通过性传播途径感染。HIV 感染者在发展为 AIDS 之前的很长一段时期（6 ~ 8 年）可无明显的全身症状，但大多数感染者在早期就可能出现各种口腔损害。对此，AIDS 的防治就成为口腔医生的一项重要任务。这就要求口腔专科的工作人员应具备这方面的知识，以便早发现、早诊断、早治疗，以利于疾病的控制，减少传播。

本病在中医古籍中并无记载，可将其归为"伏气温病""疬病"等范畴。

【病因病理】

1. 中医病因病机　本病总的病因为正气不足，感染疫毒之邪。其基本病机为正气日虚，邪气渐盛。其特点是"疫疬"和"虚劳"并存共处。疫疬之邪为 HIV，虚劳是由邪毒入侵导致的脏腑损伤。

2. 西医病因与发病机制　人类免疫缺陷病毒属于反转录病毒科的慢病毒（retroviridae）。病毒颗粒呈球形或卵形，直径为 100 ~ 120nm。此类病毒由核心部分、核衣壳和外面的包膜三部分构成。病毒携带有 RNA 反转录酶、DNA 聚合酶、蛋白酶、核心蛋白 P24、核衣壳蛋白 P17 等，这些蛋白和酶对 HIV 的复制具有重要作用。核衣壳外为脂蛋白包膜，其中嵌有两种特异性糖蛋白：一种为跨膜蛋白 gp41；另一种为包膜蛋白 gp120，为包膜表面的刺突，能识别多种细胞膜上的 $CD4^+T$ 受体，与病毒的特异性吸附、穿入等致病性有关。

HIV 可分为 HIV–1 和 HIV–2 两型。HIV–1 致病力强并可造成全球性流行；HIV–2 的流行仅局限于少数非洲国家，其传播效率、病毒载量、$CD4^+T$ 细胞下降速率、临床进展速度均慢于 HIV–1。HIV–2 也很少发生母婴传播。我国主要流行 HIV–1 型病毒。其传染途径有以下几种：

（1）性接触传播：性接触传播是本病的主要传染途径。与 HIV 感染者发生性关系可导致感染，尤其是男性同性恋感染的危险性更大。此外，异性恋间亦可互相传染。

（2）血液传播：注射毒品者之间共用注射器；使用含有 HIV 的血浆制品、血液，如血友病患者输血造成的感染；污染了 HIV 血液的医疗器械刺伤皮肤，破损的皮肤接触患者血液、体液，共用剃须刀划破皮肤出血等均可造成感染。

（3）母婴传播：感染本病的孕妇可以通过胎盘，产程中、产后的血性分泌物，哺乳等途径将 HIV 传染给婴儿。

【临床表现】

从感染 HIV 到发展成 AIDS 要经历一个长期、复杂的过程，感染者可有不同的临床表现，按我国的国家标准分为三个阶段：

1. 急性感染期（acute infection）　常发生于病毒感染后的 2 ~ 4 周内，多数患者临床症状表现多样，一般较轻微，1 ~ 3 周后缓解。发热是最常见的症状。此外还可表现为咽喉痛、盗汗、恶心、呕吐、腹泻、皮疹、关节痛、淋巴结肿大等。

2. 无症状感染期（asymptornatic infection）　患者无临床症状。此期时间长短不一，这与血液内病毒载量、机体免疫状况、营养状况、生活方式和其他因素有关，一般持续 6 ~ 8 年。此期血清 HIV 抗体检测为阳性，具有传染性。

（3）症状感染期（包括 AIDS 在内）（symptomatic infection including AIDS） 由于 HIV 病毒的不断复制，最终导致免疫系统严重受损，使病情由无症状期进入此期。此期内 CD4$^+$T 淋巴细胞计数明显下降，CD4$^+$T 细胞 ≤ 200/mm^3，血病毒载量水平明显上升，其临床表现为 HIV 感染相关症状、机会性感染和肿瘤。HIV 感染相关症状主要包括：发热、盗汗、持续性腹泻（≥ 1 个月）、体重下降超过 10%；持续性的全身淋巴结肿大（除腹股沟以外，至少存在 2 处不相邻并持续肿大 3 个月、直径 >1cm 的淋巴结）；中枢神经系统症状，如记忆力下降、头痛、性格改变、冷漠、痴呆等。机会性感染中以念珠菌感染最为常见。

多数 HIV 感染者都有口腔表现，与 HIV 感染密切相关或有关的口腔病损如下：

1. 真菌感染

（1）口腔念珠菌病：在 HIV 感染人群中具有相当高的发生率，各国、各地区报告的数据差距较大（12% ～ 96%），这与人群差异、病程、抽样方法、诊断标准的差异有直接的关系。口腔念珠菌病在 HIV 感染者的口腔损害中最为常见，而且常在疾病早期就表现出来，是免疫抑制的早期征象。其临床类型以假膜型和红斑型为主，同时可伴有口角炎。

（2）组织胞浆菌病：是由荚膜组织胞浆菌引起的一种真菌病，在 AIDS 患者中较为常见。

2. 毛状白斑 是 HIV 感染者的一种特殊口腔损害，发生率仅次于口腔念珠菌病，对艾滋病有高度提示性，目前认为与 EB 病毒感染密切相关。其病损特点为：

（1）双侧舌缘呈白色或灰白斑块，有的可蔓延至舌背和舌腹。

（2）在舌缘呈垂直皱襞外观，如过度增生则呈毛茸状，不能被擦去。

（3）毛状白斑的组织学表现为上皮增生，过角化或不全角化，细胞空泡样变，上皮下缺乏淋巴细胞浸润。

3. 卡波西肉瘤 本病是 HIV 感染者中常见的肿瘤。肿瘤可发生于皮肤及口腔黏膜。口腔中，腭部为最好发部位，其次为牙龈。肿瘤呈深红色或紫红色的结节或斑块，指压不褪色，其周围可有黄褐色瘀斑。

4. 口腔病毒感染

（1）单纯疱疹感染：此为 HIV 感染者常见的疱疹病毒损害，往往病情重，病程长，反复发作。若病损持续 1 个月以上，应做 AIDS 的相关检查。其由 Ⅰ 型单纯病毒引起的感染多见，Ⅱ 型单纯病毒感染除口腔损害外，常同时伴有生殖器疱疹。

（2）带状疱疹感染：疱疹沿三叉神经分布，发生年龄多在 40 岁以内，病情严重持续时间长，甚至为播散型，预后不良。

（3）巨细胞病毒感染：口腔黏膜出现慢性溃疡，可采用细胞学检查、核酸杂交等技术检测病毒 DNA 进行确诊。

5. HIV 相关性牙周病

（1）牙龈线形红斑：牙龈线形红斑又称"HIV 相关龈炎"，表现为沿游离龈有界限清楚、火红色的充血带，宽 2 ～ 3mm，附着龈可呈瘀斑状，极易出血，无牙周袋和牙周附着丧失，对常规治疗无效。

（2）HIV 相关性牙周炎：牙周附着短期内迅速丧失，进展快，但牙周袋不深，主要是由于牙周硬软组织同时破坏所致，牙松动甚至脱落。

（3）急性坏死性（溃疡性）牙龈炎：口腔恶臭，以前牙牙龈单个或多个乳头坏死最为严重，牙龈火红、水肿，龈缘及龈乳头有灰黄色坏死组织，极易出血。

（4）坏死性牙周炎：以牙周软组织的坏死和缺损为特点，疼痛明显，牙齿松动。

6. 坏死性口炎 坏死性口炎的临床表现为广泛的组织坏死、骨外露和坏死，严重者与走马牙疳相似。

7. 溃疡性损害 如复发性阿弗他溃疡，口腔非角化黏膜出现单个或多个反复发作的圆形疼痛性溃疡，病损范围较大，不易愈合，且易并发机会性感染。

8. 非霍奇金淋巴瘤 好发于软腭、牙龈、舌根等部位，表现为固定而有弹性的红色或紫色肿块，伴有或不伴有溃疡。

9. 涎腺疾病 多累及腮腺，其次为颌下腺。表现为单侧或双侧大涎腺的弥漫性肿胀，质地柔软，常伴有口干症状。

【实验室及其他检查】

实验室检查是确定 HIV 感染和艾滋病的重要指标。患者是否伴有 HIV 感染，可通过对 HIV 的抗体、抗原、核酸检测来确定。

1. HIV 抗体检测 是目前临床诊断 HIV 感染的金标准，HIV 抗体检测需要经过初筛和确证试验。初筛试验可选择酶联免疫吸附试验（ELISA）；确证试验常用蛋白质印迹法（WB），确证试验阳性时才能确定为 HIV 感染。

2. 病毒抗原检测 常用 ELISA 夹心法检测 P24 抗原，在临床上主要用于窗口期和新生儿的早期诊断。

3. HIV 核酸检测 包括定性 HIV 前病毒 DNA 检测（proviral DNA）和定量 HIV-RNA 检测。

4. CD4$^+$T 细胞计数 是判断疾病分期、治疗反应和预后的重要参考指标。

5. 全血细胞计数 HIV 感染者常伴有贫血、白细胞计数减少和血小板计数减少，此项检查应为常规检测。对于使用骨髓抑制药物、血细胞计数低下或有骨髓抑制者，应增加检测频率。

【诊断与鉴别诊断】

1. 诊断要点 本病常伴有严重的机会性感染，少数肿瘤及 CD4$^+$ 细胞数明显下降，均应考虑本病的可能，并进一步做 HIV 抗体或抗原检测。

2. 鉴别诊断

（1）与边缘性龈炎的鉴别：边缘性龈炎的龈缘充血由牙菌斑和牙结石引起，去除牙菌斑和牙结石则充血消退；而 HIV 感染者的牙龈线形红斑对局部洁治无效，HIV 抗体检测阳性。

（2）与口腔白斑病、斑块型扁平苔藓的鉴别：口腔白斑病好发于颊部、软腭、口底或舌腹，临床表现为皱纸状、疣状结节状和颗粒状，活体组织检查可伴有不同程度的上皮异常增生。舌部斑块型扁平苔藓肉眼观为蓝白色，通常不高出黏膜，质地无改变，不能擦掉，舌背病损常伴丝状乳头萎缩，颊部损害常对称发生，可表现为网纹型、充血型、糜烂型等，病理学检查可见基底细胞液化变性、上皮钉突呈锯齿状、固有层内淋巴细胞带状浸润等特征性病理表现，HIV 抗体阴性。

（3）与口腔念珠菌病的鉴别：口腔念珠菌假膜型一般多见于老人和婴幼儿，发病有一定的诱因。

（4）与成人牙周炎的鉴别：牙周炎一般病情发展较慢，治疗效果好；而 HIV 相关性牙周病病情发展迅速，短时间内迅速发生严重而广泛的牙周软组织破坏，骨吸收和附着丧失特别严重，甚至有死骨形成，多数病例牙槽骨暴露。

【治疗】

治疗目标：最大限度和持久地降低病毒载量；获得免疫功能重建和维持免疫功能；提高生活质量；降低 HIV 相关的发病率和死亡率。本病的治疗强调综合治疗，包括一般治疗、抗病毒治疗、恢复或改善免疫功能的治疗及机会性感染和恶性肿瘤的治疗。

1. 治疗原则　目前对 AIDS 的治疗主要包括抗病毒、防止机会性感染和提高免疫力三个方面。中医强调辨证论治，以缓解或改善临床症状，减轻抗病毒西药的毒副反应，提高免疫功能，减少机会性感染，提高或改善患者生存质量。

2. 中医辨证论治

（1）风热证

证候：急性感染早期，身热，头痛，咽痛，微恶风，咳嗽，乏力身痛；舌质淡红，苔薄白或薄黄，脉浮数。

治疗：祛风解表，清热解毒。

方药：银翘散合五味消毒饮加减。

方解：银翘散主治温病初起之证。方中金银花、连翘辛凉解表，清热解毒；薄荷、牛蒡子疏散风热，清利头目，解毒利咽；荆芥穗、淡豆豉发散表邪，透热外出；芦根、淡竹叶清热生津；桔梗宣肺化痰止咳；甘草护胃安中，调和诸药，解毒利咽。五味消毒饮主治疔疮初起之证，全方由 5 味药组成，即金银花、野菊花、蒲公英、天葵子、紫花地丁，具有清热解毒、消散疔疮之效。两方加减合用，既可疏风解表，又可清热解毒。

（2）痰热壅肺证

证候：咳嗽喘息，痰多色黄，发热，头痛，胸痛，口干口苦，皮疹或疱疹，或大热大渴，大出汗，日晡潮热；舌红，苔白或黄，脉浮数或弦数。

治法：清热解毒，宣肺化痰。

方药：清金化痰汤合麻杏石甘汤加减。

方解：清金化痰汤主治热痰壅肺之证。方中橘红理气化痰，贝母、瓜蒌、桔梗清热涤痰、宽胸散结，知母、麦冬养阴润肺、清热止咳，黄芩、栀子、桑白皮清肺降火，茯苓健脾利湿，甘草培土和中，故全方具有化痰止咳、清热润肺之功效。麻杏石甘汤主治外感风邪、邪热壅肺之证。方中麻黄宣肺泻热，石膏清肺平喘，杏仁降肺止咳，炙甘草益气和中，全方具有辛凉宣泄、清肺平喘之功。两方合用加减，共奏清热解毒、宣肺化痰之功。

（3）脾虚湿滞证

证候：腹泻便溏，脘闷食少，大便溏泄，面色萎黄；或五更泄泻，甚则滑泄不禁，迁延反复，形寒肢冷，腰膝酸软，腹痛绵绵；舌淡，苔白或黄腻，脉濡缓。

治法：和胃健脾，利湿止泻。

方药：理中汤合参苓白术散加减。

方解：理中汤主治脾胃虚寒证。方由人参、干姜、白术、甘草组成，具有温中散寒、健脾补气之功。参苓白术散主治脾胃虚弱，湿邪内生之证。该方是在四君子汤的基础上，加扁豆、薏苡仁、山药、莲子以健脾渗湿止泻，加桔梗载药上行，为引经之药，加砂仁芳香醒脾、行气和胃，诸药合用共奏和胃健脾、渗湿止泻之功。两方合用加减，有和胃健脾、利湿止泻之功。

（4）气血两亏证

证候：平素体质虚弱，面色苍白，畏风寒，易感冒，声低气怯，时有自汗；舌质淡，脉虚弱或细弱。

治法：气血双补。

方药：八珍汤或归脾汤加减。

方解：八珍汤主治气血两虚证，为气血两虚之常用方。该方由人参、白术、茯苓、甘草组成的四君子汤与当归、川芎、白芍、熟地黄组成的四物汤相合而成，具有益气补血之功效。归脾汤主治心脾两虚、气血不足之证。方中黄芪补脾益气，龙眼肉补脾气养心血；人参、白术与黄芪相配，加强补脾益气之功；当归滋阴养血，与龙眼肉相配，增加补益营血之功；茯神、酸枣仁、远志宁心安神；木香调畅诸气；炙甘草补气健脾，调和诸药。诸药共奏心脾同治、气血双补之功效。

3. 西医治疗

（1）全身治疗：抗病毒治疗。坚持早期、规范、联合用药的原则，核苷类抗转录酶抑制剂（NRTI）、非核苷类抗转录酶抑制剂（NNRTI）、蛋白酶抑制剂（PI）联合运用能够有效地抑制HIV 繁殖、蔓延。

（2）口腔表现的治疗

①口腔念珠菌病：局部和全身使用抗真菌药物。如口服氟康唑，每日 100mg（最高剂量曾试用到每天 800mg）。对氟康唑或其他唑类药物耐受的患者，可用两性霉素 B 混悬液 1 ～ 5mL，每日 4 次，含漱后吞服；也可用伊曲康唑，每日 200mg。局部用克霉唑含片 10mg，每日 5 次；碱性漱口液含漱；口角炎可用咪康唑软膏涂搽。治疗 10 ～ 14 日病变可消失。应同时进行高效抗病毒治疗，以重建免疫功能，否则易复发。

为防止复发，常采用维持治疗，局部用药同上，全身使用氟康唑，每日 100mg。

②毛状白斑：局部用维甲酸和抗真菌剂，严重者用无环鸟苷（阿昔洛韦），每日 2 ～ 3g，2 ～ 3 周为 1 个疗程。该病损停药后易复发，可用大剂量无环鸟苷维持治疗。与无环鸟苷同样有效的药物有更昔洛韦等。采用高效抗反转录病毒治疗后，毛状白斑可消失。

③卡波西肉瘤：采用手术切除、烧灼刮除或冷冻治疗，同时配合放疗、局部化疗。化疗常选择的药物有长春新碱、长春花碱、阿霉素、蒽环类抗生素、依托泊苷。此外还可以配合生物治疗。

④口腔疱疹：单纯疱疹用无环鸟苷，每日 200 ～ 800mg，口服 5 日，或 5 ～ 10mg/kg，静脉滴注，每 8 小时 1 次，连用 5 ～ 7 日。伴生殖器疱疹者，疗程可延长至 10 日；耐药者，可改用磷甲酸 40mg 静脉滴注，每 8 小时 1 次。此外，可选用泛昔洛韦 125mg，每日 2 次。阿糖胞苷 0.2 ～ 2mg/kg，静脉滴注，连用 5 日。带状疱疹可用阿昔洛韦，每日 800mg，或 5 ～ 10mg/kg，静脉滴注，每 8 小时 1 次，连用 7 ～ 10 日。万乃洛韦 1g，每日 3 次，连用 7 日；泛昔洛韦 500mg，每日 3 次，连用 7 日。

⑤HIV 相关性牙周炎：进行常规洁刮治术，注意操作时动作宜轻柔，因 AIDS 患者常有出血倾向。术后用 0.1% 氯己定溶液或聚烯吡酮碘冲洗或含漱。若病情严重，同时口服甲硝唑 200 ～ 300mg，每日 4 次，或阿莫西林克拉维酸钾 500mg，每日 2 次，疗程 7 ～ 14 日。

⑥复发性阿弗他溃疡：局部使用糖皮质激素制剂和抗菌含漱液。

⑦口干症：使用唾液分泌刺激物，如毛果云香碱、西维美林等。局部使用含氟漱口液或凝胶，以防止龋齿的发生。

⑧乳头状瘤：采用手术切除，或电烙、激光治疗。

【预防与调护】

1. 宣传艾滋病的预防知识。

2. 患者的血液、排泄物、分泌物，以及污染的物品和医疗器械要严格消毒。

3. 远离毒品，洁身自好。

4. 严格选择供血人员，严格在医师指导下使用血液制品，使用合格的一次性用品。

5. 使用安全套是性生活中最有效的预防性病和艾滋病的措施之一。

6. 不与他人共用可能刺破皮肤及黏膜的物品，如牙刷、针灸针、剃须刀、文身、文眉的器具。

7. 口腔医护人员应加强自身防护，避免在操作过程中与含 HIV 的血液或体液无保护性地直接接触，要戴乳胶手套、眼罩、面罩，穿隔离衣，注意机头、器械、工作台消毒，严格执行各项消毒灭菌程序。

二、梅毒

梅毒（syphilis）是由苍白螺旋体引起的一种性传播疾病，可以侵犯皮肤、黏膜及其他多种组织器官，可有多种多样的临床表现。据 WHO 估计，全球每年约有 1200 万新发病例，主要集中在南亚、东南亚和次撒哈拉非洲。近年来梅毒在我国增长迅速，已成为报告病例数最多的性病。梅毒分为先天梅毒和获得性梅毒。获得性梅毒又可分为一期梅毒、二期梅毒、三期梅毒，各期梅毒和先天梅毒均可出现口腔病损。

本病属于中医学"霉疮毒气""广疮""时疮""棉花疮"和"杨梅疮"范畴。

【病因病理】

1. 中医病因病机　中医学认为，梅毒是"霉疮毒气"。"霉疮毒气"通过精化传染（直接传染）、间有气化传染（间接传染）和胎中染毒而侵犯人体，循经入脉，血毒蕴盛，外溢肌肤，或滞留筋骨，或内犯脏腑而发病。

2. 西医病因及发病机制　梅毒的病原体为苍白螺旋体，又称梅毒螺旋体，是一种小而纤细的螺旋状微生物，有 6 ～ 12 个螺旋，必须在暗视野显微镜或电镜下才能看到。梅毒螺旋体属于厌氧微生物，离开人体不易生存，抵抗力极弱，对温度和干燥特别敏感，在体外干燥环境中不易生存，煮沸、肥皂水及一般消毒剂如苯酚、酒精等很容易将其杀死。其传染途径为：①通过性接触传染。②患梅毒的孕妇也可通过胎盘使胎儿受染。③通过输血感染。④破损的皮肤黏膜皮肤与带有螺旋体的病损接触，也可受到感染，但极为少见。

【临床表现】

根据传染途径的不同，梅毒可分为获得性梅毒（后天梅毒）和胎传梅毒（先天梅毒），根据病程的长短可分为早期梅毒和晚期梅毒。

1. 获得性梅毒（后天梅毒）

（1）一期梅毒（primary syphilis）：主要表现为硬下疳（chancre），是梅毒螺旋体在侵入部位发生的无痛性炎症反应。潜伏期 1 周至 2 个月，平均 2 ～ 4 周。硬下疳的好发部位主要在外生殖器，也可发生于唇、舌、咽、面部、肛门、直肠、乳房、手指等处。硬下疳初起为一小片红斑，之后发展为丘疹或结节。典型硬下疳为圆形或椭圆形的单个无痛性溃疡，直径 1 ～ 2cm，边缘清楚，周边呈堤状隆起，基底平坦，触之有软骨样感觉，肉红色，表面有少量浆液分泌物，内含大量梅毒螺旋体，周围有炎性红晕。经 3～8 周硬下疳可不治自愈，不留痕迹或遗留暗红色表浅性瘢痕或色素沉着。

硬下疳发生后 1～2 周，腹股沟或患处附近淋巴结可肿大，常为数个，大小不等，质硬，不粘连，无疼痛，穿刺淋巴结检查有大量的梅毒螺旋体。肿大的淋巴结消退较硬下疳晚 1～2 个月。一期梅毒除硬下疳和淋巴结肿大外，无全身症状。

（2）二期梅毒（secondary syphilis）：一期梅毒未经治疗或治疗不彻底，螺旋体由淋巴系统进入血液循环形成螺旋体菌血症，可引起皮肤、黏膜、骨骼、眼、内脏、心血管及神经损害。二期梅毒皮损出现之前，由于发生螺旋体菌血症，可出现轻重不等的前驱症状，如发热、头痛、全身关节痛、全身淋巴结肿大等。二期梅毒的黏膜损害多见于口腔、咽、喉或生殖器黏膜，典型表现为黏膜斑。黏膜斑可发生在口腔黏膜的任何部位，以唇、舌、腭、咽、扁桃体等部位黏膜最为多见。损害呈灰白色、光亮而微隆的斑片，圆形或椭圆形，直径为 0.3～1.0cm 或更大，边界清楚，周围有暗红色浸润。

（3）三期梅毒（晚期梅毒）（tertiary or late syphilis）：早期梅毒未经治疗或治疗不充分，经过一定的潜伏期，一般为 3～4 年，最长可达 20 年，有 40% 的梅毒患者发生三期梅毒。除皮肤黏膜、骨出现损害外，梅毒螺旋体还侵犯内脏，特别是心血管及中枢神经系统等重要器官，常危及生命。三期梅毒的口腔黏膜损害主要是梅毒舌炎、舌白斑和树胶肿。

①梅毒舌炎：初起时在舌面出现舌乳头消失区，损害区光滑发红，范围逐渐扩大，表现为萎缩性舌炎。舌部有时呈分叶状，表面光滑，伴沟裂，表现为弥散性间质性舌炎。

②舌白斑：三期梅毒舌炎可发生白斑，且容易恶变为鳞癌。

③树胶肿：腭树胶肿可发生于硬腭、软硬腭交界处或舌腭弓附近。初起黏膜表面有小结节，之后逐渐扩大，中心软化、破溃，造成软腭及舌腭弓附近组织破坏及缺损。硬腭树胶肿可造成口腔与鼻腔穿通，患者出现发音和吞咽功能障碍。舌树胶肿好发于舌背，发生在舌体深层的树胶肿一般只有 1 个，鸽蛋大小，质地坚韧。发生在舌体浅层的树胶肿常为单个或几个结节状物，其表面黏膜充血。损害中央逐渐软化，穿破，形成不规则的穿凿性溃疡，严重者造成组织缺损，影响舌体功能。

2. 胎传梅毒（先天性梅毒）（congenital syphilis）　根据发病时间的不同，胎传梅毒可分为早期胎传梅毒、晚期胎传梅毒和胎传潜伏梅毒。其经过与后天梅毒相似，但不发生硬下疳。晚期胎传梅毒多在 2 岁以后发病，到 13～14 岁才有多种症状相继出现，绝大部分为无症状感染，其中以角膜炎、骨和神经系统损害最为常见，也可出现前额圆凸、佩刀胫（胫骨中部前缘骨膜增厚）、特征性的哈氏齿、桑葚齿、马鞍鼻、口腔周围放射状皲裂和瘢痕。心血管梅毒罕见。

【实验室及其他检查】

1. 梅毒螺旋体检查适用于早期梅毒皮肤黏膜损害，包括暗视野显微镜检查、免疫荧光染色和银染色。

2. 梅毒血清学检测为诊断梅毒必需的检查方法。

（1）所用抗原有非螺旋体抗原（心磷脂抗原）和梅毒螺旋体特异性抗原两类。前者有快速血浆反应素环状卡片试验（RPR）、甲苯胺红不加热血清学试验（TRUST）等，可做定量试验，用于判断疗效、判断病情活动程度。后者有梅毒螺旋体颗粒凝集试验（TPPA）、梅毒螺旋体酶联免疫吸附试验（TP-ELISA）等，特异性强，用于梅毒螺旋体感染的确证。

（2）梅毒螺旋体 IgM 抗体检测。感染梅毒螺旋体后，人体内首先出现 IgM 抗体，随着疾病的发展，IgG 抗休随后才出现并慢慢上升。经有效治疗后，IgM 抗体消失，IgG 抗体仍持续存在。梅毒螺旋体 IgM 抗体不能通过胎盘，如果婴儿梅毒螺旋体 IgM 阳性则表示婴儿已被感染，因此，梅毒螺旋体 IgM 抗体检测对诊断婴儿的胎传梅毒意义很大。

3. 脑脊液检测用于诊断神经梅毒。脑脊液性病研究实验室（VDRL）试验是神经梅毒的可靠诊断依据。

4. 分子生物学检测对诊断胎传梅毒和神经梅毒具有一定的敏感性和特异性。

【诊断与鉴别诊断】

1. 诊断要点　根据详细而确切的不安全接触史、全身各系统的检查及实验室检查结果进行综合分析，慎重做出诊断。

（1）病损处渗出液或表面取材涂片进行暗视野检查可见梅毒螺旋体。

（2）临床损害特点。

（3）非梅毒螺旋体抗原血清试验。

（4）梅毒螺旋体血清检测有梅毒螺旋体血凝试验（TPHA）、梅毒螺旋体颗粒凝集试验（TPPA）、酶联免疫吸附试验（ELISA）和荧光梅毒螺旋体抗体吸收试验（FTA-ABS）。这类试验用活的或死的梅毒螺旋体或其成分来检测抗螺旋体抗体，特异性强，有助于明确诊断。

2. 鉴别诊断

（1）发生在唇、舌部的硬下疳应与鳞癌相鉴别，可从病史、梅毒血清学检查及活体组织检查等方面进行区分。

（2）二期梅毒黏膜斑应与白色角化病、白斑、盘状红斑狼疮、药疹、扁平苔藓等疾病相鉴别，可从病史、皮肤和黏膜的临床表现、梅毒血清学检测、组织病理学检查等方面进行区分。

（3）腭部梅毒树胶肿应与牙源性脓肿、恶性肉芽肿相鉴别，可从病史、梅毒血清学检查及活体组织检查等方面进行区分。

【治疗】

1. 治疗原则　一经确诊，应早期、足量、规则用药治疗，治疗后定期随访。治疗期间不应有性生活。性伴侣如有感染应同时接受治疗。早期梅毒要彻底治愈以消灭传染源，晚期梅毒要控制症状，保护器官功能，延长生命。

2. 中医辨证论治

（1）*肺脾蕴毒证*

证候：见于气化染毒。疳疮发生于手指、乳房、口唇及生殖器以外的部位，杨梅疮好发于躯干上部，疮小而干；舌红，苔黄，脉数。

治法：清泻肺热，祛风解毒。

方药：杨梅一剂散加味。

方解：杨梅一剂散主治杨梅疮，元气壮者。方中羌活、防风解表祛风除湿，白芷祛风除湿、消肿止痛，蝉蜕疏散风热、利咽透疹、明目退翳，大黄泻热通便、行瘀消滞，金银花疏散风热、清热解毒，皂角刺消肿排脓、搜风拔毒，威灵仙祛风除湿、消痰散积，诸药合用，具有祛风解毒之效。

加味：湿热盛者，加土茯苓、茵陈、薏苡仁、栀子；胃热壅盛、口渴欲饮者，加芦根、天花粉。

（2）肝经湿热证

证候：见于精化染毒的杨梅疳疮。疳疮生于男子龟头、包皮系带，或女子阴户及阴道内，质硬湿润；可伴有口苦口干，小便黄赤，大便干结；舌红，苔腻，脉滑数。

治法：清热利湿，解毒祛梅。

方药：萆薢渗湿汤加味。

方解：萆薢渗湿汤主治湿热下注之证。方中萆薢、滑石、通草、泽泻、黄柏清热利湿，薏仁、茯苓健脾祛湿，牡丹皮凉血活血，诸药共奏清热利湿、解毒祛梅之功。

加味：便秘者，加大黄；湿热较盛者，加龙胆；痒剧者，加浮萍。

（3）血热蕴毒证

证候：见于精化染毒二期梅疮。周身起杨梅疮，色如玫瑰，不痛不痒，或有丘疹、脓疱、鳞屑；可伴有口舌生疮，口渴喜饮，大便秘结；舌红，苔黄，脉数。

治法：凉血解毒，泻热散瘀。

方药：清血搜毒丸合三仙丹加减。

方解：清血搜毒丸方中青木香行气解毒、消肿疗疮，广木香行气止痛、温中和胃，丁香温中暖肾、降逆止痛，儿茶收湿止血、生肌敛疮，冰片芳香开窍、消肿止痛，海金沙、滑石清热利尿通淋，珍珠解毒生肌，薏苡仁清热排脓、健脾渗湿，诸药合用，解毒化浊、清热利湿。三仙丹主治杨梅疮，由三梅片、熟石膏、红粉片组成，具有清热解毒、祛腐生肌的功效。两方加减合用，共奏凉血解毒、泻热散瘀之功。

加味：热毒甚、大便秘结者，加大黄、芒硝；湿热甚者，加大土茯苓剂量。

（4）肝肾亏损证

证候：见于晚期。逐渐两足瘫痪或痿弱不行，肌肤麻木或感虫行作痒，筋骨窜痛，腰膝酸软，小便困难，大便秘结；舌红少苔，脉细数。

治法：温补肝肾，填髓息风。

方药：地黄饮子加味。

方解：地黄饮子主治下元虚衰，虚阳上浮，痰浊阻滞之证。方中熟地黄、山茱萸相配，补肾填精；巴戟天、肉苁蓉温肾助阳；附子、肉桂引火归原；石斛、麦冬、五味子滋阴敛液，壮水以济火；石菖蒲、远志、茯苓合用，开窍化痰，交通心肾；少许薄荷疏郁而轻清上行；生姜、大枣和中调药。诸药合用，温补肝肾，填髓息风。

加味：下焦湿热甚者，合四妙散；脾气不足者，加白术、干姜、人参。

3. 西医治疗　首选青霉素 G，根据不同的阶段及不同的临床表现选择不同的剂型、剂量和疗程。

（1）早期梅毒：苄星青霉素 G 240 万 U，分两侧臀部注射，每周 1 次，共 3 次。普鲁卡因青霉素 G 肌内注射，每次 80 万 U，每日 1 次，连续 10～15 日，总量 800 万～1200 万 U。对青霉素过敏者，选用头孢曲松钠，每次 1.0g，静脉滴注，连续 10～14 日；或盐酸四环素口服，每次 500mg，每日 4 次，连续 15 日；或多西环素口服，每次 100mg，每日 2 次，连续 15 日。

（2）晚期梅毒：苄星青霉素 G 240 万 U，臀部注射，每周 1 次，共 3 次。普鲁卡因青霉素 G 肌内注射，每次 80 万 U，每日 1 次，连续 20 日。对青霉素过敏者，盐酸四环素口服，每次

500mg，每日 4 次，连续 30 日；或多西环素口服，每次 100mg，每日 2 次，连续 30 日。

梅毒患者经足量规范治疗后，还应定期体检及进行非梅毒螺旋体抗原血清学检测，以了解治疗情况。

【预防与调护】

1. 首先应加强健康教育和宣传，避免不安全的性行为。

2. 若有可疑梅毒接触史，应及时做梅毒血清学检测，早期发现，早期治疗。

3. 对疑似患梅毒的孕妇，先给予 1 个疗程的预防性治疗，防止将梅毒传染给胎儿。

4. 对已接受治疗的患者，应定期观察。梅毒患者在未治愈前应禁止性行为，如有发生则必须使用安全套。

三、尖锐湿疣

尖锐湿疣（condyloma acuminatum，CA）又称"生殖器疣（genital wart）"，是由人乳头瘤病毒（human papillomavirus，HPV）所致的皮肤黏膜良性赘生物，与生殖器癌的发生密切相关，临床上以皮肤黏膜交界处出现疣状赘生物为特征，具有高度接触传染性。

本病属于中医学"疣""疣疮""疣目"等范畴。

【病因病理】

1. 中医病因病机　中医学认为，本病的病机为湿、毒、瘀。主要的发病原因为房事不洁，或外阴不洁，感受湿热淫毒和秽浊之邪，日久蕴积搏结于皮肤黏膜所致。

2. 西医病因及发病机制　该病的病原体为人乳头瘤病毒。该病毒直径 50～55nm，由 72 个病毒壳微粒组成 20 面体，衣壳为一含 7900 个碱基的双链环状 DNA。该病毒主要感染上皮，人是唯一宿主。引起尖锐湿疣的病毒主要是 HPV6、HPV11、HPV16、HPV18 型。传播途径包括：

（1）直接性接触传染：与患者发生性接触后约有 2/3 的人被感染。通常通过不洁性交，经受损的皮肤和黏膜感染。

（2）母婴传染：婴幼儿尖锐湿疣或喉乳头瘤病和儿童的尖锐湿疣，可能是分娩过程中胎儿经过感染 HPV 的产道或在出生后与母亲密切接触而感染的。

（3）间接物体传染：通过日常生活用品，如内裤、浴盆、浴巾等感染者极为少见。

【临床表现】

潜伏期为 1～8 个月，平均为 3 个月。病损初起为细小淡红色丘疹，之后逐渐增大加多，表面凹凸不平，湿润柔软，呈乳头样、蕈样或菜花样突起，红色或污灰色，根部常有蒂，且易发生糜烂渗液，易出血。

口腔尖锐湿疣好发于舌、腭、唇、颊及牙龈，表现为单个或多个毛刺状增生物或无痛性疣状结节，有蒂或无蒂，可逐渐增大或融合，形成菜花状或乳头状，颜色正常或苍白色，患者可有异物感。

【实验室及其他检查】

1. 醋酸白试验　用 5% 冰醋酸液涂在病变部位，3 分钟后疣体发白者可确诊为尖锐湿疣。

2. 碘黄试验　用卢戈氏液涂 3 分钟后，发黄者可以确诊为尖锐湿疣。

3. 细胞学或组织病理学检查　组织病理可见颗粒层和棘层上部细胞有明显的空泡形成，空泡细胞大，胞浆着色淡，中央有大而圆且深染的核，此为特征性病理改变。

4. 核酸杂交试验　是检测 HPV 感染的重要的手段，包括斑点印迹法（dot blot hybridization）、组织原位杂交法、核酸印记法（Southern blot hybridization）。这些方法的特异度和敏感度均较高，是诊断 HPV 感染的敏感而可靠的方法，但因操作烦琐，临床上没有普遍开展。

5. 聚合酶链反应（PCR）　是目前检测 HPV 感染最敏感的方法，又可做型特异度分析，具有敏感度高、方法简便迅速的特点，已在临床上广泛使用。

【诊断与鉴别诊断】

1. 诊断　依据病史、临床表现和实验室检查进行诊断。醋酸白试验阳性和活体组织检查有助于明确诊断。

2. 鉴别诊断

（1）与异位皮脂腺的鉴别：异位皮脂腺是发育性的皮脂腺异位，表现为口腔黏膜散在或片状分布的浅黄色或黄白色丘疹，数目多时形成黄色斑块，常为左右对称，好发于颊黏膜及唇红、口角内侧黏膜，患者无自觉症状，活体组织学检查可见成熟的皮脂腺小体。

（2）与乳头状增生的鉴别：乳头状增生的患者常有烟酒嗜好，或口腔内有不良修复体，口腔卫生状况欠佳；病损表现为红色、多个乳头状增生，最常发生于腭部和义齿边缘的龈颊沟内；组织学表现为多个乳头状突起，每个乳头的中心为结缔组织，表面覆以复层鳞状上皮，上皮呈不全角化或正角化。

【治疗】

1. 治疗原则　西医主要采用综合治疗措施，以局部治疗为主，临床治愈并不困难，但复发率极高。中医药有对机体整体调节的优势。

2. 中医辨证论治

（1）肝经湿热证

证候：皮肤或黏膜见疣体红色或灰色、表面潮湿，糜烂；尿赤便结，口苦咽干；舌红，苔黄腻，脉滑数。

治法：清肝利胆，除湿散结。

方药：龙胆泻肝汤加味。

方解：龙胆泻肝汤主治肝胆实火上炎及肝胆湿热下注之证。方中龙胆清热解毒，泻火除湿；黄芩、栀子泻三焦之火，燥湿解毒；车前子、木通、泽泻渗湿清热，导热下行；生地黄滋阴凉血，祛邪而不伤正；柴胡疏肝利胆，引诸药与肝经。诸药合用，共奏清肝利胆、渗湿清热之功。

加味：湿甚者，加土茯苓、黄柏；热甚血瘀者，加牡丹皮、赤芍；恶心欲呕者，加藿香、竹茹；舌苔白腻者，加苍术。

（2）气滞血瘀证

证候：疣体暗红或暗紫色，表面坚硬；时感会阴部或胸胁刺痛；舌质紫暗或偏暗，脉沉涩。

治法：行气活血解毒。

方药：桃红四物汤加味。

方解：桃红四物汤以祛瘀为核心，辅以养血、行气，主治血虚兼血瘀证。方中以强劲的破血之品桃仁、红花为主，力主活血化瘀；以甘温之熟地黄、当归滋阴补肝，养血调经；芍药养血和营，以增补血之力；川芎活血行气，调畅气血，以助活血之功。全方配伍得当，使瘀血祛、新血生、气机畅。

加味：湿热下注者，加土茯苓、黄柏。

（3）肝肾亏虚证

证候：疣体色红；腰膝酸软，头目眩晕，盗汗遗精；舌红少苔，脉细数。

治法：滋养肝肾。

方药：六味地黄丸加减。

方解：六味地黄丸主治肾阴虚证。方中重用熟地黄滋阴补肾，填精益髓；山茱萸补养肝肾，并能涩精；山药补益脾阴，亦能固精。此三药为"三补"之药。牡丹皮泻相火，制山茱萸之温涩；茯苓淡渗利湿，助山药之健运；泽泻利湿泄浊，防熟地黄之滋腻。此三药为"三泻"之药。六药合用，补中有泻，寓泻于补，相辅相成，补大于泻，共奏滋补肝肾之效。

3. 西医治疗　目前治疗本病的方法主要以去除外生性疣为主。外治的方法有药物治疗、冷冻治疗、激光治疗、微波治疗、电烧治疗、手术治疗等。药物治疗：局部可用 0.5% 足叶草毒素酊、10% ~ 25% 足叶草酯酊、50% 三氯醋酸溶液、氟尿嘧啶软膏。全身可用干扰素和抗病毒药物。

【 预防与调护 】

1. 避免不洁性行为。

2. 避免使用公用毛巾、浴巾，避免在公共浴缸内沐浴。

3. 追踪观察患者的性伴侣，同时进行治疗。

第十四章
口腔疾病常用治疗技术

第一节　牙体牙髓病治疗

一、充填治疗术

充填治疗术是指以手术方法去除牙齿龋坏组织，制成一定洞形，然后选用合适的充填材料修复牙齿的缺损部分，恢复其外形和生理功能的一种方法。充填治疗的临床操作包括两个步骤，即窝洞预备和窝洞充填。临床常用的充填材料包括银汞合金、复合树脂、玻璃离子黏固剂等。

（一）窝洞预备

1. 窝洞预备的基本原则

（1）除尽腐质：窝洞是除尽腐质后，按一定形态要求制备形成的洞。腐质，又称"龋坏组织"，是包括腐败崩解层和细菌侵入层在内的、感染坏死的牙齿组织。充填治疗时应该将其彻底除去，以消除细菌感染，终止龋蚀进展。

（2）保护牙髓：窝洞预备过程中应注意保护牙髓，以免造成不可逆性牙髓损伤。医师需了解手术过程中可能损伤牙髓的各种因素，采用对牙髓损伤性最小的手术方式，使窝洞预备造成的牙髓损伤减小到最低。

（3）制备固位形和抗力形：固位形是指能够产生固位力，使充填体在受到外力时不会朝一定方向移动或转动的窝洞形态。临床常见的固位形包括侧壁固位、倒凹固位、鸠尾固位等。抗力形是指使充填体和牙齿组织均能获得足够抗力，以能承受正常咀嚼力的窝洞形态。盒状洞形是窝洞最基本的抗力形。

（4）尽量保留健康牙体组织：保留健康的牙体组织不仅对修复材料的固位很重要，而且可使正常的牙体组织有足够的强度以承担咀嚼功能。洞形应做最小的扩展。

2. 窝洞预备的基本步骤

（1）去除腐质：病变范围较大时，先去除腐质；若患牙的病变范围较小，可先制备洞形，然后去除腐质。一般用挖匙除去洞内食物残渣和大部分腐质，用圆钻将洞缘周围及洞底腐质除尽。

（2）制备洞形：按病变范围大小和各类窝洞的外形要求设计制备洞形。窝洞应包括所有的病变部位，颊（唇）、舌壁应达自洁区，形态应符合固位形和抗力形。

（3）窝洞的隔湿、消毒、干燥：临床上多采用简易的棉卷隔湿法，加吸唾器吸出口腔内唾液，目前亦广泛使用橡皮障隔离法。选用适宜的药物进行窝洞消毒，常用药物有75%乙醇、樟脑酚等。

（二）窝洞充填

1. 衬洞与垫底

（1）衬洞：在洞底衬上一层既能隔绝化学刺激，又能阻断温度刺激，且有刺激修复性牙本质形成作用的衬洞剂的过程叫衬洞。常用的衬洞剂为氢氧化钙制剂、玻璃离子黏固剂和氧化锌丁香油黏固剂。

（2）垫底：在洞底垫上一层材料，隔绝外界或来自充填材料的温度、化学及电流刺激，以保护牙髓。同时，垫底将洞底垫平，起到承受充填压力、增强充填体抗力的作用。常用的垫底材料有氧化锌丁香油黏固剂、磷酸锌黏固剂、聚羧酸锌黏固剂和玻璃离子黏固剂等。

2. 银汞合金充填 银汞合金是历史最悠久的充填材料，具有最大的抗压强度、硬度和耐磨性，且性能稳定，对牙髓无刺激，可塑性大，操作方便，是后牙的主要充填材料。但由于该材料颜色不美观，目前应用正在逐渐减少。

（1）适应证：后牙所有牙面的窝洞；前牙舌面、尖牙远中面及不要求美观的其他前牙窝洞；套卡环基牙的窝洞；全冠修复的内层修复体等。

（2）步骤：按比例调制银汞合金，用银汞合金充填器将银汞合金压入洞内，先四壁后中央，先邻面后咬合面，逐层压紧充填，注意窝洞中点、线、角处的密合；充填完毕后，雕刻牙体外形，尽量恢复其生理功能和牙体形态；最后用磨光器磨光，以24小时材料硬固后用磨光钻抛光的效果更佳。嘱患者在充填后24小时内勿用该牙咀嚼。

3. 玻璃离子黏固剂充填 玻璃离子黏固剂因具有对牙髓刺激小、与牙体组织有化学黏结性、热膨胀系数与牙相近、封闭性能好及可释放氟等优点，应用越来越广泛。

（1）适应证：主要用作修复牙颈部楔状缺损；乳牙、隐裂牙充填；在特别情况下可作为垫底，黏固冠桥材料。

（2）步骤：除净窝洞腐质，尽可能制备固位洞形，隔湿，保持牙面干净，将即刻调好的玻璃离子黏固剂填入窝洞；材料从洞侧壁送入洞内，具有流动性时，应注意排出空气，避免形成空泡；2分钟内修整外形，保持干燥5～7分钟；经橡皮杯抛光后，表面涂防水材料，如凡士林，以防其吸水而增加溶解性。

4. 复合树脂充填 复合树脂是在丙烯酸酯基础上发展起来的一种新型修复材料，是目前临床上应用最多的牙色修复材料。其突出的优点是美观，可提供与牙最佳的颜色匹配。它主要由树脂和无机物填料构成。

（1）适应证：主要用作修复牙颈部楔状缺损，前牙切角缺损，前牙贴面，或用于𬌗面洞和邻𬌗面洞的充填。

（2）步骤：除按常规要求制备洞形外，还需制备洞斜面，斜面面积相当于缺损面积；牙齿比色，选定材料颜色；隔湿，干燥牙面；近髓处使用氢氧化钙制剂衬洞；在洞斜面上涂布酸蚀剂，酸蚀30秒（按不同产品说明书的具体要求操作）后，冲洗、干燥牙面；局部涂布黏结剂，吹薄，光照10秒固化；选择合适型号的树脂斜向分步填入窝洞，逐层光照20秒固化；最后修整外形，用抛光器械抛光已硬固的树脂充填体。

二、盖髓术（pulp capping）

盖髓术是指用盖髓剂覆盖接近牙髓的牙本质或已暴露的牙髓表面，以保护牙髓、消除病变、保存活髓的方法。其可分为直接盖髓术和间接盖髓术。

（一）直接盖髓术

直接盖髓术是将盖髓剂直接覆盖于牙髓暴露处，以保护牙髓的方法。

1. 适应证

（1）机械性、外伤性露髓的年轻恒牙。

（2）机械性、外伤性露髓但穿髓孔直径小于 0.5mm 的恒牙。

2. 常用盖髓剂

（1）氢氧化钙：呈碱性，pH 值 9 ～ 12，可中和炎症酸性产物，减轻疼痛，能促进牙本质桥及修复性牙本质形成。

（2）无机三氧化物聚合物（MTA）：主要由硅酸三钙、硅酸二钙、铝酸三钙、铝酸四钙等亲水氧化矿物质混合而成，呈强碱性，具有良好的密闭性、生物相容性、诱导成骨性、产生牙本质桥、X 线阻射、抗菌、抗压及防止微渗漏等性能，目前广泛用于临床治疗。

3. 操作步骤

（1）制备洞形：可在局麻下备洞，去除龋坏组织，避开穿髓孔，防止牙髓再污染。

（2）放置盖髓剂：生理盐水冲洗窝洞，隔湿干燥，置盖髓剂于露髓处，用氧化锌丁香油黏固剂封闭窝洞。

（3）永久充填：患牙盖髓治疗 1 ～ 2 周后无任何症状且牙髓活力正常，可去除大部分暂封剂，再选用磷酸锌黏固剂做第二层垫底，银汞合金或复合树脂永久充填。

如果患牙盖髓治疗后出现自发痛、夜间痛等症状，应去除充填物，改行根管治疗。

（二）间接盖髓术

间接盖髓术是将盖髓剂覆盖于近髓的牙本质表面，以保护牙髓的方法。

1. 适应证

（1）深龋、外伤等造成近髓的患牙。

（2）深龋引起的可复性牙髓炎。

（3）难以判断的慢性牙髓炎。

2. 操作步骤

（1）去龋：在局麻下用球钻低速去龋，挖匙去除近髓处的软龋，避免穿髓。

（2）放置盖髓剂：于近髓处牙本质表面放置盖髓剂，用氧化锌丁香油黏固剂暂封窝洞。

（3）永久充填：观察 1 ～ 2 周，无任何症状且牙髓活力正常，则去除部分氧化锌丁香油黏固剂，进行永久充填。

三、牙髓切断术（pulpotomy）

牙髓切断术是指切除炎症牙髓，断面覆盖盖髓剂，以保存余留正常牙髓组织的一种方法。

（一）适应证

露髓但根尖未发育完成的年轻恒牙。在牙根发育完成后，再行根管治疗。

（二）操作步骤

1. 去龋　对患牙进行局部麻醉，在治疗的全过程中必须遵循无菌操作原则，橡皮障或棉卷隔湿患牙，预防牙髓组织再感染，用锐利挖匙或球钻去净龋坏牙本质。

2. 揭髓室顶　用高速牙钻揭去髓室顶暴露髓室。

3. 切除冠髓　用锐利挖匙或球钻从根管口处整齐切除冠髓，断面止血。

4. 放盖髓剂　牙髓断面上放置氢氧化钙等盖髓剂，厚度约 1mm，轻压，然后用氧化锌丁香油酚黏固剂暂封窝洞，观察 1 ～ 2 周。亦可于盖髓后即行永久充填。

5. 永久充填　无任何症状且牙髓活力正常，可去除大部分暂封剂，磷酸锌黏固剂垫底，银汞合金或复合树脂充填，继续观察。

四、根尖诱导成形术（apexification）

根尖诱导成形术是指年轻恒牙因牙髓发生严重病变或根尖周炎症导致牙根未能完全形成，在消除炎症控制感染后，用药物置入根管内诱导根尖部的牙髓或根尖周组织形成硬组织，促使牙根继续发育和根尖形成的治疗方法。

牙根未完全形成的年轻恒牙根端形态呈喇叭口状、平行状或内聚状。根尖诱导成功所依赖的组织包括根尖部残留的生活牙髓、根尖端的牙乳头、根尖周组织中的上皮根鞘。

（一）适应证

牙髓严重病变、牙髓坏死或根尖周炎牙根未完全形成的年轻恒牙。

（二）操作步骤

1. 第一阶段　消除牙髓感染和根尖周病变，诱导牙根继续发育或诱导根尖钙化屏障形成。

（1）备洞开髓：术前 X 线片确定根尖未形成、开髓位置和大小，保证器械能以直线方向进入根管。

（2）根管预备消毒：清理根管，拔髓，注意保护根尖部的生活牙髓和牙乳头，确定根管工作长度，适当预备根管，冲洗，隔湿干燥，置氢氧化钙等消毒药物于根管内，氧化锌丁香油酚黏固剂暂封窝洞，观察 1 周。

（3）药物诱导：无症状后去除根管内封药，根管内注入氢氧化钙制剂如 vitapex 等，充满根管腔接触根尖部组织，氧化锌丁香油酚黏固剂或玻璃离子暂封窝洞，拍 X 线片确定充填效果。

（4）定期检查：治疗后每 3 ～ 6 个月复查一次，拍 X 线片观察根尖发育情况，必要时及时更换药物再次诱导，直至根尖形成或根尖孔闭合为止。

药物诱导后牙根继续发育的类型包括：根尖继续发育，管腔缩小，根尖封闭；或根管腔无变化，根尖封闭；或 X 线片上未见牙根继续发育，但根管内探测有明显阻力，说明根尖处有薄的钙化屏障；或 X 线片上见在根端 1/3 处形成钙化屏障。这些均可考虑完成根管治疗。

2. 第二阶段　根尖封闭后进行永久性根管充填。

（1）术前 X 线片：显示根尖延长或有钙化组织沉积，根端闭合。

（2）去除药物：去除暂封物及根管内药物，注意勿破坏根尖部的钙化桥。

（3）根管充填：根管糊剂及牙胶严密充填根管。

（4）永久充填：常规垫底，银汞合金或复合树脂永久充填，随访观察。

五、根尖屏障术（apical barrier）

根尖屏障术是将 MTA 置入根管内的根尖部，硬固后形成根尖止点以封闭根尖的方法。MTA 根尖屏障术比根尖诱导成形术复诊次数少，封闭效果好。

（一）适应证

1. 根尖反复诱导未形成根尖封闭的恒牙。

2. 牙髓坏死或根尖周炎牙根未完全形成的恒牙。

（二）操作步骤

1. 备洞开髓　常规备洞开髓，使器械能以直线方向进入根管。

2. 根管预备消毒　清洗根管，适当预备，隔湿干燥，置氢氧化钙糊剂等药物消毒根管，暂封窝洞，观察 1 周。

3. 置入 MTA　去除根管内封药，在手术显微镜下将新鲜调制的 MTA 置于根尖部，适当加压，使根尖段 4～5mm 填充密实，放置一湿棉球于根管中上段，暂封窝洞。拍 X 线片确定 MTA 的位置及充填质量，观察 1～2 天后复诊。

4. 根管充填　去除暂封物，用根管锉探查 MTA 硬固后，热牙胶注射严密充填根管中上段，常规垫底，银汞合金或复合树脂永久充填。随访观察，3～6 个月复查一次。

六、根管治疗术（root canal therapy，RCT）

根管治疗术是治疗牙髓病及根尖周病的首选方法。该方法通过彻底清除根管内的炎症牙髓和坏死物质，扩大成形根管，进行适当消毒，充填根管，以去除根管内感染性内容物对根尖周围组织的不良刺激，达到治疗和预防根尖周病、保留患牙的目的。

（一）适应证

1. 各型牙髓炎、牙髓坏死及各型根尖周炎。

2. 不适于保存活髓的患病前牙。

3. 牙冠破坏大，需做桩核或烤瓷修复的后牙。

4. 移植牙和再植牙。

（二）操作步骤

根管治疗术包括根管预备、根管消毒、根管充填三大步骤。

1. 根管预备

（1）开髓：前牙在舌面，后牙在𬌗面开髓，揭除髓室顶暴露髓腔，使根管器械沿直线方向进入根管。

（2）清理根管：用拔髓针或根管锉去除坏死分解的牙髓组织，冲洗根管。

（3）测量根管工作长度：根管工作长度是从牙齿切缘或牙尖到根尖部牙本质牙骨质界的距离，也是根管预备的止点，该处距解剖性根尖孔 0.5 ～ 1.0mm。测量根管工作长度的方法包括根管器械探测法、X 线照片法、根管长度电测法，常联合应用。

（4）根管扩大成形：目的是清除感染物质，便于根管充填。主要是采用手用扩孔锉和扩孔钻，以及机动镍钛器械进行根管预备，去除根管壁上的感染物质，并扩大根管，使弯曲、狭窄的根管通畅。每换一个型号的器械，都必须冲洗一次根管，以便随时溶解和去除感染物质。

根管预备方法：标准法适用于直或较直的根管，不宜在弯曲根管使用；逐步后退法适用于直或弯曲的根管，尤其可用于弯曲细小的根管；逐步深入法需要先预备根管冠方，再预备根方；根向技术是先用大号的器械，然后选用逐渐小号的器械向根尖方向预备；平衡力法适用于明显弯曲的根管，可维持根管走向不变。

2. 根管消毒

（1）药物消毒：将药物放入根管内进行消毒，是临床上常用的消毒方法。目前国内外广泛使用的根管消毒药物是氢氧化钙和氯己定。通常将消毒药物置入已预备完成的根管，氧化锌丁香油酚暂时封闭窝洞，观察 1 周复诊无异常，则行根管充填。

（2）其他消毒方法：电解治疗、微波治疗、激光治疗、超声消毒治疗等。

3. 根管充填　目的是封闭根管系统，防止细菌进入系统造成再感染。

（1）清理根管：根管预备和消毒后，如无自觉症状，无明显叩痛，无严重气味，无渗出液及无急性根尖周症状，即可充填根管。去除暂封物及根管内消毒药物，以棉捻或纸尖拭干。

（2）根管充填：常用根管充填材料为：①固体类充填材料：包括牙胶尖、树脂类根管充填材料等，可配合根管糊剂使用。②糊剂类充填材料：包括树脂类根管封闭剂如 AH Plus、氢氧化钙制剂如 Sealapex、玻璃离子类根管封闭剂、氧化锌丁香油类等，这些糊剂充填后可硬化。

临床上常用的根管充填剂为氧化锌丁香油糊剂和牙胶尖。

常用根管充填的方法为：

①侧压充填法：充填前首先进行试合主尖；用扩孔钻或螺旋形根管充填器将糊剂送入根管内；将已选好的主牙胶尖插入根管；充填副牙胶尖；充填窝洞。

②垂直加压充填法：操作时先将一根合适的非标准型牙胶尖插入根管内；用携热器将根管内牙胶分段软化，垂直充填器加压充填，使根尖 1/3 根管完全密合；再加入牙胶段，继续加热充填，直至充满整个根管。

③连续波充填技术：是垂直加压充填技术的一种变异，通过使用特殊设计的携热设备可以一步完成侧支根管和主根管根尖 1/3 的充填。使用时直接将携热头插入牙胶直到距离根尖约 5mm 处，退出时取出根管中上段的牙胶，垂直加压。根管中上段的充填可用热塑牙胶注射充填法完成。

④牙胶热塑注射充填法：包括高温牙胶热塑注射充填法和低温热塑注射法。该法能充填细小弯曲根管的不规则死角、根管内交通支和侧副根管，将整个根管系统彻底封闭，但不易控制用量，容易超填，建议结合其他充填方法，首先完成根尖孔封闭，然后再进行注射式充填。

显微根管治疗：显微根管治疗是借助根管显微镜和显微器械进行根管治疗的方法，可用于根管治疗的整个过程中。根管显微镜的主要构造包括照明系统和放大系统，能提供充足的光源照明根管，可将根管系统放大 3 ～ 30 倍，使术者能看清根管的内部结构，确认治疗部位，在直视下进行治疗，并即刻检查治疗质量，比传统根管治疗大大提高了牙髓病和根尖周病的治疗成功率。显微根管治疗可用于牙髓治疗的各个方面，包括诊断、常规根管治疗、根管再处理和根尖手术等，尤其是在上颌第一磨牙近中颊根第 2 根管的定位、钙化根管的疏通、C 形根管的预备和充填、根管折断器械的取出、根管壁或髓室底穿孔的修补和根尖手术等方面更有优势。显微根管治疗的现代根管治疗技术已逐渐取代传统根管治疗技术。

七、根尖外科手术

根管治疗后如果患牙的根尖病变仍然无法愈合，则需要进行根尖外科手术。根尖外科手术是根管治疗的辅助治疗手段，包括根尖刮治术、根尖切除术、根尖倒充填术及组织活检术。

（一）适应证

1. 根管治疗或再治疗失败。
2. 严重的根管解剖变异。
3. 需要通过探查手术明确诊断。

（二）手术步骤

1. 设计切口及瓣膜 根据解剖特征设计三角形瓣、矩形瓣、扇形瓣或半月形瓣等。

2. 翻瓣 用骨膜分离器从切口进入翻起黏骨膜瓣。

3. 去骨 用高速球钻切割根尖区骨组织，暴露根尖及病变区，注意勿伤及邻近重要的解剖结构。

4. 刮除根尖周病变组织 将刮匙插入软组织和骨腔侧壁之间，刮除病变组织。

5. 根尖切除 在显微镜下检查根面及根尖病变，与牙长轴方向垂直切除根尖约 3mm，进行止血、冲洗、染色，再次处理根尖切面。

6. 根尖倒预备 用特殊的超声器械沿牙根长轴方向倒预备根尖 3mm，形成容纳充填材料的洞形。

7. 根尖倒充填 在骨腔内放置无菌棉球隔离根面周围组织，用特殊器械将 MTA 放入窝洞，以小湿棉球轻压并去除多余的材料。

8. 瓣复位与缝合 用生理盐水冲洗术区，将瓣复位，由根方向冠方轻压挤出瓣下方的血液及液体，并进行缝合。

第二节 牙周病治疗

一、龈上洁治术

龈上洁治术是使用龈上洁治器械除去龈上牙石和菌斑，并磨光牙面，防止菌斑和牙石再积沉的方法。其可分为手用器械洁治法和超声洁治法。

（一）适应证

1. 牙龈炎和牙周炎 洁治术是所有牙周治疗的第一步。通过洁治术，绝大多数的慢性龈缘炎可以治愈，而牙周炎是在洁治术的基础上再做龈下刮治术及其他治疗的，因而洁治术是各型牙周病最基本的治疗方法。

2. 预防性治疗　对于已接受过牙周治疗的患者，在维护期内除了进行持之以恒的自我菌斑控制外，定期（一般为 6 个月至 1 年）做洁治除去新生的菌斑、牙石是维持牙周健康、预防龈炎和牙周炎发生或复发的重要措施。

3. 口腔内其他治疗前的准备　如修复缺失牙、肿瘤切除、颌骨切除术、正畸治疗前等。

（二）手用器械洁治法

1. 洁治器　常规应用的龈上洁治器械分为镰形洁治器（又分直镰洁治器和弯镰洁治器）、锄形洁治器和磨光器（如杯状刷、橡皮杯轮）等（图 14-1）。镰形洁治器主要用于刮除牙齿邻面上的菌斑和牙石；锄形洁治器主要用于刮除龈上牙石及浅层龈下牙石，也可刮除光滑面上的色素和牙石；磨光器主要用于抛光牙面，使菌斑不易再度堆积。

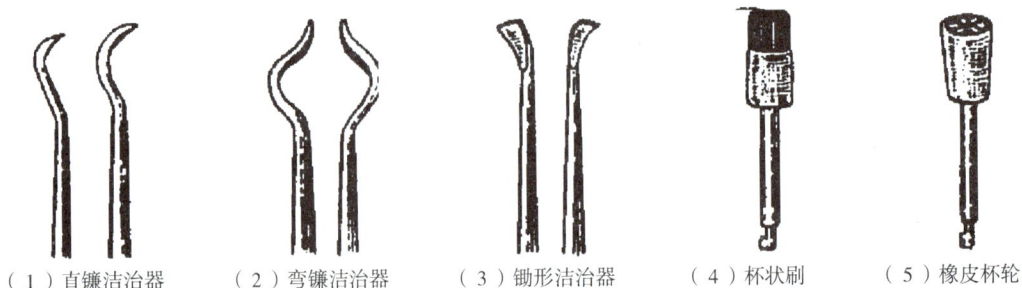

（1）直镰洁治器　　（2）弯镰洁治器　　（3）锄形洁治器　　（4）杯状刷　　（5）橡皮杯轮

图 14-1　龈上洁治器

2. 洁治方法　以改良握笔法持洁治器，中指的指腹放于洁治器的颈部，同时以中指或中指加无名指放在被治牙附近的牙面作为支点，将洁治器的刃口放在牙石的下方，紧贴牙面，刀刃与牙面形成 80° 角左右，再使用腕力，以有力的动作向𬌗面方向将牙石整块从牙面刮除。按序使用每根器械刮除相应部位的牙石，后用橡皮杯轮或杯状刷磨光，使牙面光洁。

（三）超声洁治法

1. 超声波洁牙机　主要由超声波发生器（即主机）和换能器（即手机）两部分组成，通过换能器上工作头的高频振荡而去除牙石。超声波洁牙机的工作头有各种形状，如扁平形、尖圆形或细线形等，操作时根据牙石的部位和大小而选择更换，具有高效、省时、省力等优点。

2. 洁治方法　洁治时以握笔式将工作头的前端部分轻轻以与牙面平行或 < 15° 角接触牙石的下方来回移动，利用超声振动击碎并振落牙石。工作尖只能振击在牙石或烟斑上，而不宜直接在釉质或牙骨质表面反复操作。需要注意的是：超声洁治不宜用于放置心脏起搏器的患者，以免因电磁辐射的干扰造成患者眩晕及心律失常等。对于有肝炎、肺结核、艾滋病等传染性疾病者也不宜使用超声洁牙，以免血液和病原菌随喷雾而污染诊室环境。医护人员在洁治前应有保护措施。超声波洁牙机手柄及工作头的消毒极为重要，以免引起交叉感染。

二、龈下刮治术

龈下刮治术也称"根面平整术"，是用比较精细的龈下刮治器刮除位于牙周袋内根面上的牙石和菌斑，并去除粗糙、感染的表层牙骨质，同时使部分嵌入牙骨质内的牙石和毒素也能得以清除，使刮治后的根面光滑而平整，为牙周新附着创造条件。

（一）龈下刮治器械

常用的有龈下匙形器和 Gracey 匙刮器。前者即常规使用的龈下匙形器。Gracey 匙刮器是针对不同牙齿、牙面的形状而设计的一种更精细的器械，它可到达微小的区域进行细刮，操作灵活方便，组织损伤较小。

（二）操作要点

1. 龈下刮治是在牙周袋内操作，肉眼不能直视，故术前应先探明牙周袋的形态和深度、龈下牙石的量和部位，查明情况后方能刮治。

2. 以改良握笔式手持器械，支点要稳妥，刮的动作弧度要小，避免滑脱或损伤软组织。每刮一下应与前一下有所重叠，以免遗漏牙石。

3. 将 Gracey 刮治器放入牙周袋时应使工作端的平面与牙根面平行，到达袋底后，与根面间逐渐成45°角，以探查根面牙石，探到牙石根方后，随即与牙面成约80°角进行刮治。

4. 为避免遗漏所需刮治的牙位，应分区段按牙位逐个刮治，牙石量多或易出血者，可分次进行。

5. 在刮除深牙周袋中的龈下牙石时，应同时将牙周袋内壁的部分肉芽组织刮除。

6. 刮治后应冲洗牙周袋，完毕后可轻压袋壁使之贴附于牙根面。

三、牙龈切除术

牙龈切除术是用手术方法切除增生肥大的牙龈组织或后牙某些部位的中等深度牙周袋，重建牙龈的生理外形及正常的龈沟的方法。

（一）适应证

1. 牙龈纤维性增生、药物性增生等牙龈增生性病损，经牙周基础治疗后牙龈仍肥大、增生、形态不佳或存在假性牙周袋，全身健康无手术禁忌证者。

2. 后牙区中等深度的骨上袋，袋底不超过膜龈联合，附着龈宽度足够者。

3. 牙龈瘤和妨碍进食的妊娠瘤，在全身状况允许的情况下可手术。

4. 冠周龈组织覆盖在阻生牙面上，而该阻生牙的位置基本正常，切除多余的龈组织有利于牙的萌出者。

（二）手术步骤

1. 麻醉。传导阻滞麻醉或局部浸润麻醉，尽量在手术区根方的龈颊沟部做浸润麻醉，腭侧则行切牙孔或腭大孔阻滞麻醉，避免直接注入手术切除部位。

2. 消毒。让患者在术前用0.12%氯己定含漱，以清洁口腔。口腔周围皮肤用乙醇消毒，铺消毒巾。

3. 标定手术切口的位置。

（1）印记镊法：将印记镊的直喙（无钩的一端）插入袋内并达袋底，弯喙（有钩的一端）对准牙龈表面，夹紧镊子，使两喙并拢，弯喙刺破牙龈形成一个出血点为标记点，该出血点与袋底位置一致。

（2）探针法：用探针探查袋的深度，在牙龈表面相当于袋底处用尖探针刺入牙龈，形成出血点，作为印记。

4. 切口。使用 15 号刀片或斧形龈刀，在已定好的切口位置上，将刀刃斜向冠方，与牙长轴成 45°角切入牙龈，直达袋底下方的根面。一般做连续切口，使龈缘成扇贝状外形，然后使用柳叶刀或 11 号尖刀，在邻面牙间处沿切口处切入，将牙龈乳头切断，从而将增生的牙龈切除下来。

5. 清创。用龈上洁治器彻底刮净牙面残留的牙石、病理肉芽组织及病变的牙骨质。

6. 修整牙龈。用小弯剪刀或龈刀，修剪创面边缘及不平整的牙龈表面，使牙龈外形与牙面成 45°角，并形成逐渐向边缘变薄、扇贝状正常生理外形。

7. 清洗创面、止血及使用塞治剂。

8. 术后处理。24 小时内手术区不刷牙，可进软食，控制菌斑，5 ～ 7 日复诊。

四、翻瓣术

翻瓣术是用手术方法切开并翻起牙龈的黏膜骨膜瓣，切除袋内壁，在直视下刮净龈下牙石和肉芽组织，必要时可修整牙槽骨，然后将牙龈瓣复位，缝合，达到消除牙周袋、促使牙周新附着目的的方法。这是牙周手术中最常用的一种手术。

（一）适应证

1. 牙周袋较深，达 5mm 以上，牙槽骨吸收在根长的 2/3 以内者。
2. 牙周袋底超过膜龈联合界，不宜做牙周袋切除者。
3. 需修整骨缺损或行植骨术者。
4. 根分叉病变需直视下平整根面，并暴露根分叉，或需截除某一患根者。

（二）手术步骤

1. 常规操作　常规消毒、铺巾、麻醉。

2. 切口

（1）第一切口：称"内斜切口"，一般在距龈缘 1 ～ 2mm 处进刀，刀片与牙面成 10°角，刀尖指向根方，从术区的一端唇面开始，刀片以提插式逐个牙移动，每次插入均达到牙槽嵴顶或其附近。

（2）第二切口：称"沟内切口"，将刀片从袋底切入，直达牙槽嵴顶附近，目的是将欲切除的袋壁组织与牙面分离。

（3）第三切口：称"水平切口"，垂直于牙长轴，自骨嵴水平向根面移行切下已分离的袋壁组织。

3. 根面平整　用锄形洁治器、龈下刮匙器和根面锉依次将每个根面残留的菌斑、牙石刮净，去除表层病理性牙骨质，直至根面光洁平整。

4. 根面处理　隔湿保护术区周围组织，擦干根面，用蘸有 pH 值为 1 的饱和枸橼酸的小棉球在根面上涂搽 2 分钟，生理盐水反复冲洗，以减少酸液对牙槽骨和龈瓣的刺激损伤。

5. 龈瓣复位　视情况选用间断对位缝合或悬吊缝合，轻压片刻以挤出多余血液，使龈瓣与根面贴合紧密。

6. 牙周塞治　将塞治剂调成稍硬糊剂，用调刀将其搓成多个小圆锥形。先以颊侧前庭向冠方推压，然后放长的细条在颊侧，勿将塞治剂挤入龈瓣内侧以免影响愈合。舌侧按同法放置。

（三）术后注意事项

1. 必要时给予消炎、止痛药。

2. 术后 24 小时内术区不刷牙。

3. 术后 1 周拆线，注意勿用力撬塞治剂，应尽可能先去除无线头侧的塞治剂，剪断该侧缝线，再去除塞治剂，并刮净牙面残留物。

4. 术后 3 个月内不能探测牙周袋，以免影响新附着。

五、引导组织再生术

引导组织再生术是在牙周手术中利用膜性材料作为屏障，阻挡牙龈上皮在愈合过程中沿根面生长，阻挡牙龈结缔组织与根面的接触，并提供一定的空间，引导具有形成新附着能力的牙周膜细胞优先占领根面，从而在原已暴露于牙周袋内的根面上形成新的牙骨质，并有牙周膜纤维埋入，以形成牙周组织再生的方法。

（一）适应证

1. 骨内袋。

2. 根分叉病变。

3. 局限性牙龈退缩。

（二）手术步骤

1. 常规操作　常规消毒、铺巾、麻醉。

2. 切口　切口的设计应尽量保存牙龈组织，内斜切口切入的位置应在龈缘处，必要时做保留龈乳头切口。

3. 翻瓣　翻起全厚瓣，以充分暴露骨缺损及邻近骨质 3 ～ 4mm 为度。

4. 清创及根面平整　去除袋内所有肉芽组织，彻底刮净根面牙石等刺激物，平整根面。

5. 膜的选择和放置　根据骨缺损的形态选择合适形状的膜，可对膜进行适当修剪，膜放置时应将骨缺损全部覆盖，并超过缺损边缘至少 2 ～ 3mm。

6. 瓣的复位和缝合　瓣应将膜完全覆盖，勿使膜暴露，并避免瓣的张力过大，必要时可做冠向复位。缝合时应首先在龈乳头处做纵向褥式缝合，以保证邻面颊、舌侧瓣的闭合。

7. 使用牙周塞治剂　可使用牙周塞制剂，也可不使用。术后 10 ～ 14 日拆线。

8. 取屏障膜手术　若使用不可吸收性膜，在术后 6 ～ 8 周应做第二次手术将膜取出。注意第二次手术过程中不要损伤新生组织，龈瓣复位时应将创面完全覆盖。

（三）术后护理

1. 术后 1 ～ 2 周预防性全身使用抗生素，控制菌斑，防止感染。

2. 术后 8 周内每 1 ～ 2 周复查一次，简单洁治，清除菌斑。

3. 术前教会患者用软毛牙刷刷牙，术后 2 ～ 3 周后可恢复刷牙和牙间清洁措施。

六、松动牙固定术

牙周病松动牙的固定是通过牙周夹板或其他修复体将一组松动的患牙与相邻的稳固牙齿连接，形成一个咀嚼群体，从而增加对咬合力的承受能力，减轻对每个患牙的负担，使其得到相对平衡，为牙周组织的修复并行使功能创造条件。牙周夹板可分为暂时性固定和永久性固定。这里主要介绍暂时性固定。

（一）适应证

1. 外伤所致的牙齿松动。
2. 牙周常规治疗后炎症已控制，但牙齿仍然松动而影响行使咀嚼功能者。

（二）固定方法

暂时性固定主要采用结扎患牙的方法，可维持数周至数月。常用方法有不锈钢丝"∞"字结扎法、钢丝与光敏树脂联合固定法。

1. 不锈钢丝"∞"字结扎法　取直径 0.17 ～ 0.25mm 的不锈钢丝一段，从中央弯成 U 形，钢丝穿过作为基牙的远中牙间隙，一端在唇面，另一端在舌面，使钢丝位于牙齿接触点和舌隆凸之间。在每个牙间隙处进行颊舌侧钢丝交叉，直至对侧稳固的基牙，如此连续将牙栓联结在一起。

2. 钢丝与光敏树脂联合固定法　该方法是在用不锈钢丝做"∞"字固定的基础上加复合树脂，以起到加固钢丝和美观的作用。但应注意勿使材料充满牙间隙，以免妨碍菌斑控制。

（三）注意事项

1. 因后牙牙冠外形高点近𬌗面，钢丝不易固位，且固定力量不够大，故一般结扎固定法只用于前牙。
2. 在松动牙的两端应有稳定的基牙，一般多选用单尖牙。
3. 结扎应位于舌隆凸和接触区之间，防止钢丝滑入龈下。
4. 操作中应保持牙齿的正常位置，结扎后应检查有无新的咬合创伤，必要时调𬌗。

第三节　口腔局部麻醉

一、口腔常用局麻药物

（一）普鲁卡因

普鲁卡因又称"奴佛卡因"。此药毒性低，性能较稳定，使用最为广泛。常用药物浓度为 2% 溶液，成人一次剂量为 1g。此药有血管扩张作用，使用时需加入血管收缩剂，使局部小血管收缩，延缓吸收，增加药物对神经的作用时间，从而增强麻醉效果。常用的血管收缩剂为肾上腺素，所含浓度以 2% 普鲁卡因 100mL 加 1∶1000 肾上腺素 0.5 ～ 1mL 为宜。但高血压、甲状腺功能亢进、心脏病患者不宜加肾上腺素。有药物过敏史、过敏体质患者可做普鲁卡因皮试。

（二）利多卡因

利多卡因又称"赛罗卡因"，其麻醉强度是普鲁卡因的 2 倍，维持时间也较长，但毒性亦较大，可不加血管收缩剂。常用药物浓度为 0.5%～1% 溶液，最高用量为 0.4g。利多卡因适用于对普鲁卡因及其同类药物有特异性或过敏患者。

（三）丁卡因

丁卡因亦称"地卡因"。此药麻醉作用强，显效快，常用 1% 或 2% 溶液做黏膜表面麻醉。由于该药毒性较大，不宜用于浸润或阻滞麻醉。

（四）布比卡因

布比卡因作用快慢与利多卡因相仿，但持续时间为利多卡因的 2 倍，一般可达 6 小时以上，麻醉强度为利多卡因的 3～4 倍。该药常以 0.5% 的溶液与 1∶200000 肾上腺素共用，特别适合费时较长的手术，术后镇痛时间也较长。

（五）阿替卡因

阿替卡因又称"碧兰麻"，作为口腔科常用的局部麻醉药物，它的成分是加有肾上腺素的盐酸阿替卡因。其主要特点是局部的渗透能力比一般的麻醉药物强，对于一些麻醉效果不理想的牙齿采用碧兰麻进行麻醉，能够收到令人惊奇的效果。另外，该药在牙科急性牙髓炎、修复科备牙时也经常使用。碧兰麻有其专门的注射器具，其适应证与普通麻醉药物相同。

二、局部麻醉方法

（一）表面麻醉

表面麻醉是将药物涂布或喷雾于黏膜表面以麻醉末梢神经的方法，适用于表浅的黏膜下脓肿切开、极松动牙齿的拔除和软腭舌根部位的检查等。

（二）局部浸润麻醉

局部浸润麻醉是指注射麻药于手术区的组织内，利用药物的弥漫、渗透作用，以麻醉神经末梢，使其失去传导痛觉的功能，达到麻醉作用的方法。其适用于拔上颌前牙、双尖牙、下颌前牙，牙槽部手术和口内脓肿切开等（图 14-2）。

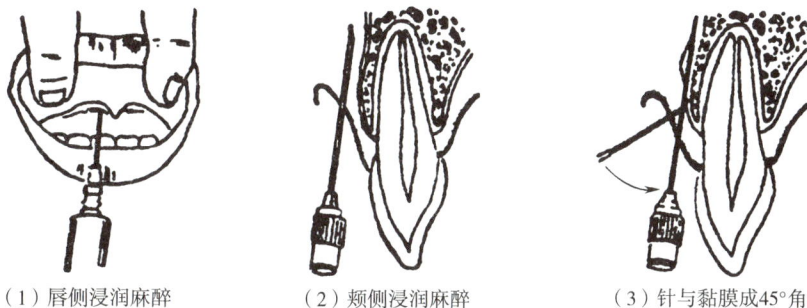

（1）唇侧浸润麻醉　　　　（2）颊侧浸润麻醉　　　　（3）针与黏膜成45°角

图 14-2　局部浸润麻醉

麻醉方法：一般采用4.2cm长的5号注射针头和5号注射器，注射前将局部黏膜揩干，用1%～2%碘酊消毒，无需用酒精脱碘。注射时，以执笔式握住注射器，针头进入注射部位后，按常规回抽无血液时，方可注入麻醉剂。唇（颊）侧注射时，于根尖部近中侧前庭沟处进针，针与黏膜成45°角，待针头到达骨膜，注入麻醉剂1.5～2.0mL。舌（腭）侧注射时，于距牙龈0.5～1.0cm处进针，注射麻醉剂0.5mL。

（三）阻滞麻醉

阻滞麻醉是将麻醉剂注射于神经干周围，使其传导受阻，以麻醉该神经所分布的全部区域的方法。阻滞麻醉具有麻醉范围广、麻醉持续时间长、所需麻药量少、麻醉效果好等优点，是拔牙及口腔颌面部手术最常用的麻醉方法。该法适用于上下颌磨牙的拔除、一次性多个牙齿拔除；特别是当局部有炎症及肿胀不宜做浸润麻醉时，此法尤为适用。常用方法有以下几种：

1. 上颌结节麻醉

（1）麻醉效果：将麻药注射于上颌结节处，以阻滞上牙槽后神经，使同侧上颌第二、第三磨牙及第一磨牙远中颊根和腭根及其颊侧牙龈、黏膜、骨膜、牙周膜、牙槽骨均被麻醉。

（2）麻醉方法：患者取半坐位，稍开口，术者用口镜将口颊向后上方拉开，显露上颌磨牙区前庭沟。在第二磨牙远中颊侧前庭处进针。如为第二磨牙尚未萌出的儿童，则进针点前移一个牙位；对于上颌磨牙已脱落的成年人，以颧牙槽嵴为注射标志，因其位置正对上颌第一磨牙，故可以估计第二、第三磨牙的正确位置。注射针与上牙之咬合平面成45°角，向后上方推进，同时将注射器外转，使针尖沿骨面向后、上、内方向前进，深2～2.5cm即可抵达上牙槽后神经区域，回吸无血，推注麻药2mL（图14-3）。进针过程中始终要保持针尖贴近骨面，不宜刺入过深，以免刺破后上的翼静脉丛，引起深部血肿。若拔除上颌第一磨牙，还需补充颊侧局部浸润麻醉，因为其近中颊侧根是由上牙槽中神经支配的。

2. 腭大孔麻醉

（1）麻醉效果：将麻药注射于腭大孔稍前处，以阻滞腭前神经，使同侧上颌双尖牙及磨牙腭侧牙龈黏膜、骨膜、牙槽骨被麻醉。

（2）麻醉方法：嘱患者大张口，进针点在第二、第三磨牙之间，腭侧龈缘至腭中缝所做连线的中1/3与外1/3交界处。如第三磨牙未萌出，进针点则在第二磨牙腭侧。注射针以对侧口角方向刺入腭黏膜，直达骨面，不需寻找腭大孔，注射麻药量约为0.3mL（图14-4）。注射点不可过于向后，注射量勿过多，否则容易引起咽部压迫感及恶心等症状。

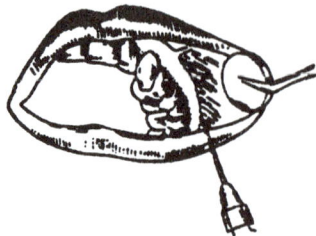

图14-3　上颌结节麻醉　　　　　图14-4　腭大孔麻醉

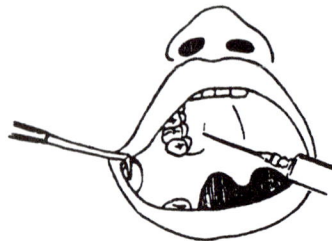

3. 切牙孔麻醉

（1）麻醉效果：将麻药注射于硬腭前方的切牙孔处，使切牙、尖牙腭侧黏膜、骨膜、牙龈、牙槽骨被麻醉。

（2）麻醉方法：将头位调到稍后仰，嘱患者张大口，注射针从侧面刺入切牙乳头基底部，达骨面即为孔之边缘处，推注麻药 0.3mL（图 14-5）。此处龈黏膜紧贴骨面，组织致密，阻力大，故推药宜缓慢，以免压力过大致针头挤脱。

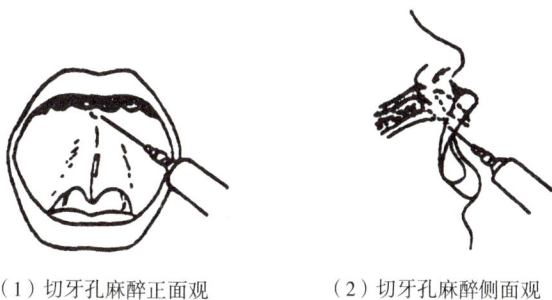

（1）切牙孔麻醉正面观　　　　（2）切牙孔麻醉侧面观

图 14-5　切牙孔麻醉注射针的位置

4. 眶下神经麻醉

（1）麻醉效果：将麻药通过眶下孔注射于眶下管内，以麻醉眶下神经在管内分出的上牙槽中神经、上牙槽前神经和出孔后的末梢支。

（2）麻醉方法：有口内注射法和口外注射法，临床上常用口外注射法。

①口外注射法：眶下孔位于眶下缘中点下方 0.5～1.0cm 处，指压此处有明显的痛感。因眶下孔和管的方向是朝前、内、下，故进针点要选在孔的内下方 1cm 处，亦即鼻翼之上外侧。注射时，左手食指置于眶下缘下方，以示孔之位置，并可防止针头滑过眶缘进入眶内。针尖刺入皮肤后，将针头沿骨面向外上方推进达眶下孔附近，注射 1mL 麻药，局部无痛后，再寻找眶下孔。当突然感到骨面阻力消失时，则表示已进入孔内，继续推进 0.5～0.7cm，回抽无血即可注射麻醉剂 1mL（图 14-6）。

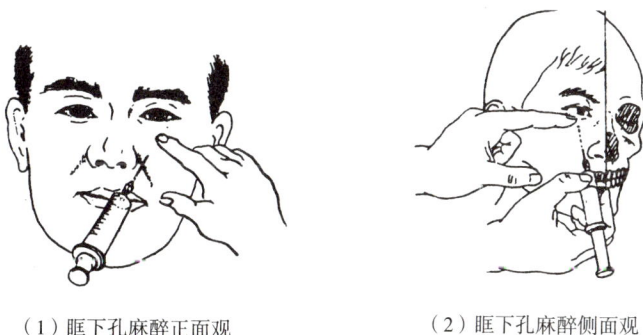

（1）眶下孔麻醉正面观　　　　（2）眶下孔麻醉侧面观

图 14-6　眶下神经麻醉（口外眶下孔注射法）注射针的位置

②口内注射法：患者上下牙合拢，两眼正视前方，瞳孔下方即眶下缘之中点。向前上方牵起上唇，以上颌侧切牙前庭沟处为进针点，针管与中线成 45°角，沿骨面向外上方推进约 2cm，针尖抵达眶下孔区，注射麻药 1mL。左手松开上唇，以食指扪到眶下缘，再向下扪到眶下孔。当针尖在寻找眶下孔时，左手食指即可感知注射针之动向。

5. 下牙槽神经麻醉

（1）麻醉效果：下牙槽神经由下颌骨升支内侧面的下颌孔进入下颌骨，分布于全部下颌牙齿，中途有分支出颏孔，分布于下唇。将麻药注射于下颌孔之上方即可麻醉下牙槽神经。

（2）麻醉方法：嘱患者大张口，头稍仰，使下牙咬合平面与地面平行。术者用口镜将注射侧口角及颊部拉向外侧，显露上下颌磨牙后部之颊脂垫尖及翼下颌皱襞。右手持注射器从对侧口角以水平方向、于翼下颌皱襞外侧之颊脂垫尖处刺入，向后外方进针 2 ～ 2.5cm 深度时可触及骨面。如触到骨面时进针深度不足 2cm，说明针尖抵达之部位过于向前；如达 2.5cm 深度仍未触到骨面，则为过于向后。矫正方法是退针至黏膜下，调整方向，再行进针。回抽无血后，注射麻药 2mL，麻醉下牙槽神经（图 14-7、图 14-8）。

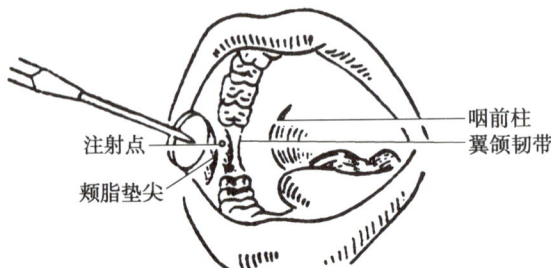

图 14-7 下牙槽神经麻醉口内示意图

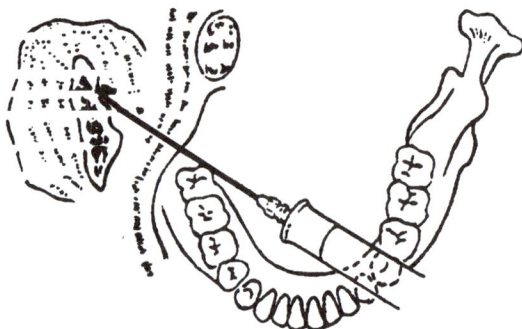

图 14-8 下牙槽神经麻醉口内注射针位置（冠状切面）

6. 舌神经麻醉

（1）麻醉效果：将麻药注射于舌神经干附近，以阻断同侧下颌舌侧牙龈、黏膜、骨膜、口底黏膜及舌前 2/3 感觉。

（2）麻醉方法：在下牙槽神经麻醉注射后，将注射针退出 1cm，注射麻药 1mL，即可麻醉舌神经，或在退出注射针的同时，边退边注射，直到针尖退至黏膜下方。

7. 颊长神经麻醉

（1）麻醉效果：将麻药注射于下颌升支前缘内侧颊神经干附近，以麻醉下颌第二双尖牙以后的颊侧牙龈、黏膜、骨膜和颊部。

（2）麻醉方法：当麻醉下牙槽神经及舌神经之后，针尖退于黏膜下，稍向后外方推进 0.5cm，注射少量麻药即可麻醉颊神经。单独麻醉颊神经时，进针点可选在下颌支前缘，相当于下颌磨牙咬合平面高度处，针尖向后外方向推进 0.5cm，注射麻药 1mL。

三、局部麻醉的并发症

（一）晕厥

1. 临床表现 多在患者害怕手术而精神过于紧张、体弱、失眠、饥饿、疼痛、天气闷热等情况下发生，系神经反射引起的一时性缺血所致。前驱症状有头晕、胸闷、口唇与面色苍白、出冷汗、恶心、脉搏快而细弱、呼吸短促，继则出现心率减慢、血压急剧下降，重者可完全失去知觉。

2. 防治　对于惧怕手术的患者，术前应耐心解释，加以鼓励与安慰，消除其顾虑。在注射过程中，应注意随时观察，如发现患者颜面苍白，说明晕厥发生，应立即停止注射，让患者平卧，头部放低，松开衣扣，保证呼吸通畅，并嗅以氨水或芳香氨酒精以刺激呼吸中枢，一般很快即可恢复。重者可针刺人中或给以氧气吸入，静脉注射高渗葡萄糖液等。晕厥轻者，恢复后可继续拔牙或行其他手术；重者应中止手术。

（二）中毒、过敏、特异质反应

1. 临床表现　中毒为单位时间内血液中麻醉剂浓度过高，超过机体耐受力而造成的毒性反应。过敏即变态反应，有即刻反应和迟发反应两种类型。特异质反应是指极小的剂量即引起类似中毒的严重反应。三者发病机制不同，临床表现相似，发病缓急各异。通常中毒反应较慢，过敏反应稍快，特异质反应最急。轻者表现为烦躁不安、恶心、呕吐、胸闷、寒战、心率加快等；严重者出现发绀、惊厥、神志不清、血压下降，甚至呼吸、循环衰竭而导致死亡。迟发型过敏反应多为唇颊部血管神经性水肿，偶见荨麻疹、药疹等。

2. 防治　普鲁卡因成人一次剂量为1g，利多卡因为0.4g，拔牙麻醉用药量很少，即使误注入血管内亦不至造成中毒。过敏与特异质反应均为机体对少量药物做出的异常反应，临床上虽很少见，一旦发生，后果却相当严重，因此仍需小心。术前要询问病史，有过敏史者可选用其他麻醉剂，如有可疑应先做皮肤敏感试验。注射时，速度放慢，并注意观察，如出现症状，应立即停止注射。反应轻者可按晕厥处理，严重者要及时进行抢救，根据临床表现立即采取镇静、给氧、解痉、升压等针对性抢救措施。

（三）感染

1. 临床表现　注射部位感染乃由于麻醉药液不纯净或变质，注射器械消毒不彻底，或是操作过程中针头污染，将感染源带入组织内而引起。上颌结节或下颌孔注射引起的感染由于部位较深，通常在注射后4～5天才出现明显症状，主要表现为注射区疼痛、肿胀、张口困难等。

2. 防治　注射前要检查麻醉剂和注射器械，口腔卫生差者先清洁口腔。注射时遵守无菌操作原则，针头如触及牙面应立即更换，注射针避免通过感染区。如果发生感染则按炎症处理。

（四）血肿

1. 临床表现　注射过程中刺破血管造成的组织内出血，多见于上颌结节注射时刺破翼静脉丛或眶下管注射时刺伤眶下动、静脉。血肿的表现是局部迅速肿胀，无痛而稍有胀感，浅部者黏膜下或皮下出现紫红色瘀斑，数日后转成黄绿色以至消失。

2. 防治　为减少血管损伤，应正确掌握穿刺点、进针方向及深度，避免反复穿刺。

注射针应当无弯曲，针尖锐利无倒钩。如发现注射区突然肿胀，注射应立即停止，同时施行压迫止血，必要时给予止血药物。出血当天采用局部冷敷，次日改用热敷以促进吸收。

（五）注射针折断

1. 临床表现　麻醉注射过程中造成注射针折断的因素有多种：术者操作不当，如将针头刺入韧带或骨缝，且过分用力；注射中患者突然摆动头位；注射针质量差，缺乏弹性。

2. 防治　注射针消毒前应逐个检查，不合格者予以废弃；术前向患者解释清楚，消除其恐惧情绪，嘱患者配合手术；术中操作要心细、手轻，针头进入组织后，如需转换方向，不可使之过度弯曲。注射针的折断部位多在针头与针体的连接处，因而注射时不要将针头全部刺入组织内，至少应有 1cm 留于组织之外。如果发生折断，立即夹住针头之外露部分将其拔出。如断针完全埋入组织内，则取出较难，可经 X 线摄片定位后行手术取出。嘱咐患者术前勿开闭口运动，以防针头移位。

（六）暂时性面瘫

1. 临床表现　偶见于下颌孔注射之后，系注射部位过深，达到下颌支后缘，使面神经总干发生麻醉所致。注射后数分钟，患者感觉面部活动异常，眼睑不能闭合，口角下垂。

2. 防治　避免此种意外需注意进针深度，注射剂量不宜过大。如已出现面瘫，只要不是直接刺伤神经干，待药物作用消失之后，即可自行恢复，无须做特殊处理。

（七）其他并发症

较深部位的阻滞麻醉注射后，偶有患者主诉注射侧出现复视，甚至视觉模糊或丧失，或者突发剧烈腰痛。此种偶发现象常引起患者及陪同家属的惊慌，一般均可于短时间内自然好转。遇到此类意外，医务人员要镇静并耐心解释，而无须特殊治疗。

第四节　牙与牙槽外科

一、拔牙术

拔牙术为口腔科最常用的治疗技术之一，也是一个最基本的手术。掌握这一技术并不困难，但切勿把它看作非常简单而掉以轻心。因为它不仅能造成局部组织不同程度的损伤，引起出血、肿胀、疼痛等反应，而且可导致不同程度的血压、体温、脉搏的波动。尤其当患者有心血管系统、血液系统等全身疾病时，稍有不慎，即可给患者带来严重后果。

（一）适应证

1. 牙体病　无法修复的龋齿，牙根情况异常不宜做覆盖义齿或桩冠者。

2. 牙周病　Ⅲ度以上松动的牙，牙周骨组织大部分已破坏，反复感染，治疗无效，严重影响咀嚼功能者。

3. 根尖周病　根尖破坏严重，无法用根管治疗、根尖切除等方法治愈的牙。

4. 阻生牙　反复感染或引起邻牙牙根吸收、邻牙龋变者。

5. 滞留乳牙　影响恒牙正常萌出者。若同名恒牙先天缺失，乳牙功能良好可保留。

6. 病灶牙　经常引起颌面部炎症，疑为与全身某些疾病有关的牙，如风湿病、肾炎及眼科一些疾病。

7. 多生牙、错位牙　影响美观、咀嚼功能的牙，以及致软组织创伤、妨碍义齿修复的牙。

8. 外伤牙　牙根折断应拔除，骨折线上的牙拔除与否视具体情况而定，一般应尽量保留，影响骨折愈合者则应及早拔除。

9. 治疗需要 因正畸治疗需减数的牙或义齿修复需拔除的牙；恶性肿瘤进行放射治疗前，为预防严重并发症而需要拔除的牙。

（二）禁忌证

拔牙禁忌证不是绝对的，某些禁忌拔牙的疾病，经过积极治疗，在良好保护下仍可进行拔牙手术。

1. 血液系统疾病 如血友病、血小板减少性紫癜、再生障碍性贫血、白血病等。给患有这些疾病的患者进行拔牙手术，可能引起严重的全身反应，甚至危及生命。条件不具备的单位一般不宜拔牙，如必须拔牙时应慎重对待，术前做好应急措施的准备，如输血、抗感染等。

2. 心脏疾病 一般心脏病、心代偿功能正常者，术前给予镇静剂，可行拔牙术，用利多卡因局麻，禁加肾上腺素。如患者有发绀、颈静脉怒张、呼吸困难、心律不齐等心功能代偿不全症状，不宜行拔牙术。

3. 高血压病 血压高于 180/100mmHg 不宜拔牙。如有高血压病史，但无症状，目前血压低于本人基础血压，可在拔牙前给予适量镇静剂，术中选用利多卡因作为麻醉剂行拔牙术。

4. 糖尿病 一般不行拔牙术，但血糖已控制，在抗生素的保护下可行拔牙术。

5. 孕妇 妊娠 3 个月前、6 个月后不宜拔牙，前者拔牙易流产，后者易早产。经期不宜拔牙，否则易造成拔牙创口代偿性出血。

6. 颌面部急性炎症 急性炎症期是否拔牙应根据具体情况而定。如急性颌骨骨髓炎患牙已松动，拔除患牙有助于建立引流，减少并发症，缩短疗程。复杂阻生牙的拔除，由于创伤大，有可能使炎症扩散，应先控制炎症。但容易拔除的阻生牙，拔除有利于冠周炎症的控制，可在抗生素的控制下拔牙。

7. 严重的慢性病 如肾功能衰竭、活动性肺结核、肝功能损害严重者不宜拔牙。

8. 恶性肿瘤 恶性肿瘤波及牙时，不应单独拔牙，以免引起肿瘤扩散。此时牙的摘除应与肿瘤根治术一并进行。

9. 甲状腺功能亢进 未经治疗的甲亢患者禁忌拔牙手术。如必须拔牙，则应在治疗后，使脉搏不超过 100 次 / 分。注意局麻药中不加肾上腺素。

（三）术前准备

1. 对患者进行耐心的解释，消除顾虑。

2. 细心核对牙位、数目，估计手术难度，并做常规洗手消毒。

3. 患者取坐位。拔上颌牙时，患者头稍后仰，上牙面与地平面成 45°角。上颌与术者肩部在同一高度。拔下颌牙时，应使患者下牙面与地平面平行，下颌与术者肘关节在同一高度或略低。

4. 手术前嘱患者反复漱口，如牙结石多，应先进行洁牙。口腔卫生不好的患者，应先用 3% 过氧化氢棉球擦洗牙齿，然后漱净，或用 1∶5000 高锰酸钾溶液冲洗术区，后用 1%～2% 碘酊消毒拔牙区。复杂的拔牙手术需切开缝合者，要用 75% 乙醇消毒口周及面部下 1/3 的皮肤，在颈前和胸前铺孔巾。

5. 准备拔牙器械。常用拔牙器械有牙钳、牙挺、牙龈分离器、刮匙、手术刀、骨凿、骨锉、骨锤、咬骨钳及缝合器械，所有器械均应严格消毒备用。

（四）操作步骤

常规消毒，核对牙位后施行麻醉，应仔细观察患者反应，不可离开，麻醉显效后，按步骤拔除患牙。

1. 分离牙龈　消毒牙龈缘，用牙龈分离器或探针，紧贴牙面插入龈沟内直达牙槽嵴，先分离唇颊和舌侧，然后再分离邻面，分离牙龈应彻底。

2. 挺松牙齿　将牙挺的刃插入牙的近中根与牙槽嵴之间，挺刃内侧面紧贴牙根面，以牙槽嵴为支点，然后使用旋转、楔入、撬动的力量，逐步使牙松动移位。

3. 安放牙钳　预选好牙钳，正确握持，钳喙的长轴与牙的长轴平行。安放时钳喙分别沿牙的唇（颊）侧及舌（腭）侧插入，直达牙颈部，使牙钳紧紧夹住患牙。

4. 拔除患牙　安放好牙钳，夹紧患牙后，分别使用摇动、扭转和牵引力量，使牙齿松动，脱出牙槽窝。手术的同时术者应运用左手保护，以免牙钳伤及患者对殆牙。

（五）术后处理

1. 检查拔除的患牙是否完整，有无断根，如发现有断根应拔除。

2. 刮净牙槽窝，清除碎牙片、骨片、炎性肉芽组织，然后覆盖纱布，用拇指、食指挤压牙槽骨复位，使其恢复到原来的大小，减少术后出血，加速创口愈合。

3. 如有过高的牙槽骨间隔，或突出的牙槽骨嵴，应用咬骨钳咬平修整，以利于创口的愈合和以后的义齿修复。

4. 对切开、翻瓣拔牙或牙龈撕裂者均应进行牙龈对位缝合，防止出血。一般拔牙创面不需进行缝合。

5. 在拔牙创面上放置消毒的纱布棉卷，嘱患者咬紧，半小时后吐出，可防止出血，加速血块凝结。

（六）注意事项

拔牙后当日不能漱口，术后 1 ～ 2 小时血凝块凝结完好，麻醉感消失后可进软食，避免用患侧嚼食物。拔牙当天可能有少量渗血，属正常现象，嘱患者勿恐慌。若疼痛不止并有加重的情况，应及时复诊。

拔牙后一般可以不给予抗生素。如果是急性炎症期拔牙或阻生牙拔除，可在手术前、后给予抗生素预防感染。

（七）各类牙的拔除特点

1. 上颌前牙　上颌前牙均为单根，根较直，呈圆锥形，唇侧骨壁较薄。拔除时向唇腭侧摇动或旋转使患牙脱臼，沿牙长轴线牵引拔出。

2. 上颌尖牙　上颌尖牙牙根粗壮且长，比较牢固，唇侧骨板较薄。拔除时要向唇腭侧反复摇动，再加用旋转力量并向前下方牵拉拔出。其用力虽较大，但不能施用暴力，否则亦致唇侧骨板折裂，影响创口愈合。

3. 上颌前磨牙　为扁根，根周骨质致密，有半数的第一双尖牙有分根现象。拔牙时应先向颊腭侧慢慢摇动，后沿牙长轴向颊侧方向牵引拔出。此牙根扁，不宜扭转，以免造成断根。

4. 上颌第一和第二磨牙　上颌磨牙为三个根，颊侧两根较小，腭侧一根粗而长，尤其第一磨牙根分叉大，周围骨质较厚，非常坚固，拔除困难。上颌第二磨牙虽分三个根，但根较短，根分叉较小。拔牙时先将牙挺松，做颊腭侧摇动使之脱位，向颊侧顺牙齿的长轴线牵引拔出。上颌第一、第二磨牙的拔除不能用旋转力，以避免牙根折断。

5. 上颌第三磨牙　牙根变异大，多为融合根，根向远中弯曲，远中骨质疏松，阻力较小。操作时可先挺松，再顺远中颊侧向下牵引拔出。拔牙时应防止用力过猛发生根折。一旦根折，取出困难，应尽量避免。

6. 下颌前牙　切牙根短、细且扁平，牙槽骨壁也较薄，单尖牙根较粗大，都为单根。拔时做唇向侧摇动，松动后向上向外牵引而出，注意切勿用力过猛，以免伤及上颌前牙。

7. 下颌前磨牙　均为锥形单根，牙根较长而细，用力不当易折断。先用牙挺挺松，再用牙钳向颊侧牵引拔出。

8. 下颌第一和第二磨牙　下颌第一、第二磨牙大多为两个扁平根，根尖弯向远中，有时见远中根分为两根者，其牙四周骨壁坚实，颊侧有外斜线增厚。拔除时阻力大，应先挺松患牙，用钳伸入牙颈部由舌至颊侧摇动后向上牵引拔出。

9. 下颌第三磨牙　下颌第三磨牙的生长位置、方向、牙根形态变异较大。正位和颊向错位的下颌第三磨牙较易拔除，阻生牙则较难拔除。

（八）阻生牙拔除法

阻生牙常见于下颌第三磨牙，不能正常萌出，反复引起冠周炎，牙体本身龋坏，或有根尖病变及埋伏骨内压迫下牙槽神经出现症状者，必须拔除。

1. 挺出法　适用于垂直、近中及远中倾斜阻生，利用牙挺撬动力将牙挺出，低位阻生有时需凿除有阻碍的骨壁才能挺出。

2. 劈开拔除法　适用于近中阻生、水平阻生、邻牙或牙槽骨有阻碍者。临床由于阻生牙的类型不同，采用的劈开方法也有不同（图14-9）。如近中倾斜阻生牙，其近中部分受阻，常采用近中牙冠劈开法；如牙为两根、根分叉大，可采用纵劈法。为减轻患者痛苦及恐惧，现多为专门的牙体切割代替劈开拔除。

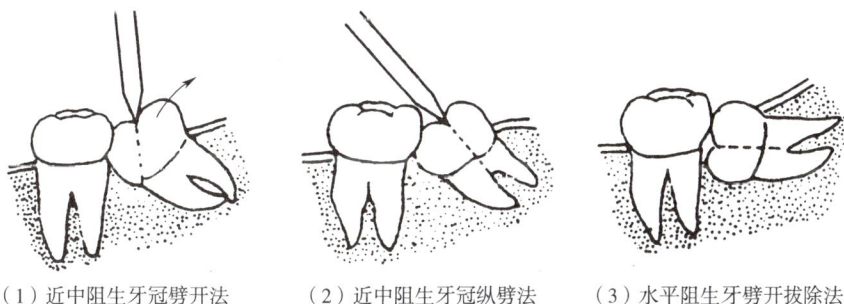

（1）近中阻生牙冠劈开法　　（2）近中阻生牙冠纵劈法　　（3）水平阻生牙劈开拔除法

图 14-9　各种阻生牙的劈开法

（九）牙根拔除法

凡在拔牙时折断而残留的牙根，原则上都应拔除。但根尖无炎症病变的小断根可以不拔。取断根手术复杂，造成的损伤较大，年老体弱不能坚持者可不拔除。

1. 牙挺拔除法　利用根尖挺喙薄而窄的特点，从断根高的一侧插入，利用楔入、旋转、撬动力量将牙根挺出。

2. 翻瓣凿骨取根法　适用于死髓牙根，根端肥大，用其他方法不易拔除阻生牙者。先在颊侧牙龈做一梯形切口，翻开牙龈骨膜瓣，凿去骨壁，用牙挺挺出残根，并彻底清洗创口，刮去肉芽组织和碎骨片，将黏骨膜瓣复位缝合，小纱布卷压迫止血。

（十）常见并发症及处理

1. 术中并发症及防治

（1）邻牙损伤：由于使用牙钳、牙挺不当，或术者用力过猛失去控制所致。

防治：应严格遵守操作规程，使用牙挺时不能以邻牙为支点，安放牙钳必须遵循钳喙与牙长轴一致的原则，控制用力，同时注意左手的保护。

（2）牙龈撕裂：因分离不彻底、牙钳安放不当损坏牙龈，或牙挺支点选择不好滑脱而损坏牙龈或软组织。

防治：拔牙前牙龈分离要彻底，牙钳要紧贴牙面延伸至牙颈部，勿夹至牙龈。如发生牙龈撕裂，应根据情况进行缝合。

（3）牙槽骨损伤：多见于尖牙或上颌第一或第三磨牙拔除时。常因牙形态异常、牙根和牙槽骨粘连，术者用力过猛所致。

防治：用钳拔牙时，应该逐渐摇动以扩大牙槽窝而不要突然使用暴力。下颌第三磨牙在劈冠和使用牙挺时，不可剧烈地锤击或挺撬，应谨慎操作。若已发现折裂，小骨片可与牙一并去除，大骨片与牙龈相连应复位缝合。

（4）上颌窦贯通：上颌第二前磨牙、第一和第二磨牙的牙根与窦底仅有很薄的骨板或无骨板相隔，在拔除残根时，牙挺用力不当，易将断根推入上颌窦。

防治：在拔除残根视野不清时不可盲目向里挺，应从牙根与牙槽间隙向外挺。若没有间隙，可去除部分骨质。若是细小残根，可不必取出。一旦残根进入上颌窦内，应行上颌窦根治术取出。

2. 术后并发症及防治

（1）出血：拔牙后半小时仍有较多新鲜渗血者，应查明原因，多为局部因素，如炎症期拔牙，牙龈撕裂，牙槽窝内残留肉芽组织、碎骨片，或牙槽窝内小血管破裂等。

防治：查明原因对症处理。局部出血一般可在牙槽窝内放置明胶海绵、止血粉等用纱卷加压咬。若仍不能止血，则用碘仿纱条填塞牙槽窝 2 ~ 3 日后逐步取出。如牙龈撕裂，应缝合止血。若因全身因素出血，应查明原因，请内科医师合作进行全身治疗。

（2）感染：多因创口异物和炎性肉芽组织的残留引起，表现为创口经久不愈、慢性溢脓、肉芽组织增生、周围牙龈红肿等。

防治：拔牙后行常规刮净牙槽窝，特别是有根尖炎症的患者更应彻底刮净。局部清创刮治，清洁创面，配合抗生素治疗。

（3）干槽症：干槽症实为牙槽窝骨板感染，下颌智齿阻生拔除后多见，可能是由于手术时间过长、创伤过大、创口暴露时间过长、消毒不严创口感染、局部供血不足、患者全身抵抗力差所致。表现为拔牙后 3 ~ 4 日手术区有持续性疼痛并向耳颞部放射，有时可出现低热、全身不适。牙槽窝无凝血块，骨壁有灰白色假膜，触痛明显，有臭味。

防治：手术过程中严格遵守无菌原则，刮净牙槽窝，减少手术创伤，缩小创面，消除残留感染灶，减少骨面暴露，保护好牙槽窝内凝血块。一旦发生干槽症，在局麻下行牙槽窝清创术，并用3%过氧化氢溶液，1∶5000高锰酸钾液冲洗清洁，用碘仿纱条或抗生素明胶海绵填塞，严密缝合，7～10日后取出纱条。全身应用抗生素治疗。

（4）下牙槽神经损伤：下牙槽神经损伤多见于下颌阻生智齿拔除后。因为阻生智齿尤其低位者，根尖距下颌管甚近，掏取根时如果根尖移位于下颌管内，或使用牙挺反复撬动弯曲的根尖均可损伤下牙槽神经。

防治：拔除下颌低位阻生智齿时，应想到有损伤下牙槽神经之可能而注意避免。折断而无病变的根尖，取出困难者可不取。下牙槽神经损伤后，多数病例在数月内可自行恢复；少数难恢复者，可采用针刺、理疗、注射维生素 B_{12} 等。

二、切开引流术

外科引流是指将渗出液、坏死组织或其他异常增多的液体，通过引流管或者引流条导出体外的技术。当炎性病灶已化脓并形成脓肿，或脓肿已自溃而引流不畅时，应进行切开引流术或扩大引流术。外科引流应遵循以下四个基本原则：通畅彻底，对组织损伤或者干扰最小，顺应解剖和生理要求，确定病原菌。

（一）引流的分类

1. 被动引流　主要靠吸附作用或重力作用而起到引流效果。

2. 主动引流　为借助外力作用的引流，如负压封闭式引流。

3. 治疗性引流　对已存在的病变通过引流进行治疗（如脓肿切开引流）。

4. 预防性引流　为防止体液积聚或感染的引流，同时有利于术后观察并发症的发生。

（二）常用引流方法

根据脓肿的位置、深浅及脓腔的大小，可以选用不同的引流方法。

1. 片状引流　引流物由废橡皮手套剪成条状制成。

2. 纱条引流　多用特制的油纱条和碘仿纱条作为引流物。

3. 管状引流　由普通细橡皮管或导尿管剪成而进行引流。管状引流具有引流作用强和便于冲洗，以及可注药的特点。

4. 负压引流　利用细塑料管或橡皮管在创口旁另戳创引出，接于吸引器、吸引球或胃肠减压器上，使创口产生负压，从而达到负压引流的目的。

（三）适应证

1. 局部疼痛加重，并呈搏动性跳痛；炎症肿胀明显，皮肤表面紧张、发红、光亮；触诊时有明显压痛点、波动感，呈凹陷性水肿；或深部脓肿经穿刺或有脓液抽出者。

2. 口腔颌面部急性化脓性炎症，经抗生素控制感染无效，同时出现明显的全身中毒症状者。

3. 颌周蜂窝织炎（包括腐败坏死性）。如炎症已累及多间隙，出现呼吸困难及吞咽困难者，都可以早期切开减压，能迅速缓解呼吸困难及防止炎症继续扩散。

4. 结核性淋巴结炎，经局部及全身抗结核治疗无效，皮肤发红、已经自溃的寒性脓肿，必要时也可行切开引流术。

　　一般情况下，为达到体位自然引流的目的，切口位置应在脓腔的低位，以使引流道短、通畅、容易维持。切口尽可能选择在愈合后瘢痕隐蔽的位置，一般首选经口内引流，颜面脓肿应顺皮纹方向切开，勿损伤重要解剖结构，如面神经、血管、唾液腺导管等。切开至黏膜下或皮下即可，按脓肿位置用血管钳直达脓腔后再用钝分离扩大创口，以保证引流通畅。手术操作应准确轻柔。颜面部危险三角区的脓肿切开后，严禁挤压，以防感染向颅内扩散。

　　引流装置为异物，在达到引流目的后应尽早去除，多在 24 ～ 48 小时后取出；脓肿或无效腔的引流装置应放置至脓液或者渗出液完全消除为止。负压引流一般在 24 小时内引流量少于 20 ～ 30mL 时去除。引流期间需每日更换敷料 1 ～ 2 次。

三、清创缝合术

　　在患者受到口腔颌面部损伤时，首先应该检查患者全身情况。在全身情况允许或经过急救后全身情况好转，条件具备后，应立即对局部创口进行早期外科处理。清创术是预防创口感染和促进组织愈合的基本方法。在条件允许的情况下，清创术应在 6 ～ 8 小时内进行。

　　清创术主要分以下步骤。

（一）冲洗创口

　　在伤后 6 ～ 12 小时内，细菌尚未大量繁殖，容易通过机械冲洗清除。术前先选用消毒纱布盖住创口，用大量外用盐水冲洗创口周围皮肤，确认皮肤清洁后局部麻醉表面，用大量生理盐水和 1% 过氧化氢溶液交替冲洗创口，同时用纱布反复蘸擦创面，清除创口内的细菌、泥沙、组织碎片和异物。

（二）清理创口

　　创口清理完成后，开始清创。除确已坏死的组织外，应尽可能保留受伤组织，一般仅将创缘略加修整即可。尤其对唇、舌、鼻、耳及眼睑等重要部位的撕裂伤，即使大部分游离或完全离体，只要没有感染和坏死，也应尽量保留，争取缝回原位。清理创口时可用刮匙、刀尖或止血钳去除嵌入组织内的异物。颌面部重要结构较多，清创时应注意探查有无面神经损伤、缺损，腮腺导管损伤以及骨折发生，防止漏诊。

（三）缝合

　　由于颌面部血运丰富，组织再生能力强，在伤后 24 ～ 48 小时以内均可在清创后严密缝合。甚至超过 48 小时，只要创口没有明显化脓感染或组织坏死，在充分清创后仍可以做严密缝合。

　　缝合时应注意以下问题：

　　1. 对估计有可能发生感染者，可在创口内放置引流物。已发生明显感染的创口不应做初期缝合，可采取局部湿敷，待感染控制后再行处理。

　　2. 缝合创口时，要先关闭与口、鼻腔和上颌窦等窦腔相通的创口。

　　3. 对裸露的骨面应争取用软组织覆盖。

　　4. 创口较深者要分层缝合，消灭死腔。

　　5. 面部皮肤的缝合要用小针细线，创缘要对位平整，缝合后创缘要略外翻。尤其在唇、鼻、眼睑等部位，更要细致地缝合。

四、植牙术

植牙术是恢复咀嚼、语音功能与面容的有效方法，包括牙再植术、牙移植术和牙种植术三类。牙再植术又分为即刻再植和延期再植；牙移植术有自体牙移植和异体牙移植；牙种植术是指将人工材料制作的牙根种植在牙槽骨内的手术。

（一）牙再植术

牙再植术是术者将因外伤或其他原因所致已完全脱位的牙经处理后，再植入原来的牙槽窝内，以恢复其功能的方法。一般来说，患者年龄越小，再植后效果越好；年龄越大，因再生能力越差，其再植后的失败率相对较高。临床上牙再植术分为即刻再植和延期再植两种，后者极少应用。这里主要介绍即刻再植。

1. 适应证

（1）外伤脱位的牙应即刻再植，如离体并污染的牙，经处理后方可再植，但应要求牙周情况良好。如脱位牙已有牙体缺损，或广泛龋坏，则不宜再植。

（2）位置不正的扭转牙，如无正畸条件者，也可行再植矫正，但只限于单个牙、单根牙，而且邻牙健在，再植牙牙体、牙周及根尖周情况良好者。

（3）误拔的健康牙，应立即再植。

（4）因患牙根管阻塞、侧穿、根尖病变较大、根管过度弯曲、牙髓治疗困难者，可将该牙拔除，经处理后再植。

2. 操作步骤

（1）牙的处理：在无菌条件下进行。自抗生素液中取出牙，用温生理盐水棉条保护，彻底清除根面上的异物，小心保护牙周膜。根尖发育未完成、根尖呈喇叭口状，或牙根有乳头附着者，不做牙髓处理；根尖如已发育完成，则需行牙髓切除及充填，以备植入。新鲜离体牙应缩短离体时间，最好在半小时内完成再植，以便争取牙周膜康复。

（2）受植区的处理：彻底清理牙槽窝，去尽异物、凝血块，牙槽骨复位，缝合撕裂的牙龈。注意保护牙周膜。扭转牙再植矫正者，需根据再植方向及牙根形态做牙槽窝修整。最后填入盐水棉条，压迫止血。

（3）植牙：将准备好的牙按一定方向植入，令患者做正中咬合，使牙完全复位。如复位有困难，应检查牙槽窝，并轻轻叩击；如系扭转牙再植，应去除阻挡骨壁；若阻力在根端，根尖已发育完全者，可做少许根尖切除。最后严密缝合龈缘。

（4）固定与调𬌗：为防止咬合创伤和负担过大，可选择牙弓夹板固定、不锈钢丝结扎固定、尼龙丝加釉质黏结剂固定等。固定后再检查咬合，磨改，使再植牙在咬合中无接触为宜。

3. 术后注意事项 术后应给予抗生素预防感染，保持口腔清洁，并嘱患者进流食、半流食、软食，暂勿用再植牙切咬、咀嚼。4周后拆除固定物。

4. 再植牙的愈合与预后

（1）再植牙的愈合：再植牙的愈合以牙周膜愈合效果最好，即附着在牙根上和牙槽壁上的断裂牙周膜发生一期愈合，使牙周组织基本恢复到较正常的解剖生理形态。其次为骨性愈合，即牙槽骨和牙根面形成骨性粘连愈合。效果最差者为纤维愈合，即牙槽骨和牙根间仅为纤维粘连。

（2）预后：对再植牙成功的判断标准尚无统一意见，但一般认为，如再植术后牙功能正常、牙龈附着正常、行使功能达 5 年以上者，即为成功。但大多数的再植牙于数年后，牙根逐渐被吸收而松动、脱落，因此如何能使再植牙行使功能时间更长，仍是目前学者们研究的重要课题。近来有报道可同时采用牙内、骨内种植体，或局部加入骨形成蛋白，以提高其成功率。

（二）牙移植术

牙移植术临床上分为自体牙移植术和异体牙移植术两大类。自体牙移植术是将自身牙根未发育完成的牙完整地摘出，移植于自身其他的缺牙部位。异体牙移植术是将某一个体因治疗需要拔除的健康牙，移植到另一个体的牙槽窝内。这里主要介绍自体牙移植术。

1. 适应证　临床上应用最多的是将牙根尚未完全形成的下颌第三磨牙移植到因病损而缺失的下颌第一磨牙处。该方法适用于 18 岁左右的年轻人，因此时患者下颌第三磨牙牙根尚未发育完全，移植后效果最好。同时还要求受植区应无急性炎症存在，移植牙应与原受植区牙形态基本一致。

2. 操作步骤

（1）准备受植区：包括拔除病牙、刮除牙槽窝内炎性肉芽组织和修整牙槽窝，使移植后置入牙面稍低于邻牙面，术中应尽量避免对牙槽骨壁的过多损伤。牙槽窝预备完成后，再用生理盐水冲洗，置抗生素盐水纱布于创面，以备移植。

（2）拔除移植牙：手术应仔细，注意保护包裹移植牙的牙囊和附着于尚未完全形成的根尖上的乳头。如牙已部分萌出，还应注意保护牙周膜。

（3）移植牙植入并固定：移植牙植入后，移植牙平面应稍低于邻牙面，并应保证移植牙的根尖不受压，以免影响牙根的发育。此时可用不锈钢丝做移植牙近、远中邻牙的"∞"字栓丝结扎固定，或用预成的自凝塑胶夹板固定，固定时间 4 ～ 6 周。

3. 术后注意事项　同牙再植术。

4. 愈合　如病例选择适当，自体牙移植的愈合与预后一般都较好，愈合多为牙周膜愈合。有文献报道，其 5 年成功率在 50% 以上，10 年成功率为 44%。

（三）牙种植术

牙种植术是将人工牙植入牙槽骨内的手术，是口腔医学与工程技术相互渗透、高度综合发展而成的技术。它是通过口腔和颌面部硬组织内植入种植体以支持和修复缺损组织，恢复其形态和功能的技术。人工种植牙是由种植体和种植体支持的上部义齿部分组成的特殊修复体。它具有固位好、不损伤天然邻牙、无异物感、美观自然等优点，已被公认为缺牙的首选修复方式。

1. 植入材料

（1）临床对种植材料的要求：种植成功的关键之一是植入材料。作为医用植入人体的材料，其首选条件就是对机体要有良好的亲和性和安全性。因此，良好的种植材料应是在植入后机体无不良反应，且有高度的骨适应性，并能与龈缘紧密附着，如植入后对组织无毒害、无刺激、无致癌、无突变作用，植入体本身无降解作用。此外，种植材料要求生物稳定性好，物理、化学性能稳定，并有一定的抗压强度和弹性。

（2）材料种类

①金属与合金类：目前较常用的有钛、钴－铬－钼合金和不锈钢等。

②高分子聚合物类：常用的是高分子聚合物，因其聚合残余单体及一些添加剂对组织有害及易老化，现已很少应用。

③陶瓷类：常用氧化陶瓷，如单晶及多晶氧化铝、羟基磷灰石陶瓷等。

④碳素类：这类材料有玻璃碳、热解碳等。

2. 牙种植术的适应证与禁忌证

（1）适应证

①患者身体健康，缺失牙部位牙槽嵴有一定的高度和宽度者。

②牙缺失后不习惯戴用可摘局部义齿，或不愿多切磨牙体组织做固定义齿者。

③全口牙缺失，牙槽嵴吸收严重，传统全口义齿修复效果不佳者。

（2）禁忌证

①有全身其他疾病，如血液病、糖尿病、肾病、甲状腺功能减退或亢进、内分泌功能障碍、精神病等。

②颌骨有囊肿、骨髓炎、肿瘤等病变者。

③有严重的错𬌗、夜磨牙症、紧咬等不良习惯者。

④因严重牙周病致骨质疏松和有持续性骨吸收者。

⑤缺失牙间隙过小、牙间距离过短者。

⑥因年龄太大，骨功能活动差，不宜接受人工牙种植者。

3. 种植牙的愈合　一个成功的种植牙必须有良好的牙龈和骨的结合。牙龈与种植体颈部粘连紧密，没有通向牙槽骨的盲袋，形成封闭的袖口。骨界面呈种植体与骨直接结合，而无纤维结缔组织。如此能正常行使功能 5 年以上，且不松动，应视为成功。

附　篇

临床常用方剂

一　画

一贯煎（《柳州医话》）　北沙参　麦冬　当归　生地黄　枸杞　川楝子

二　画

二陈汤（《太平惠民和剂局方》）　半夏　陈皮　茯苓　甘草

二妙丸（《丹溪心法》）　炒苍术　炒黄柏

十全大补汤（《太平惠民和剂局方》）　党参　白术　茯苓　炙甘草　熟地黄　当归　川芎　白芍　黄芪　肉桂

七三丹（《中医耳鼻喉科学》）　熟石膏　红升丹

七厘散（《良方集腋》）　血竭　麝香　冰片　乳香　没药　红花　朱砂　儿茶

八珍汤（《正体类要》）　人参　白术　茯苓　当归　川芎　白芍药　熟地黄　甘草

九一丹（《医宗金鉴》）　熟石膏　红升丹

三　画

三仁汤（《温病条辨》）　杏仁　飞滑石　白通草　白蔻仁　竹叶　厚朴　生薏苡仁　半夏

三仙丹（《疡医大全》）　火硝　白矾　水银

大补阴丸（《丹溪心法》）　黄柏　知母　熟地黄　龟甲

小蓟散（《外科证治全书》）　小蓟　百草霜　蒲黄　香附

川芎茶调散（《太平惠民和剂局方》）　川芎　荆芥　白芷　羌活　甘草　细辛　防风　薄荷

四　画

五味消毒饮（《医宗金鉴》）　金银花　野菊花　蒲公英　紫花地丁　天葵子

贝母瓜蒌散（《医学心悟》）　贝母　瓜蒌　天花粉　茯苓　橘红　桔梗

牛蒡解肌汤（《疡科心得集》）　牛蒡子　薄荷　荆芥　连翘　栀子　牡丹皮　石斛　玄参　夏枯草

化虫丸（《医方集解》）　鹤虱　胡粉　苦楝根　槟榔　芜荑　使君子　枯矾

丹栀逍遥散（《妇人良方》）　炙甘草　当归　芍药　茯苓　炒白术　柴胡　牡丹皮　栀子

六君子汤（《妇人良方》）　人参　白术　茯苓　甘草　陈皮　半夏

六味地黄丸（汤）（《小儿药证直诀》）　熟地黄　山茱萸　怀山药　泽泻　牡丹皮　茯苓

双解通圣散（《医宗金鉴》）防风 荆芥 当归 白芍 连翘 白术 川芎 薄荷 麻黄 栀子 黄芩 石膏 桔梗 甘草 滑石

五　画

玉女煎（《景岳全书》）石膏 熟地黄 麦冬 知母 牛膝

玉露膏（《中医耳鼻喉科学》）芙蓉叶细末 凡士林

左归丸（《景岳全书》）熟地黄 山药 枸杞子 山茱萸 川牛膝 菟丝子 鹿角胶 龟甲胶

左归饮（《景岳全书》）熟地黄 山药 枸杞子 炙甘草 茯苓 山茱萸

右归丸（《景岳全书》）熟地黄 山药 山茱萸 枸杞子 菟丝子 鹿角胶 杜仲 肉桂 当归 制附子

龙胆泻肝汤（《医宗金鉴》）龙胆 栀子 黄芩 泽泻 木通 车前子 当归 柴胡 生地黄 生甘草

平胃散（《太平惠民和剂局方》）苍术 厚朴 陈皮 炒甘草

归脾汤（《济生方》）白术 茯神 黄芪 人参 龙眼肉 酸枣仁 木香 甘草 当归 远志 生姜 大枣

四妙散（《外科精要》）炙黄芪 当归 金银花 炙甘草

四物汤（《太平惠民和剂局方》）熟地黄 白芍 当归 川芎

四君子汤（《太平惠民和剂局方》）人参 白术 茯苓 甘草

四物消风散（《外科证治全书》）生地黄 赤芍 当归 川芎 荆芥 蝉蜕 薄荷 柴胡 黄芩 甘草

生肌玉红膏（《外科正宗》）当归 白芷 白蜡 轻粉 甘草 紫草 血竭 麻油

仙方活命饮（《妇人良方》）白芷 贝母 防风 赤芍 当归尾 甘草节 皂角刺 穿山甲（现用代用品，下同）天花粉 乳香 没药 金银花 陈皮

白塞方（《中医外科学》）制附子 肉桂 半夏 党参 白术 干姜 茯苓 三棱 莪术 当归尾 赤芍 红花 甘草

加味二陈汤（《医宗金鉴》）半夏 陈皮 茯苓 甘草 黄芩 黄连 薄荷 生姜

加味四苓散（《中医耳鼻喉科学》）茯苓 猪苓 泽泻 白术 厚朴 陈皮

加味导赤散（《中医耳鼻喉科学》）生地黄 木通 淡竹叶 甘草 黄连 黄芩 金银花 连翘 牛蒡子 玄参 桔梗 薄荷

圣愈汤（《医宗金鉴》）熟地黄 白芍 川芎 人参 当归 黄芪

六　画

托里消毒散（《外科正宗》）人参 白术 甘草 当归 川芎 白芍 金银花 白芷 桔梗 黄芪 皂角刺 茯苓

地黄饮子（《圣济总录》）熟地黄 巴戟天 山茱萸 石斛 肉苁蓉 附子 五味子 肉桂 白茯苓 麦门冬 菖蒲 远志 生姜 大枣

西瓜霜（《疡医大全》）西瓜 冰片

百合固金汤（《医方集解》）生地黄 熟地黄 麦冬 百合 芍药 当归 贝母 玄参 桔梗 生甘草

当归补血汤（《内外伤辨惑论》） 黄芪 当归

冲和膏（《外科正宗》） 紫荆皮 独活 赤芍 白芷 石菖蒲

冰硼散（《外科正宗》） 玄明粉 朱砂 硼砂 冰片

导赤散（《小儿药证直诀》） 生地黄 木通 生甘草 竹叶

导痰汤（《妇人良方》） 半夏 南星 枳实 茯苓 橘红 甘草 生姜

阳和汤（《外科全生集》） 熟地黄 白芥子 鹿角胶 姜炭 麻黄 肉桂 生甘草

阳和解凝膏（《外科正宗》） 鲜牛蒡子、根、叶、梗 鲜白凤仙梗 川芎 附子 桂枝 大黄 当归 肉桂 草乌 地龙 僵蚕 赤芍 白芷 白蔹 白及 乳香 没药 续断 防风 荆芥 五灵脂 木香 香橼 陈皮 菜油 苏合油 麝香 黄丹

如意金黄散（《外科正宗》） 天花粉 黄柏 大黄 姜黄 白芷 厚朴 陈皮 甘草 苍术 胆南星

红油膏（《中医外科学》） 九二丹 东丹 凡士林

七 画

苏叶散（《冰玉堂验方》） 紫苏叶 防风 桂枝 生姜 甘草

杞菊地黄汤（《医级》） 熟地黄 山萸肉 怀山药 茯苓 泽泻 牡丹皮 枸杞 菊花

杨梅一剂散（《外科大成》） 麻黄 大黄 威灵仙 金银花 羌活 白芷 蝉蜕 皂角刺 穿山甲 防风 山羊肉

连翘败毒散（《伤寒全生集》） 连翘 栀子 羌活 玄参 薄荷 防风 柴胡 桔梗 升麻 川芎 当归 黄芩 芍药 牛蒡子

沙参麦冬汤（《温病条辨》） 沙参 玉竹 生甘草 冬桑叶 生扁豆 天花粉 麦冬

补中益气汤（《东垣十书》） 黄芪 人参 白术 陈皮 炙甘草 当归 升麻 柴胡

补阳还五汤（《医林改错》） 当归尾 川芎 黄芪 桃仁 地龙 赤芍 红花

附桂八味丸（《金匮要略》） 附片 肉桂 熟地黄 山药 山茱萸 泽泻 牡丹皮 茯苓

八 画

青黛散（《杂病源流犀烛》） 黄连 黄柏 牙硝 青黛 朱砂 雄黄 牛黄 硼砂 冰片 薄荷

青吹口散（《包氏喉症家宝》） 煅石膏 煅人中白 青黛 薄荷 黄柏 黄连 煅月石 冰片

枇杷清肺饮（《医宗金鉴》） 枇杷叶 桑白皮 黄芩 夏枯草 连翘 金银花 海浮石 甘草

虎潜丸（《丹溪心法》） 黄柏 龟甲 知母 熟地黄 陈皮 白芍 锁阳 干姜 虎骨（犬骨代替）

知柏地黄汤（丸）（《医宗金鉴》） 山茱萸 怀山药 茯苓 泽泻 牡丹皮 熟地黄 知母 黄柏

和营止痛汤（《伤科补要》） 赤芍 当归尾 川芎 苏木 陈皮 桃仁 续断 乌药 乳香 没药 木通 甘草

金匮肾气丸（《金匮要略》） 干地黄 山茱萸 山药 泽泻 茯苓 牡丹皮 桂枝 附子

泻心汤（《金匮要略》） 大黄 黄连 黄芩

泻黄散（《小儿药证直诀》）　藿香叶　栀子　石膏　甘草　防风

泻心导赤散（《小儿药证直诀》）　木通　生地黄　黄连　灯心草　甘草

参苓白术散（《太平惠民和剂局方》）　人参　茯苓　白术　山药　莲子肉　薏苡仁　砂仁
桔梗　扁豆　甘草

细辛散（《中医耳鼻喉科学》）　细辛　荜茇　白芷　青盐　冰片

九　画

珍珠散（《外科证治全书》）　硼砂　雄精　川黄连　儿茶　人中白　冰片　薄荷　黄柏

荆防败毒散（《摄生众妙方》）　羌活　独活　柴胡　前胡　枳壳　茯苓　荆芥　防风　桔梗
川芎　甘草

柏石散（《中医耳鼻喉科学》）　黄柏　滑石　枯矾　冰片

柳花散（《外科正宗》）　黄柏　青黛　冰片　肉桂

牵正散（《杨氏家藏方》）　白附子　僵蚕　全蝎

香贝养荣汤（《医宗金鉴》）　白术　人参　茯苓　陈皮　熟地黄　川芎　当归　贝母　香附
白芍　桔梗　甘草

复元活血汤（《医学发明》）　柴胡　花粉　当归　红花　甘草　穿山甲　大黄　桃仁

养阴生肌散（《实用中医口腔病学》）　明腰黄　雄黄　青黛　黄柏　龙胆　甘草　冰片

活血散瘀汤（《医宗金鉴》）　当归　赤芍　桃仁　大黄　川芎　苏木　丹参　枳壳　瓜蒌子
槟榔

除湿胃苓汤（《医宗金鉴》）　防风　苍术　白术　赤茯苓　陈皮　厚朴　猪苓　栀子　木通
泽泻　滑石　甘草　肉桂

十　画

珠黄散（《太平惠民和剂局方》）　珍珠　牛黄　朱砂　琥珀　冰片

桂枝汤（《伤寒论》）　桂枝　白芍　甘草　生姜　大枣

桃红四物汤（《医宗金鉴》）　桃仁　红花　生地黄　当归　赤芍　川芎

柴胡疏肝散（《景岳全书》）　柴胡　芍药　枳壳　陈皮　甘草　川芎　香附

逍遥散（《太平惠民和剂局方》）　柴胡　当归　白芍　白术　茯苓　甘草　薄荷　生姜

透脓散（《外科正宗》）　当归　生黄芪　穿山甲　川芎　皂角刺

凉膈散（《太平惠民和剂局方》）　大黄　芒硝　甘草　栀子　薄荷　黄芩　连翘　竹叶

益胃汤（《温病条辨》）　沙参　麦冬　生地黄　玉竹　冰糖

消瘰丸（《外科真诠》）　玄参　牡蛎　川贝母

十一画

理中汤（《伤寒论》）　人参　白术　干姜　甘草

推车散（《外科全生集》）　蜣螂虫　干姜

黄连膏（《医宗金鉴》）　黄连　黄柏　姜黄　当归　生地黄　麻油　白蜡

黄连解毒汤（《外台秘要》）　黄连　黄芩　黄柏　栀子

萆薢渗湿汤（《疡科心得集》）　萆薢　薏苡仁　赤茯苓　黄柏　丹皮　泽泻　滑石　通草

银翘散（《温病条辨》）　金银花　连翘　豆豉　牛蒡子　甘草　桔梗　薄荷　淡竹叶　荆芥

穗　鲜芦根

麻杏石甘汤（《伤寒论》）　麻黄　杏仁　石膏　甘草

清胃汤（《医宗金鉴》）　石膏　黄芩　黄连　生地黄　牡丹皮　升麻

清胃散（《兰室秘藏》）　黄连　升麻　生地黄　牡丹皮　当归

清营汤（《温病条辨》）　犀角　生地黄　金银花　连翘　元参　黄连　竹叶心　丹参　麦冬

清血搜毒丸（《梅毒学》）　血竭花　广木香　青木香　丁香　儿茶　豆霜　薏苡仁

清金化痰汤（《统旨方》）　黄芩　栀子　桔梗　甘草　贝母　知母　麦冬　桑白皮　瓜蒌子　橘红　茯苓

清热泻脾散（《医宗金鉴》）　栀子　石膏　黄连　生地黄　茯苓　灯心草

清脾除湿饮（《医宗金鉴》）　赤茯苓　白术　苍术　黄芩　生地黄　麦门冬　生栀子　泽泻　甘草　连翘　茵陈　枳壳　玄明粉

清瘟败毒饮（《疫疹一得》）　生石膏　生地黄　水牛角　生栀子　桔梗　黄芩　知母　赤芍　玄参　连翘　竹叶　甘草　牡丹皮

渗湿汤（《奇效良方》）　白术　炮姜　白芍　炮附子　白茯苓　人参　桂枝　炙甘草

续骨活血汤（《中医伤科学》）　当归尾　赤芍　白芍　生地黄　红花　土鳖虫　骨碎补　煅自然铜　续断　落得打　乳香　没药

十二画以上

紫归油（《外科证治全书》）　紫草　当归

舒筋活络丸（《中医伤科学》）　当归　木瓜　川芎　桂枝　桑寄生　秦艽　威灵仙　地龙　独活　赤芍　川乌　骨碎补　防风　羌活　麻黄　五加皮　胆南星　乳香　没药　熟地黄

普济消毒饮（《东垣试效方》）　黄芩　黄连　陈皮　甘草　玄参　柴胡　桔梗　连翘　板蓝根　马勃　牛蒡子　薄荷　僵蚕　升麻

普济解毒丹（《温病条辨》）　滑石　茵陈　黄芩　川贝母　石菖蒲　木通　藿香　连翘　白豆蔻　射干　薄荷

犀角地黄汤（《备急千金要方》）　芍药　地黄　牡丹皮　犀角（水牛角代替）

锡类散（《金匮翼》）　牛黄　人指甲　冰片　珍珠　象牙屑　青黛　壁钱

薄荷连翘方（《冰玉堂验方》）　薄荷　连翘　金银花　绿豆衣　牛蒡子　竹叶　知母　牛地黄

蠲痹汤（《百一选方》）　黄芪　姜黄　甘草　防风　羌活　当归　赤芍

中西医病名对照

中医病名	西医病名
蛀牙、虫牙、齿龋	龋病
齿痛	牙髓炎
齿衄、龈衄	牙龈炎
牙宣	牙周炎
齿齼	牙本质过敏症
牙痈	急性根尖周围炎、急性根尖周围脓肿
齿漏	慢性根尖周围炎
口疮、口疳、口破、口疡	复发性阿弗他溃疡
鹅口疮、雪口	口腔念珠菌病
口糜	球菌性口炎
口藓、口蕈、口破	口腔扁平苔藓
热疮、热气疮	复发性口腔单纯性疱疹
甑带疮	带状疱疹
风热牙疳	坏死性龈口炎
口疳、口舌生疮、热毒口疮、口糜	原发性疱疹性口炎
狐惑病	白塞综合征
唇疮	急性唇炎
唇风	慢性唇炎
唇肿	过敏性唇炎
水丹	天疱疮
燕口	口角炎
花斑舌、剥舌、花剥舌	地图舌
叶脉舌	裂纹舌
舌萎	萎缩性舌炎
鸡心舌	菱形舌
重舌	舌下间隙感染
黑舌	黑毛舌
噤口、口禁、嗼口、沈唇、口糜	口腔黏膜下纤维变性

续表

中医病名	西医病名
牙蛟痈、牙咬痈、尽牙痈、合架风、角架风	智齿冠周炎
牙疔	牙周脓肿
骨槽风	颌骨骨髓炎
痰毒	急性淋巴结炎
瘰疬	颈部结核性淋巴结炎
臖核	慢性淋巴结炎
痈疽	颌面部间隙感染
走马牙疳	坏疽性龈口炎
猫眼疮	多形性红斑
鬼脸疮	慢性盘状红斑狼疮
口疳	创伤性溃疡、梅毒性溃疡、结核性溃疡、肿瘤性溃疡
粉瘤、脂瘤	皮脂腺囊肿
杨梅疮	梅毒
疣疮	尖锐湿疣
痰包	黏液腺囊肿、颌骨囊肿
舌下痰包、重舌	舌下腺囊肿
瘿瘤	混合瘤
血瘤、紫舌胀、唇血瘤	血管瘤
水瘤	淋巴管瘤
茧唇、白茧唇、茧唇风	唇癌
舌岩、舌菌、舌疳、翻花疮、莲花风	舌癌
肉瘤	黑色素瘤
牙岩	牙龈癌
痄腮	流行性腮腺炎
发颐	化脓性腮腺炎
涎漏	涎瘘
痰核	颌下腺炎
面痛、面风痛、面颊痛	三叉神经痛
面瘫、口僻、口眼㖞斜	面神经麻痹
瘛病、风证	面肌痉挛
颊车骱痛	颞下颌关节紊乱综合征
脱颌	颞下颌关节脱位
口噤	颞下颌关节强直
兔唇	先天性唇裂
狼咽	先天性腭裂
玉堂骨折	上颌骨骨折
地阁骨折	下颌骨骨折

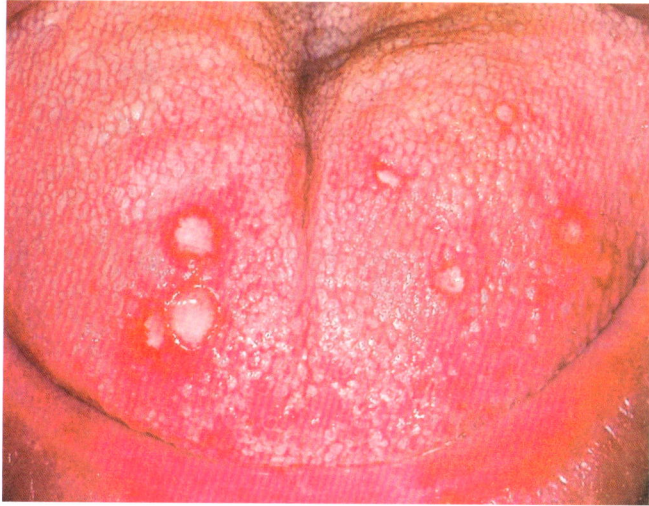
彩图 6-1　轻型复发性阿弗他溃疡

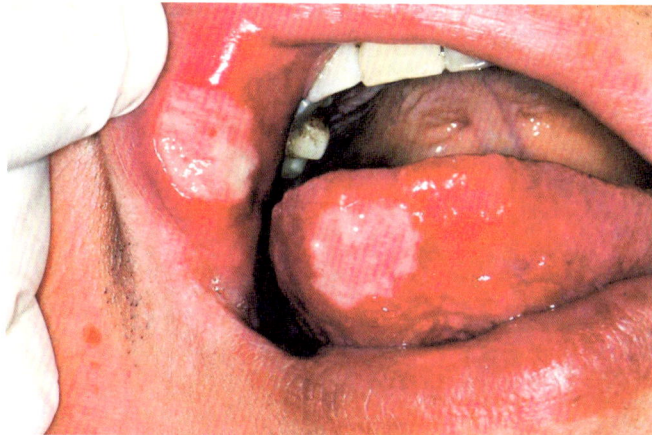
彩图 6-2　重型复发性阿弗他溃疡

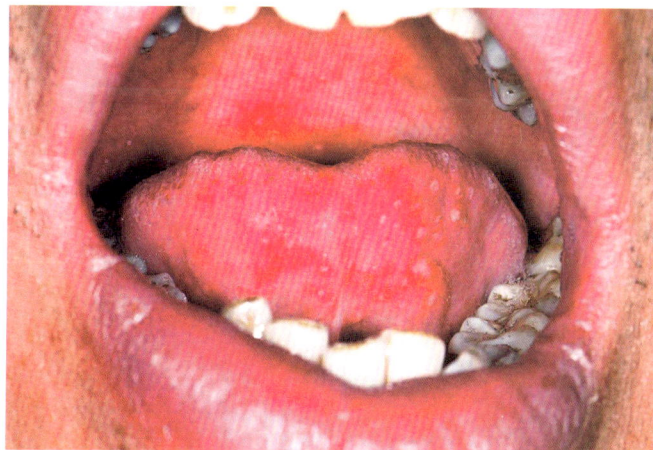
彩图 6-3　疱疹型复发性阿弗他溃疡

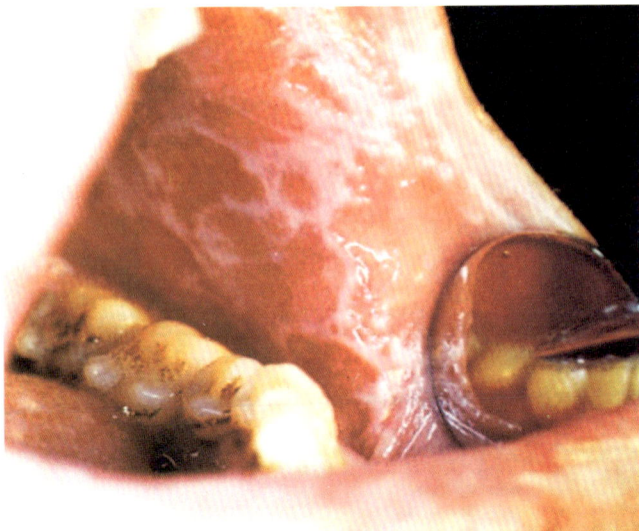

彩图 6-4 口腔扁平苔藓条纹型（左颊）

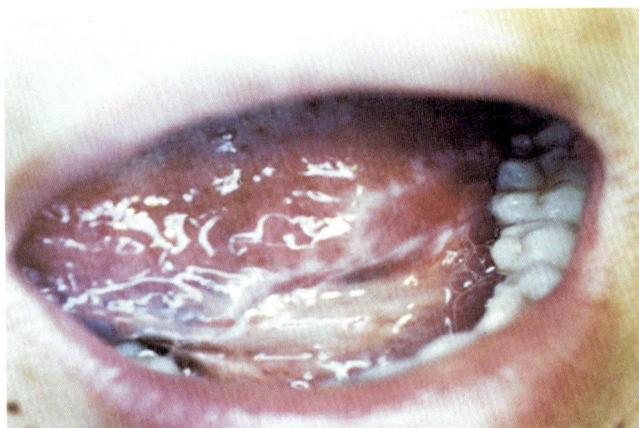

彩图 6-5 口腔扁平苔藓糜烂型（舌缘舌腹）

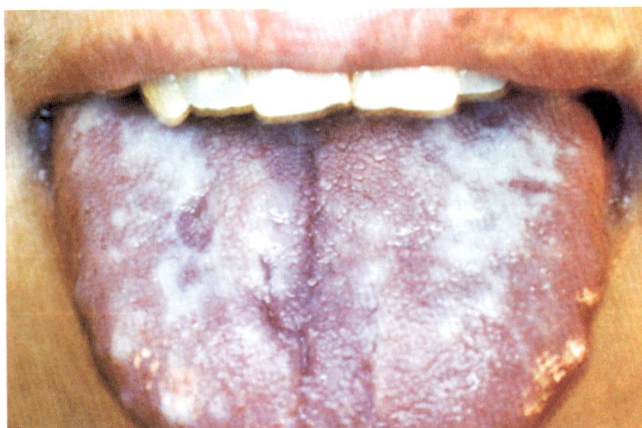

彩图 6-6 口腔扁平苔藓萎缩型（舌背）

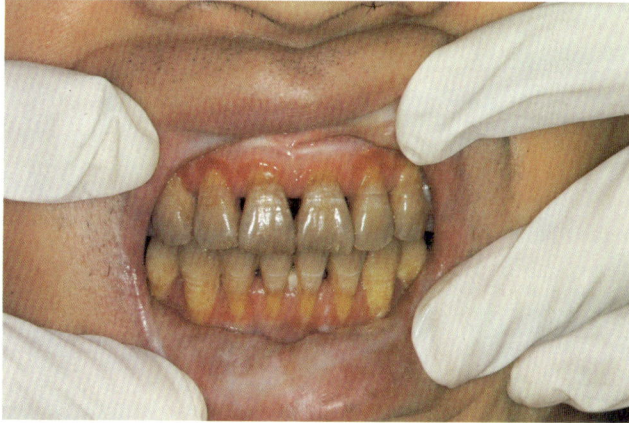
彩图 6-7　口腔黏膜下纤维变性

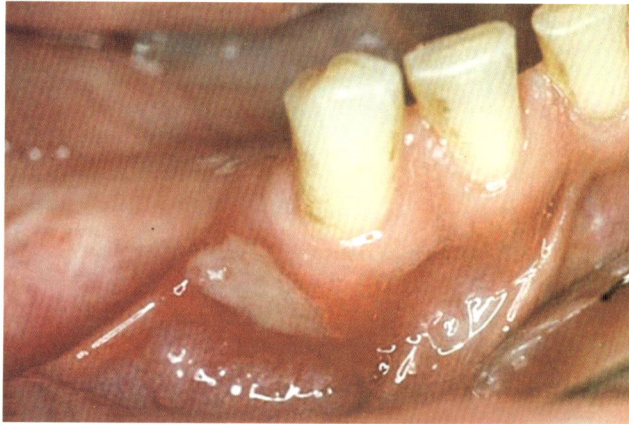
彩图 6-8　白塞综合征口腔溃疡

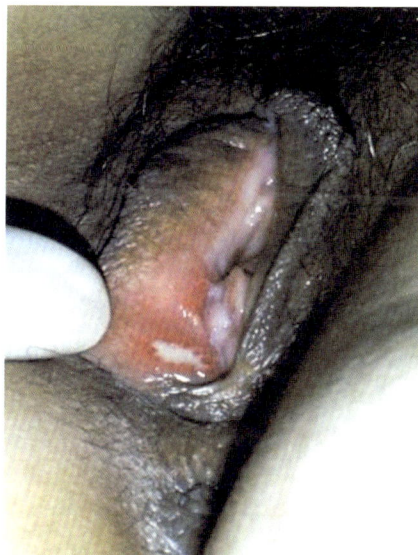
彩图 6-9　白塞综合征生殖器溃疡

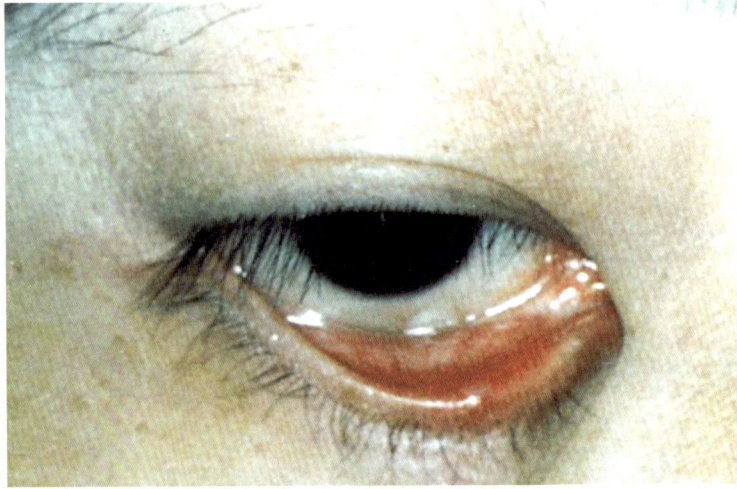

彩图 6-10　白塞综合征眼部病变

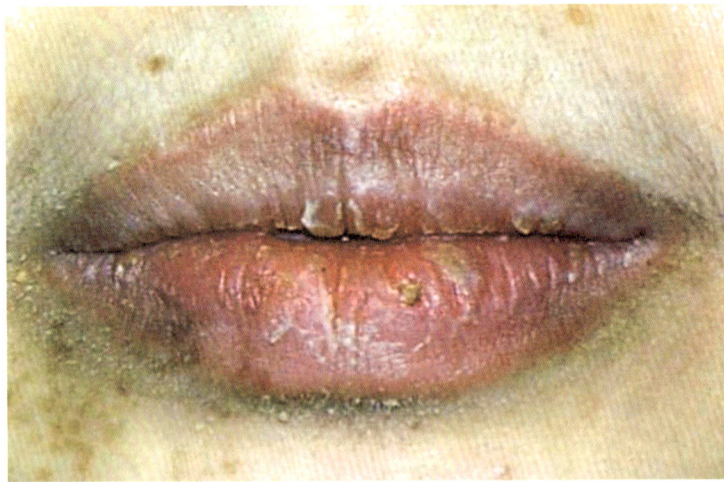

彩图 6-11　慢性脱屑性唇炎

全国中医药行业高等教育"十四五"规划教材

全国高等中医药院校规划教材（第十一版）

教材目录（第一批）

注：凡标☆号者为"核心示范教材"。

（一）中医学类专业

序号	书　名	主　编		主编所在单位	
1	中国医学史	郭宏伟	徐江雁	黑龙江中医药大学	河南中医药大学
2	医古文	王育林	李亚军	北京中医药大学	陕西中医药大学
3	大学语文	黄作阵		北京中医药大学	
4	中医基础理论☆	郑洪新	杨　柱	辽宁中医药大学	贵州中医药大学
5	中医诊断学☆	李灿东	方朝义	福建中医药大学	河北中医学院
6	中药学☆	钟赣生	杨柏灿	北京中医药大学	上海中医药大学
7	方剂学☆	李　冀	左铮云	黑龙江中医药大学	江西中医药大学
8	内经选读☆	翟双庆	黎敬波	北京中医药大学	广州中医药大学
9	伤寒论选读☆	王庆国	周春祥	北京中医药大学	南京中医药大学
10	金匮要略☆	范永升	姜德友	浙江中医药大学	黑龙江中医药大学
11	温病学☆	谷晓红	马　健	北京中医药大学	南京中医药大学
12	中医内科学☆	吴勉华	石　岩	南京中医药大学	辽宁中医药大学
13	中医外科学☆	陈红风		上海中医药大学	
14	中医妇科学☆	冯晓玲	张婷婷	黑龙江中医药大学	上海中医药大学
15	中医儿科学☆	赵　霞	李新民	南京中医药大学	天津中医药大学
16	中医骨伤科学☆	黄桂成	王拥军	南京中医药大学	上海中医药大学
17	中医眼科学	彭清华		湖南中医药大学	
18	中医耳鼻咽喉科学	刘　蓬		广州中医药大学	
19	中医急诊学☆	刘清泉	方邦江	首都医科大学	上海中医药大学
20	中医各家学说☆	尚　力	戴　铭	上海中医药大学	广西中医药大学
21	针灸学☆	梁繁荣	王　华	成都中医药大学	湖北中医药大学
22	推拿学☆	房　敏	王金贵	上海中医药大学	天津中医药大学
23	中医养生学	马烈光	章德林	成都中医药大学	江西中医药大学
24	中医药膳学	谢梦洲	朱天民	湖南中医药大学	成都中医药大学
25	中医食疗学	施洪飞	方　泓	南京中医药大学	上海中医药大学
26	中医气功学	章文春	魏玉龙	江西中医药大学	北京中医药大学
27	细胞生物学	赵宗江	高碧珍	北京中医药大学	福建中医药大学

序号	书 名	主 编		主编所在单位	
28	人体解剖学	邵水金		上海中医药大学	
29	组织学与胚胎学	周忠光	汪 涛	黑龙江中医药大学	天津中医药大学
30	生物化学	唐炳华		北京中医药大学	
31	生理学	赵铁建	朱大诚	广西中医药大学	江西中医药大学
32	病理学	刘春英	高维娟	辽宁中医药大学	河北中医学院
33	免疫学基础与病原生物学	袁嘉丽	刘永琦	云南中医药大学	甘肃中医药大学
34	预防医学	史周华		山东中医药大学	
35	药理学	张硕峰	方晓艳	北京中医药大学	河南中医药大学
36	诊断学	詹华奎		成都中医药大学	
37	医学影像学	侯 键	许茂盛	成都中医药大学	浙江中医药大学
38	内科学	潘 涛	戴爱国	南京中医药大学	湖南中医药大学
39	外科学	谢建兴		广州中医药大学	
40	中西医文献检索	林丹红	孙 玲	福建中医药大学	湖北中医药大学
41	中医疫病学	张伯礼	吕文亮	天津中医药大学	湖北中医药大学
42	中医文化学	张其成	臧守虎	北京中医药大学	山东中医药大学

（二）针灸推拿学专业

序号	书 名	主 编		主编所在单位	
43	局部解剖学	姜国华	李义凯	黑龙江中医药大学	南方医科大学
44	经络腧穴学☆	沈雪勇	刘存志	上海中医药大学	北京中医药大学
45	刺法灸法学☆	王富春	岳增辉	长春中医药大学	湖南中医药大学
46	针灸治疗学☆	高树中	冀来喜	山东中医药大学	山西中医药大学
47	各家针灸学说	高希言	王 威	河南中医药大学	辽宁中医药大学
48	针灸医籍选读	常小荣	张建斌	湖南中医药大学	南京中医药大学
49	实验针灸学	郭 义		天津中医药大学	
50	推拿手法学☆	周运峰		河南中医药大学	
51	推拿功法学☆	吕立江		浙江中医药大学	
52	推拿治疗学☆	井夫杰	杨永刚	山东中医药大学	长春中医药大学
53	小儿推拿学	刘明军	邰先桃	长春中医药大学	云南中医药大学

（三）中西医临床医学专业

序号	书 名	主 编		主编所在单位	
54	中外医学史	王振国	徐建云	山东中医药大学	南京中医药大学
55	中西医结合内科学	陈志强	杨文明	河北中医学院	安徽中医药大学
56	中西医结合外科学	何清湖		湖南中医药大学	
57	中西医结合妇产科学	杜惠兰		河北中医学院	
58	中西医结合儿科学	王雪峰	郑 健	辽宁中医药大学	福建中医药大学
59	中西医结合骨伤科学	詹红生	刘 军	上海中医药大学	广州中医药大学
60	中西医结合眼科学	段俊国	毕宏生	成都中医药大学	山东中医药大学
61	中西医结合耳鼻咽喉科学	张勤修	陈文勇	成都中医药大学	广州中医药大学
62	中西医结合口腔科学	谭 劲		湖南中医药大学	

（四）中药学类专业

序号	书 名	主 编		主编所在单位	
63	中医学基础	陈 晶	程海波	黑龙江中医药大学	南京中医药大学
64	高等数学	李秀昌	邵建华	长春中医药大学	上海中医药大学
65	中医药统计学	何 雁		江西中医药大学	
66	物理学	章新友	侯俊玲	江西中医药大学	北京中医药大学
67	无机化学	杨怀霞	吴培云	河南中医药大学	安徽中医药大学
68	有机化学	林 辉		广州中医药大学	
69	分析化学（上）（化学分析）	张 凌		江西中医药大学	
70	分析化学（下）（仪器分析）	王淑美		广东药科大学	
71	物理化学	刘 雄	王颖莉	甘肃中医药大学	山西中医药大学
72	临床中药学☆	周祯祥	唐德才	湖北中医药大学	南京中医药大学
73	方剂学	贾 波	许二平	成都中医药大学	河南中医药大学
74	中药药剂学☆	杨 明		江西中医药大学	
75	中药鉴定学☆	康廷国	闫永红	辽宁中医药大学	北京中医药大学
76	中药药理学☆	彭 成		成都中医药大学	
77	中药拉丁语	李 峰	马 琳	山东中医药大学	天津中医药大学
78	药用植物学☆	刘春生	谷 巍	北京中医药大学	南京中医药大学
79	中药炮制学☆	钟凌云		江西中医药大学	
80	中药分析学☆	梁生旺	张 彤	广东药科大学	上海中医药大学
81	中药化学☆	匡海学	冯卫生	黑龙江中医药大学	河南中医药大学
82	中药制药工程原理与设备	周长征		山东中医药大学	
83	药事管理学☆	刘红宁		江西中医药大学	
84	本草典籍选读	彭代银	陈仁寿	安徽中医药大学	南京中医药大学
85	中药制药分离工程	朱卫丰		江西中医药大学	
86	中药制药设备与车间设计	李 正		天津中医药大学	
87	药用植物栽培学	张永清		山东中医药大学	
88	中药资源学	马云桐		成都中医药大学	
89	中药产品与开发	孟宪生		辽宁中医药大学	
90	中药加工与炮制学	王秋红		广东药科大学	
91	人体形态学	武煜明	游言文	云南中医药大学	河南中医药大学
92	生理学基础	于远望		陕西中医药大学	
93	病理学基础	王 谦		北京中医药大学	

（五）护理学专业

序号	书 名	主 编		主编所在单位	
94	中医护理学基础	徐桂华	胡 慧	南京中医药大学	湖北中医药大学
95	护理学导论	穆 欣	马小琴	黑龙江中医药大学	浙江中医药大学
96	护理学基础	杨巧菊		河南中医药大学	
97	护理专业英语	刘红霞	刘 娅	北京中医药大学	湖北中医药大学
98	护理美学	余雨枫		成都中医药大学	
99	健康评估	阚丽君	张玉芳	黑龙江中医药大学	山东中医药大学

序号	书　名	主　编		主编所在单位	
100	护理心理学	郝玉芳		北京中医药大学	
101	护理伦理学	崔瑞兰		山东中医药大学	
102	内科护理学	陈　燕	孙志岭	湖南中医药大学	南京中医药大学
103	外科护理学	陆静波	蔡恩丽	上海中医药大学	云南中医药大学
104	妇产科护理学	冯　进	王丽芹	湖南中医药大学	黑龙江中医药大学
105	儿科护理学	肖洪玲	陈偶英	安徽中医药大学	湖南中医药大学
106	五官科护理学	喻京生		湖南中医药大学	
107	老年护理学	王　燕	高　静	天津中医药大学	成都中医药大学
108	急救护理学	吕　静	卢根娣	长春中医药大学	上海中医药大学
109	康复护理学	陈锦秀	汤继芹	福建中医药大学	山东中医药大学
110	社区护理学	沈翠珍	王诗源	浙江中医药大学	山东中医药大学
111	中医临床护理学	裘秀月	刘建军	浙江中医药大学	江西中医药大学
112	护理管理学	全小明	柏亚妹	广州中医药大学	南京中医药大学
113	医学营养学	聂　宏	李艳玲	黑龙江中医药大学	天津中医药大学

（六）公共课

序号	书　名	主　编		主编所在单位	
114	中医学概论	储全根	胡志希	安徽中医药大学	湖南中医药大学
115	传统体育	吴志坤	邵玉萍	上海中医药大学	湖北中医药大学
116	科研思路与方法	刘　涛	商洪才	南京中医药大学	北京中医药大学

（七）中医骨伤科学专业

序号	书　名	主　编		主编所在单位	
117	中医骨伤科学基础	李　楠	李　刚	福建中医药大学	山东中医药大学
118	骨伤解剖学	侯德才	姜国华	辽宁中医药大学	黑龙江中医药大学
119	骨伤影像学	栾金红	郭会利	黑龙江中医药大学	河南中医药大学洛阳平乐正骨学院
120	中医正骨学	冷向阳	马　勇	长春中医药大学	南京中医药大学
121	中医筋伤学	周红海	于　栋	广西中医药大学	北京中医药大学
122	中医骨病学	徐展望	郑福增	山东中医药大学	河南中医药大学
123	创伤急救学	毕荣修	李无阴	山东中医药大学	河南中医药大学洛阳平乐正骨学院
124	骨伤手术学	童培建	曾意荣	浙江中医药大学	广州中医药大学

（八）中医养生学专业

序号	书　名	主　编		主编所在单位	
125	中医养生文献学	蒋力生	王　平	江西中医药大学	湖北中医药大学
126	中医治未病学概论	陈涤平		南京中医药大学	